Rheumatherapie

von

J.-M. Engel
und G. Ströbel

edition medizin

VCH

Vertrieb:
VCH Verlagsgesellschaft, Postfach 1260/1280, D-6940 Weinheim (Federal Republic of Germany)
USA und Canada:
VCH Publishers, 303 N. W. 12th Avenue, Deerfield Beach, FL 33442-1705 (USA)

ISBN 3-527-15208-3

Rheumatherapie

von
Joachim-Michael Engel
und Gunter Ströbel

edition medizin

VCH

Dr. med. Joachim-Michael Engel
Rheumaklinik
D-2357 Bad Bramstedt

Dr. med. Gunter Ströbel
Rheumatologische Klinik
Kliniken St. Antonius
D-5600 Wuppertal

In diesem Buch enthaltene Dosierungsangaben wurden mit aller Sorgfalt überprüft. Dennoch übernehmen Autoren und Verlag – auch im Hinblick auf mögliche Druckfehler – keine Gewähr für die Richtigkeit. Dem Leser wird empfohlen, sich vor einer Medikation in jedem Fall über Indikationen, Kontraindikationen und Dosierung anhand des Beipackzettels oder anderer Unterlagen des Herstellers zu unterrichten. Das gilt insbesondere bei selten verwendeten oder neu auf den Markt gekommenen Präparaten.

Lektorat: Silvia Osteen
Herstellungsleitung: Maximilian Montkowski
Herstellerische Betreuung: Peter J. Biel

Engel, Joachim-Michael:
Rheumatherapie/ von Joachim-Michael Engel u. Gunter Ströbel. – Weinheim; Deerfield Beach, FL: Edition Medizin, VCH, 1985.
ISBN 3-527-15208-3
NE: Ströbel, Gunter:

Satz: Hagedornsatz, D-6806 Viernheim
Druck und Bindung: Zechnersche Buchdruckerei, D-6720 Speyer
Printed in the Federal Republic of Germany

Unseren Frauen
Eva-Maria und Constanze
gewidmet

Geleitwort

Verbesserungen der antirheumatischen Therapie können sich aus der Entwicklung neuer Therapieverfahren ergeben. Viel aussichtsreicher aber ist gegenwärtig die vollständige Nutzung der vorhandenen Therapiemöglichkeiten, das heißt die konsequente Umsetzung aller Erkenntnisse in die Praxis. In diesem Sinne will dieses Buch wirken.

Meine ehemaligen Mitarbeiter am Staatlichen Rheumakrankenhaus Baden-Baden, Dr. J.-M. Engel und Dr. G. Ströbel, beschreiben paradigmatisch die Erstellung und Durchführung eines Therapieplanes für die chronisch verlaufenden Krankheiten des rheumatischen Formenkreises. Stets knüpfen sie die therapeutischen Maßnahmen an eine differenzierte Diagnose. Sie zeigen auch, wie sehr das therapeutische Handeln vom Kranken selbst und seinem Umfeld mit bestimmt wird.

Alle therapeutischen Möglichkeiten werden nach Nutzen und Risiko beurteilt. Die gleichwertige Darstellung medikamentöser und physikalischer Therapien schließt eine Lücke in der Literatur über die Rheumatherapie.

Dieses Buch bietet dem Arzt die Grundlagen für seine Entscheidungen. Die behandelten Probleme waren Gegenstand vieler Gespräche während unserer gemeinsamen klinischen Tätigkeit in Baden-Baden. Dabei wuchs die Erkenntnis, daß die Beurteilung des Therapieerfolgs und die kritische Beobachtung des Verlaufs der rheumatischen Krankheit eine praktikable Befunddokumentation erfordern. Herr Dr. Engel und Herr Dr. Ströbel haben sich während der gemeinsamen Tätigkeit im Baden-Badener Arbeitskreis auch dieser Aufgabe mit großem Fleiß gewidmet. Der Wert des Erreichten wird für die klinische Arbeit zunehmend spürbar.

Ich beglückwünsche die Autoren zu der systematischen und praktikablen Darstellung der Therapie rheumatischer Erkrankungen, die ihnen in diesem Buch gelungen ist. An allen Stellen ist ihr großes Engagement für die lückenlose Nutzung der therapeutischen Möglichkeiten zum Wohle des Rheumakranken zu spüren. Möge dieses Buch dem Arzt ein guter und umfassender Ratgeber sein bei seinem Bemühen, dem Rheumakranken zu helfen.

Baden-Baden, im Januar 1985 M. Franke

Vorwort

Geduld - die beste Rheumatherapie

Der behutsame Umgang mit therapeutischen Maßnahmen und die Fähigkeit, den therapeutischen Effekt geduldig abwarten zu können, sind vornehmste Merkmale ärztlicher Kunst.

Primum nil nocere ist der Leitsatz jeder Therapie. Er gilt besonders für die Therapie chronisch-rheumatischer Krankheiten, die den Patienten primär nicht vital gefährden. Gemeinsam mit dem Patienten muß der Arzt erwünschte und unerwünschte Wirkungen seiner Therapie gegeneinander abwägen, um den für den Patienten in seiner Gesamtheit besten Erfolg zu erreichen.

Semper adaptabilis ist ein weiteres Prinzip für die Behandlung rheumatischer Krankheiten. Sorgfältige Verlaufsbeobachtungen und die Beachtung der für den Patienten vordringlichen Probleme ermöglichen es dem Arzt, die Therapie dem jeweiligen Stand der Krankheit anzupassen.

Die Vielfalt rheumatischer Krankheiten und Syndrome, die teilweise unbekannte Ätiopathogenese, der häufig nicht vorhersehbare Spontanverlauf sowie die überlappende Manifestation verschiedener rheumatischer Erscheinungen verlangen eine Vielzahl therapeutischer Maßnahmen. Wir haben uns bemüht, in diesem Buch alle Therapieformen aufzuführen und sie nach pathophysiologischen und empirischen Gesichtspunkten zu werten. Damit das Werk übersichtlich blieb, mußte die Zahl der genannten Präparate, Prozeduren und Dosierungen begrenzt bleiben.

Wir haben dieses Buch geschrieben, um dem in der praktischen Rheumatologie tätigen Arzt Hinweise und Richtlinien für seine tägliche Arbeit zu geben. Neben den in der Praxis möglichen Therapiemaßnahmen wurden auch therapeutische Verfahren beschrieben, die die Möglichkeiten einer Praxis übersteigen, deren Indikation oder Kontraindikation der Arzt jedoch mit seinem Patienten besprechen muß.

Alle technischen, pharmakologischen und methodischen Fakten, die in diesem Buch vorgestellt werden, dürfen nicht vergessen lassen, daß zur Behandlung rheumatischer Krankheiten nicht nur das Wissen und die Erfahrung des Arztes gehören, sondern auch das Zusammenwirken von Ärzten verschiedener Fachrichtungen, medizinischem Assistenzpersonal, Krankenkasse, Sozialversicherung und Angehörigen des Patienten. Das gilt insbesondere, wenn bei systemischen, vorwiegend entzündlichen rheumatischen Erscheinungen die Chronizität des Prozesses eine vielseitige Dauerbehandlung verlangt.

Mit diesem Buch möchten wir auch unserem klinischen Lehrer, Herrn Professor Dr. Martin Franke, unseren Dank abstatten für die fundierte rheumatologische Ausbildung, die wir bei ihm erhalten haben. Unser Dank gilt aber auch der edition medizin für die gute Zusammenarbeit und die sachgerechte Ausstattung des Buches.

Baden-Baden und Wuppertal, im Januar 1985

Joachim-Michael Engel
Gunter Ströbel

Inhalt

1 Strategie und Konzepte in der Rheumatologie

Schmerz und Funktionsminderung sind das verbindende Symptom der Krankheiten des rheumatischen Formenkreises. Schmerz und Funktionsminderung sind für den Patienten meist erster Anlaß, einen Arzt aufzusuchen. Dabei macht der Kranke sein Urteil über den ihn behandelnden Arzt zunächst immer davon abhängig, wie rasch und wie zuverlässig er ihn von seinen Schmerzen befreit.

Hierin liegt die erste große Gefahr und Versuchung für den Therapeuten: Wer Schmerzen des Bewegungssystems einfach mit dem Etikett „rheumatisch" versieht und dann dem Patienten eine Mischspritze aus Nebennierenrindenhormon und einem Antirheumatikum „verpaßt", wird zunächst fast immer begeistert aufgenommene, kurzfristige Erfolge erzielen. In der Regel sind die späteren Rückzugsgefechte um so schmerzlicher, dann nämlich, wenn der Patient in immer kürzeren Abständen nach „der Spritze" verlangt, der Arzt aber vielleicht schon nach wenigen Injektionen mit Besorgnis die ersten unerwünschten Wirkungen seines Handelns erkennt. Dabei ist das Verlangen des Patienten durchaus berechtigt, weil er den Schmerz als „Krankheit" und die Schmerzlosigkeit als „Heilung" ansieht.

Hinter dem subjektiv empfundenen Symptom Schmerz am Bewegungssystem steht eine Vielzahl unterschiedlicher pathogenetischer Mechanismen, deren Analyse wichtigste ärztliche Aufgabe ist und bleibt, auch wenn der Schmerz zu relativ raschem Handeln zwingt.

Weil der Schmerz als rein subjektives Erlebnis nur bedingt mitteilbar und nicht meßbar ist, kann er im Hinblick auf die Therapie rheumatischer Krankheiten nicht zum alleinigen Gradmesser des ärztlichen Handelns gemacht werden.

Unter den etwa 450 verschiedenen rheumatischen Krankheiten und Syndromen sind nur wenige, bei denen eine linear ablaufende Pathogenese den Weg zu einer kausalen Therapie vorgibt. Die Mehrzahl gerade der entzündlich-progredienten Krankheiten des rheumatischen Formenkreises ist einer Kausaltherapie bis heute nicht zugänglich, weil die pathogenetischen Mechanismen noch nicht aufgeklärt sind. Um so mehr muß sich der Arzt darum bemühen, das bis heute rational begründbare therapeutische Arsenal so gezielt wie möglich einzusetzen. Dazu ist es notwendig, sich über das Wirkprinzip der verschiedenen Behandlungsmöglichkeiten, ihre erwünschten und unerwünschten Wirkungen sowie ihre Indikationen und Kontraindikationen Klarheit zu verschaffen. Aber auch mit diesem Wissen über die therapeutischen Möglichkeiten ist eine genaue Kenntnis der jeweils individuellen körperlichen und psychischen Situation des Patienten im jeweiligen Stadium seiner Krankheit unabdingbar, um eine für den einzelnen Patienten optimale Therapie planen und durchführen zu können. **Für starre Therapieschemata ist in der Rheumatologie nur wenig Platz.** Zu vielfältig sind die Symptome des Patienten, zu unterschiedlich ist die individuelle Situation. Die Vielfalt anatomischer Strukturen und Organe sowie die Vielfalt funktioneller Regelkreise, die vom rheumatischen Krankheitsgeschehen betroffen sein können, verbietet eine starre, unflexible Einheitstherapie. Im Gegenteil, durch ein starres Therapieschema erhöht sich die iatrogene Gefährdung des Patienten, ohne daß die Gewißheit steigt, die Effizienz der Therapie zu verbessern.

Dennoch gibt es Grundprinzipien der Therapie rheumatischer Krankheiten, deren flexible, dem Einzelfall angepaßte Handhabung den Therapieerfolg wahrscheinlicher macht.

Da eine echte Heilung nur für wenige rheumatische Krankheiten möglich ist, besteht eine wesentliche Aufgabe des behandelnden Arztes darin, zunächst ein realistisches Therapieziel zu formulieren. Sinnvollerweise wird dieses Therapieziel in kurz-, mittel- und langfristige Abschnitte unterteilt. **Art und Umfang der einzelnen Behandlungsmethoden und deren zeitliche Abfolge werden vom Arzt anhand des Therapieziels festgelegt.** Es ist eine therapeutische Aufgabe des Arztes, alle Behandlungen an seinem Rheumapatienten zu überwachen, zu koordinieren und die Wirkung auf den Krankheitsverlauf zu kontrollieren. Im aufklärenden Gespräch mit dem Patienten wird nicht nur die Diagnose, sondern auch das Ziel der Therapie diskutiert. Nur ein Patient, der über seine Krankheit, ihren möglichen Verlauf, die geplanten Maßnahmen und das therapeutische Ziel aufgeklärt ist, kann konsequent den eingeschlagenen Weg mitgehen.

Ohne die aktive Mitarbeit des über seine Krankheit aufgeklärten Rheumapatienten kann das gesetzte therapeutische Ziel nicht erreicht werden (Tabelle 1.1).

Tabelle 1.1 Ziele der Rheumatherapie

- Ursachen beseitigen
- Schmerzen erleichtern
- Funktion verbessern
- Deformierung verhindern
- Bestehende Deformierung korrigieren
- Systemische Manifestationen überwachen
- Krankheitsbegünstigende Faktoren ausschalten

Nicht alle therapeutisch notwendigen Maßnahmen kann der behandelnde Arzt selbst durchführen. Die umfassende Therapie von Rheumapatienten fordert mehr als viele andere Krankheiten kollegiale Zusammenarbeit nicht nur der verschiedenen medizinischen Fachrichtungen, sondern auch der unterschiedlichen Medizinberufe. Der behandelnde Arzt des Patienten, ob Rheumatologe oder Hausarzt, ist dabei nicht nur Koordinator, sondern für den Patienten auch der Vermittler zu allen therapeutischen Aktivitäten. Dadurch wächst ihm eine Vertrauensstellung mit der oft schweren Aufgabe zu, dem Patienten auch die Grenzen der therapeutischen Möglichkeiten aufzuzeigen.

Die Krankheiten des rheumatischen Formenkreises lassen sich grob vereinfachend in 3 Kategorien unterteilen:

- Funktionelle Störungen der Mechanik oder Steuerung
- Degenerative, traumatische oder angeborene Störungen anatomischer Strukturen
- Primär oder sekundär entzündliche Veränderungen

Die funktionellen Störungen der Gelenkmechanik, der Kraftentfaltung der Muskulatur und der Steuerung der Bewegung erfordern als therapeutisches Prinzip grundsätzlich eine funktionelle, physikalische Behandlung im weitesten Sinne. Medikamentöse Maßnahmen haben hier nur einen additiven, begleitenden Charakter. Therapeutisches Ziel ist die Beseitigung der funktionellen Störung und der sekundären Begleitreaktionen. Diesem Ziel wird eine funktionelle und manuelle physikalische Therapie am besten gerecht. Um nozizeptive Afferenzen auszuschalten, können zusätzlich lokal oder systemisch Analgetika eingesetzt werden. Auch muskelrelaxierende oder durchblutungsfördernde Pharmaka haben als begleitende Therapie ihren Platz. Zur Stabilisierung des Therapieerfolgs und zur Prävention von Rezidiven ist es notwendig, daß der Patient bestimmte therapeutische Maßnahmen oder Verhaltensweisen auch nach Erreichen des therapeutischen Ziels funktioneller Integrität beibehält. Hierzu zählen mechanische Maßnahmen wie Beinlängenausgleich ebenso wie besondere Verhaltensweisen, durch die Fehlbelastungen oder Einflüsse von Kälte und Nässe vermieden werden. Eine medikamentöse Dauerbehandlung ist bei funktionellen Störungen in der Regel nie erforderlich, mit der einzigen Ausnahme psychischer Krankheiten mit sekundären funktionellen Störungen am Bewegungsapparat.

Die Therapie degenerativer, traumatischer oder angeborener Störungen am Bewegungssystem erfordert ebenfalls in erster Linie eine mechanisch-funktionelle und physikalische Therapie. Eine medikamentöse Behandlung kann je nach individuellem Krankheitsbild lokal, in seltenen Fällen auch systemisch erforderlich werden. Operative Maßnahmen sind möglichst frühzeitig zu erwägen, um bei gegebener Indikation weitergehende Schäden an den unmittelbar betroffenen und den benachbarten funktionell abhängigen Abschnitten des Bewegungssystems zu vermeiden. Im Vordergrund der Behandlung steht jedoch immer die mechanische, funktionell korrigierende und die physikalische Therapie. Eine lokale medikamentöse Therapie wird immer dann eingesetzt, wenn die physikalischen Behandlungsmethoden allein nicht in einem für den Patienten zumutbaren Umfang oder Zeitraum zum Erfolg führen, oder wenn die physikalische Therapie durch die medikamentöse Therapie sinnvoll ergänzt wird. Mechanisch unterstützende, entlastende oder korrigierende Maßnahmen konservativer oder operativer Art mit funktioneller Nachbehandlung sind häufig unumgänglich, um das langfristige therapeutische Ziel zu erreichen. Eine systemische medikamentöse Initialtherapie kann u. U. hilfreich sein, wenn sekundär entzündliche oder ödematöse Prozesse vorliegen (z. B. aktivierte Arthrose). Eine systemische medikamentöse Dauertherapie ist nur bei bestimmten pathogenetischen Prozessen mit definierten Abläufen indiziert, nie jedoch zur Behandlung lokalisierter degenerativer Störungen. Die Beseitigung der schmerzauslösenden Ursache oder der zum Schmerz und zur Funktionsstörung führenden Zustände steht im Vordergrund der therapeutischen Bemühungen. **Eine begleitende medikamentöse Therapie, zumal systemischer Art, sollte immer nur unter der Maßgabe begonnen werden, sie so rasch wie möglich zu beenden.** Eine Ausnahme bilden Medikamente, die bei einer generalisierten Arthrosekrankheit kausal in das Krankheitsgeschehen eingreifen können. Die Arthrosekrankheit bezeichnet einen polyartikulär ablaufenden Degenerationsprozeß, der sich morphologisch in einer Änderung der Beschaffenheit der hyalinen Zwischensubstanz, in Unebenheiten der Knorpeloberfläche und in ossären An- und Umbauvorgängen an der Knorpelgrenze zeigt. Mit spezifischen Antiarthrotika konnte in zahlreichen Tierexperimenten eine Regeneration des geschädigten Knorpels erreicht werden. Auch lassen einige klinische Erfahrungsberichte auf eine Wirksamkeit bei der Arthrose des Menschen schließen. Ein therapeutischer Versuch mit diesen Substanzen ist daher gerechtfertigt. Ist eine Osteoporose Ursache für degenerative Veränderungen am Achsenskelett oder den peripheren knöchernen Strukturen, ist eine antiosteoporotische Langzeittherapie gerechtfertigt, obwohl sie nicht immer erfolgreich ist. In diesen Fällen ist auch der längerfristige Einsatz von Analgetika im Einzelfall gerechtfertigt. Allerdings sollte nicht vergessen werden, daß Bewegung und Belastung nach wie vor die beste Therapie der Osteoporose darstellen.

Die Therapie primär oder sekundär entzündlicher Krankheiten des Bewegungssystems erfordert immer eine medikamentöse Behandlung, die aber stets von einer physikalischen Therapie und anderen mechanischen Maßnahmen begleitet sein muß. Eine Indikation zur operativen Therapie ist immer dann gegeben, wenn ein lokalisierter Entzündungsprozeß durch lokale und systemische antiphlogistische Maßnahmen nicht beherrscht werden kann. Je nach dem individuell festgelegten Therapieziel können auch rekonstruktive operative Eingriffe notwendig werden (Tabelle 1.2).

Tabelle 1.2 Therapeutisches Management bei Arthritis

- Medikamentöse Behandlung (lokal/allgemein)
- Lagerung
- Zielgerichtete funktionelle Bewegungstherapie (KG)
- Aktiver Gelenkschutz
- Chirurgische Eingriffe
- Lagerungsschiene/funktionelle Schienen
- Konservative Korrektur von Fehlstellungen (Orthesen)
- Funktionelle Ergotherapie
- Hilfsmittel
- Psychologische Führung
- Lösung sexueller Probleme
- Transportprobleme/Fortbewegung
- Berufliche/soziale Wiedereingliederung
- Freizeitgestaltung und Sport

Entzündliche Krankheiten mit definierten Erregern erfordern eine spezifische antibiotische Therapie, die nur so hoch dosiert wie nötig und so kurzzeitig wie möglich verabreicht werden sollte.

Für nichtsteroidale Antirheumatika, die mehr oder weniger breit in den Entzündungsprozeß eingreifen, gilt, daß sie angepaßt an den Schmerzrhythmus des Patienten jeweils bis zur Höchstdosis gesteigert werden, sofern keine unerwünschten Wirkungen dem entgegenstehen. Die unterschiedlichen Halbwertszeiten sind dabei ebenso zu beachten wie mögliche Interaktionen mit anderen Medikamenten. **Eine Kombination mehrerer nichtsteroidaler Antirheumatika ist in den wenigsten Fällen sinnvoll. Auch ein häufiger Wechsel trägt nicht unbedingt zum Therapieerfolg bei.** Da nichtsteroidale Antirheumatika im wesentlichen den gleichen Angriffspunkt in der Prostaglandinsynthese haben, sind die zu erwartenden

Wirkungen sehr ähnlich. Gleiches gilt im übrigen auch für die unerwünschten Wirkungen. Allerdings ist der individuelle therapeutische Erfolg einer bestimmten Substanzklasse im Einzelfall nicht vorhersehbar. Daher kann es durchaus sinnvoll sein, bei ausbleibender Wirkung eines nichtsteroidalen Antirheumatikums auf ein Präparat einer anderen Stoffgruppe zu wechseln.

Die Behandlung primär entzündlicher Krankheiten des Bewegungssystems mit Glukokortikoiden und nichtsteroidalen Antirheumatika ist überwiegend symptomatisch, wobei die Schmerzlinderung über eine Hemmung von Teilfaktoren des Entzündungsprozesses erfolgt. Das bedeutet, daß sich in beiden Fällen die Dosierung weitgehend an der subjektiven Schmerzangabe des Patienten orientiert, weniger an objektiv meßbaren klinischen und humoralen Entzündungszeichen. Bei entzündlichen Krankheiten, die durch immunologische Prozesse selbst perpetuierend unterhalten werden, ist eine langfristig wirksame Therapie mit Chloroquinderivaten, D-Penicillamin, Zytostatika, Immunsuppressiva oder Immunstimulanzien angezeigt. Der hierfür oft gebrauchte Begriff „Basistherapie" darf dabei aber nicht zu der Annahme verführen, daß diese Pharmaka kausal in den pathogenetischen Ablauf des Prozesses eingreifen. Besser ist daher die Bezeichnung „langfristig den Krankheitsverlauf ändernde Medikamente". Für die Therapie mit diesen Substanzen gelten neben besonderen Indikationen auch besondere therapeutische Richtlinien, die später bei den einzelnen Substanzen ausführlich beschrieben sind.

Liegt dem sekundär entzündlichen Prozeß eine **primäre Stoffwechselstörung** zugrunde wie bei der Arthritis urica, ist eine zielgerichtete medikamentöse Therapie zum Ausgleich dieser Stoffwechselstörung erforderlich, begleitet von Maßnahmen zur Normalisierung der gestörten Stoffwechselfunktion, z. B. durch Diät. Zum Erreichen des Therapieziels kann in diesen Fällen eine medikamentöse Langzeittherapie unumgänglich sein.

Es liegt oft in der Natur der primär entzündlichen rheumatischen Krankheiten, daß nicht nur Strukturen des Bewegungsapparats, sondern auch innere Organe, Sinnesorgane und Nerven vom Krankheitsprozeß unmittelbar oder mittelbar betroffen werden. Dies erfordert häufig eine zusätzliche Therapie, deren Art und Umfang sich nach den betroffenen Organen und Körperfunktionen richtet.

Ein besonderes therapeutisches Problem liegt in der Tatsache, daß oft mehrere rheumatische Krankheiten kombiniert vorliegen, z. B. eine chronische Polyarthritis mit sekundären oder primären arthrotischen Gelenkveränderungen oder eine Arthrose kombiniert mit weichteilrheumatischen Störungen. In solchen Fällen kann nur eine penible und subtile Diagnostik den Weg zur erfolgreichen Therapie weisen.

Gerade bei der rheumatoiden Arthritis kommt es nach Abklingen der Entzündung zu sekundären Arthrosen, bei denen das Schmerzbild des Patienten nicht mehr von den mediatorinduzierten Entzündungsschmerzen, sondern von den über die Mechanorezeptoren vermittelten Schmerzen geprägt ist. Hier kann nur eine genaue Schmerzanalyse vor Fehlern in der Therapie bewahren. Mechanisch induzierte Schmerzen sprechen nämlich nur sehr bedingt auf eine Dosissteigerung der antiphlogistischen Therapie an. Physikalische Therapie und mechanische Korrekturen durch Orthesen oder eine Operation wären in diesen Fällen sicher erfolgversprechender.

Im Sinne einer integralen, ganzheitlichen Behandlung des Rheumakranken sind neben den soweit als möglich kausal ausgerichteten und symptomatischen Therapieformen stets auch begleitende Maßnahmen zur physischen, sozialen, beruflichen Rehabilitation Bestandteil der Therapie. Gleichzeitig muß über eine Stärkung der Eigeninitiative des Patienten die Prävention von Folgeschäden durch Änderung der persönlichen Lebens- und Verhaltensweise angestrebt werden. Hierzu zählen krankengymnastische Eigenübungen, richtige Belastung des Bewegungssystems und Gelenkschutz ebenso wie eine Anpassung oder Änderung der Lebensweise (Abb. 1.1).

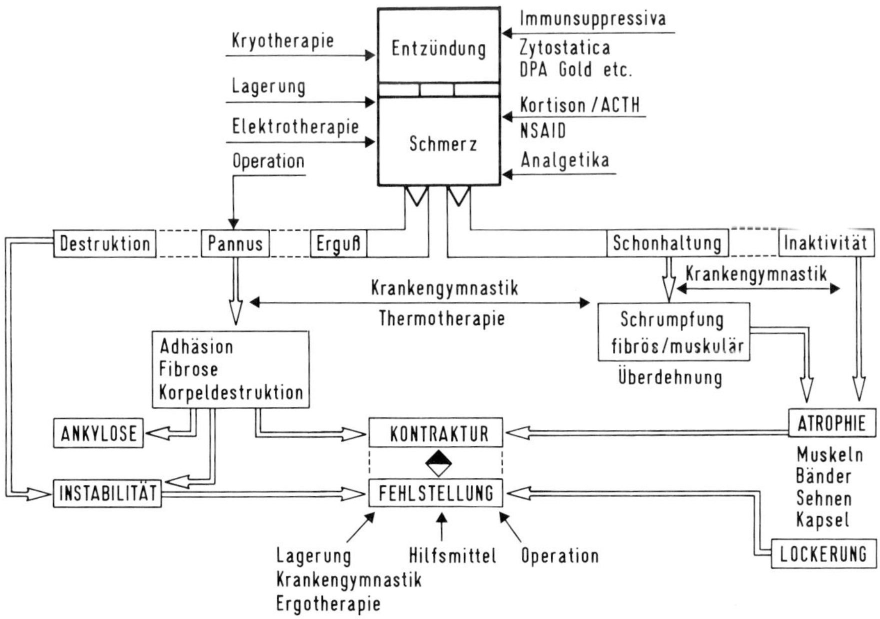

Abb. 1.1 Angriffspunkt therapeutischer Maßnahmen bei entzündlichen Gelenkkrankheiten

Der Rheumapatient muß lernen, mit seiner Krankheit zu leben, statt unter seiner Krankheit zu leiden.

Diese Änderung der persönlichen Einstellung zum eigenen Körper und seiner Krankheit gilt für den Patienten mit chronischen Kreuzschmerzen ebenso wie für den Patienten mit einer chronischen Polyarthritis. Erst ein Patient, der seine Krankheit akzeptiert und psychisch verarbeitet hat, wird in der Lage sein, alle zum therapeutischen Ziel führenden Maßnahmen mitzumachen, ohne daß Probleme der Compliance den Therapieerfolg gefährden.

Die Kraft des Patienten zur Adaptation an Schmerz und Funktionsbehinderung ist stark von seinen individuellen seelischen und geistigen Möglichkeiten abhängig. Der behandelnde Arzt tut gut daran, sich sehr genau darüber zu informieren, was der Patient bei der jeweiligen Konsultation wirklich von ihm erwartet. Im Gespräch mit dem Rheumakranken ist zu klären, ob das bisherige therapeutische Ziel beibehalten werden kann oder ob Änderungen notwendig sind. Dem Rheumapatienten ist zu erklären, ob und um welchen Preis das von ihm gewünschte therapeutische Ziel erfüllt werden kann. **Die geduldige Führung des Patienten wird damit Grundstein der therapeutischen Strategie.** Letztendlich ist dieser Erfolg nur vom Patienten selbst subjektiv erfahrbar. Objektive Kriterien einer funktionellen oder strukturellen Normalität, wie sie durch klinische und technische Untersuchungsverfahren darstellbar sind, treten hinter der subjektiven Einschätzung des Therapieerfolgs durch den Patienten völlig zurück.

Da wir unseren Körper und die Umwelt im wesentlichen über das Bewegungssystem und seine Strukturen erfahren, erfordert die Rheumatherapie einen ganzheitlichen Aspekt, der auch an den Grenzen der Schulmedizin nicht haltmachen darf.

Berichtet ein Patient, daß er das verordnete Antirheumatikum nicht mehr einnehme, weil er jetzt durch das Tragen eines Kupferrings am Unterarm weitgehend schmerzfrei sei, dann wäre es im Sinne des geschilderten ganzheitlichen Aspekts sehr töricht, im verletzten Stolz des Schulmediziners den Patienten zu zwingen, diese Maßnahme zurückzunehmen oder ihm andernfalls die weitere Hilfe zu versagen.

Andererseits darf dieser ganzheitliche Aspekt aber nicht dazu verleiten, die rationalen Grundlagen der symptomatischen und soweit möglich kausalen Therapie zu vernachlässigen, wie sie nachfolgend zu den einzelnen therapeutischen Möglichkeiten aufgeführt sind (Abb. 1.2).

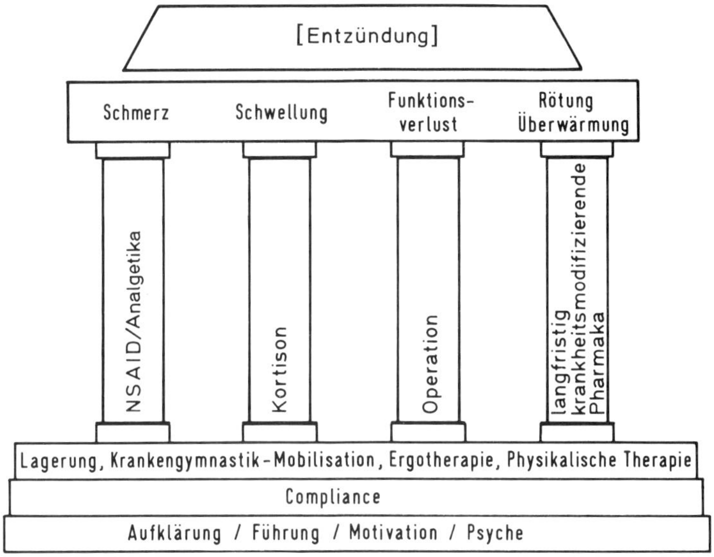

Abb. 1.2 Säulen der Rheumatherapie (in Analogie zur bekannten Karikatur)

2 Lokale Therapie

Die Krankheiten des Bewegungssystems manifestieren sich in der Empfindung des Patienten überwiegend lokal oder regional. Objektiv gesehen muß dagegen der Ort der Schmerzempfindung nicht unbedingt mit dem Ort der Schmerzentstehung identisch sein (Dolor projectus, Dolor translatus).

Viele Krankheiten des Bewegungssystems, bei denen der Ort der Schmerzentstehung und der Ort der Schmerzempfindung ünereinstimmen (Dolor localisatus), erfordern bereits aufgrund der Pathophysiologie eine lokale Therapie. Dies gilt auch dann, wenn es sich um gleichzeitige Manifestation derselben Grundkrankheit an mehreren anatomischen Regionen handelt.

Eine lokale Therapie ist daher bei allen Krankheiten des Bewegungssystems indiziert. Für die lokale Therapie stehen viele Behandlungsformen zur Verfügung, deren Wirkung allerdings auch bei streng lokaler Applikation nicht lokal beschränkt bleiben muß. Der verordnende Arzt muß die Fernwirkungen einer lokalen Therapie grundsätzlich kennen und im Therapieplan berücksichtigen.

2.1 Physikalische Therapie

Definition und Wirkprinzip Die physikalische Therapie, also die Behandlung mit natürlich vorkommenden oder technisch erzeugten Energieformen, ist vornehmlich methoden-, weniger krankheitsbezogen.

Nach der Definition umfaßt die physikalische Therapie alle konservativen Behandlungsverfahren, deren wesentliche Wirkung in physikalischen Einwirkungen auf den menschlichen Organismus besteht (Tabelle 2.1).

Die physikalische Therapie läßt sich in folgende Teilgebiete gliedern:

Mechanotherapie
- Krankengymnastik
- Massage
- Medikomechaniken
- Ultraschall

Thermotherapie
- Hydrotherapie
- Peloidtherapie
- Hochfrequenztherapie (Diathermie)
- Infrarotbestrahlung
- Ultraschall

Phototherapie
- Natürliche Lichtquellen
- Künstliche Lichtquellen

Elektrotherapie
- Galvanisation
- Niederfrequenztherapie
- Mittelfrequenztherapie

Balneotherapie
- Badekuren
- Trinkkuren
- Heilstollentherapie
- Meerestherapie

Klimatherapie

Aerosol-/Inhalationstherapie

Über die Wirkweise, also die Wirkungsart, den Wirkungsmechanismus und die Wirkungsdauer dieser verschiedenen Verfahren der physikalischen Therapie bestehen teilweise nur empirische Erfahrungen mit durchaus auch widersprüchlichen Ansichten. Die zahlreichen Behandlungsmöglichkeiten der physikalischen Therapie erschweren ebenso wie die Subtilität der zu erwartenden Effekte und ihre Abhängigkeit von der jeweiligen Reaktionslage und dem Krankheitszustand des Patienten alle experimentellen, wissenschaftlichen Untersuchungen zur Wirkweise. Eine exakte naturwissenschaftliche Beschreibung des Wirkmechanismus wird durch noch unvollkommene Kenntnisse der Physiologie und Pathophysiologie der physikalischen und chemischen Abläufe der Regelkreise des menschlichen Organismus und der Komplexität rheumatischer Krankheiten fast unmöglich. Das Fehlen exakter und feiner Meßmethoden kommt erschwerend hinzu. Dennoch kann aufgrund der empirischen Erkenntnisse grundsätzlich zwischen örtlichen und Fernwirkungen physikalischer Therapie unterschieden werden. Während die lokalen Wirkungen sich noch einigermaßen sicher messen lassen, bestehen Schwierigkeiten beim Nachweis der reflektorischen, lokalen und Fernwirkungen, die überwiegend vom vegetativen Nervensystem übermittelt werden.

Tabelle 2.1 Energieformen und Methoden der physikalischen Therapie

- Mechanische Energie
  In Form von Druck, Zug, Bewegung, Schall, Ultraschall
- Thermische Energie
  In Form von trockener oder feuchter Wärme und Kälte unter Verwendung verschiedener Trägerstoffe
- Elektromagnetische Energie
  In Form verschiedener Wellenlängen, in Form des sichtbaren Lichts, der Infrarotstrahlung, der Strahlung in anderen Wellenlängenbereichen
- Elektrische Energie
  In Form von Gleich- und Wechselströmen verschiedener Frequenz und Amplitude

Indikation Trotz des großen Spektrums therapeutischer Möglichkeiten der physikalischen Therapie und der Schwierigkeit, Wirkmechanismen exakt zu definieren, haben physikalisch-therapeutische Maßnahmen ihre unbestrittenen Indikationen im Rahmen der Therapie rheumatischer Krankheiten.

Neben der medikamentösen und operativen Behandlung ist die physikalische Therapie unverzichtbarer Bestandteil des globalen und individuellen Therapieplans.

Wichtig ist für jede Indikation physikalisch-therapeutischer Behandlung die exakte Definition des Therapieziels. Da weder chronische noch akute Krankheiten des rheumatischen Formenkreises – von wenigen Ausnahmen abgesehen – durch die physikalische Therapie ätiologisch beeinflußt werden, lassen sich mit den Methoden der physikalischen Therapie vorwiegend die krankheitsbedingten Funktionsstörungen und Symptome behandeln. Hierzu wird selten ein einzelnes Verfahren allein ausreichend sein. Kombinationen physikalischer Therapie sind daher die Regel. Diese grundsätzliche Überlegung sollte jedoch nicht dazu verführen, die

Methoden der physikalischen Therapie unkritisch oder gar wahllos nach Zufallsprinzip einzusetzen.

Kontraindikationen Bei richtiger Zielsetzung und Auswahl der physikalisch-therapeutischen Maßnahmen gibt es nur wenige generelle Kontraindikationen.

Relative Kontraindikationen können vor allem für die Dosierung und Dauer, weniger für die Art der physikalischen Therapie bestehen. Die jeweiligen Kontraindikationen sind in den nachfolgenden Kapiteln bei den einzelnen Therapieverfahren abgehandelt.

Applikation und Dosierung Eine besondere Bedeutung kommt der Applikation und Dosierung physikalisch-therapeutischer Behandlungsverfahren zu. **Gerade die Dosierung der physikalischen Therapie muß individuell dem Krankheitszustand des Patienten angepaßt werden.** Dies erfordert eine große Erfahrung des Therapeuten. In der Annahme, die Wirkung einer physikalischen Therapie sei unspezifisch und gering, werden die durchaus erzielbaren Wirkungen vielfach wegen Unterdosierung nicht erreicht oder andererseits die Gefahren und Schäden unterschätzt, die durch eine fehlerhafte, zu hohe Dosierung oder eine fehlerhafte Applikation entstehen können. Solange sie ausgebildeten Physiotherapeuten überlassen wird, kann sich der verordnende Arzt in der Regel auf eine ordnungsgemäße Applikation und Dosierung verlassen. **Zu warnen ist vor der unkritischen Durchführung physikalischer Therapie durch Hilfskräfte ohne spezielle Ausbildung.**

Besondere Bedeutung bei der Applikation physikalischer Therapie hat die Umgebung, vor allem der Behandlungsraum. Während der physikalischen Therapie hat der Patient in der Regel viel Zeit. Er sitzt oder liegt und die Augen wandern durch den Raum. Sie sollten etwas zu sehen haben:

Warme, freundliche, beruhigend und entspannend wirkende Farben sollten den Raum beherrschen. Weiß ist dazu denkbar ungeeignet, besser sind gelb, braun, orange, ocker oder grün. Blaue Farbtöne wirken leicht zu kalt, rote zu aggressiv. Einfarbige Wände sollten Ton in Ton strukturiert sein oder mit Bildern belebt werden. Matte Oberflächen sind glänzenden vorzuziehen. Indirekte statt direkte Beleuchtung schafft zusätzlich eine angenehme Atmosphäre. Schon fast progressiv ist eine leichte Hintergrundmusik. Dies kann, muß aber keineswegs sein. Wichtig ist nur, daß der Patient nicht unfreiwillig Gespräche oder Telefonate von dritter Stelle mithören kann, wenn er mit seinem Wickel auf der Liege ruht. Unerläßlich ist eine Temperierung des Raums im Behaglichkeitsbereich für Luft: also mindestens 25 °C, um oder über 25 % relative Feuchte sowie ausreichende Frischluftzufuhr ohne Luftzug. Dies ist besonders wichtig, weil der Patient sich bei der physikalischen Therapie überwiegend in Ruhe befindet und dabei teilweise oder ganz entblößt ist. **Zugluft und zu niedrige Raumtemperaturen werden nicht nur als unangenehm empfunden, sondern gefährden durchaus den Therapieerfolg.**

Ein großzügiges Raumangebot ist bei den durch rheumatische Krankheiten oftmals deutlich behinderten Patienten erforderlich. In engen, vollgestellten Räumen ist das An- und Auskleiden nur sehr mühsam möglich. Auch der Therapeut braucht ausreichend Arbeits- und Abstellfläche, wenn schnell und präzise gearbeitet werden soll. Kleine Kabinen mit festen Wänden beengen. Variable Abteilungen mit Vorhängen sind vorzuziehen. Liegen und Wannen sollten immer von beiden Seiten zugänglich sein, um die Applikation physikalischer Therapie dem Patienten anpassen zu können. Stühle müssen bequem gepolstert sein. Kunststoffauflagen sind zwar pflegeleicht, für den Patienten sind sie aber unangenehm kalt und feuchtigkeitsundurchlässig. Daher sind Liegetücher immer erforderlich. Einmaltücher sind zwar auf den ersten Blick billiger und vielleicht auch einfacher in der Handhabung; sie haben aber den grundsätzlichen Nachteil, daß sie relativ starr sind, leicht verrutschen und auf der Haut unangenehm empfunden werden. Nimmt man die Entsorgungskosten und die Lagerhaltung hinzu, sind Leinen- oder Baumwolltücher, die gekocht und vor der Applikation vorgewärmt werden können, nicht oder nur unwesentlich teurer. Liegetücher sollten möglichst körperwarm sein, zumindest aber in einem Schrank neben der Heizung aufbewahrt werden.

Fußbodenbelägen muß ebenfalls ein besonderes Augenmerk gewidmet werden. Gekachelte oder mit PVC ausgestattete Fußböden erscheinen zwar auf den ersten Blick hygienischer, weil sie leicht zu wischen sind. Sie binden aber keinen Staub, sind laut und wirken kalt. Es gibt heute durchaus auch für Therapieräume geeignete, vollsynthetische Textilbodenbeläge, die zudem auch für Naßräume geeignet sind. Bei regelmäßiger, fachgerechter Feuchtreinigung sind diese Teppichböden ebenso hygienisch wie glatte Böden. Durch die rauhe Struktur solcher textiler Bodenbeläge wird außerdem die Unfallgefahr durch Ausrutschen erheblich vermindert. Auf jeden Fall sollten rutschfeste Fuß- und Bodenmatten vorhanden sein.

Kontrolle und Überwachung Während der Applikation physikalischer Therapie muß der Patient sorgfältig vom Therapeuten überwacht werden, um unerwünschte Wirkungen frühzeitig zu erkennen und die Therapie abbrechen zu können. Außerdem ist die Überwachung durch den Therapeuten erforderlich, um die Dosierung entsprechend dem aktuellen Zustandsbild des Patienten anpassen zu können.

Ungeachtet der Kontrolle und Überwachung durch den Therapeuten obliegt dem verordnenden Arzt eine Kontrolle über die Effektivität der physikalischen Therapie im Gesamtbehandlungsplan des Patienten. Je nach Behandlungsziel und aktueller Symptomkonstellation des Patienten müssen Verfahren der physikalischen Therapie geändert, ergänzt oder anders kombiniert werden.

Spätestens vor Ausstellen einer Wiederholungsverordnung muß sich der verordnende Arzt ein Bild von der Wirkung der bisher durchgeführten Therapie machen.

Auf die Überwachung der physikalischen Therapie ist die gleiche Sorgfalt zu verwenden wie auf die Laborkontrollen und Kontrollen der klinischen Aktivität des jeweiligen Krankheitsprozesses unter medikamentöser Behandlung.

Unerwünschte Wirkungen und Abbruch der Therapie Die Methoden der physikalischen Therapie können durchaus unerwünschte Wirkungen hervorrufen, die von lokalen Reizerscheinungen an der Hautoberfläche bis hin zu einem ungünstigen Einfluß auf den Gesamtorganismus oder die Psyche des Patienten reichen. Auch auf den wechselhaften Verlauf rheumatischer Krankheiten kann eine einmal verordnete und zunächst erfolgreiche physikalische Therapie unerwünschte, krankheitsverstärkende Wirkung entwickeln. In diesem Fall ist die laufende Therapie abzubrechen.

Therapieerfolg und Beurteilung Sicher läßt sich die Beurteilung des Therapieerfolgs an dem subjektiven Empfinden des Patienten orientieren. Allerdings darf der Arzt dabei nie vergessen, daß viele Methoden der physikalischen Therapie vom Patienten als angenehm empfunden werden, weil sie entspannend sind und vom Krankheitsgeschehen ablenken. In der Beurteilung des Therapieerfolgs muß der Arzt daher immer objektive Kriterien heranziehen. Hierzu genügt es nicht, nur eine Anfangs- und Enduntersuchung durchzuführen. Vielmehr ist der Therapieerfolg ständig zu überwachen und zu beurteilen. Dies muß nicht nur im Dialog mit dem Patienten, sondern auch in Rücksprache mit dem Physiotherapeuten erfolgen.

Zur Beurteilung der physikalischen Therapie im allgemeinen und einer Abschätzung des Therapieerfolgs im besonderen sollte jeder Arzt und Therapeut die physikalische Therapie, die er verordnet oder anwendet, an sich selbst vorher einmal ausprobiert haben, damit er ein Gefühl dafür bekommt, wie die entsprechende Therapie auf den Patienten wirkt.

So sollte jeder Arzt und Physiotherapeut am eignen Leib erfahren haben, wie kalt ein Raum sein kann, wenn man ausgezogen auf einer Liege ruht, damit er selbst erlebt, was man so alles hört während der Applikation z. B. einer geräuschlosen Packung oder Elektrotherapie.

In Anlehnung an die Psychoanalyse kann man feststellen:

Nur der wird ein guter physikalischer Therapeut, der an sich selbst die physikalische Therapie erfahren hat.

2.1.1 Lagerung und Gelenkschutz

Definition und Wirkprinzip Die Lagerung des Rheumapatienten hat 2 wesentliche Aspekte: die Prophylaxe (Gelenkschutz) und die Therapie. Schmerz, Schwellung und Funktionseinbuße bedingen eine Schonhaltung des Patienten, die nachteilige Auswrkungen auf die betroffenen und benachbarten Gelenke haben kann.

Mehr oder weniger unabhängig von der Art der rheumatischen Erkrankung ist es das erste Ziel der Lagerung, eine funktionsgerechte Stellung des Gelenks in Ruhestellung zu erreichen und sekundäre Fehlstellungen und Kontrakturen zu vermeiden.

Dies gilt im besonderen Maße für alle entzündlich-destruierenden, chronischen rheumatischen Krankheiten. Die meist polyartikulär ablaufenden entzündlichen Prozesse zeigen eine stete Tendenz zur Zerstörung der gelenkbildenden Strukturen mit sekundären bindegewebigen Reparationen. Bei arthrotischen Veränderungen der Gelenke ist diese Tendenz zur Destruktion und Progredienz mit multiplem Gelenkbefall zwar geringer, jedoch besteht auch hier stets die Gefahr einer zusätzlichen Schädigung der Gelenke durch eine Fehl- oder Schonhaltung. Die konsequente prophylaktische Lagerung beugt einer Progredienz und Sekundärschädigung mit nachfolgen Fehlstellungen und Funktionseinbußen vor.

Die therapeutische Lagerung ist immer Teil des Therapieplans und verfolgt ein spezielles therapeutisches Ziel an einem umschriebenen Abschnitt des Bewegungsapparats. Mit der therapeutischen Lagerung können beispielsweise Kontrakturen von Gelenken und Muskeln behandelt werden.

Indikation Eine Indikation zur **prophylaktischen Lagerung** ist grundsätzlich bei allen entzündlich-rheumatischen Krankheiten des Bewegungsapparats gegeben. Bei degenerativen Veränderungen und funktionellen Störungen ist eine Lagerung immer dann indiziert, wenn eine schmerzbedingte Schonhaltung oder Ruhigstellung der betroffenen oder benachbarter Gelenke und Muskeln vorliegt.

Eine Indikation zur **therapeutischen Lagerung** besteht unabhängig von der Pathogenese bei allen bindegewebigen oder muskulären Kontrakturen, die funktionell den aktiven und passiven Bewegungsumfang der Gelenke beeinträchtigen.

Kontraindikationen Gegen die **prophylaktische Lagerung** gibt es keinerlei Kontraindikationen. Die **therapeutische Lagerung** ist kontraindiziert bei allen floriden, pyogenen Arthritiden, bei hochaktiven entzündlichen Gelenkprozessen, bei Muskelentzündungen und bei knöchernen, beispielsweise ankylotischen Ursachen der Funktionseinschränkung eines Gelenks.

Methoden Bei der **prophylaktischen Lagerung** werden die Gelenke des Patienten in eine funktionsgerechte Stellung gebracht und dort mit einfachen Mitteln locker fixiert. Hierzu werden benötigt:

- Ganze Kissen
- Halbe Kissen
- Bezogene Schaumstoffkeile verschiedener Größe
- Ebene, nicht zu weiche Unterlage (feste, durchgehende Matratze)

Für die **therapeutische Lagerung** wird der zu behandelnde Körperabschnitt durch leichte Gewichte oder durch sein Eigengewicht in Richtung der gewünschten Funktionsstellung belastet. Hierzu werden zusätzlich benötigt:

- Kleine Sandsäcke
- Verschieden hohe Schaumstoffplatten und -keile
- Feste Schaumstoffwürfel verschiedener Höhe

Die zu Lagerungen benutzten Schaumstoffteile dürfen nicht zu weich sein. Der Schaumstoff muß mindestens ein Raumgewicht von 40 aufweisen.

Bei der therapeutischen Lagerung ist darauf zu achten, daß die nichtbehandelten Gelenke in korrekter funktionsgerechter Stellung gelagert sind.

Applikation und Dosierung Bei der akuten, hochfloriden mono- oder polyartikulären Gelenkentzündung wird der Patient überwiegend liegen. Dabei müssen alle Gelenke in Funktionsstellung gelagert sein. Absolut zu vermeiden sind:

- Spitzfußstellung
- Beugehaltung der Knie-, Hüft- und Handgelenke
- Aduktion des Arms
- Kyphosierung der LWS

> Der Patient muß auf einer ebenen, nicht zu weichen Unterlage gelagert werden.
>
> Durchhängende Federn im Bettrost führen unweigerlich zu einer Beugekontraktur im Hüftgelenk!

Gegen die Spitzfußstellung wird ein Bettkasten angebracht, gegen den der Patient seine Füße in rechtwinkliger Stellung im oberen Sprunggelenk abstützt. Die Knie sind gestreckt zu halten, ggf. durch Gewichte (kleine Sandsäcke) ober- und unterhalb der Kniescheibe mehrmals täglich kurzfristig (für jeweils etwa 5 min) zu beschweren.

Eine Knierolle wird zwar von den meisten Patienten als äußerst angenehm empfunden, führt jedoch unweigerlich zu einer Beugekontraktur im Kniegelenk und auch im Hüftgelenk!

Die Wirbelsäule ist achsengerecht mit Unterstützung der physiologischen Lordosen und Kyphosen zu lagern. Dabei wird der Kopf durch ein kleines Kopfkissen so abgestützt, daß die Halswirbelsäule ohne übermäßige Kyphosierung oder Lordosierung in achsengerechter Stellung gehalten wird.

Die Arme werden mit einem zwischen Rumpf und Oberarm gelegten Kissen in einer mittleren, seitlichen Abduktionsstellung gelagert. Der Arm sollte auf einer keilförmigen Schiene liegen, wobei die Hand in dorsaler Streckstellung die obere Kante des Keilkissens umfaßt. Die Fingergelenke müssen unbelastet in leichter Beugestellung ruhen.

Tabelle 2.2 Funktionsgerechte Lagerung

Obere Extremitäten	
Schulter	Mittelstellung, abduziert
Ellbogen	Rechtwinklig gebeugt
Handgelenk	Leichte Dorsalextension
Fingergelenke	Leichte Beugestellung, entlastet
Untere Extremitäten	
Hüftgelenk	Gestreckt
Knie	Gestreckt
Oberes Sprunggelenk	Rechtwinklig gebeugt
Fuß/Zehengelenke	Unbelastete Mittelstellung
Wirbelsäule	
HWS BWS LWS	Achsengerecht mit Unterstützung der physiologischen Lordose und Kyphose

Weil kein Mensch tagelang ruhig auf dem Rücken liegen kann, sind Umlagerungen in Bauch und Seitenlage erforderlich. Diese Maßnahmen dienen gleichzeitig der Dekubitusprophylaxe. Hierbei ist ebenfalls auf eine korrekte Stellung der Gelenke zu achten.

Bei der Seitenlage darf der Kopf durch ein Kissen nur soweit abgestützt werden, daß die Höhe der Schulter ausgeglichen ist. Zwischen die Beine wird ein ausreichend dickes Kissen gelegt, das vom Oberschenkel bis zu den Knöcheln einschließlich des Fußes reicht, um Abduktionskontrakturen im Hüftgelenk vorzubeugen.

Weder in Seitenlage noch in Rückenlage darf der Rheumapatient mit überkreuzten Beinen liegen!

In Bauchlage wird quer unter den Thorax und das Abdomen ein Kissen gelegt, um die Wirbelsäule in achsengerechter Stellung zu halten. Die Sprunggelenke müssen auf einer ausreichend hohen Rolle gelagert werden, damit die Zehen unbelastet bleiben und Fehlstellungen der Zehengelenke und Flexionsfehlstellungen im Sprunggelenk vermieden werden (Tabelle 2.2).

Die genannten Prinzipien der Lagerung gelten sinngemäß auch für jede Lagerung des Patienten außerhalb des Betts. Anzustreben ist stets eine gerade, aufrechte Sitzhaltung mit rechtwinkelig gebeugten Hüft-, Knie- und Sprunggelenken in axialer Stellung.

Knieabstand ≙ Knöchelabstand
Oberschenkelachse ≙ Fußachse

Durch einfache Hilfsmittel ist auch in der Sitzposition eine korrekte Funktionsstellung der Gelenke zu erreichen. Durch weit abstehende, ausreichend hohe Armlehnen des Stuhls wird die notwendige Abduktion im Schultergelenk erreicht. Ein Tennisball oder ein anderer größerer, runder, flexibler Gegenstand, auf dem die Hand ruht, garantiert die Dorsalextension des Handgelenks und die korrekte Stellung der Finger.

Für jede Lagerung – im Bett und auf dem Stuhl – gilt, möglichst oft einen Positionswechsel vorzunehmen.

Belastung muß mit Entlastung wechseln!

Grundsätzlich ist anzustreben, den Rheumapatienten so rasch wie möglich zu mobilisieren. Jede noch erhaltene Bewegungs- und Gehfähigkeit muß durch das Pflegepersonal oder die Angehörigen aktiv unterstützt werden.

Therapeutische Lagerungen (Tabellen 2.3–2.12) unterscheiden sich von den prophylaktischen Lagerungen des Gelenkschutzes nur graduell, nicht prinzipiell. Der Übergang zwischen prophylaktischer und therapeutischer Lagerung ist fließend.

Tabelle 2.3 Lagerung der Hüftgelenke gegen Beugekontraktur

Bauchlage	• Festes, flaches Kissen unter den Bauch legen, damit keine Hyperlordose der LWS entsteht • Bei Frauen Kissen quer legen, bei Männern längs legen von der Leistenbeuge bis zur Brust • Die Füße auf einer Rolle lagern, die ausreichend hoch ist, daß die Zehen nicht gestaucht werden und die Beine nicht rotiert liegen • Zur Verstärkung der Dehnung von Weichteilen der Hüftbeugeseite entsprechend schweren Sandsack auf das Gesäß legen • Sandsack nie zu weit kranial, sondern eher distal auflegen
Rückenlage	• Das gesunde Bein in hoher Stufenlage auf Würfel • Das zu streckende Bein neben der Stufe flach lagern, so daß die Eigenschwere des Beines zieht • Evtl. zeitweise Sandsack oberhalb des Kniegelenks auflegen • Auf seitliche Abstützung am Trochanter major gegen Außenrotation achten
Hinweis	• Die mildere therapeutische Lagerung ist die Rückenlage • Ein Bein mit Hüftbeugekontraktur fällt in den Ruhezeiten durch seine Hüftgelenkstellung meist in eine Außenrotation. Als Gegenmaßnahme muß das Bein entweder zeitweise in der Kniekehle oder besser mit flachem Kissen in entsprechender Höhe für den ganzen Unterschenkel untergelagert werden
Material	• Flaches, festes Schaumstoffkissen 40 × 70 × 10 cm • Schaumstoffwürfel • Sandsäcke mit verschiedenen Gewichten (250, 500, 1000 g) • Schaumstoffrolle (Durchmesser ca. 20 cm)

Tabelle 2.4 Lagerung der Knie gegen Beugekontraktur

Rückenlage	• Vorzugsweise Kniehohllagerung • Festes Polster unter die Achillessehne, Ferse muß frei liegen • Großer Sandsack seitlich unter den Trochanter major, um eine Außenrotation des Beines zu verhindern • Zusätzlich großer Sandsack von außen gegen Oberschenkel und Knie • Zur Verstärkung der Dehnung an den Weichteilen der Kniekehle kann noch ein kleiner Sandsack proximal des Knies auf den Oberschenkel gelegt werden (dosiert, kurzzeitig)
Hinweis	• Ein Bein mit Beugekontraktur im Kniegelenk fällt in den Ruhezeiten durch die Stellung des Kniegelenks immer in eine verstärkte Außenrotation des Hüftgelenks. Dies ist ungünstig, vor allem wegen der ständigen Anspannung und späteren Überdehnung der Innenrotatoren des Hüftgelenks. Daher kann es in diesen Fällen sinnvoll sein, zeitweise ein kleines Polster in die Kniekehle oder ein flaches Kissen unter den Unterschenkel zu legen. Dies gilt aber nur und ausschließlich bei **schon bestehender** Beugekontraktur des Kniegelenks
Material	• 2 große Sandsäcke • 1 kleiner Sandsack • 1 festes Polster aus 2 zusammengerollten Frotteetüchern

Tabelle 2.5 Lagerung der HWS

Rückenlage	• Kopf mit 1–2 flachen Kissen bis **an** die Schultern unterlagern. Kopf und Hals müssen aufliegen • **Die Schultern dürfen nie auf dem Kopfkissen liegen** • Anstelle des herkömmlichen Kopfkissens kann auch ein spezielles Muldenkissen verwandt werden, das aber der Körpergröße des Patienten angepaßt sein muß • Die Lagerung ist richtig, wenn die Halswirbelsäule die normale physiologische Lordose aufweist, der Kopf aber nicht zu weit zur Brust vorgeneigt wird oder nach dorsal durchhängt
Seitenlage	• Der Kopf wird mit einem oder mehreren Kissen soweit unterlagert, daß die Schulterbreite des Patienten ausgeglichen ist und die HWS etwa parallel zur Bettebene liegt • Zu niedrige oder zu hohe Lagerung führt zu Abweichungen von der Mittelstellung
Hinweis	• Wie der Patient die Lage am schmerzärmsten empfindet, ist es richtig. Die korrekte Stellung der HWS ist erreicht, wenn das Gesicht etwa parallel zur Matratze liegt
Material	• Normales Kopfkissen • Halbes Kopfkissen • Kleines Kissen • Evtl. Muldenkissen aus Schaumstoff

Tabelle 2.6 Lagerung des Hüftgelenks gegen Außenrotation

Rückenlage	• Eine reversible Außenrotationsstellung wird durch einen langen Sandsack vermindert, der von seitlich unter den Trochanter major geschoben wird • Alternativ kann ein mittelgroßes Vakuumkissen vom Beckenkamm bis zur Kniekehle benutzt werden
Hinweis	• Eine postoperative Außenrotationsstellung bei muskulärer Insuffizienz muß neben der Lagerung durch aktive Übungen sinnvoll verhindert und behandelt werden
Material	• Langer Sandsack oder mittelgroßes Vakuumkissen

Tabelle 2.7 Lagerung der Hüfte gegen Streckkontraktur

Rückenlage	• Gesundes Bein gestreckt legen • Das zu beugende Bein in der Kniekehle mit Keilen soweit unterlagern, daß der Zug des Eigengewichts vom Becken her erträglich ist • Die Fußspitze des gebeugten Beins ist so zu unterlagern, daß das Sprunggelenk in Funktionsstellung steht • Anstelle der Keile kann man auch ein Vakuumkissen benutzen • Bei größerem Winkel kann auch eine Stufenlagerung mit halbem oder ganzen Stufenwürfel benutzt werden • Zur Verstärkung der Dehnung kann auf den Beckenkamm in Richtung Leistenbeuge ein Sandsack aufgelegt werden
Hinweis	• Meist ist das Eigengewicht des Beins ausreichend, um eine milde Dehnung hervorzurufen • Eine zusätzliche Sandsackbeschwerung des Beckens muß vorsichtig steigernd dosiert werden
Material	• Schaumstoffkeile • Vakuumkissen • 1/2 Stufenwürfel • 1/1 Stufenwürfel • 1 Sandsack oder Tuchrolle zur Unterlegung der Fußsohle

Tabelle 2.8 Lagerung des Hüftgelenks gegen Abduktion und Rotation

Seitenlage (auf der gesunden Seite)	• Bei gebeugten Knien wird ein flaches Schaumstoffkissen zwischen die Unterschenkel gelegt, von den Kniegelenken bis zu den Füßen reichend
Mittlere Seitenlage	• Das untere Bein gestreckt, das betroffene Bein vor dem gesunden Bein auf Schaumstoffkissen gelagert, einschließlich Kniegelenk und Fuß. Kissen müssen so dick sein, daß keine Abduktion oder Rotation im Hüftgelenk entsteht
Seitenlage über die Mittelstellung hinaus	• Das untere Bein ganz gestreckt, vor dem Trochanter liegend • Das betroffene Bein liegt vor dem gesunden Bein. Hierbei ist meist keine Kissenunterlagerung notwendig
Hinweis	• Indiziert ist diese Lagerung immer bei Ischialgien, Gonarthrosen und Zustand nach Endoprothesen • **Kontraindikation:** Floride Koxitis auf der Auflageseite (Cave: Protrusio acetabuli) • Bei den verschiedenen Seitlagen muß auf eine bequeme, belastungsfreie Lagerung der Schulter geachtet werden. Dabei muß der Arm vor oder hinter dem Rücken liegen
Material	• Flaches, mittelweiches Schaumstoffkissen, 30 × 50 × ca. 7 cm

Tabelle 2.9 Lagerung der Schultergelenke bei Entzündungen oder Schmerzen

Rückenlage	• Abduktion der Oberarme soweit ohne zusätzliche Schmerzen möglich, evtl. mit kleinem Abduktionswinkel beginnen und nachkorrigieren • Rotation in Mittelstellung zwischen Innen- und Außenrotation bei leicht unterlagertem Oberarm • Auf funktionsgerechte Lagerung des Unterarms und der Hand achten
Seitenlage	• In Seitenlage wird ein Keil auf den Rumpf des Patienten gelegt und der Arm in Abduktionsstellung gelagert
Hinweis	• Grundsätzlich wird immer nur eine Schulter gelagert, dann gewechselt. Das Schultergelenk darf nicht schmerzen, der Schultergürtel darf sich nicht nach vorne heben
Material	• Mehrere Schaumgummikeile 25 × 30 × 10 cm

Tabelle 2.10 Lagerung der Schultergelenke gegen Schulterkontraktur (nur bei nicht entzündeten oder gereizten Schultergelenken!)

Rückenlage	• Lagerung in Abduktion durch Keile wie oben; Keile in Richtung der gewünschten Abduktion und Rotation verschieben, vermindern, vermehren, als milde Dehnlagerung
Hinweis	• Die Lagerung darf keinen Zusatzschmerz auslösen. Die Abduktion muß aber bis an die Schmerzgrenze gehen, um therapeutisch erfolgreich zu sein
Material	• Mehrere Schaumgummikeile 25 × 30 × 10 cm

Tabelle 2.11 Lagerung der LWS

Rückenlage	• Vor allem bei akuten Ischialgien und Lumbalgien muß die Rückenlagerung vorsichtig und individuell dosiert werden • Bei Bedarf in gestreckter Rückenlage Lumbalkissen im LWS-Bereich unterlegen
Stufenlage	• Unterschenkel auf einem Würfel oder Stuhl mit weichem Polster • Durch die Entfernung des Würfels vom Gesäß und Oberschenkel ist eine Variation der LWS-Lordose möglich • Durch ein von distal unter das Gesäß geschobenes Lumbalkissen wird das Becken aufgerichtet. Das empfinden viele Patienten als angenehm • Eine niedrige Stufenlage wird durch flache Kissen unter den Unterschenkel erreicht
Hinweis	• Die schmerzärmste Lagerung ist richtig • Ggf. muß die Intensität der Stufenlage entsprechend den Schmerzangaben des Patienten variiert werden • Bei Stufenlage darf die Bettdecke nie auf den Füßen lasten
Material	• Stufenwürfel mittlerer Höhe • Weiches Kissen auf dem Würfel • Lumbalkissen • Flache Kissen

Tabelle 2.12 Lagerung der Wirbelsäule bei Spondylitis ankylosans

Rückenlage	• Möglichst flach liegen auf mittelharter Unterlage • Nur soviel Kopfkissen unterlegen wie nötig, sowenig wie möglich
Seitenlage	• Kopfkissen so unterlegen, daß die HWS bequem in Mittelstellung liegt, nicht zu sehr zur Seite fällt oder nach vorne ausweichen muß
Bauchlage	• Ggf. Unterlagerung des Abdomens mit Kissen. Allerdings sowenig wie möglich • Dabei darf die HWS aber nicht in eine Zwangslage geraten
Hinweis	• Ziel der Lagerung bei Spondylitis ankylosans ist eine möglichst achsengerechte Stellung aller Wirbelsäulenabschnitte, um kyphosierenden Deformierungen entgegenzuwirken. Aus diesem Grund müssen Bechterew-Kranke mindestens 0,5–1 h täglich in Bauchlage verbringen. Eine Unterlagerung mit Kissen ist nur bei schon vorbestehender schwerer Kyphosierung der BWS angezeigt
Material	• Kissen • Kleine Kissen • Größeres flaches Kissen

Über die Applikation, die Dosierung und die Dauer der therapeutischen Lagerung muß individuell nach der Situation des Patienten in Abstimmung mit anderen therapeutischen Maßnahmen mechanischer Art wie Krankengymnastik und Ergotherapie entschieden werden.

Therapeutische Lagerungen sind stets mehrfach täglich anzuwenden. Die Dauer richtet sich nach der Belastbarkeit des Patienten. Als Regel mag gelten:

Therapeutische Lagerungen sollten lieber häufiger und kürzer als einmal und lange durchgeführt werden.

Kontrolle und Überwachung Die prophylaktische Lagerung muß vom Pflegepersonal oder den Angehörigen des Patienten überwacht und ggf. korrigiert werden. **Aber vor allem hat der Patient selbst Verantwortung für die funktionsgerechte Lagerung seiner Gelenke.** Er muß nachdrücklich um die richtige Lagerung bitten, wenn er selbst nicht in der Lage ist, seine Gelenke in eine funktionsgerechte Stellung zu bringen.

Unerwünschte Wirkungen Die sachgerecht durchgeführte Lagerung hat keinerlei unerwünschte, sondern ausschließlich erwünschte Wirkungen. Bei den **therapeutischen Lagerungen** gibt es bei richtiger Indikation und Durchführung ebenfalls keinerlei unerwünschte Wirkungen. Ein Abbruch der Therapie ist eigentlich nie erforderlich.

Therapieerfolg und Beurteilung Erfolg der Lagerungstherapie ist eine funktions- und achsengerechte Stellung des Bewegungssystems als Ausgangspunkt für eine weitere Mobilisierung. Durch die **therapeutischen Lagerungen** können Fehlstellungen am Bewegungssystem vermindert werden. Bei leichten Fehlstellungen ist bereits allein mit der therapeutischen Lagerung und mobilisierender Übungstherapie ein voller Ausgleich bei ausreichend langer Therapiedauer erzielbar. Bei schweren Fehlstellungen sind eingreifendere konservative oder operative Maßnahmen für einen vollen Therapieerfolg unerläßlich. Hier besteht der Therapieerfolg der therapeutischen Lagerung in einer Vordehnung kontrakter Strukturen als vorbereitende Behandlung für den geplanten Eingriff.

2.1.2 Funktionelle Verbände

Definition und Wirkprinzip Absolute Ruhigstellung von Elementen des Bewegungssystems sei es nach Verletzung oder sei es nach Erkrankung, bedeutet immer einen Verlust an Muskelkraft und Gelenkfunktion. Unmittelbar nach dem akuten Stadium einer Verletzung oder einer entzündlichen Krankheit des Bewegungssystems soll daher möglichst früh mit einer mobilisierenden Therapie begonnen werden. Wenn wegen Schmerz- oder Funktionsverlust die Alltagsbelastung des Bewegungssystems (noch) verhindern, geben funktionelle Verbände dem Patienten kurzzeitig die Möglichkeit, trotz der Schädigung zumindest einen Teil seiner Alltagsaktivität zu absolvieren und auf diese Weise einem weiteren Verlust an Funktionsfähigkeit vorzubeugen.

Funktionelle Verbände unterscheiden sich von Stützverbänden dadurch, daß mit ihrer Hilfe geschädigte oder gestörte Anteile einer Funktionseinheit gestützt oder selektiv entlastet werden.

Darüber hinaus führen funktionelle Verbände eine bestimmte Gelenkbewegung. Sie erlauben dabei gleichzeitig Belastungen im freien Bewegungsraum, verhindern aber extreme Bewegungen in unerwünschter Richtung.

Im Gegensatz zum Gipsverband, der einen stabilisierenden Stützverband bei knöchernen Verletzungen darstellt, setzt der funktionelle Verband eine intakte Stützfunktion des Knochens voraus. Ein funktioneller Verband hat als Wirkprinzip, die Weichteile, also Muskulatur, Sehnen, Bänder und Kapseln, zu entlasten. Das unterscheidet einen funktionellen Verband grundlegend vom immobilisierenden Gipsverband mit seinen häufig nachteiligen Folgen für die Weichteile, vor allem die Muskulatur.

Da funktionelle Verbände zumeist mit festen oder elastischen Pflastern oder Klebebinden (Tape) angelegt werden, werden funktionelle Verbände auch als Taping bezeichnet. Dieser Begriff stammt ebenso wie die Entwicklung der funktionellen Verbände aus der Sportmedizin. Taping ist dort eine weitverbreitete Behandlung bei frischen oder älteren Verletzungen isolierter Strukturen des Bewegungssystems. In der Rheumatologie werden die Behandlungsmöglichkeiten mit funktionellen Verbänden bis heute noch zu wenig genutzt, obwohl deren Wirkprinzip - die selektive, funktionelle Bewegungsführung - auch wichtige Behandlungsziele der Rheumatherapie sind.

Indikation Entsprechend dem Wirkprinzip eines funktionellen Verbands bestehen folgende Indikationen im Rahmen der Rheumatherapie:

- Weichteilrheumatische Krankheiten
  - Verletzungen und Verletzungsfolgen von Sehnen, Bändern und Muskeln
  - Insertionstendopathien
  - Tendopathien

- Degenerative Gelenkerkrankungen
  - Bänderlockerung
  - Leichte Fehlstellungen

- Sekundäre Veränderungen nach vorausgegangener Gelenkentzündung
  - Bänderlockerungen
  - Leichtere Fehlstellungen

Die Indikation zu einem funktionellen Verband setzt eine exakte anatomische Definition des zu stützenden oder selektiv zu entlastenden Bewegungselements voraus.

Kontraindikationen Zu den Kontraindikationen für funktionelle Verbände zählen
- Frische Verletzungen
- Akute Schwellung/Ödem/Hämatom
- Akute oder chronische Hautschäden/Dermatitiden
- Akute Thrombose/Thrombophlebitis
- Akute periphere Durchblutungsstörungen
- Lymphödem
- Statische Ödeme

Zu den relativen Kontraindikationen funktioneller Verbände zählen
- Arterielle Verschlußkrankheit
- Neigung zu Allergien

Funktionelle Verbände sind kein Wundermittel für eine Vielfalt von Verletzungen, Fehlstellungen und Insuffizienzen im Bereich des Bewegungssystems. Ihr Einsatz muß daher immer gezielt erfolgen. Außerdem muß abzusehen sein, daß sich durch den funktionellen Verband eine vorübergehende Funktionsstörung mit dauerhaftem Erfolg behandeln läßt. Andernfalls kann ein funktioneller Verband nur eine „Probe" für später vorgesehene operative Korrekturen oder eine endgültige orthetische Versorgung darstellen.

Methoden Funktionelle Verbände werden gewöhnlich mit unelastischen, seltener mit elastischen Pflasterbinden oder Klebeverbänden von 3,5 cm oder 5 cm Breite unmittelbar auf der Haut angelegt. **Jede Polsterung unter dem Verband mindert seine funktionelle Wirkung.**

Dennoch können Unterlagen aus Schaumstoff oder Klebecreme notwendig werden, wenn der Verband eine längere Zeit getragen werden soll oder wenn eine Überempfindlichkeit der Haut gegen Pflaster vorliegt. Diese Unterpolsterungen werden mittels Klebespray auf der Haut fixiert und der funktionelle Verband darüber angelegt.

Wird der funktionelle Klebeverband direkt auf der Haut befestigt, empfiehlt sich eine sorgfältige Hautreinigung, Rasur der Körperhaare und eine Vorbehandlung mit Klebespray (z. B. Leukospray).

Da Pflaster besser auf Pflaster hält als auf der Haut, werden zunächst beiderseitig der Behandlungsregion sog. Anker angebracht, die aber nie zirkulär geführt werden dürfen. Es empfiehlt sich, um Zugspannungen zu vermeiden, zunächst einen Pflasterstreifen benötigter Länge von der Rolle abzureißen und diesen lose auf die Haut zu kleben. Nach Anbringen der Ankerstreifen werden die sog. Zügel angelegt, welche die eigentliche funktionelle Haltearbeit übernehmen. Diese Zügel laufen in der Regel vom proximalen Ankerstreifen zum distalen Anker. Der funktionelle Verband wird dann mit weiteren, parallel zum ersten Zügel geführten Pflasterstreifen fortgeführt und durch übergelegte Ankerstreifen verschlossen (Abb. 2.1).

Während des Anlegens muß die zu behandelnde Extremität oder der zu behandelnde Körperabschnitt in entspannter Funktionsstellung liegen. Während des gesamten Anlegevorgangs des funktionellen Verbands darf die Gelenkstellung nicht verändert werden, um Falten im Verband zu vermeiden, die nachfolgend Blasen und Hautdefekte hervorrufen könnten.

Zirkuläre Streifen sind grundsätzlich ohne Zug anzulegen. Müssen Pflasterstreifen unter Zug angelegt werden, um ihre funktionelle Wirkung zu entfalten, darf dies nur semizirkulär oder in Quer- oder Längsrichtung geschehen.

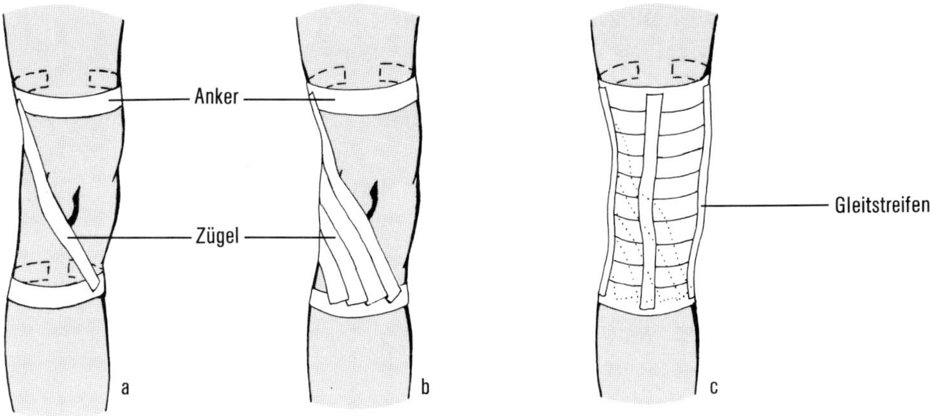

Abb. 2.1a–c Prinzip des funktionellen Verbands. **a** Ankerstreifen proximal und distal anlegen (niemals zirkulär), **b** Zügel in Richtung der zu unterstützenden Struktur führen, **c** Schutzanker überlegen; mit Gleitstreifen gegen Aufrollen sichern

Eine Polsterung ist nur erforderlich

- Bei Narben und Wunden
- Bei sehr dünnen Extremitäten
- Zur lokalen Druckerhöhung
- Bei Salbenstützverbänden, z. B. mit textilkaschiertem Schaumgummi (Latex-Schaum) als Salbenträger

Das Abnehmen eines funktionellen Verbands geschieht so, daß zunächst der Rand des Verbands an einer Stelle von der Haut abgezogen wird. Dann wird eine mit Vaseline eingefettete flache Spitze einer Verbandschere in diese Öffnung eingeführt und unter Anheben des Verbandes schneidend vorwärtsgeschoben. Sinnvollerweise wird ein funktioneller Verband immer so aufgescnitten, daß die Schere nicht über Knochenvorsprünge geführt werden muß. Der aufgeschnittene Verband wird dann in Wuchsrichtung der Haare abgezogen. Bleiben nach Entfernen des Verbands noch Rückstände des Sprühklebers oder der Pflastermasse, werden diese mit Waschbenzin entfernt. Anschließend muß die Haut mit einer pflegenden Fettcreme nachbehandelt werden.

Funktionelle Verbände sollten grundsätzlich nur für kürzere Zeit angelegt werden. Spätestens nach einer Woche ist der Verband zu entfernen. Da funktionelle Verbände nie Dauerlösungen sein können, muß die erneute Anlage eines funktionellen Verbandes sorgfältig abgewogen werden.

Applikation und Dosierung Wichtige Applikationsformen funktioneller Verbände sind nachfolgend in den Abb. 2.2–2.7 schematisch dargestellt.

Kontrolle und Überwachung Bereits während der Anlage eines funktionellen Verbands muß der Patient ständig gefragt werden, ob der Verband richtig „sitzt". Nach Fertigstellung des Verbands ist genau zu prüfen, ob der gewünschte Behandlungseffekt auch tatsächlich erreicht wurde. Dazu läßt man den Patienten mit dem behandelten Körperabschnitt normale Bewegungen ausführen. Gleichzeitig ist der Patient danach zu fragen, ob der funktionelle Verband an irgendeiner Stelle scheuert, reibt oder auf irgendeine Art schmerzt. In diesen Fällen muß unmittelbar eine Korrektur erfolgen.

Unerwünschte Wirkungen und Abbruch der Therapie Ein korrekt angelegter funtktioneller Verband darf primär keine unerwünschten Wirkungen hervorrufen. Dennoch kann es auch bei viel Erfahrung im Anlegen von funktionellen Verbänden zu Stauungserscheinungen, Einklemmungen und Hautreizungen kommen. In diesen Fällen ist der funktionelle Verband sofort zu entfernen. Ein Wiederanlegen muß kritisch abgewogen werden.

Ein Abbruch der Therapie mit funktionellen Verbänden ist immer dann erforderlich, wenn sich durch den funktionellen Verband der vorübergehende Funktionsverlust nicht wiederherstellen läßt. In diesen Fällen ist es unsinnig, eine Behandlung mit funktionellen Verbänden fortzusetzen. Entweder müssen dann dauerhaft wirksame konservative Maßnahmen, z. B. in Form einer Orthese, oder chirurgisch-orthopädische Eingriffe erwogen werden.

Therapieerfolg und Beurteilung Der Therapieerfolg eines funktionellen Verbands liegt in der sofortigen Schmerzfreiheit bei Bewegung in der vorher gestörten Bewegungsrichtung. Dabei darf nur die gezielt behandelte Bewegungsrichtung eingeschränkt sein. Alle übrigen Bewegungsrichtungen des Gelenks oder der Extremität müssen frei bleiben.

Der langfristige Therapieerfolg eines funktionellen Verbands besteht in der völligen Wiederherstellung der ursprünglich gestörten Funktion. Dieses therapeutische Ziel ist nur bei primär traumatischen Funktionsstörungen oder degenerativen Funktionsstörungen leichterer Art zu erreichen. Bei chronisch entzündlichen oder degenerativen Prozessen kann mit dem funktionellen Verband immer nur ein temporärer Therapieerfolg erzielt werden.

Der Therapieerfolg eines funktionelles Verbands läßt sich beurteilen durch
- Schmerzfreiheit
- Temporäre Blockierung der gestörten Funktion
- Wiederherstellung der gestörten Funktion

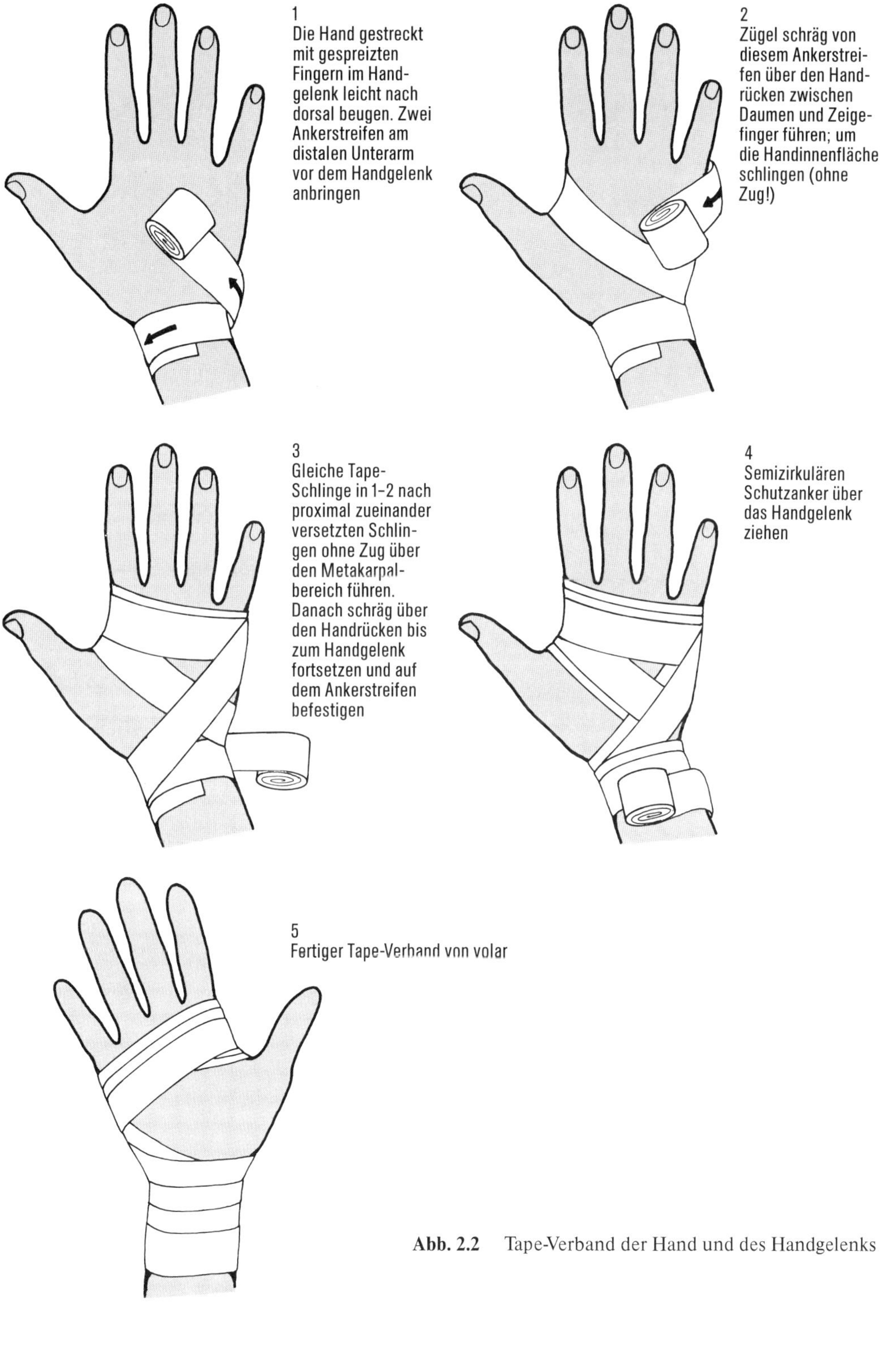

Abb. 2.2 Tape-Verband der Hand und des Handgelenks

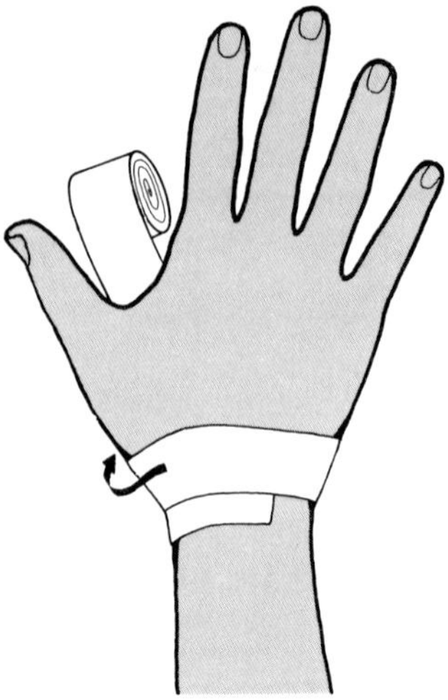

1
Ankerstreifen am Handgelenk anbringen. Den Zügel von der Kleinfingerseite des Handgelenks über den Handrücken führen, in einer Umwicklung zwischen Daumen und Zeigefinger um den Daumen führen und auf dem Ankerstreifen befestigen

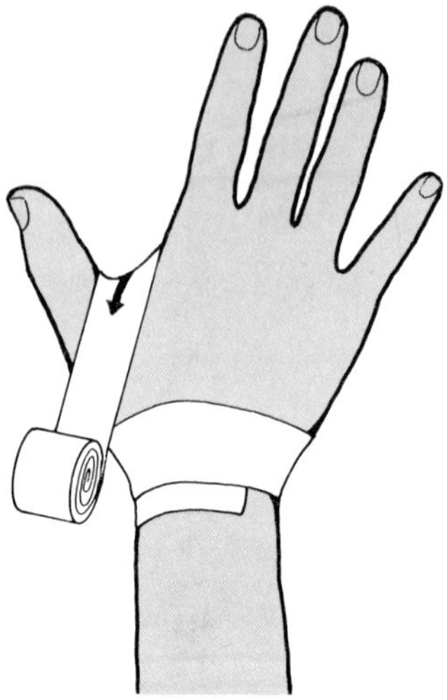

2
Weiteren Anker distal am Daumen anlegen. Einen geschlitzten Zügel mit einer Hälfte von der Daumeninnenseite über den Handrücken zur Handaußenseite führen; die andere Hälfte über die Handinnenseite zur Handaußenseite führen

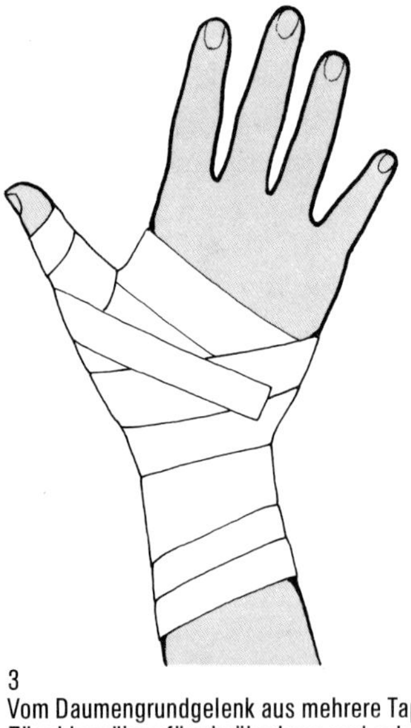

3
Vom Daumengrundgelenk aus mehrere Tape-Zügel kornährenförmig überkreuzend anlegen.

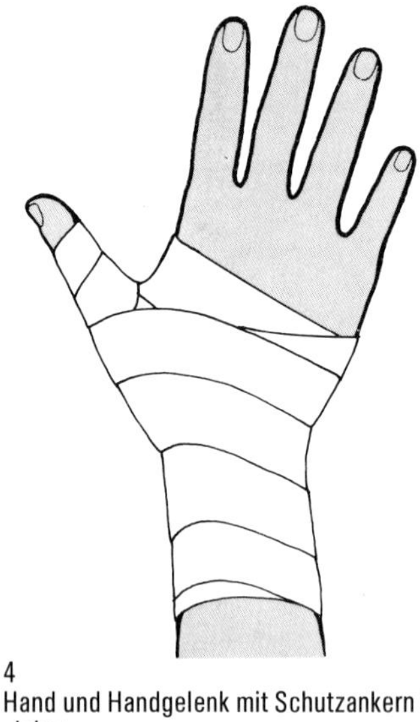

4
Hand und Handgelenk mit Schutzankern überziehen

Abb. 2.3 Tape-Verband des inneren Seitengelenkbands am Grundgelenk des Daumens

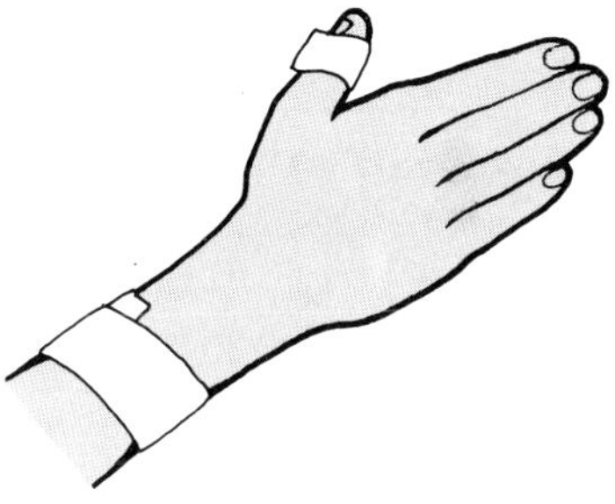

1
Ankertouren am distalen Unterarm und über dem Daumenendgelenk anlegen

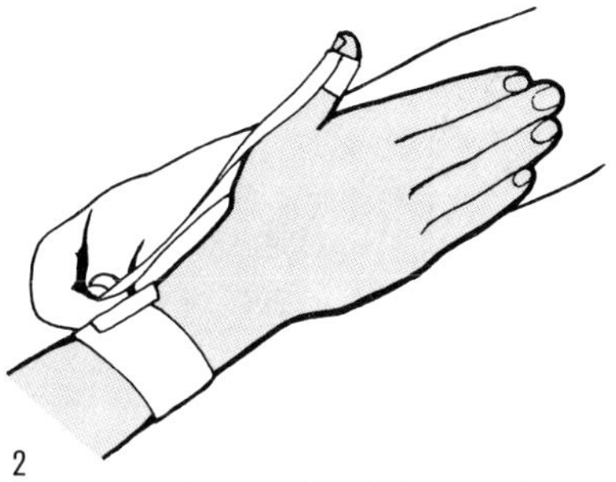

2
Einen ersten Zügel entlang der Daumenlängsachse vom distalen zum proximalen Ankerstreifen führen

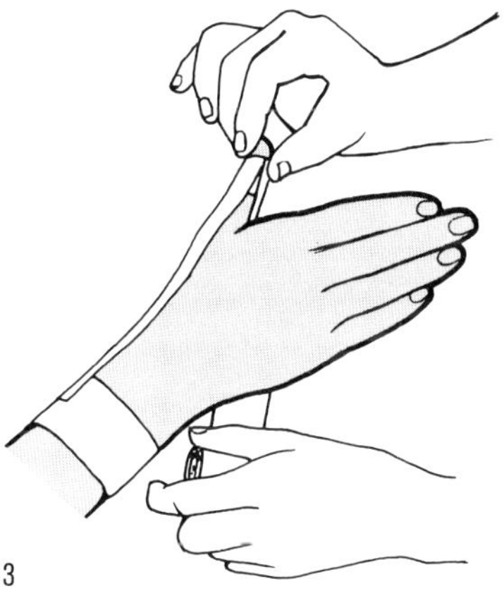

3
Einen schrägen Zügel vom distalen zum proximalen Ankerstreifen über die Handinnenseite führen

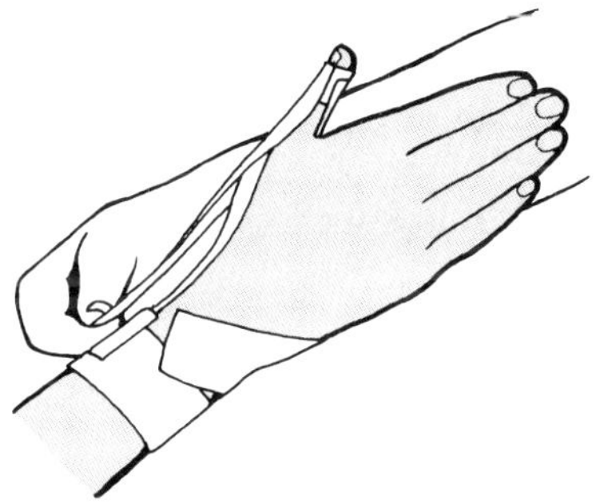

4
Einen längsverlaufenden Zügel an der Innenseite des Daumens anbringen.

Fortsetzung der Abb. siehe Seite 36

Abb. 2.4 Tape-Verband am Daumen

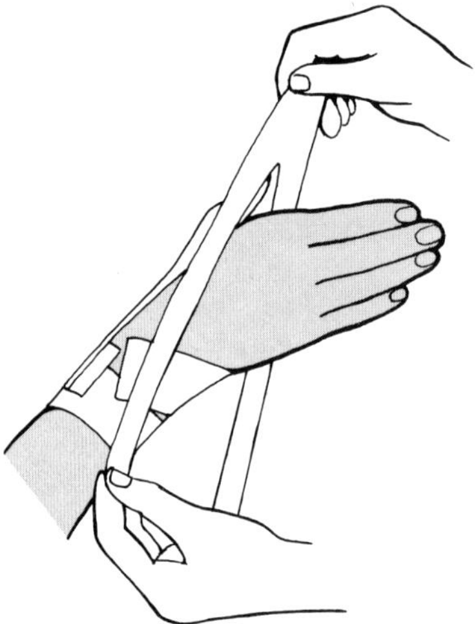

5
Einen geschlitzten Zügel anlegen, dessen Schenkel die Hand von der Innen- und Außenseite umfassen

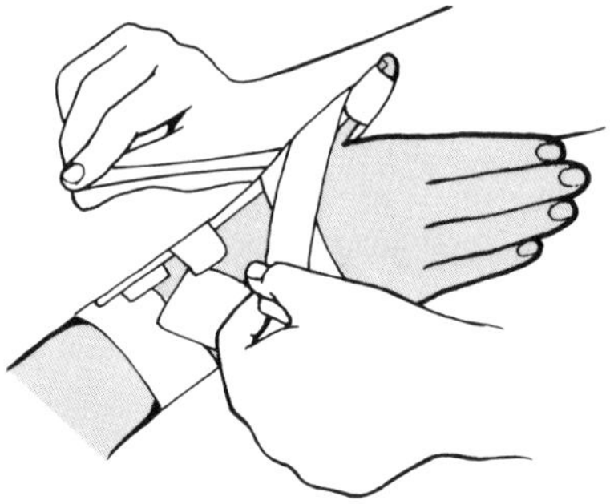

6
Halbe Streifen um das Daumengrundgelenk kornährenförmig anlegen und zum Handgelenk-Anker führen

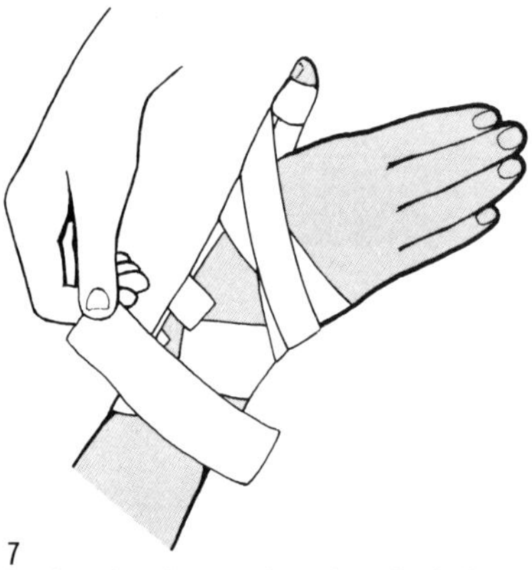

7
Nach Fertigstellung der Kornährenzügel mit Tape-Streifen von dorsal abdecken (Schutzanker)

Abb. 2.4 Tape-Verband am Daumen

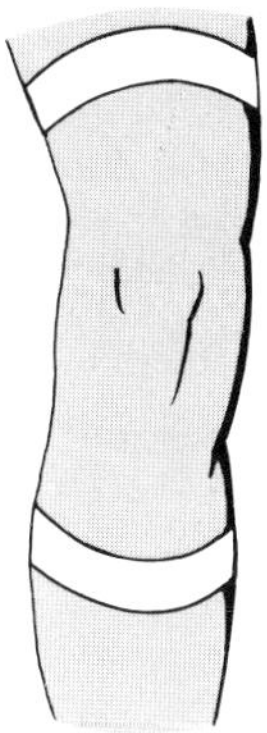

1
Stehender Patient, Ferse 3–4 cm angehoben, Knie leicht gebeugt halten. Offenen Anker 10–15 cm ober- und unterhalb des Kniegelenks anlegen

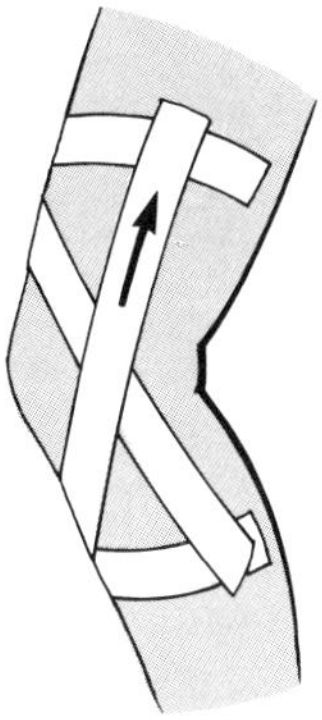

2
An der Kniegelenkinnenseite über dem unteren Anker eine schräg nach proximal verlaufende erste Zügeltour anlegen, die auf der Außenseite des oberen Ankers endet. Nächsten Zügel von der Außenseite des unteren Ankers schräg unterhalb der Kniescheibe entlang zur Innenseite des oberen Ankers laufen lassen. Dabei kreuzt dieser Zügel den ersten Zügel etwa in Höhe des Gelenkspalts

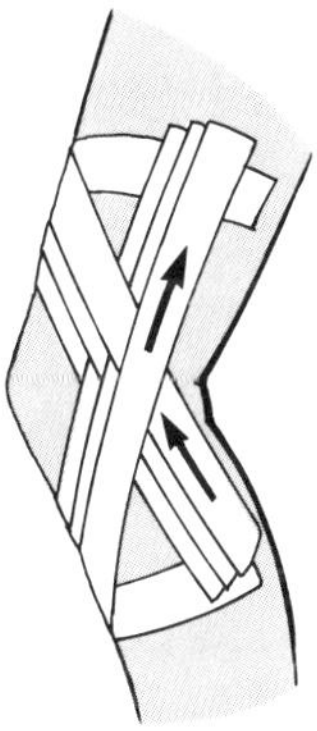

3
Weitere 2–3 Zügel parallel zu diesen ersten Zügeln jeweils nach dorsal versetzt anlegen. Es ist darauf zu achten, daß kein Zügel in oder über die Kniekehle läuft

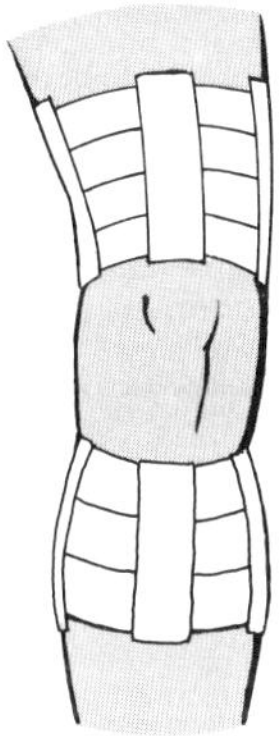

4
Abschließend Schutzanker von distal nach proximal bis zur Kniescheibe und dann oberhalb der Kniescheibe bis zum primären Anker führen

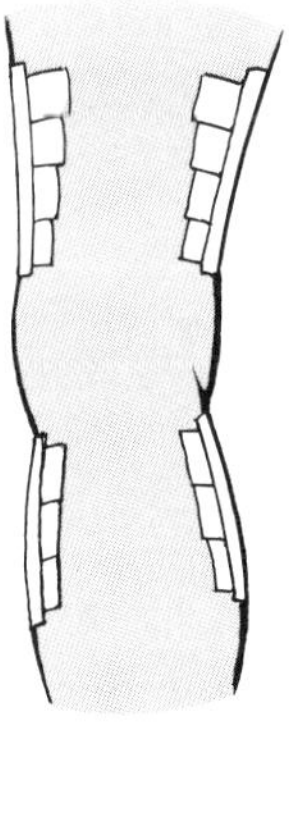

5
Schutzanker dorsal offen lassen. Kein Tape über die Kniekehle führen!
Abschließend können längsverlaufende Gleitschutzstreifen angelegt werden

Abb. 2.5 Tape-Verband für das innere Seitenband des Kniegelenks

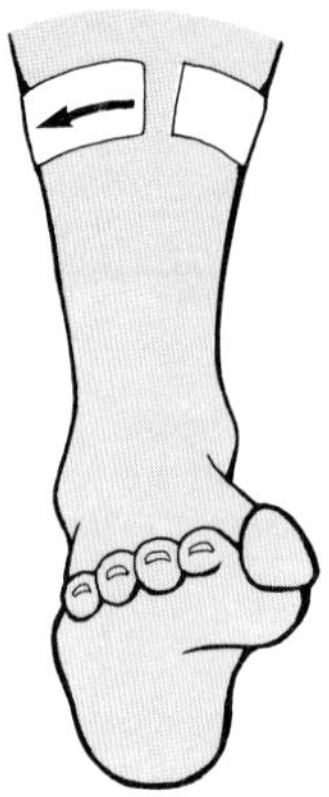

1
Fußgelenk im Winkel von 90° halten. Ersten Anker unterhalb der Wadenmuskulatur anlegen, vorne offen lassen

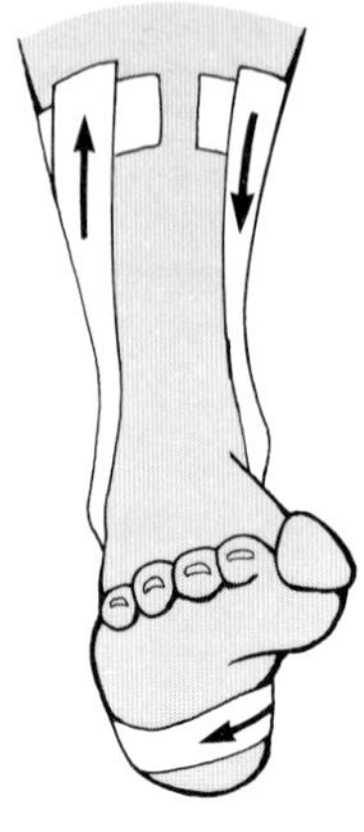

2
Beginnend an der Innenseite des Unterschenkels über dem Anker einen Bügel-Zügel um den inneren Fußknöchel unter der Ferse hindurch über den äußeren Fußknöchel zum äußeren Ankerteil führen (bei Verletzung des inneren Seitenbands in entgegengesetzter Richtung). Zwei bis drei Bügel jeweils um 1 cm nach vorne und hinten versetzt anbringen

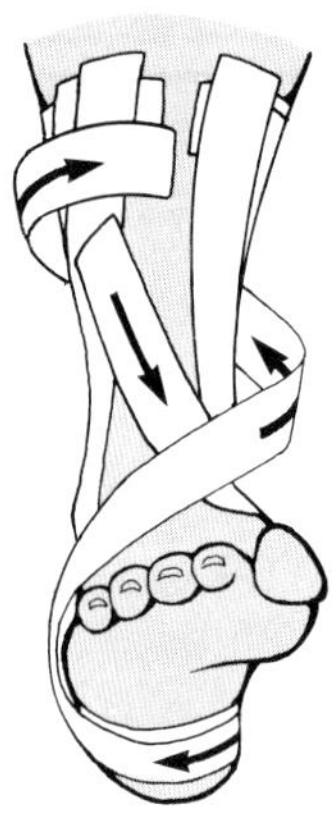

3
Über den Enden der Zügel einen weiteren Ankerstreifen anbringen. Dann einen Zügel, von der Außenseite des Unterschenkels schräg nach oben über den Fußrücken fortschreitend, über die Fußwölbung und den äußeren Fußknöchel schräg nach oben um den Fußrücken führen. Über dem proximalen Ankerstreifen abschließen

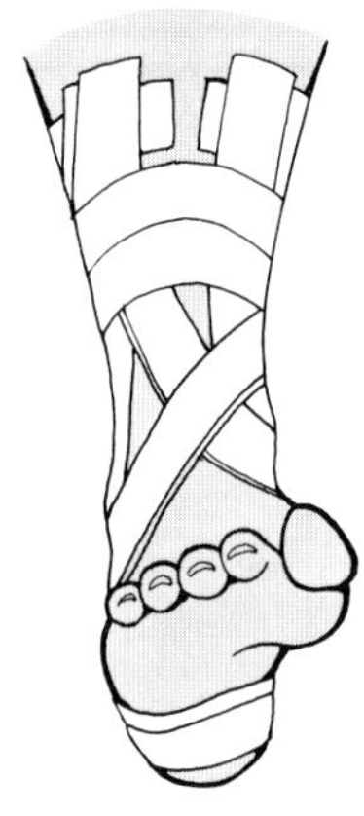

4
Weitere 2–3 Tape-Zügel etwas unterhalb des ersten ansetzen. Die Anzahl der Zügel richtet sich nach der gewünschten Festigkeit des Verbands

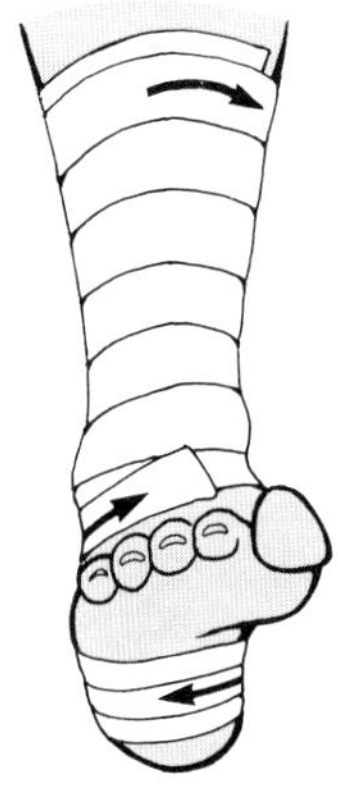

5
Schutzanker überlappend von distal nach proximal anlegen. Eventuell mit Gleitschutzstreifen versehen

Abb. 2.6 Tape-Verband des Fußgelenks bei Verletzungen des äußeren Gelenkbands

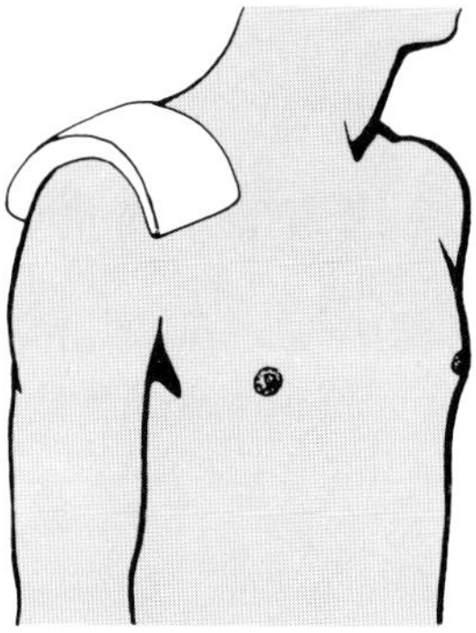

1
1-cm-dicke Filzplatte über dem Schultergelenk aufbringen

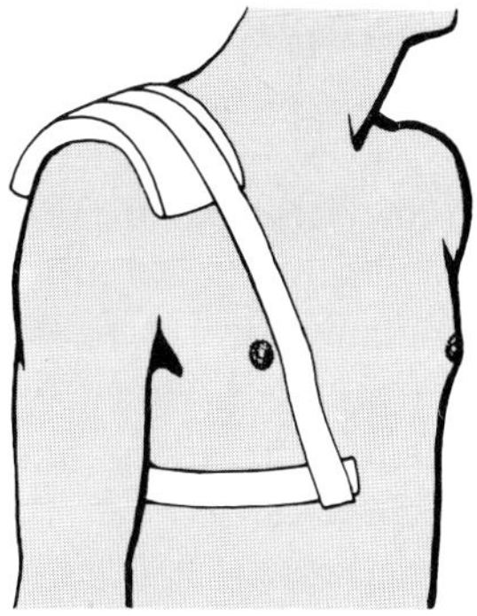

2
Ankerstreifen über den unteren Rippenbogen von dorsal nach ventral legen. Den ersten Zügel der Filzkappe ansetzen und unter starkem Zug gleichzeitig nach dorsal und ventral bis auf den Anker führen

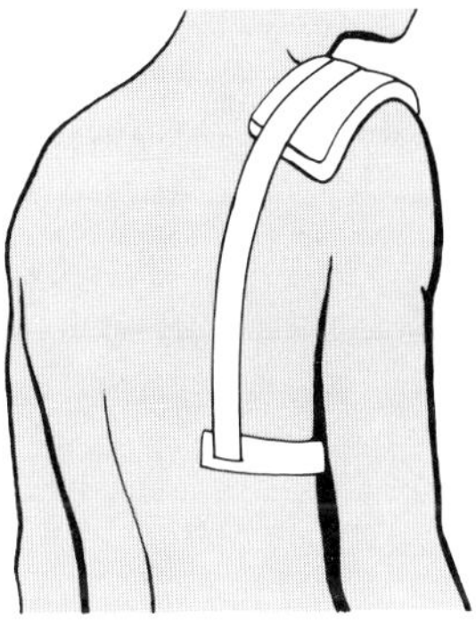

3
Ansicht des ersten Zügels von dorsal

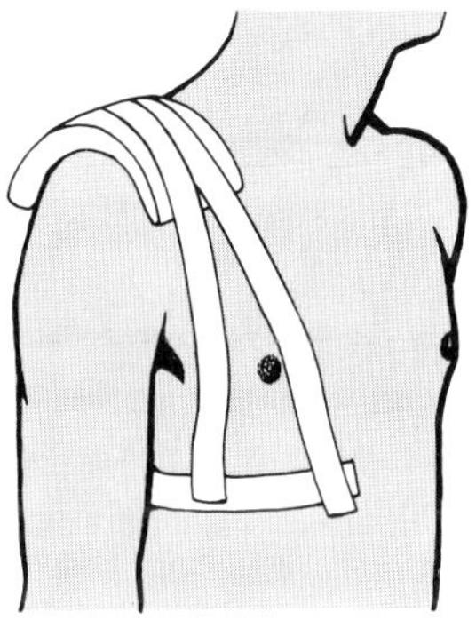

4
Den zweiten Zügel, etwas nach außen versetzt, wie den ersten Zügel anlegen

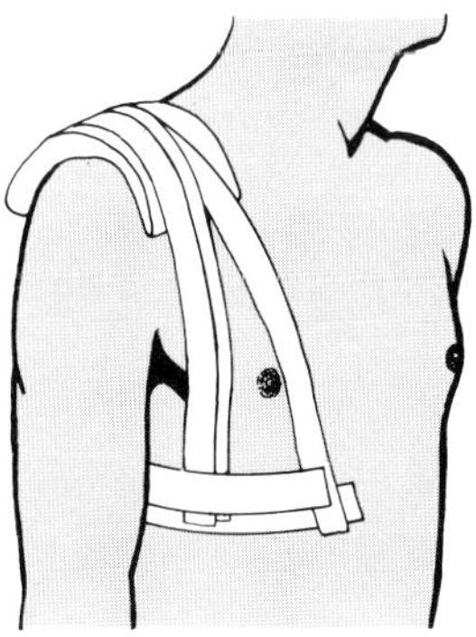

5
Dritten Zügel in gleicherweise anlegen. Danach Sicherungsanker über den Ankerstreifen am Rippenbogen legen

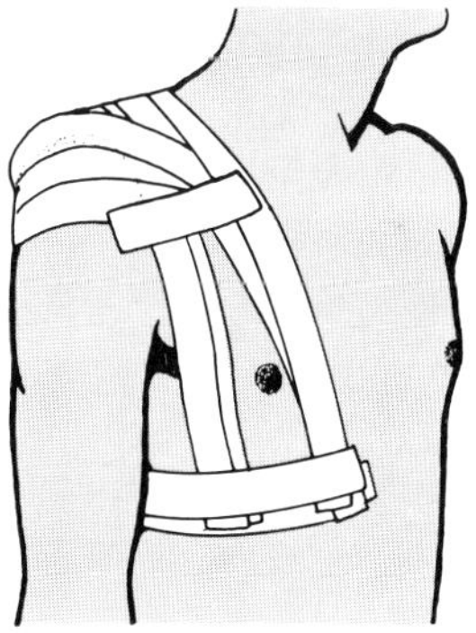

6
Tape-Zügel ziegelförmig über die Schulterkuppe führen und die offenen Enden mit Schutzanker sichern

Abb. 2.7 Tape-Verband am Schultereckgelenk (mit Kompression)

2.1.3 Thermotherapie - Kryotherapie

Definition und Wirkprinzip Wärme und Kälte gehören zu den ältesten physikalisch-therapeutischen Maßnahmen überhaupt; die Anwendung bei rheumatischen Krankheiten hat eine lange Tradition. Unabhängig von der wissenschaftlichen Diskussion, inwieweit Wärme und Kälte bei der Entstehung rheumatischer Krankheiten ursächlich mitwirken, besteht kein Zweifel an der therapeutischen Nutzbarkeit thermischer Reize.

Als **Thermotherapie** sollten alle physikalischen Verfahren bezeichnet werden, die sich Reaktionen im Bereich der Haut und der Gewebe auf Wärmezufuhr und Wärmeentzug zunutze machen. In der Physik kennt man keine Kälte. Hier beginnen bei -273,16 °C, dem absoluten Nullpunkt, Wärmegrade.

Traditionsgemäß wird in der physikalischen Medizin jedoch entsprechend dem menschlichen Empfinden zwischen **Thermotherapie** und **Kryotherapie** unterschieden, je nachdem ob die Temperatur des Reizes über oder unter der Indifferenztemperatur der menschlichen Körperoberfläche liegt.

Dieser Indifferenzbereich - Behaglichkeitstemperatur - ist der Bereich, bei dem subjektiv kein Wärmeempfinden festgestellt wird. Er ist abhängig von dem umgebenden Medium des menschlichen Körpers:

- Luft 24–26 °C
- Süßwasser 34–36 °C
- Co_2-Bäder 32–34 °C
- Moorbäder 38 °C

Die Indifferenztemperaturen sind also stark von dem thermophysikalischen Eigenschaften des umgebenden Mediums abhängig und werden bestimmt von

- Wärmeleitvermögen
- Spezifischer Wärme
- Wärmekapazität
- Wärmehaltung

Die grundsätzlichen Wirkungen der Thermotherapie sind abhängig von den Reizparametern des Wärmeträgers und den Reaktionsparametern des Patienten.

Reizparameter sind

- Art des Reizes (kälter oder wärmer als die Indifferenztemperatur)
- Intensität des Reizes (Differenz zur Indifferenztemperatur)
- Dauer des Reizes
- Dynamik des Reizes (langsam oder schnell ansteigend)
- Größe der Reizfläche
- Zeitlicher Abstand zwischen den Reizen und ihrer Häufigkeit
- Physikalische Eigenschaften des verwendeten Wärmeträgers (Wärmeleitung, Wärmehaltung, Wärmekapazität, spezifische Wärme)

Reaktionsparameter des Patienten sind

- Konstitution
- Alter
- Geschlecht
- Art der Krankheit
- Phase der Erkrankung
- Habituation und Adaptation
- Reagibilität des Patienten

entsprechend der

- Tonuslage
- Ausgangslage (Tonuslage zum Zeitpunkt des Reizbeginns)
- Reaktionslage (geänderte Tonuslage zu den einzelnen Zeitpunkten nach Reizung)

Gemeinsame therapeutisch erwünschte Wirkungen örtlicher Wärme-, Kälteapplikation sind

- Schmerzlinderung
- Muskeldetonisierung
- Entzündungshemmung
  - bei chronisch proliferativen Entzündungen besser durch Wärme
  - bei akuten exudativen Entzündungen besser durch Kälte

Darüber hinaus wirkt die Wärme durchblutungsfördernd. Sie stimuliert Phagozytose und Diffusion und verbessert die Dehnbarkeit des kollagenen Bindewebes.

Kälte hat dagegen eine ausgesprochene ödemhemmende und antihämorrhagische Wirkung, verbunden mit einer Vasokonstriktion.

Allerdings zeigen Wärme und Kälte bei der Behandlung entzündlich-rheumatischer Krankheiten ein ambivalentes Verhalten. Neben ihren therapeutisch erwünschten Wirkungen können Wärme und in geringerem Maße auch Kälte viele rheumatische Beschwerden verschlimmern. Obwohl kein Zweifel daran besteht, daß Wärme und Kälte eine intensive antiphlogistische Wirkung haben, kann es unter örtlichen Wärmeapplikationen zu einer explosionsartigen Aktivierung einer noch floriden Entzündung kommen. Dies gilt vor allem für akut-exsudative Entzündungsprozesse.

Wirkung örtlicher Erwärmung:

- Stoffwechselsteigerung
- Dilatation der Arteriolen mit
  - verstärkter Kapillardurchblutung
  - verstärktem Kapillardruck
  - verstärkter Ödemneigung
  - verstärkter Zufuhr von Sauerstoff, Nährstoffen, zellulären Elementen
  - verstärktem Abstrom von Stoffwechselprodukten
- Schmerzstillung
- Muskelentspannung
- Verstärkung der Phagozytose

Wirkung örtlicher Abkühlung:

- Stoffwechselsenkung
- Konstriktion der Arteriolen mit
  - verminderter Durchblutung
  - vermindertem Kapillardruck
  - verminderter Ödemneigung
  - verminderter Zufuhr von Sauerstoff, Nährstoffen, zellulären Elementen
  - vermindertem Abstrom von Stoffwechselprodukten
- Schmerzstillung
- Muskelentspannung
- Verlangsamung von Muskelaktion und Nervenleitgeschwindigkeit
- Hemmung der Phagozytose

Neben diesen allgemeinen Wirkungen von Wärme und Kälte kommen noch topographische Faktoren hinzu, die auch von der Art des Wärmeträgers und der Eindringtiefe der Wärme- oder Kälteapplikation abhängig sind.

Obwohl über den summarischen therapeutischen Effekt örtlicher Wärme- und Kälteanwendungen viele Erfahrungen vorliegen, ist sehr wenig bekannt über die einzelnen Folgen einer Temperaturänderung an rheumatisch veränderten Strukturen des Bewegungssystems. Die Temperaturabhängigkeit pathophysiologischer Mechanismen bei Krankheiten des Bewegungssystems ist bisher kaum untersucht worden.

Ebenfalls noch wenig gesicherte Erkenntnisse liegen über die allgemeine physikalische Hyperthermie vor, die experimentell nachweisbare antiphlogistische Effekte besonders bei chronisch-proliferativen Entzündungen besitzt. Die Ganzkörperhyperthermie – früher als Fieber- und Hyperthermietherapie rheumatischer

Krankheiten weit verbreitet - besitzt über diese antiphlogistischen Wirkungen hinaus zahlreiche weitere, tiefgreifende Wirkungen, die vorwiegend über das vegetative Nervensystem vermittelt werden. Sicher kommt es bei der Ganzkörperhyperthermie mit einer Steigerung der Körperkerntemperatur aber auch zu humoralen und zellulären Wirkungen, vor allem auf das Immunsystem. Eine sehr intensive Hyperthermie wirkt immunsuppressiv, eine milde Überwärmung dagegen eher immunstimulierend (Tabellen 2.13, 2.14).

Tabelle 2.13 Physiologische Wirkungen von Wärme- und Kältebehandlung

	Wärme	Kälte
Zellmetabolismus		
Enzymaktivität Membrandiffusion Sauerstoffbedarf	↑ Gesteigert	↓ Vermindert
Gefäßantwort		
Lokal	Vasodilatation	Vasokonstriktion
Konsensuell	Vasodilatation	Vasokonstriktion
Kapillarpermeabilität	Gesteigert	Vermindert
Entzündliche Reaktion	Verstärkt	Abgeschwächt
Gewebe		
Haut (am Applikationsort)	Vasodilatation	Vasokonstriktion
Bindegewebe	Dehnbarkeit vermehrt	Dehnbarkeit vermindert
Synovialflüssigkeit	Viskosität herabgesetzt	Viskosität erhöht
Muskulatur		
Intrafusale Fasern	Spindelaktivität erhöht	Spindelaktivität herabgesetzt
Extrafusale Fasern	Kontraktilität erhöht	Kontraktilität herabgesetzt
Nervenleitungsgeschwindigkeit	Erhöht	Vermindert

Indikation Die Indikation zur Thermotherapie ist wegen der antiphlogistischen Wirkung von Wärme und Kälte grundsätzlich bei allen rheumatischen Krankheiten gegeben. Wegen der differenzierten Wirkung der örtlichen Erwärmung und der örtlichen Kühlung sind jedoch Differentialindikationen zu stellen, damit die erwünschten Wirkungen erreicht werden, ohne daß die unerwünschten Wirkungen den therapeutischen Effekt wieder zunichte machen. Neben den allgemein gültigen Indikationen für Wärme- und Kältetherapie sind auch die speziellen Indikationen der einzelnen Verfahren zu berücksichtigen.

Generelle Indikationen für die Thermotherapie:

- Kryotherapie
  - Akute, floride Entzündungsprozesse am Bewegungssystem
  - Frische traumatische Läsionen
- Milde Wärmetherapie
  - Subakute, entzündliche Prozesse
- Intensive Wärmetherapie
  - Chronisch-torpide, entzündliche Krankheiten
  - Degenerative Prozesse
  - Nichtentzündliche Verletzungsfolgen am Bewegungssystem

Für die Indikation zur Thermotherapie müssen dem verordnenden Arzt die physikalischen Prinzipien und Eigenschaften der verschiedenen Verfahren geläufig sein. Außerdem muß er über die Physiologie, die Eigenschaften des zu behandelnden Gewebes sowie Pathophysiologie und das Stadium des zu behandelnden Krankheitszustands genau informiert sein. Nur dann ist die Differentialindikation der Thermotherapie richtig zu stellen (Tabelle 2.14).

Tabelle 2.14 Physiologische Wirkungen der Behandlung mit Wärme und Kälte auf verschiedene Krankheitssymptome

	Wärme	Kälte
Schmerz	Verhinderung toxischer Zellmetaboliten Verringerung schmerzhafter Muskelspasmen Psychologische Relaxierung Plazebowirkung („Wohlbehagen")	Verminderung der neuralen Aktivität Verminderung schmerzhafter Muskelspasmen Herabsetzung der neuralen Erregbarkeit
Entzündung	Intensivierung der entzündlichen Reaktion	Reduzierung entzündlicher Reaktionen
Steifigkeit	Erweiterte Dehnbarkeit des Gewebes Abnahme der Viskosität der Synovialflüssigkeit	Mögliche Verschlimmerung durch Erhöhung der Viskosität
Kontraktur	Verbesserte Dehnbarkeit des Gewebes	Reduzierte Dehnbarkeit des Gewebes
Muskulatur	Beseitigung toxischer Metaboliten Psychologische Relaxierung	Verminderte Muskelkontraktilität
Spastizität	Psychologische Relaxierung	Verminderte Spindelaktivität Verminderte Muskelkontraktilität

Kontraindikationen Da die Wirkungen von Wärme und Kälte sehr different sind, gibt es auch entsprechende Kontraindikationen.

- Allgemeine Kontraindikationen einer Thermotherapie:
  - Wunden (bei allen Methoden mit direktem Kontakt des Wärmeträgers zur Hautoberfläche)
  - Gestörtes Temperaturempfinden
  - Herabgesetzte Oberflächensensibilität
  - Lokal gestörte Blutzirkulation
- Spezielle Kontraindikationen der Wärmebehandlung:
  - Akute, floride lokale Entzündungen
  - Ödeme
  - Frische Blutungen/Hämatome
  - Lokale Tumore
  - Aktive Tuberkulose
- Spezielle Kontraindikationen der Kältebehandlung:
  - Raynaud-Syndrom
  - Kälteurtikaria
  - Kryoglobulinämie
  - Kälteüberempfindlichkeit
  - Starke Cold-pressure-Reaktion
  - Paroxysmale Kältehämoglobinurie
  - Schwere Herz-Kreislauf-Krankheiten

Darüber hinaus bestehen zusätzliche Kontraindikationen bei Verwendung spezieller thermotherapeutischer Verfahren. Diese Kontraindikationen werden jeweils bei den einzelnen Methoden angegeben (Tabellen 2.15 und 2.16).

Methoden Die für die Thermotherapie zur Verfügung stehenden Methoden sind sehr vielfältig. Neben der generellen Einteilung in eine lokale oder generalisierte Wärme- oder Kältebehandlung lassen sich Wärme und Kälte mit verschiedenen physikalischen Verfahren auf den menschlichen Körper übertragen. Grundsätzlich können alle physikalischen Methoden der Wärmeübertragung auch für die Thermotherapie ausgenutzt werden:

- Wärmeleitung
  durch direkten Kontakt zwischen Wärmeträger und Körperoberfläche
- Wärmestrahlung
  Übertragung der Wärme durch elektromagnetische Strahlung
- Wärmekonvektion
  Wärmeübertragung durch die Eigenbewegung des Mediums
- Verdunstung

Tabelle 2.15 Thermotherapie bei Gelenkentzündungen

Aktivität der Arthritis	Physikalisches Prinzip	Methoden
Akute Entzündung	Kühlung	Eispackung, Eismassage, Kaltluft, Tiefstkälte (flüssiger Stickstoff)
		Kalte Hydrotherapie
		Kalte Peloidpackungen
Subakute Entzündung	Milde Wärmetherapie	Textile Segmente
		Lauwarme Hydrotherapie
		Mildwarme Peloidpackungen
		Kurzwellen, Dezimeterwellen (schwacher Dosierung)
		Infrarotbestrahlung
Chronisch-torpide Entzündung	Intensivere Wärmetherapie	Hydrotherapie, Peloidpackungen mit höheren Temperaturen und länger appliziert
		Warme Balneotherapie, Kurzwellen, Dezimeterwellen, Mikrowellen höherer Dosierung und längerer Applikationsdauer
	Elektrotherapie mit niederfrequenten Strömen	Stabile Galvanisation
		Hydroelektrische Bäder (Stangerbad)

Entsprechend diesen physikalischen Übertragungsmechanismen stehen folgende Methoden der Thermotherapie zur Verfügung:

- Wärmebehandlung
  - Balneotherapie
  - Hydrotherapie (Warmanwendungen)
  - Warmlufttherapie
  - Peloidtherapie (Warmanwendungen)
  - Hochfrequenztherapie
  - Ultraschalltherapie
  - Infrarottherapie
  - Textile Segmente

Tabelle 2.16 Spezielle Kontraindikation der Wärmebehandlung in der Rheumatologie

- Alle akuten Arthritiden bei rheumatischen Krankheiten
- Floride, ankylosierende Spondylitis, vor allem bei akuten Sekundärmanifestationen an anderen Organen (z. B. Iridozyklitis)
- Akute Periarthrotpathia humeroscapularis
- Akuter Gichtanfall
- Aktivierte Arthrose
- Bestimmte Formen des Weichteilrheumatismus
  - Pannikulitis
  - Zellulitis
- Frischer Bandscheibenvorfall
- Infektiöse Arthritiden
- Reflexdysthrophisches Syndrom im Frühstadium
- Floride Vaskulitis

- Kältebehandlung
  - Eispackungen
  - Eismassagen
  - Eintauchen in Eiswasser
  - Hydrotherapie (Kaltanwendungen)
  - Peloidtherapie (Kaltanwendungen)
  - Packungen mit salzwassergetränkten, tiefgekühlten Tüchern
  - Packungen mit feinkörnigem Eis
  - Aufbringung leicht verdunstender Flüssigkeiten (z. B. Chloräthyl, Alkohol)
  - Aufbringen von Kohlensäureschnee (Krimotherapie)
  - Beblasen mit kalter Luft
  - Beblasen mit flüssiger Luft (Tiefstkälte)

Applikation und Dosierung Wie bereits für die Indikationen bestehen auch für Applikation und Dosierung der verschiedenen Verfahren der Thermotherapie je nach therapeutischem Ziel gewichtige Unterschiede. Applikationsform und Dosierung in Dauer und Häufigkeit der Behandlung können nicht pauschal angegeben werden. Sie richten sich individuell nach der gegebenen Situation des Patienten und dem benutzten thermotherapeutischen Verfahren.

In jedem Fall muß die **Dauer der Einzelanwendung** so lange sein, daß bei dem gewählten physikalischen Verfahren der Wärmeübertragung oder des Wärmeentzugs das gewünschte Ausmaß der lokalen oder generellen Temperaturerhöhung oder Temperaturerniedrigung auch tatsächlich erreicht wird. Es ist in jedem Fall von Vorteil, mit einer kurzen Anwendung zu beginnen und die Reaktion des Patienten auf die Therapie genau zu beobachten. Im allgemeinen wird man mit einer Applikationsdauer von 3–5 min beginnen und bis zu einer Dauer der Einzelapplikation von 10–20 min steigern.

Die **Behandlungsfrequenz** richtet sich ebenfalls nach der Verträglichkeit und dem therapeutischen Ziel. Üblicherweise sind Serien von Einzelanwendungen zu verordnen, wobei das zeitliche Intervall wieder am einzelnen Krankheitsfall und dem therapeutischen Ziel ausgerichtet werden. Die Behandlungsfrequenz wird um so höher sein, je akuter der zu behandelnde Krankheitszustand ist. Bei chronischen Krankheiten dagegen sind geringere Behandlungsfrequenzen ausreichend.

Die **Methoden der Thermotherapie** können unter Beachtung der speziellen unerwünschten Wirkungen miteinander kombiniert werden, um das gesetzte therapeutische Ziel zu erreichen. Sinnvoll ist auch eine Kombination thermotherapeutischer Behandlungen mit medikomechanischen Maßnahmen, wie beispielsweise der Übungstherapie. Hier werden die Wärme- oder Kältebehandlung jeweils vor der Übungsbehandlung durchgeführt mit dem Ziel der Muskeldetonisierung, der Gewebelockerung und besonders der Analgesie.

Viele Methoden der Thermotherapie können auch vom Patienten selbst angewandt werden. Hier ist allerdings erforderlich, daß der Patient in die Applikation und Dosierung genau eingewiesen wird, wenn das therapeutische Ziel erreicht werden soll. Im Fall der Eigenbehandlung sind genaue, möglichst schriftliche Anweisungen für den Patienten erforderlich.

Die mildeste Form der Thermotherapie, die vom Patienten selbst angewendet werden kann, ist die Behandlung mit **textilen Segmenten.** Verschiedene Hersteller bieten hierfür spezielle Trikotagen und Kleidungsstücke an, die in unterschiedlichen Paßformen für verschiedene Abschnitte des Bewegungsapparats erhältlich sind. Als Materialien werden natürliche Fasern tierischer oder pflanzlicher Herkunft sowie spezielle Kunstfasern benutzt. Das physikalische Prinzip dieser textilen Segmente besteht darin, daß die Abgabe der Körperwärme nach außen verhindert wird. Dadurch kommt es zu einer milden lokalen Hyperthermie unter dem textilen Segment. Neben diesem thermischen Effekt haben die textilen Segmente aber auch einen neurophysiologischen Effekt. Dieser besteht in einer milden Reizung der Körperoberfläche mit Stimulation ihrer sensiblen Mechanorezeptoren. Die so erzeugte sensible Afferenz führt auf der gleichen Ebene des Rückenmarks zu einer Überlagerung mit den Signalen der Nozizeption und damit zu einer Abmilderung des Schmerzempfindens.

Kontrolle und Überwachung Die meisten Verfahren der Thermotherapie werden vom Therapeuten direkt am Patienten durchgeführt. Daher ist eine unmittelbare Kontrolle aller Reaktionen des Patienten gegeben. Wie bei allen Verfahren der physikalischen Medizin sollte man den Patienten möglichst nicht ohne Aufsicht den physikalischen Wirkungen von Wärme oder Kälte aussetzen.

Dem verordnenden Arzt obliegt die Kontrolle der Reaktionen des Patienten auf die gewählte Therapie. Nach den ersten Anwendungen ist besonders nach unerwünschten Wirkungen der verordneten Thermotherapie zu suchen. Nach Abschluß der ersten Behandlungsserie muß das Behandlungsergebnis vom verordnenden Arzt überprüft werden, damit über eine Fortsetzung oder eine Beendigung der Thermotherapie entschieden werden kann.

Unerwünschte Wirkungen und Abbruch der Therapie Vor dem Abbruch der Therapie steht eine Vielzahl negativer, unerwünschter Wirkungen, die sich sowohl auf den behandelten Krankheitsprozeß als auch auf die allgemeine Situation des Patienten beziehen.

- Unerwünschte Wirkungen der Wärmebehandlung:
  - Verstärkung vom Ödemen
  - Verstärkung von Blutungen
  - Abnahme der Muskeldurchblutung
  - Belastung für Herz und Kreislauf
  - Aktivierung kollagenolytischer Enzyme
  - Verstärkung von Entzündungen

- Unerwünschte Wirkungen der Kältebehandlung:
  - Verminderung der Durchblutung
  - Langdauernde Kühlung der Muskulatur
  - Erhöhung der Synoviaviskosität
  - Entzündungsverstärkende Wirkung
  - Belastung für Herz und Kreislauf

Im allgemeinen werden thermotherapeutische Maßnahmen vom Patienten gut vertragen, sofern die Indikation richtig gestellt und Kontraindikationen beachtet wurden. Ein Abbruch der Therapie ist nur selten erforderlich. Sicher ist das subjektive Empfinden des einzelnen Patienten für bestimmte thermotherapeutische Behandlungen sehr unterschiedlich. Bei gegebener Indikation sollte der Arzt jedoch nicht von einer Fortführung der Thermotherapie ablassen. In jedem Fall ist jedoch der Patient nach seinem Empfinden nach der Thermotherapie zu befragen, um unerwünschte Wirkungen möglichst frühzeitig zu entdecken.

Therapieerfolg und Beurteilung Wenn die einzelnen therapeutischen Effekte der Thermotherapie auch noch nicht bis in alle Einzelheiten aufgeklärt sind, kann doch der Erfolg einer Thermotherapie an der Besserung des Krankheitszustands gemessen werden. Der Rückgang der lokalen oder systemischen Entzündungserscheinungen beweist den antiphlogistischen Effekt. Eine Einsparung analgetisch-antiphlogistisch wirksamer Pharmaka oder zumindest eine Dosisreduktion dieser Medikamente sind ebenfalls ein Maß für den therapeutischen Erfolg. Eine Verbesserung der durch den Krankheitsprozeß gestörten Funktion ist ein weiteres, objektives Maß für den Therapieerfolg. Gleichrangig daneben steht die subjektive Beurteilung des Therapieerfolgs durch den Patienten.

Hydrotherapie

Definition und Wirkprinzip Wasser verschiedener Temperatur bildet die Grundlage für die Hydrotherapie, die ihrerseits einen Schwerpunkt der Thermotherapie bildet. Historisch geht die Verwendung von Wasser, das billig ist und überall zur Verfügung steht, bereits auf Hippokrates zurück. Besondere hydrotherapeutische Prinzipien wurden von Hahn, Prießnitz und Kneipp entwickelt.

Therapeutisches Wirkprinzip der Hydrotherapie sind die physikalischen Eigenschaften des Wassers:

- Temperatur
- Wasserdruck
- Auftrieb
- Widerstand

Für die Thermotherapie steht die Temperatur des Wassers an erster Stelle der therapeutischen Prinzipien. Durch zusätzliche mechanische Maßnahmen wie

- Bewegung im Wasser
- Bürstungen/Abreibungen
- Güsse
- Wirbelbäder
- Wellenbäder

oder natürliche oder externe Zusatzstoffe wie

- Salze
- Gase
- Öle und Pflanzenextrakte

lassen sich die Reaktionen auf thermische Wasserwirkungen noch variieren und steigern.

Entsprechend dem subjektiven Empfinden (bezogen auf die Indifferenztemperatur für Wasser) können hydrotherapeutische Anwendungen in folgenden Temperaturbereichen/Temperaturstufen abgegeben werden:

15 °C	sehr kalt
16–22 °C	kalt
23–33 °C	kühl
34–36 °C	indifferent
37–38 °C	warm
39–40 °C	sehr warm
41–44 °C	heiß
45–56 °C	extrem heiß

Je näher dabei die Temperatur der hydrotherapeutischen Anwendung an der Indifferenztemperatur liegt, umso geringer ist der Reizeffekt.

Hydrotherapeutische Ganzanwendungen sind

- Wannenbäder
- Bewegungsbäder
- Gezielte Übungsbehandlung im Wasser

Hydrotherapeutische Teilanwendungen sind

- Heilbäder
  - Kalt
  - Temperaturansteigend
  - Heiß
- Wechselbäder
- Waschungen
- Wickel
  - Warmwickel
  - Heißwickel
  - Kaltwickel
  - Temperierte Wickel
- Umschläge
- Heiße Rollen

- Kompressen
- Feucht-heiße Säcke
- Heublumen-Kneipp-Güsse

Bei allen hydrotherapeutischen Ganz- und Teilanwendungen sind einige grundsätzliche Voraussetzungen zu beachten:

- Der Patient muß vorgewärmt zur Behandlung kommen. Kaltanwendungen dürfen nicht an kalte Patienten abgegeben werden
- Kalte Körperteile nur ansteigend warm oder kalt behandeln
- Kaltanwendungen immer kurz applizieren
- Warmanwendungen dürfen länger dauern
- Kaltanwendungen werden vormittags schlechter vertragen
- Warmanwendungen werden nachmittags schlechter vertragen
- Zu hydrotherapeutischen Anwendungen soll der Patient ausgeruht, mit entleerter Blase und womöglich nach Stuhlgang sowie niemals unmittelbar im Anschluß an eine Mahlzeit kommen
- Hydrotherapie muß subjektiv angenehm empfunden werden, Widerwillen gegen hydrotherapeutische Anwendung sollte dazu veranlassen, nach anderen Verfahren zu suchen

Entsprechend den grundsätzlichen Indikationen der Thermotherapie sollten hydrotherapeutische Verfahren ausgewählt werden:

Für die Behandlung florider Entzündungen des Bewegungssystems

- Kühle bis kalte Wickel
- Kühle bis kalte Aufschläge
- Abdunstverbände
- Kalte Teilbäder

Für die Behandlung degenerativer Krankheiten des Bewegungssystems

- Warme bis heiße Wickel
- Heiße Aufschläge
- Heiße Rollen
- Steigend warme bis heiße Teilbäder
- Warme bis heiße Vollbäder
- Warme Bewegungsbäder

Kryotherapie

Definition und Wirkprinzip Die Kryotherapie hat in der Behandlung der Entzündungen des Bewegungssystems seit langem einen festen Platz. Kältereize werden zur lokalen Analgesie und Antiphlogistie eingesetzt. Variationen sind möglich durch die Art der Applikation, die Temperatur des Kälteträgers und die Dauer der Anwendung.

Neben den Kaltanwendungen der Hydrotherapie und der Peloidtherapie kommen folgende Verfahren zur Anwendung:

- Eispackungen
  - Packungen mit feinkörnigem Eis
  - Packungen mit salzwassergetränkten, tiefgekühlten Tüchern
  - Auflage von Kryogelbeuteln
- Kurzzeitige Eisapplikationen
  - Eistupfungen
  - Eisabreibungen mit Eiswürfeln
  - Eismassagen
- Aufbringen leicht verdunstender Flüssigkeit
  - Chloräthylspray
  - Alkoholspray
  - Fluorkohlenwasserstoffspray
- Aufbringen von Kohlensäureschnee
- Beblasen mit kalter Luft
- Beblasen mit flüssiger Luft (Tiefstkälte)

Die unter Kälteeinwirkung ablaufenden vaskulären und neurophysiologischen Vorgänge sind trotz experimenteller Daten noch nicht völlig geklärt. Die reaktive Hyperämie nach Beendigung der Kälteapplikation ist - ebenso wie das vasomotorische Verhalten unter der Kälteanwendung selbst - durch große individuelle Unterschiede gekennzeichnet. Neben lokalen Faktoren (Hautschichtdicke) ist die Gefäßreaktion auf kalte Reize abhängig von konstitutionellen Faktoren:

- Lebensalter
- Gesamtwärmebilanz vor Beginn der Anwendung
- Zirkardiane Phasenlage

Bei den neurophysiologischen Effekten kommt es zunächst zu einer Erregung der in der Haut gelegenen Rezeptoren. Mit fortlaufender Kühlung werden diese Rezeptoren gehemmt und dann teilweise gelähmt. Entsprechend ist das subjektive Empfinden des Patienten:

- Zunächst Kältegefühl
- Dann Brennen, Stechen
- Intensives Schmerzgefühl
- Anästhesie
- Analgesie

In entsprechender Dosierung eignen sich die verschiedenen Verfahren der Kältetherapie nicht nur als Einzelanwendung, sondern auch als Kombinationstherapie mit anschließender Bewegungstherapie.

Eine noch unerforschte Sonderstellung nimmt die Kryotherapie in Form des Beblasens mit flüssigem Stickstoff (Tiefstkälte) ein. Hierbei wird flüssiger Stickstoff mit getrockneter Raum- oder Preßluft über die Haut geblasen. Die Austrittstemperatur ist zwischen 0 und –160 °C variierbar. Neben einer lokalen Kältewirkung kommt bei dieser Therapie noch ein taktiles Reizelement dazu, das durch den Luftstrom und winzige Eiskristalle ausgelöst wird. Besonderes Indikationsgebiet für diese Therapie mit Tiefstkälte sind die entzündlichen Krankheiten der Gelenke, besonders auch im akuten, floriden Stadium. Nach den bisher vorliegenden Erfahrungen ist unter einer konsequenten Tiefstkältetherapie eine Reduktion der medikamentösen Therapie mit nichtsteroidalen Antirheumatika und Analgetika möglich.

Peloide

Definition und Wirkprinzip Substanzen, die durch geologische oder biologische Vorgänge entstanden sind und in fein aufgeschlämmtem Zustand mit Wasser gemischt als breiförmige Bäder oder Packungen in der physikalischen Medizin verabreicht werden, heißen Peloide. Meist handelt es sich um halbfeste, mehr oder weniger dickbreiige Massen mit wechselndem Wassergehalt. Die physikalischen Eigenschaften der Peloide sind sehr ähnlich, die chemischen dagegen sehr verschieden.

Neben der Temperatur spielt die Konsistenz unter den physikalischen Eigenschaften der Peloide die entscheidende Rolle. Sie ist abhängig vom Wassergehalt.

Die Plastizität des Peloide ist abhängig von der Feinkörnigkeit des Materials.

Wärmehaltung und Wärmeleitung der Peloide sind ebenfalls je nach Art sehr verschieden. Grundsätzlich haben die organischen Peloide (Torf, Moorerde, Schlick) eine große Wärmehaltung und geringe Wärmeleitung, während die anorganischen Peloide (mineralische Substanzen: Kreide, Fango, Lehm, Sand) eine geringe Wärmehaltung aufweisen, in der Wärmeleitung jedoch besser sind. Die chemischen Eigenschaften der Peloide sind entsprechend ihrer Herkunft sehr unterschiedlich. Nach ihrer Entstehungsart lassen sich Peloide einteilen in

- Subaquatische Sedimente
  - Organische Sedimente (Moor)
  - Anorganisch-organisch gemischte Sedimente (Schlamm, Schlick, Faulschlamm, Kreide)
  - Anorganische Sedimente (Sand)
  - Terrestrische Sedimente (Heilerden)
  - Verwitterungsprodukte von Mineralien (Lehm, Mergel, Löß)
- Sonstige Peloide
  - Paraffin
  - Kunststoffe (Gele)

Therapeutisch werden Peloide mit verschiedenen Temperaturen eingesetzt als

- Vollbäder
- Teilbäder
- Bewegungsbäder
- Ganzkörperpackungen
- Teilkörperpackungen

Dabei werden vorwiegend die thermischen Wirkungen ausgenutzt. Chemische Wirkungen sind demgegenüber eher als gering anzusehen.

Entsprechend ihrer jeweiligen Konsistenz und Temperatur eignen sich Peloide nicht nur zu passiven Packungen, sondern auch zu aktiven Bewegungsübungen. **Die Temperatur wird nach den Grundsätzen der Thermotherapie bei entzündlichen und degenerativen Krankheiten des Bewegungssystems gewählt.** Das gewünschte Peloid wird mit einer festen Konsistenz aufgeschlämmt, um den Bewegungen des Patienten einen gewissen Widerstand entgegenzusetzen.

Sehr gut bewährt haben sich vor allem für die Behandlung der kleinen Extremitätengelenke Kneten und Treten von

- Paraffin
- Paraffin-Fango
- Fango

Eine Sonderform der Peloidtherapie stellen Sandbäder dar, bei denen der Patient den mit warmer Luft durchwirbelten oder vorher angewärmten Sand mit Händen und Füßen bearbeitet. Zu der thermischen Wirkung kommt hier noch eine mechanische Wirkung hinzu. Eine Abwandlung hat diese Form der Sandtherapie erfahren durch die Verwendung von Getreideschrot anstelle des Sands. In einer speziellen Apparatur (Aerodyn) wird der Getreideschrot mit warmer Luft durchwirbelt. In diesem Luft-Schrot-Gemisch macht der Patient seine Bewegungsübungen für die Hände. Auch hier stehen thermische neben taktilen Effekten, die für die analgesierende Wirkung verantwortlich sind.

Balneotherapie

Definition und Wirkprinzip Unter Balneotherapie im engeren Sinne versteht man ausschließlich die Anwendung ortsgebundener Heilwässer. Diese können aus natürlich oder künstlich erschlossenen Quellen stammen. Neben den durch die ärztliche Erfahrung bestimmten krankheitsmodifizierenden Eigenschaften müssen Heilwässer folgende physikalische und chemische Eigenschaften besitzen:

- Mehr als 1 g/kg gelöste Bestandteile/Mineralien mit einem Anteil einzelner Ionen von mehr als 20 mval/dl
- Biologisch wirksame Spurenstoffe
  Eisenhaltige Wässer (> 10 mg/kg Fe)
  Jodhaltige Wässer (> 1 mg/kg J)
  Schwefelhaltige Wässer (> 1 mg/kg titrierbarer S)
  Radonhaltige Wässer (> 10 nCi/kg ($1\ nCi = 10^{-9}$ Curie)
- Mehr als 1 g/kg freies CO_2 (Sauerwasser)
- Ganzjährig eine Quelltemperatur von über 20 °C

Entsprechend dieser physikalisch/chemischen Eigenschaften lassen sich unterscheiden:

- Mineralquellen
- Spurenstoffquellen
- Gashaltige Quellen
- Thermalquellen

Anhand der Inhaltstoffe ergibt sich eine andere Einteilung, die gleichzeitig die Wirkstärke auf den Gesamtorganismus widerspiegelt:

- Akratothermen (< 1 g/kg gelöste Stoffe)
- Kochsalzwässer
- Sole
- Radonwässer
- CO_2-Wässer
- Jodwässer
- Schwefelwässer

Diese Heilwässer haben bei perkutaner Applikation im Bad folgende chemische Wirkungen:

- Resorption durch die Haut in den Blutkreislauf
- Absorption in der Haut
- Elution haut- oder körpereigener Substanzen
- Inhalative Absorption über dem Atemtrakt

Neben den artspezifischen chemischen Wirkungen haben die Heilwässer aufgrund ihrer jeweiligen Temperatur eine zusätzliche thermotherapeutische, physikalische Wirkung. Nicht zuletzt wegen dieser physikalischen Eigenschaften wirkt die Balneotherapie im weiteren Sinne als ein spezielles Verfahren der Thermotherapie.

Da zur Balneotherapie aber auch Trink- und Inhalationskuren gerechnet und balneotherapeutische Anwendungen in der Regel kurmäßig verabreicht werden, bestehen neben lokalen Wirkungen auch wesentliche Einflüsse auf den Gesamtorganismus und seine Reaktionslage. Daher wird die Balneotherapie durchaus zu Recht oft als ein eigenständiges therapeutisches Verfahren innerhalb der physikalischen Medizin definiert, obwohl die einzelnen Anwendungen jeweils physikalisch oder chemisch definierten Formen der physikalischen Therapie zuzurechnen sind.

Tabelle 2.17 Verfahren und Wirkprinzipien der balneotherapeutischen Kurbehandlung

- Physikalische Therapie
  Hydrotherapie
  Bäder
  Thermotherapie
  Trinkkuren
  Inhalationen
  Elektrotherapie
  Massagen
  Krankengymnastik
- Klimafaktoren
- Freie Bewegungstherapie
  Terrainkur
  Gymnastik
- Gezielte Diätbehandlung
- Gesundheitserziehung
- Psychotherapie

Die Indikationen und Kontraindikationen balneotherapeutischer Verfahren sind daher mit denen der jeweiligen physikalischen Anwendung identisch.

Die Methoden der Balneotherapie entsprechen - unter Verwendung der ortsgebundenen Heilmittel - den Methoden der physikalischen Medizin (Tabelle 2.17). Daher gelten für die Balneotherapie auch gleiche Kriterien für Kontrolle und Überwachung sowie unerwünschte Wirkungen und Abbruch der Therapie. Lediglich beim Erfolg der Balneotherapie können sich Unterschiede zu den Einzelanwendungen ergeben. Dies gilt vor allem für die kurmäßige, wohnortferne Durchführung der Balneotherapie. Als ganzheitliches therapeutisches Verfahren durchgeführt hat die balneotherapeutische Kurbehandlung eine eigenständige über den Erfolg der physikalischen Einzelbehandlung hinausgehende Wirkung. Die Beurteilung dieser ganzheitlichen Wirkung auf den Rheumakranken entzieht sich häufig einer quantitativen wissenschaftlichen Beurteilung. Dennoch sind die therapeutischen Erfolge der Balneotherapie aus der Erfahrung des einzelnen Kranken offensichtlich. Daraus resultiert der hohe Stellenwert der kurmäßigen Balneotherapie bei allen chronischen rheumatischen Krankheiten.

Hochfrequenztherapie

Definition und Wirkprinzip Unter Hochfrequenztherapie versteht man ganz allgemein die Anwendung hochfrequenter Wechselströme zur Erzeugung endogener Wärme mit großer Tiefenwirkung. Mit dieser Wärmebildung in der Körpertiefe ist zwangsläufig eine Anregung des Stoffwechsels und der Durchblutung verbunden. Die charakteristischen Temperaturverläufe der verschiedenen Hochfrequenz-Wärmetherapie-Verfahren zeigen deutliche Unterschiede und begründen damit einen unterschiedlichen Einsatz der verschiedenen Verfahren. Durch entsprechende Auswahl des Verfahrens sowie Wahl und Positionierung der Elektrode läßt sich der Ort der Wärmeerzeugung variieren und dem jeweiligen Krankheitsbild anpassen.

Gegenüber der Elektrotherapie im Nieder- oder Mittelfrequenzbereich zeigt die Hochfrequenztherapie keine elektrolytischen oder elektrochemischen Wirkungen. Bei der hohen Stromfrequenz und der daraus resultierenden kurzen Impulsdauer sind auch keine neuromuskulären Reizwirkungen zu beobachten. Besonders ausgeprägt ist dagegen die Tiefenerwärmung (Diathermie).

Da es sich bei der Hochfrequenztherapie um die Einstrahlung elektromagnetischer Wellen in den Körper handelt und die Wärme erst im Gewebe selbst entsteht, ist im Gegensatz zu anderen Verfahren der Thermotherapie kein unmittelbarer Hautkontakt erforderlich.

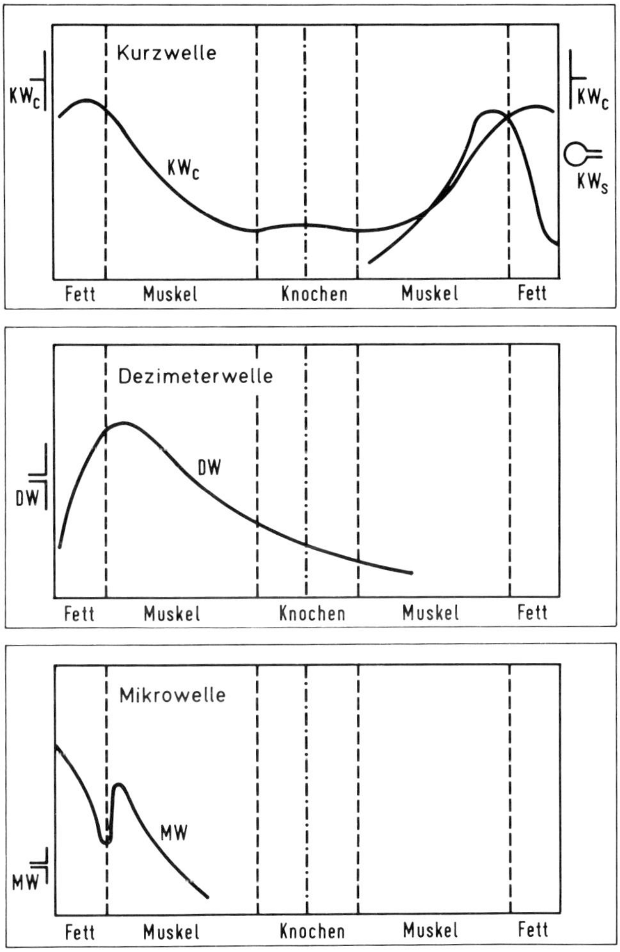

Abb. 2.8 Strahlungscharakteristika und Eindringtiefen der verschiedenen Hochfrequenzdiathermieverfahren

Definitionsgemäß werden folgende Verfahren der Hochfrequenztherapie unterschieden

- Kurzwellen 27,12 MHz (Wellenlänge 11 m)
  - Kondensatorfeldmethode (KWc)
  - Spulenfeldmethode (KWs)

- Ultrahochfrequenz 433,92 MHz (Wellenlänge 69 cm)
- Mikrowellen 2,45 MHz (Wellenlänge 12,5 cm)

Entsprechend der Wellenlänge ist die Eindringtiefe verschieden (Abb. 2.8):

- **Kurzwellenkondensatorfeld** durchflutet den ganzen Körperteil, der sich zwischen 2 Plattenelektroden befindet. Wärmebildung im gesamten durchfluteten Bereich. Variation der lokalen Wärmeerzeugung durch Wahl und Applikation der Elektrode
- **Kurzwellenspulenfeld** besitzt Einwirkung auf oberflächennahe, flüssigkeitsreiche Gewebe, vorwiegend in der Muskulatur
- **Ultrahochfrequenz** wird mit einem Rund- oder Langfeldstrahler von außen eingestrahlt. Wärmeverteilung wie bei der Spulenfeldmethode mit bevorzugter Erwärmung der Muskulatur.
  Mit den Hohlleiterstrahler erfolgt Tiefenerwärmung unter thermischer Entlastung des subkutanen Fettgewebes
- **Mikrowellen** werden von außen in den Körper eingestrahlt. Eindringtiefe gering. Wärmeumsatz erfolgt in den flüssigkeitsreichen Geweben. Bevorzugte Erwärmung oberflächennaher Gewebsschichten wie Haut, Muskulatur, Bänder und Gelenke bei nur geringer Erwärmung des Fettgewebes.

Indikationen Die primäre Indikation der Hochfrequenztherapie sind alle Krankheiten, bei denen therapeutisch eine Vasodilatation, Hyperämie, Stoffwechselsteigerung und Erwärmung der betroffenen Gewebe erwünscht ist:

- Arthrosen peripherer Gelenke
- Degenerative Wirbelsäulenveränderungen
- Spondylitis ankylosans (ohne hochfloride Entzündungszeichen)
- Myalgien
- Myogelosen
- Periarthropathien
- Insertionstendopathien
- Tendinosen
- Schmerzsyndrome peripherer Nerven

Kontraindikationen Für die Hochfrequenztherapie gelten zunächst alle Kontraindikationen einer lokalen Wärmetherapie sowie weitere spezielle Kontraindikationen:

- Allgemein
  - Akute Infektionskrankheiten
  - Fieber
  - Blutungsneigung, Antikoagulanzientherapie

- Im Bestrahlungsgebiet
  - Bösartige Tumoren
  - Akute Gefäßkrankheiten, Thrombosen, Embolien
  - Akute Gelenk- und Knochenprozesse
  - Störung der Schmerz- und Temperaturempfindung
  - Zustände, die eine Verschlechterung durch Tiefenerwärmung zur Folge haben können
  - **Metallteile im Bestrahlungsgebiet**

Wärmeempfindliche Organe wie Augen oder Hoden dürfen keiner Hochfrequenztherapie ausgesetzt werden!

Methoden Zur Hochfrequenztherapie werden 3 verschiedene Verfahren benutzt, für die jeweils entsprechende Geräte angeboten werden.

Kurzwellen

- Kondensatorfeld
  Bei dieser Methode wird der zu behandelnde Körperteil als verlustbehaftetes Dielektrikum zwischen 2 Elektroden eines Plattenkondensators eingebracht. Der elektrische Vektor steht senkrecht auf den Gewebeschichten Haut, Unterhaut, Fettgewebe, Muskel. Es kommt zu einer weitgehend homogenen Durchströmung der zwischen den Kondensatorplatten liegenden Körperteile. Die Erwärmung erfaßt alle Gewebe zwischen den Elektroden, wobei trockenere Gewebe - wie Fett und Knochensubstanz - stärker erwärmt werden als wasserreiche Gewebe wie Muskulatur und innere Organe.
- Spulenfeld
  Die Übertragung der elektromagnetischen Energie in Form des Spulenfelds führt zur Entstehung von Wirbelströmen. Dadurch werden die wasserreichen Gewebe stärker erwärmt als die wasserärmeren. Im Muskelgewebe werden daher höhere Temperaturen erreicht als im sehr hochohmigen Fettgewebe.
- Ultrahochfrequenz (Dezimeterwelle)
  Von einer Antenne aus wird Energie ins Gewebe eingestrahlt und dort in Wärme umgewandelt. Die Wellenlänge der Ultrahochfrequenztherapie führt zu einer Tiefenerwärmung ohne thermische Überlastung von Haut-, Unterhautfettgewebe.

Mikrowellen

- Distanzstrahler
- Kontaktstrahler
  Applikation nach der Strahlenfeldmethode, bei der die elektromagnetische Energie von einem Dipol ins Gewebe eingestrahlt und dort in Wärme umgesetzt wird. Wegen der kurzen Wellenlängen und hohen Energieabsorption ist die Eindringtiefe verhältnismäßig gering. Eine Erwärmung findet an Grenzflächen und den gut leitenden Schichten der Muskulatur statt.

Applikation und Dosierung Die Dosierung der Hochfrequenztherapie kann nicht mit einem Meßverfahren vorgenommen werden. Auch kann die Dosierung nicht aus der Höhe der vom Hochfrequenztherapiegerät abgegebenen elektrischen Leistung abgeleitet werden. **Die Dosierung der Hochfrequenztherapie erfolgt immer anhand des vom Patienten unter der Behandlung angegebenen Wärmegefühls.**

Nach Schliephake werden die Dosisstufen der Hochfrequenztherapie folgendermaßen eingeteilt:

Dosis I - keine spürbare Wärme
Dosis II - gerade spürbare Wärme
Dosis III - merkliche, angenehme Wärme
Dosis IV - noch eben erträgliche Erwärmung der Haut

Damit muß der Patient etwa 3 Stärken der Wärmeempfindung unterscheiden, damit diese 4 Stufen der Dosisleistung festgelegt werden können.

Applikationstechnik Kurzwellen

Kondensatorfeldelektroden:

- Runde Metallplatten in einem Gehäuse aus Kunststoff
- Biegsame Metalleinlage in Weichgummi- bzw. Kunststoffmantel

Diese Elektroden müssen immer im ausreichenden Abstand zur Haut angebracht werden, um eine unerwünscht hohe Oberflächenerwärmung durch zu kleinen Elektroden-Haut-Abstand zu vermeiden.

Die Elektroden müssen parallel zur Hautoberfläche stehen, um eine örtliche Überhitzung infolge Kantenwirkung des elektrischen Feldes zu vermeiden.

Bei der Behandlung der Extremitäten ist zu beachten, daß bei querer Durchströmung, beispielsweise beider Kniegelenke, Einschnürungen der Feldlinien zwischen den Kniegelenken auftreten können, die zu einer örtlichen Erhitzung führen. Hier ist eine Filzzwischenlage zu benutzen, um die beiden Körperteile auf Distanz zu halten.

Spulenfeldelektroden:

Die Induktionskabel aus isoliertem, biegsamem Metallkabel werden z. B. um eine Extremität gewickelt. Die Wirbelstromelektrode wird - in einem Kunststoffgehäuse untergebracht - in entsprechender Position auf die zu behandelnden Körperregionen aufgelegt.

Applikationstechnik Ultrahochfrequenz

Rund- und Langfeldstrahler:

Diese Strahler werden in geringer Distanz von der Körperoberfläche (5–15 cm) auf den Krankheitsherd gerichtet.

Hohlleiterstrahler:

In die Wölbung des Hohlleiters wird der zu behandelnde Körperteil eingebracht. Der Strahler ist technisch so ausgebildet, daß er unmittelbar auf die Haut aufgelegt werden kann.

Applikationstechnik Mikrowellen

Distanzstrahler:

Diese Strahler sind als Rundfeld, Großfeld oder Halbfeldstrahler ausgelegt. Sie werden in einem Abstand von etwa 10 cm auf den Krankheitsherd gerichtet. Der Patient braucht hierbei nicht entkleidet zu werden, sofern sich im Bestrahlungsgebiet keine Metallteile befinden.

Während der Bestrahlung mit Mikrowellen ist bei Verwendung eines Distanzstrahlers eine Schutzbrille mit einem Drahtnetz über dem Augenbereich zu tragen, um einen Mikrowellenkatarakt zu vermeiden.

Kontaktstrahler:

Für die kleinflächige, gezielte Mikrowellenapplikation werden Kontaktstrahler benutzt, die direkt auf die Haut über dem Krankheitsherd aufgelegt werden.

Spezielle Hinweise zur Hochfrequenztherapie Es ist unbedingt darauf zu achten, daß sich keine Metallteile im Behandlungsgebiet befinden. Dies gilt sowohl für Metallteile im Körper als auch auf der Körperoberfläche. Besonders darauf zu achten ist, daß Ringe, Spangen, Uhren, Haarnadeln, Klammern und Hörgeräte wegen der Gefahr einer lokalen Überhitzung oder Verbrennung vorher abgelegt werden.

Ruhebetten, Liegen, Hocker und Stühle, die zur Hochfrequenztherapie benutzt werden, müssen aus Holz, Rohrgeflecht oder Kunststoff bestehen und dürfen keine freiliegenden Metallteile aufweisen. Im Ausbreitungsgebiet der elektromagnetischen Wellen sind alle Metallteile besonders zu isolieren.

Wichtig ist auch, daß die Elektrodenkabel frei hängen, sich untereinander sowie Gerät und Patient nicht berühren. Dies gilt allerdings nicht für Elektrodenkabel mit einer speziellen Isolierschicht.

Unbedingt ist darauf zu achten, daß sich im Ausbreitungsgebiet der elektromagnetischen Wellen keine weiteren Patienten befinden, bei denen beispielsweise eine Niederfrequenztherapie durchgeführt oder ein EKG abgeleitet wird. Die Elektrodenkabel dieser Kabel könnten sich durch die eingestrahlten elektromagnetischen Wellen übermäßig erhitzen und zu lokalen Verbrennungen an der Elektrodenauflage führen.

Um Spitzenstromstärken an hervorstehenden Körperstellen zu vermeiden, müssen die Elektrode und der Strahler individuell, möglichst planparallel anliegen und nach der Körperform des Patienten eingestellt werden.

Die Behandlungsdauer der Hochfrequenztherapie kann prinzipiell mit 5–10 min angegeben werden. Die Dosisleistung ist individuell entsprechend den Angaben des Patienten zur Wärmeempfindung einzustellen. Die Behandlungsserien umfassen in der Regel 6–10 Anwendungen.

Kontrolle und Überwachung Die Hochfrequenztherapie sollte nur von speziell ausgebildetem Personal verabreicht werden. Die Bedienungsanleitungen der Gerätehersteller sind sorgfältig zu beachten. **Während der ersten Minuten ist der Patient sehr sorgfältig auf die erwünschten Reaktionen zu beobachten.** Da sich die Einstellung nach der subjektiven Wärmeempfindung des Patienten richtet, ist eine Anwesenheit des Therapeuten während der ersten Minuten unbedingt erforderlich.

Besondere Aufmerksamkeit erfordern verborgene metallene Gegenstände an der Körperoberfläche des Patienten. Übersehene Haarnadeln oder unter der Kleidung getragene Schmuckstücke haben schon Verbrennungen hervorgerufen.

Unerwünschte Wirkungen und Abbruch der Therapie Im allgemeinen wird bei richtiger Dosiseinstellung anhand der subjektiven Empfindung des Patienten die Hochfrequenztherapie gut vertragen. Unerwünschte Wirkungen sind nachgerade selten. Wird die vorgesehene Dosis vom Patienten nicht toleriert, ist eine Dosisreduktion vorzunehmen. Bei Exazerbation des Krankheitsprozesses unter der Hochfrequenztherapie muß die Behandlung abgebrochen werden.

Therapieerfolg und Beurteilung Die Beurteilung des Therapieerfolgs obliegt dem behandelnden Arzt. In den meisten Fällen wird das Kriterium zur Beurteilung des Therapieerfolgs die subjektive Empfindung des Patienten sein, der über eine Minderung oder ein Verschwinden seiner Beschwerden berichtet. In vielen Fällen wird die Hochfrequenztherapie als besondere Form der Thermotherapie nicht isoliert sondern in Kombination mit anderen Verfahren der physikalischen Medizin eingesetzt. Dies gilt insbesondere mit allen Verfahren der Bewegungstherapie. In diese Fällen läßt sich der besondere Therapieerfolg der Hochfrequenztherapie nicht von dem Gesamteffekt der kombinierten Behandlung trennen.

Infrarotstrahlung

Definition und Wirkprinzip Die therapeutische Wirkung der Infrarotbehandlung beruht im wesentlichen auf einer Wärmewirkung, durch die vom menschlichen Körper absorbierte Strahlung. Bei der Infrarotbestrahlung ist – im Gegensatz zur UV-Strahlung – weniger die Gesamtdosis als die Intensität der jeweils aktuell applizierten Strahlung entscheidend. Je nach Wellenlänge dringen Infrarotstrahlen 2 bis maximal 30 mm tief ins Gewebe ein. Sie führen zu einer Erwärmung und aktiven Hyperämie der bestrahlten Areale mit sekundär reflektorischer Wirkung in tiefergelegenen und kontralateralen Körperabschnitten. Ein Strahlungserythem nach Infrarotbestrahlung ist physikalisch bedingt und tritt schon nach wenigen Minuten auf. Es unterscheidet sich dadurch von dem photochemisch ausgelösten Erythem der UV-Bestrahlung, welches erst nach einer längeren Latenzzeit von einigen Stunden auftritt.

Die Infrarotstrahlung wird heute in speziellen Infrarotstrahlern erzeugt, in denen ein Wolframdraht auf 2700 °C erhitzt wird. Wirksam sind nur die kurzwelligere Infrarot-A- (780–1400 nm) und die Infrarot-B- (1400–3000 nm) Strahlung. Das langwelligere Infrarot-C ($>$3000 nm) ist für die Therapie bedeutungslos. Wegen der Absorption in den ganz oberflächlich gelegenen Hautschichten wird es auch mehr als unangenehm empfunden. Dieser Anteil sollte daher herausgefiltert werden (Abb. 2.9).

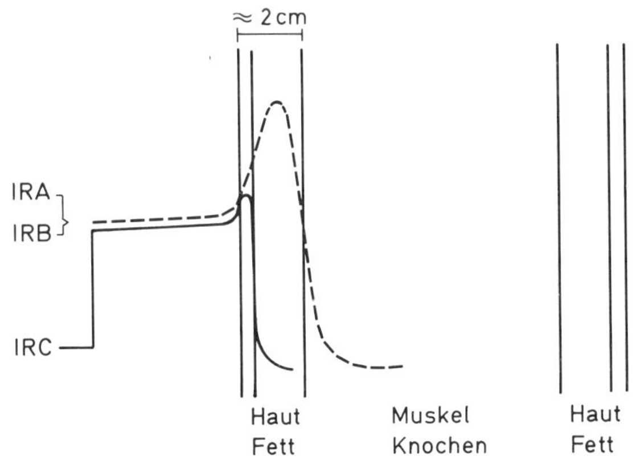

Abb. 2.9 Eindringtiefe und Wärmewirkung der Infrarotstrahlung (IR-A, -B, -C). IR-C wird an der Oberfläche absorbiert. Daher Tiefenwirkung nur durch IR-A/B, IR-C herausfiltern

Vor normale Glühlampen vorgesteckte Rotgläser sind eine optische Täuschung. Die Behandlung mit diesen Lampen stellt eine Energieverschwendung dar. Normale Glühlampen sind zur Erzeugung von sichtbarem Licht ausgelegt und haben nur einen sehr geringen Infrarotanteil. Der Rotanteil des sichtbaren Lichts hat keine therapeutische Wirkung.

Allerdings wird von der Laser-Bestrahlung behauptet, daß ein monochrom roter Helium-Neon-Laser (Wellenlänge 632,8 nm) bei einer Dosis von 0,2–0,8 mW/cm^2 längerdauernde Remissionen der cP und anderer rheumatischer Krankheiten hervorrufen könne. Wirkung und Wirkmechanismus der Laser-Therapie müssen aber erst noch wissenschaftlich gesichert werden, ehe eine allgemeine Anwendung empfohlen werden kann.

Indikationen Die physikalisch durch die Infrarotabsorption bedingte Hyperämie mit maximaler Weitstellung der kutanen und subkutanen Blutgefäße begrenzt in Verbindung mit der relativ geringen Eindringtiefe der Infrarotstrahlung die Indikation dieses Verfahrens auf oberflächlich gelegene pathologische Prozesse:

- Bursitis
- Tendinitis/Tendovaginitis
- Degenerative Gelenkkrankheiten, insbesondere der kleinen Gelenke
- Neuralgien
- Nasennebenhöhlenentzündung
- Otitis media
- Hautkrankheiten
- Furunkel
- Abszesse
- Lymphadenitis

Kontraindikationen Bei allen Krankheiten mit reduzierter peripherer Durchblutung ist eine Infrarotbestrahlung kontraindiziert. Bei großflächiger Anwendung kann es durch den Steal-Effekt zu einem Kreislaufkollaps kommen. Außerdem sind Hautverbrennungen möglich, wenn die eingestrahlte Wärme nicht durch den Blutstrom konvektiv abgeführt werden kann.

Spezielle Kontraindikationen:

- Störungen des Temperaturempfindens und der Oberflächensensibilität
- Schwere arterielle Durchblutungsstörungen

Wärmeempfindliche Organe wie Augen und Hoden sollten keiner zu intensiven Wärmetherapie durch Infrarotbestrahlung ausgesetzt werden.

Methoden Für die Infrarotbestrahlung werden spezielle Wolframfadenlampen angeboten, die in der kleineren Ausführung eine Leistung von 175 W, in der größeren Ausführung eine Leistung bis zu 525 W abgeben können.

Für die meisten Applikationen in der Rheumatologie ist eine Leistung von 175 W durchaus ausreichend. Eine größere Leistung ist nur erforderlich, wenn ein größerer Bestrahlungsabstand gewählt wird und großflächige Bestrahlungen, beispielsweise vor einer Massage oder krankengymnastischen Übungsbehandlung, erfolgen sollen.

Applikation und Dosierung Der verstellbare Infrarotstrahler wird eingeschaltet und langsam an die entblößte Hautoberfläche des Patienten angenähert, bis dieser ein deutliches Wärmegefühl angibt. Der Abstand des Patienten ist richtig, wenn ein deutliches Wärmegefühl ohne unangenehme Sensationen (Brennen) an der Hautoberfläche verspürt wird. Die Behandlungsdauer kann bis zu 20 min, auch mehrmals täglich betragen. Für die Vorbehandlung bei Massagen und Krankengymnastik sollte die Bestrahlungsdauer nicht unter 5 min liegen.

Kontrolle und Überwachung In der ersten Minute der Infrarotbestrahlung ist der Patient sorgfältig zu überwachen. Da das sich ausbildende Erythem vom Behandler nicht beobachtet werden kann (Rot in Rot), sind die Reaktionen und Empfindungen des Patienten zu erfragen. Ist der richtige Behandlungsabstand ermittelt, ist eine unmittelbare Kontrolle und Überwachung des Patienten durch den Behandler nicht mehr erforderlich.

Unerwünschte Wirkungen und Abbruch der Therapie Die Infrarottherapie wird in der Regel sehr gut vertragen. Unerwünschte Wirkungen treten nur auf, wenn der Bestrahlungsabstand zu gering gewählt wurde, oder die Applikationsdauer (maximal 45 min/Behandlung) überschritten wurde. Unerwünschte Wirkungen in Form oberflächlicher Verbrennungen können auftreten, wenn die Patienten Störungen der Oberflächensensibilität und Temperaturempfindung aufweisen. Ein Abbruch der Infrarotbehandlung ist bei korrekter Applikation eigentlich nie erforderlich.

Therapieerfolg und Beurteilung Die Infrarotbestrahlung wird nur sehr selten als alleinige Therapie eingesetzt. Meist erfolgt eine Kombination mit anderen Verfahren der physikalischen Medizin. Einzelne Effekte der Infrarottherapie sind daher kaum zu beurteilen. Maßgeblich ist das subjektive Empfinden des Patienten nach einer Behandlungsserie.

Besonders bewährt hat sich die Infrarotbestrahlung zur Vorbereitung auf eine Massage oder krankengymnastische Übungsbehandlung.

Ultraschalltherapie

Definition und Wirkprinzip Die Ultraschalltherapie nutzt die therapeutischen Wirkungen von Schallwellen (Longitudinalschwingungen) im nicht mehr hörbaren Bereich. Gebräuchlich sind vor allem Wellen um 1 MHz, die durch Einwirken von Hochfrequenzströmen auf einen Kristall entstehen (piezoelektrischer Effekt). Als Schwingkristalle dienen vor allem Quarze, aber auch polykristalline Keramik (Bariumtitanat), über die elektrische in mechanische Energie umgewandelt wird.

Therapeutisches Prinzip der Ultraschallbehandlung ist eine hochfrequente Vibrationsmassage der Gewebe. Durch Einwirken des Ultraschalls schwingen die Masseteilchen des beschallten Gewebes um ihre Ruhelage. Es kommt zu periodisch aufeinanderfolgenden Verdichtungen und Verdünnungen der Gewebe, die sich mit Schallgeschwindigkeit ausbreiten:

- Luft 344 m/s
- Wasser 1480 m/s
- Muskelgewebe 1400 m/s
- Fettgewebe 1450 m/s
- Organische Gewebe 1500–1600 m/s

An Grenzschichten erfolgt eine Reflexion des Ultraschalls. In lebendem Gewebe mit zahlreichen Grenzschichten und Mehrfachreflexionen kommt es zu einer besonderen Erwärmung, die durch Absorption der Ultraschallenergie entsteht. Dieser thermische Effekt an Grenzflächen von Geweben unterschiedlicher Schalleitungsgeschwindigkeit ist jeweils in Richtung der Schallquelle am größten. Das Grenzflächenverhalten der Ultraschallwellen und die Absorption in den Geweben bedingen eine nur geringe Eindringtiefe der Ultraschallenergie (im Mittel etwa 3–6 cm).

Je homogener das beschallte Gewebe ist, je geringer also die Dichteunterschiede und die Zahl der Grenzflächen, desto größer wird die Eindringtiefe. Andererseits wird bereits alle Ultraschallenergie an der Hautoberfläche reflektiert (99,9 %), wenn zwischen dem Schallkopf und der Haut auch nur die geringste Luftschicht liegt (1/1000 mm) (Abb. 2.10).

Um diese „Ankoppelungsverluste" durch Reflexion an der Hautoberfläche zu vermeiden, müssen Wasser, Öl oder Gele als Ankoppelungsmedium benutzt werden. **Erst durch eine korrekte Ankoppelung wird eine optimale Übertragung der Ultraschallenergie erreicht.** Für Anwendungen am Menschen beträgt die Ultraschalleistung 0,1–3 W/cm^2. Die gesamte applizierte Ultraschalleistung errechnet sich aus diesem mittleren Betrag multipliziert mit der abstrahlenden Fläche des Schallkopfs (2,5–5 cm^2).

Ausgehend vom Schallkopf breitet sich der Ultraschall nicht gleichmäßig nach allen Seiten, sondern kegelförmig in Richtung der Schallquelle aus. Dadurch wird

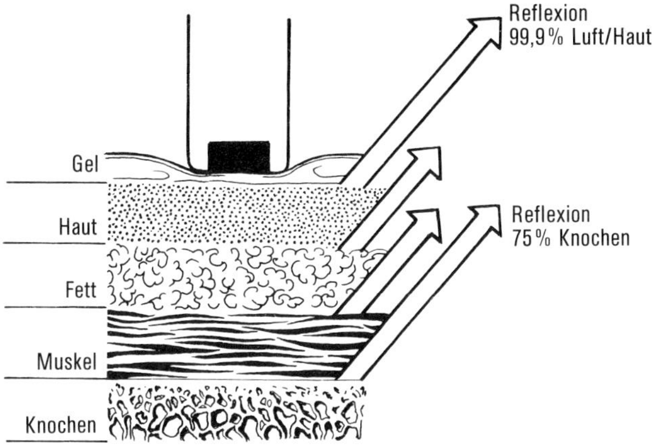

Abb. 2.10. Schema der Ultraschallausbreitung

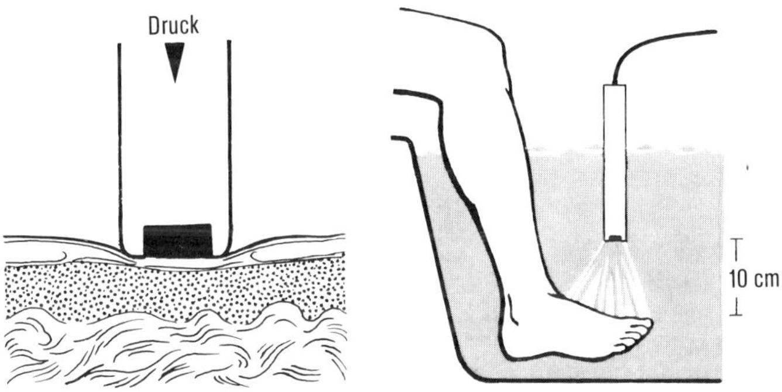

Abb. 2.11 a-b Schema der direkten **(a)** und indirekten (subaqualen) **(b)** Ankoppelung bei der Ultraschallapplikation

eine zielgerichtete Ultraschallapplikation möglich. Bei indirekter Ankoppelung im Wasserbad ist der Schallkegel direkt auf das Applikationsgebiet zu richten, um eine lokale Wirkung zu erreichen (Abb. 2.11). Um den Interferenzen und Reflexionen an den Grenzschichten der Gewebe zu begegnen, muß die Ultraschalltherapie stets mit bewegtem Schallkopf durchgeführt werden.

Die Ultraschallbehandlung erfordert die Anwesenheit des Therapeuten.

Nur bei gleichmäßiger, nicht verkanteter Auflage des Schallkopfs und sauberer Führung über den Applikationsort sind bei direkter Ankoppelung die gewünschten biologischen Wirkungen zu erzielen.

Biologische, therapeutisch nutzbare Wirkungen des Ultraschalls sind:
- Thermische Effekte
- Mechanische Effekte
- Indirekte physikochemische Effekte

Die komplexen Wirkungen des Ultraschalls auf das lebende Gewebe sind nur schwer zu messen.

Absorption der Ultraschallenergie:
- Hyperämie
- Stoffwechselsteigerung

Mikrovibrationen der Gewebe:
- Permeabilitätsänderungen biologischer Membranen
- Physikochemische Änderungen des Ionenzustands
- Steigerung der Diffusion
- Verschiebungen des lokalen pH
- Änderungen in Eiweißstrukturen

Bei zu hohen Schalleistungen können sich diese Wirkungen in ihr Gegenteil kehren. Es kommt zu Schmerzen durch Überhitzung (Periostschmerz bei Beschallung knöcherner Strukturen mit einer Grenzflächenreflexion von 75 %) oder zu Vakuolenbildung in den Zellen und Zerreißung in den Zellmembranen.

Daher sind die therapeutischen Grenzen der Ultraschalleistung bis maximal 3 W/cm^2 unbedingt einzuhalten.

Indikationen Entsprechend den komplexen Wirkungen sind die Indikationen zur Ultraschalltherapie sehr breit:
- Chronisch degenerative Krankheiten des Bewegungssystems
- Posttraumatische Zustände
- Durchblutungsstörungen
- Schlecht heilende Wunden

Kontraindikationen Zu den Kontraindikationen der Ultraschalltherapie zählen:
- Akute Infektionen
- Tumoren
- Schwere Arteriosklerose
- Störungen der Blutgerinnung
- Schwangerschaft (bei Applikationen im Rumpfbereich)
- **Grundsätzlich nicht beschallt werden dürfen**
  - Augen
  - Herz
  - Gehirn

- Drüsen
- Epiphysenfugen (Kinder)
- Herzschrittmacher
- Andere oberflächlich gelegene Metallteile bis zu einer Tiefe von 6 cm
- Endoprothesen

Methoden Zur Ultraschalltherapie stehen verschiedene Methoden zur Verfügung, die eine unterschiedliche biologische Wirkung haben:

- Kontinuierlicher Ultraschall
  Überwiegend thermische und mechanische Wirkung
- Intermittierender Ultraschall (Pulsdauer 2 ms)
  Physikochemische Stoffwechseleffekte

Der thermische Effekt klingt hier im Verhältnis 4:1 zum biologischen Effekt ab.

Die Wirkungen des Ultraschalls können aber auch durch die Applikationsart variiert werden:

- Bei lokaler Applikation über dem erkrankten Bezirk werden unmittelbare und streng lokale Wirkungen ausgelöst
- Bei indirekter Applikation durch Beschallung von Nerven oder Ganglien sowie Segmenten werden neural vermittelte, indirekte Reaktionen ausgelöst

Eine weitere Methode ist die Ultraschallapplikation in Kombination mit diadynamischen Strömen. Dabei wird die indifferente Elektrode proximal oder segmental angeordnet. Der den Ultraschall übertragende Schallkopf dient dann gleichzeitig als aktive Elektrode. Im allgemeinen wird dabei nur ein diadynamischer Strom appliziert, ohne einen galvanischen Basisstrom. Eine Umpolung ist nicht sinnvoll.

Eine Kombination mit Ultraschall empfiehlt sich für die diadynamischen Ströme DF (diphase fixe), CP (module en courtes périodes) und RS (rhythmc syncopé). Eine Gleichstromgalvanisation verbietet sich von selbst, weil am Schallkopf Verätzungsgefahr besteht. Auch bei anderen Stromformen, insbesondere bei höherer Dosierung, entsteht eine gleiche Problematik, weil der Schallkopf nicht statisch, sondern ausschließlich dynamisch am Patienten appliziert wird. Dadurch sind Stromunterbrechungen fast unvermeidlich.

Applikation und Dosierung Die für die Ultraschalltherapie angebotenen Geräte sind Hochfrequenztherapiegeräte und müssen bei der Bundespost angemeldet werden (FTZ Nr.). Sie müssen außerdem den einschlägigen Gerätesicherheitsbestimmungen genügen. Auch wenn die Bedienung des Ultraschallgeräts relativ einfach ist, muß vor der ersten Anwendung am Patienten eine ausführliche Einweisung des Therapeuten erfolgen. Der Therapeut muß zudem die Applikationstechnik sicher beherrschen, um Fehler zu vermeiden (Abb. 2.12).

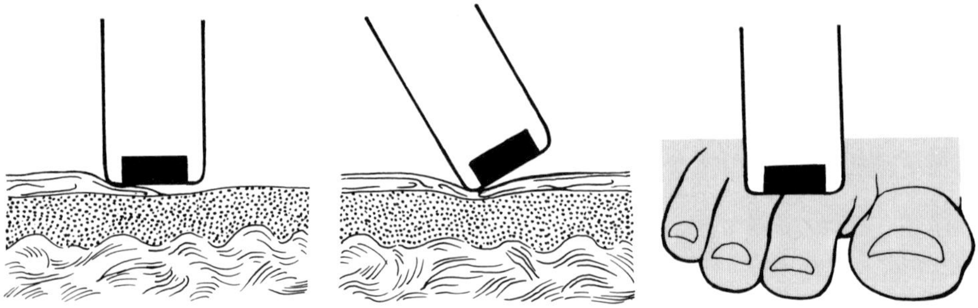

Abb. 2.12a–c Fehler bei der Ultraschallapplikation. **a** mangelhafte Ankoppelung, **b** schräg aufgesetzter Schallkopf, **c** ungünstige Anatomie

Richtwerte für die Ultraschalltherapie sind:

- Schallfrequenz: 800–1000 kHz
- Schalleistung: 0,1–3 W/cm^2
  - Kontinuierlich
  - Intermittierend (gepulst: 100 Hz)

Ankoppelung

- Direkt (Öl, Gel)
- Indirekt (Wasserbad)

Applikation

- Dynamisch (bewegter Schallkopf)
- Statisch (ruhender Schallkopf)

Bei direkter Ultraschalltherapie und unmittelbarer Ankoppelung des Schallkopfs wird die zu behandelnde Körperfläche vorher mit einem geeigneten Medium (Öl, Paraffin, Gel) gut eingestrichen.

Die Schalleistung und Dauer der Applikation sind umgekehrt proportional zur Aktivität des Krankheitsprozesses zu wählen.

Die Ultraschalltherapie sollte wie jede Hochfrequenztherapie nach folgendem Schema dosiert werden:
Dosis 1: Unter der Empfindungsgrenze (0,05–0,2 W/cm^2)
Dosis 2: Gerade einsetzende Wärmeempfindung (0,2–1 W/cm^2)
Dosis 3: Angenehmes Wärmegefühl (1–2 W/cm^2)
Dosis 4: Kräftiges, aber noch erträgliches Wärmegefühl (2–3 W/cm^2)

Akute Krankheiten: kleine Dosis, kurze Dauer,

Chronische Krankheiten: höhere Dosis, längere Dauer, kurze Serien, längerer zeitlicher Abstand.

Anwendungsbeispiele und Dosierungsrichtlinien

- Epikondylitis/Achillodynie/Insertionstendopathien
  - Lokal über maximalen Schmerzpunkten
  - Dosis: gering (0,5 W/cm^2)
  - Dauer: langsam zunehmend 1-4 min
  - Häufigkeit: 2-3mal wöchentlich

- Akute Tendovaginitis/akute Bursitis/akute Arthritis
  - Lokal über betroffenem Bezirk
  - Dosis: sehr gering (0,2 W/cm^2)
  - Dauer: 3-5 min
  - Häufigkeit: täglich

- Chronische Tendovaginitis/Bursitis
  - Lokal über den betroffenen Bezirken
  - Dosis: mäßig (0,5-1,5 W/cm^2)
  - Dauer: 5-10 min
  - Häufigkeit: 2mal wöchentlich

- Arthrosis deformans
  - Über dem betroffenen Gelenk
  - Dosis: mäßig - stark (0,5-2 W/cm^2)
  - Dauer: 5-10 min
  - Häufigkeit: 2-3mal wöchentlich

- Spondylosis deformans
  - Neben den Processus spinosi der betroffenen Wirbelsäulenabschnitte (Richtung der Wirbelbogengelenke), segmental
  - Dosis: gering - mäßig (0,5-1,5 W/cm^2)
  - Dauer: 3-7 min
  - Häufigkeit: 2-3mal wöchentlich

- Posttraumatische Zustände (nach Distorsionen/Kontusionen/Luxationen)
  - Über der betroffenen anatomischen Region
  - Dosis: gering - mäßig (0,5-1,5 W/cm^2)
  - Dauer: 2-5 min
  - Häufigkeit: täglich

- Hämatome
  - Proximal der erkennbaren Läsion
  - Dosis: gering - stark, je nach Tiefe (0,2-2 W/cm^2)
  - Dauer: 1-3 min
  - Häufigkeit: täglich

- Frische Narben (unmittelbar nach Ziehen der Fäden)
  - Lokal entlang der Schnittlinie
  - Dosis: gering (0,2 W/cm^2)
  - Dauer: je nach Narbenlänge (ca. 1 min / 2 cm)
  - Häufigkeit: täglich

- Algodystrophie (M. Sudeck)
  - Indirekt durch Beschallung des Ganglion stellatum
  - Dosis: gering (0,2–0,5 W/cm^2)
  - Dauer: 2–3 min
  - Häufigkeit: Serien über 2 Wochen (täglich)

- Raynaud-Syndrom
  - Indirekt über Beschallung des Ganglion stellatum
  - Dosis: gering - mäßig (etwa 1 W/cm^2)
  - Dauer: 2–3 min
  - Häufigkeit: Serien über 2 Wochen (täglich)

- Ulzera/Dekubitus
  - Lokal oder segmental
  - Dosis: gering (0,5–1 W/cm)
  - Dauer: 2–4 min
  - Häufigkeit: zunächst täglich

- Myogelosen
  - Lokal über den tastbaren Muskelhärten
  - Dosis: mäßig (0,5–1,5 W/cm^2)
  - Dauer: 5–7 min
  - Häufigkeit: täglich (im akuten Stadium), später jeden 2. Tag

- Spondylitis ankylosans (M. Bechterew)
  - Paravertebral, neben den Processus spinosi in Richtung der Wirbelbogengelenke
  - Dosis: mäßig (1 W/cm^2)
  - Dauer: je nach Aktivität der entzündlichen Komponente 5-15 min
  - Häufigkeit: täglich bis 2mal wöchentlich

- Neuralgien
  - Lokal oder segmental über den Nervenaustrittspunkten
  - Dosis: gering (0,5–1 W/cm^2)
  - Dauer: 2–8 min
  - Häufigkeit: 2–3 mal wöchentlich

Bei der **indirekten Ultraschalltherapie** erfolgt die Ankopplung indirekt über ein Wasserbad. Dabei wird zwar auch der Ultraschallkegel auf die betroffene anatomische Region gerichtet, jedoch ist die Beschallung in der Regel großflächiger. Eine Diskrepanz zwischen Schallkopf und Krümmungsradien der anatomischen Struktur (z. B. Hände, Füße) wirkt sich im Gegensatz zur direkten Ultraschalltherapie nicht nachteilig aus. **Daher ist das indirekte, subaquale Ultraschallverfahren besonders geeignet für die Ultraschalltherapie der Extremitäten, insbesondere der Hände und Füße.** Aber auch Narbengewebe läßt sich indirekt schonender beschallen. Wird die indirekte Ultraschalltherapie bei Neuralgien, degenerativen Wirbelsäulenveränderungen und Myogelosen eingesetzt, muß die Applikation in einem Wannenbad erfolgen. Liegt dessen Temperatur oberhalb der Indifferenztemperatur (>37 °C), wird ein zusätzlicher therapeutischer Effekt durch das Bad erreicht.

Kontraindikationen sind wie bei der direkten Ultraschalltherapie zu beachten. Bei Anwendung eines Vollbads sind zusätzlich die Kontraindikationen der Hydrotherapie zu berücksichtigen.

Anwendungsbeispiele und Dosierungsrichtlinien

- Hände/Füße: Algodystrophie/Dupuytren-Kontraktur
  - Dosis: 0,5–max. 2 W/cm^2
  - Dauer: 3–5 min
  - Häufigkeit: täglich, 2–3mal wöchentlich
- Narbengewebe (frisch/alt)
  - Lokalbehandlung frühestens nach Ziehen der Fäden
  - Dosis: 0,5–1,5 W/cm^2
  - Dauer: 3–5 min
  - Häufigkeit: täglich, bis zum Eintreten des gewünschten therapeutischen Effekts (bis zu 20mal)

Phonophorese

Die Phonophorese ist eine Sonderform der direkten Ultraschalltherapie. Dabei wird anstelle eines indifferenten Ankoppelungsgels ein Medikament als Ankoppelungsmedium aufgebracht. Dadurch ist in manchen Fällen ein stärkerer therapeutischer Effekt zu erzielen als mit der alleinigen Ultraschalltherapie. Insbesondere bei posttraumatischen Krankheiten des Bewegungssystems scheint die Phonophorese eine positive Wirkung zu besitzen. Allerdings sind die differentialtherapeutischen Wirkungen des Arzneimittels und des Ultraschalls nur schwer voneinander zu trennen.

- Dauer: je nach Behandlungsziel und Diagnose 3–7 min
- Häufigkeit: je nach Behandlungsziel und Diagnose meist täglich bis 3mal wöchentlich

Kombination Ultraschall/diadynamischer Strom

Zur Durchführung dieses Simultanverfahrens wird eine Ultraschalldosis bis zu 0,5 W/cm^2 benutzt. Nach Anlegen der indifferenten Plattenelektrode (proximal, segmental) wird der spezielle Schallkopf mit dem Reizstromgerät verbunden und die gewünschte Stromart (DF, CP, RS) eingestellt. Die zu behandelnde Hautfläche wird reichlich mit mechanisch **und** elektrisch leitendem Ankoppelungsmedium (Elektrodengel) bestrichen und der Schallkopf aufgesetzt. Danach darf der Strom eingeschaltet und langsam auf die gewünschte Stromstärke eingestellt werden (ohne galvanischen Basisstrom und ohne Umpolung). Der Ultraschallkopf ist als differente Elektrode im ständigen Kontakt mit dem Patienten zu halten, solange der Stromkreis eingeschaltet ist, um unerwünschte, äußerst unangenehme Stromschläge durch plötzliche Unterbrechungen des Stromkreises zu vermeiden. Die Stromstärke darf nicht zu hoch gewählt werden, weil der Ultraschallkopf als differente Elektrode eine sehr kleine Oberfläche besitzt, die dann lokal hohe Stromstärken aufweist. Die Applikation selbst erfolgt dynamisch, mit feinen kreisenden Bewegungen über dem Behandlungsgebiet.

- Dauer: bis 6 min
- Häufigkeit: 2–3mal wöchentlich bis täglich
- Serie: 6–10 Behandlungen

Die Hersteller von Ultraschallgeräten bieten ein optisches Signal für die Ankoppelung des Schallkopfes. Bei alleiniger Ultraschallanwendung und geübten Therapeuten ist dieses eigentlich entbehrlich. Bei der Kombination von Niederfrequenz-Elektrotherapie und Ultraschalltherapie ist diese optische Ankoppelungskontrolle sehr zu empfehlen.

Unerwünschte Wirkungen und Abbruch der Therapie Die Ultraschalltherapie hat bei Beachtung der oben gegebenen Hinweise zur Dosierung so gut wie keine unerwünschten Wirkungen. Gelegentlich können sehr starkes Brennen oder Hitzegefühl oder deutliche Schmerzverstärkung unter der Behandlung auftreten, wenn die Dosis individuell zu hoch gewählt wurde. In diesen Fällen ist zunächst mit einer geringeren Dosierung fortzufahren. In seltenen Fällen muß aus diesen Gründen die Therapie abgebrochen werden.

Bei Schalleistungen bis maximal 3 W/cm^2 sind Gewebezerstörungen nicht zu befürchten. Allerdings dürfen empfindliche Gewebe nicht unmittelbar beschallt werden. Hierauf ist besonders bei der indirekten subaqualen Ultraschalltherapie zu achten. Die früher üblichen, zu hohen Schalleistungen mit entsprechenden unerwünschten Wirkungen und eine undifferenzierte Anwendung der Ultraschalltherapie im nichtmedizinischen Bereich haben die Ultraschalltherapie teilweise in Mißkredit gebracht. Unter heutiger üblicher Dosierung bei den indizierten Krankheiten – technisch korrekt durchgeführt – ist die Ultraschalltherapie ein wichtiges und wertvolles Behandlungsverfahren der physikalischen Medizin.

Kontrolle und Überwachung Die Ultraschalltherapie wird immer durch einen Therapeuten durchgeführt, der in der Handhabung des Geräts, den Reaktionen des Patienten, den Kontraindikationen und den Abbruchkriterien unterwiesen sein muß. Daher ist eine ständige Aufsicht des Patienten gegeben. Die ärztliche Kontrolle kann sich darauf beschränken, unerwünschte lokale Wirkungen zu beobachten und den therapeutischen Erfolg zu kontrollieren.

Therapieerfolg und Beurteilung Von der Ultraschalltherapie sind keine Wunderheilungen zu erwarten. Je nach gegebener Indikation kann ein unmittelbarer Erfolg der Ultraschalltherapie auch ausbleiben. Wie bei vielen Methoden der physikalischen Medizin kann sich auch bei der Ultraschalltherapie der Erfolg der Behandlung erst nach einiger Zeit einstellen. Die Beurteilung des Therapieerfolgs richtet sich nach der subjektiven Aussage des Patienten und dem meßbaren Rückgang der Grundkrankheit.

2.1.4 Elektrotherapie

Definition und Wirkprinzip Die elektrotherapeutischen Anwendungen gehören zu den häufigsten Verfahren der physikalisch-therapeutischen Praxis. Definitionsgemäß sollten zur Elektrotherapie nur solche Methoden der physikalischen Medizin gezählt werden, die den Patienten elektrische Ströme direkt zuführen. Hochfrequenzverfahren werden oftmals der Elektrotherapie zugeordnet, obwohl sie aufgrund ihres Wirkungsmechanismus als thermische Anwendung zu betrachten sind. Die gleiche Einschränkung betrifft den Ultraschall, der mechanische Energie vermittelt.

Nach den biologischen Wirkungen und der therapeutischen Relevanz sind für die Elektrotherapie 2 Frequenzbereiche zu unterscheiden:

Niederfrequenz (0–1000 Hz)
- Gleichstrom
- Gleichstromimpulse
- Wechselstromimpulse

Mittelfrequenz (1000 Hz–300 kHz)
- Wechselstromimpulse
- Interferenzstrom

Nieder- und Mittelfrequenzströme wirken über Verschiebungen im Elektrolytmilieu der stromdurchflossenen Gewebe. Im Gegensatz dazu rufen hochfrequente

Ströme durch Energieabsorption der Gewebe eine direkte Wärmewirkung hervor, die erst sekundär Wirkungen auf molekularer Ebene nach sich ziehen. Aus diesem Grund wird die Therapie mit hochfrequenten Strömen der Thermotherapie zugerechnet, die Nieder- und Mittelfrequenzströme dagegen der Elektrotherapie (Tabelle 2.18).

In der Elektrotherapie im Nieder-Mittelfrequenz-Bereich kann man unterscheiden:

- Ströme mit allgemeiner Wirkung auf verschiedene Gewebe
  Gleichströme
  - Stabile Galvanisation
  - Iontophorese (Einbringung von Pharmaka)
  - 2- und 4-Zellen-Bad
  - Stangerbad
  - Impulsgleichstrom

  Wechselströme
  - „Faradisation" mit niederfrequentem Wechselstrom
  - Diadynamische Ströme (nach Bernard)
  - Interferenzströme (mittelfrequent)
- Reizströme zur selektiven Muskelreizung
  - Definierte elektrische Impulse
  - Impulsströme
  - Wechselströme

Nach dieser Einteilung lassen sich die Wirkungen der einzelnen Stromformen auf die Physiologie menschlicher Gewebe unterscheiden. Um als **Reizstrom** eine Muskelkontraktion auszulösen, muß eine definierte Stromstärke in definierter Zeit mit entsprechender nachfolgender Pause einwirken. Die Mindeststromstärke wird als Rheobase und die Mindestzeit als Nutzzeit bezeichnet. Um die Akkommodation des gesunden Muskels zu überspielen, ist eine rasche Änderung der Stromstärke erforderlich. Dies kann im Rahmen von Impulsen (Ein- und Ausschalten des Stroms) oder mit Schwellstrom (langsames Zu- und Abnehmen von Einzelimpulsen) geschehen. Als Reizströme gebräuchlich sind entweder Einzelimpulse in geringer Frequenz oder Schwellströme mit 30–50 Hz bei 10–20 Schwellserien/min. Dabei kann es sich sowohl um Gleichstrom-Rechteck-Impulse als auch um geschwellte (faradische) Wechselströme handeln.

Bei allen anderen Stromanwendungen mit dem Ziel allgemeiner Wirkung sind Muskelkontraktionen unerwünschte Wirkungen. Entsprechend werden die Stromformen gestaltet:

Für die **stabile Galvanisation** werden ebenso wie bei der Iontophorese Gleichströme eingesetzt. Diese Gleichströme haben infolge ihrer Wirkungen auf das Ionenmillieu und die erregbaren Membranen eine erregungshemmende Kompo-

Tabelle 2.18 Vergleich der biologischen Effekte der Niederfrequenz- und der Mittelfrequenztherapie

	Niederfrequenter Wechselstrom 1–500 Hz	Mittelfrequenzimpulse 1000–10 000 Hz, meist 5000 Hz
Überbrückung der Haut und Stromverteilung im Gewebe	Mäßig gut, Hautwirkung deutlich mögliche Verätzung	Sehr gut, Hautwirkung gering keine Hautläsion möglich
Wirkprinzip des Stroms	Jede einzelne katelektrotonische Schwankung polares Reizprinzip	Der MF-Impuls als Ganzes: Summationsprinzip im Sinne des Gildemeister-Effekts; apolares Reizprinzip
Primäre (aktive) Membranantwort	Periodensynchron auftretende lokale Antwort	Kontinuierlich sich ausbildende reaktive Depolarisationsschwankung
Einwirkung auf nichtmyelinisierte Nervenfasern	Ideal: Auslösung von Schmerz und Hauthyperämie; schmerzhafte Reizung, analgetischer Nacheffekt	Möglich
Einwirkung auf die Fasern innervierter Muskeln	Indirekt über die Reizung intramuskulärer Nervenfasern: Tetanisierungsprinzip	Indirekt und direkt möglich: Tetanie und physiologische Kontraktur
Einwirkungsmöglichkeit auf denervierte Muskeln	Durch sehr langdauernde Reize (Exponentialströme) möglich	Keine: Impulse sind zu kurz

nente auf die Schmerzafferenzen. Außerdem erzeugen diese Ströme an der Haut eine deutliche Hyperämie, die zugleich Vorgänge der Resorption und der geweblichen Trophik beeinflußt.

Bei der **Faradisation** werden Wechselströme benutzt. Die diadynamischen Ströme arbeiten mit gleichgerichteten Wechselströmen (Bernard-Ströme). Die Frequenz dieser Ströme ist jeweils einstellbar zwischen 0 und 100 Hz, je nach gewünschter Wirkung. Diese Ströme vermögen im Gegensatz zur Gleichstrombehandlung auch die intakte Skelettmuskulatur zu stimulieren. Die elektrotherapeutisch induzierte Muskelaktivierung bedeutet gleichzeitig eine Steigerung der Durchblutungs- und Stoffwechselleistung. Daneben kann die gezielte Muskelstimulation aber auch einen muskelentspannenden Effekt haben. Nach rhythmischer kräftiger Muskelaktivierung tritt der Zustand eines verminderten Muskeltonus ein (Muskelrelaxation und Muskeldetonisierung). Niederfrequente Wechselstromimpulse vermögen auch die Leitungsfunktion von Schmerzfasern durch repetitive Stimulierung zu beeinflussen. Es resultiert eine Ermüdung der schmerzleitenden neuralen Strukturen, die den Zeitraum der Elektrotherapie überdauert. Eine repetitive Reizsetzung führt darüber hinaus zu Phänomenen der Schmerzlinderung, an denen Strukturen des zentralen Nervensystems beteiligt sind. Vor allem auf Rückenmarksebene wird die Weiterleitung von Schmerzerregungen durch periphere schnell leitende Afferenzen gehemmt. Voraussetzung ist allerdings, daß eine Erregung schmerzloser Fasern vermieden wird.

Für die Gleichstromanwendungen und die Anwendungen niederfrequenter Wechselströme sind relativ hohe Stromdichten unter den Elektroden erforderlich, um den Hautwiderstand zu überwinden. Damit sind die Stromwirkungen an der Haut das limitierende Element dieser elektrotherapeutischen Verfahren.

Durch einen technischen Trick gelingt es mit Hilfe der **Interferenzströme,** die elektrophysiologische Barriere der Haut zu überwinden. Bei den Interferenzströmen werden 2 mittelfrequente Wechselströme (um 4000 Hz) appliziert, die eine geringe Frequenzdifferenz oder Phasenverschiebung aufweisen. Durch Überlagerung dieser beiden Mittelfrequenzen – Interferenz – resultiert am Wirkort eine Niederfrequenz. Besonderer Vorteil der Interferenzströme ist die geringere Hautreizung am Applikationsort unter den Elektroden durch den geringeren Haut- und Gesamtkörperwiderstand bei Applikation höherer Frequenzen.

Indikationen Die wichtigsten Anwendungsziele der Elektrotherapie sind ganz global:

- Schmerzlinderung (Analgesie)
- Verbesserung der Gewebetrophik
- Durchblutungsförderung (Hyperämie)
- Entzündungshemmung (Antiphlogistie)
- Muskelrelaxation
- Muskelaktivierung

Für die Elektrotherapie gibt es bei der Behandlung von Krankheiten des Bewegungssystems zahlreiche Differentialindikationen. Die einzelnen Verfahren der Elektrotherapie können dabei sehr unterschiedliche, z. T. auch gegensätzliche Wirkungen auf die verschiedenen Strukturen des Bewegungssystems haben.

Kontraindikationen Für die Praxis sind einige wenige Kontraindikationen der Elektrotherapie zu beachten.

Absolute Kontraindikationen:
- Fieberhafte Allgemeinerkrankungen
- Zerstörungen der Hautoberfläche/offene Wunden im Applikationsgebiet der Elektroden
- Metallische Teile/Fremdkörper im Stromflußgebiet zwischen den Elektroden (Metallimplantate, Herzschrittmacher, Metallsplitter, Intrauterinpessare)
- Entzündliche Prozesse im Behandlungsgebiet
- Thrombophlebitis

Relative Kontraindikationen können sein:
- Arteriosklerose
- Sensibilitätsstörungen
- Apoplexie
- Hypertonie
- Blutungsneigung, Behandlung mit Antikoagulanzien
- Schwangerschaft
- Multiple Sklerose im akuten Schub
- Spastische Lähmungen bei Zunahme der Reflexaktivitäten
- Dekompensierte Herz-/Kreislaufinsuffizienz
- Endoprothesen

Diese Kontraindikationen gelten nicht gleichermaßen für alle Verfahren der Elektrotherapie. Vielmehr können die einzelnen Verfahren, je nach Art der Reizung, unterschiedliche Kontraindikationen aufweisen.

Methoden Eine verwirrende Vielfalt von Geräten und Stromformen macht die Elektrotherapie auf den ersten Blick sehr unübersichtlich. Die einfachste Einteilung der Stromformen der Elektrotherapie orientiert sich an
- Frequenz,
- Modulation.

Innerhalb dieser Einteilung sind noch verschiedene Elektrodentechniken zur gezielten Elektrotherapie möglich. Außerdem können Kombinationen von Gleich- und Wechselströmen modifizierend eingesetzt werden (Abb. 2.13).

Gleichstrom (0 Hz)
- Längsdurchflutung
  - Einer Extremität
  - Entlang einer Rumpfpartie
- Querdurchflutung
  - Meist im Bereich eines Gelenks
- Schmerzpunktgalvanisation
  - Lokale Applikation der Anode auf das Schmerzgebiet

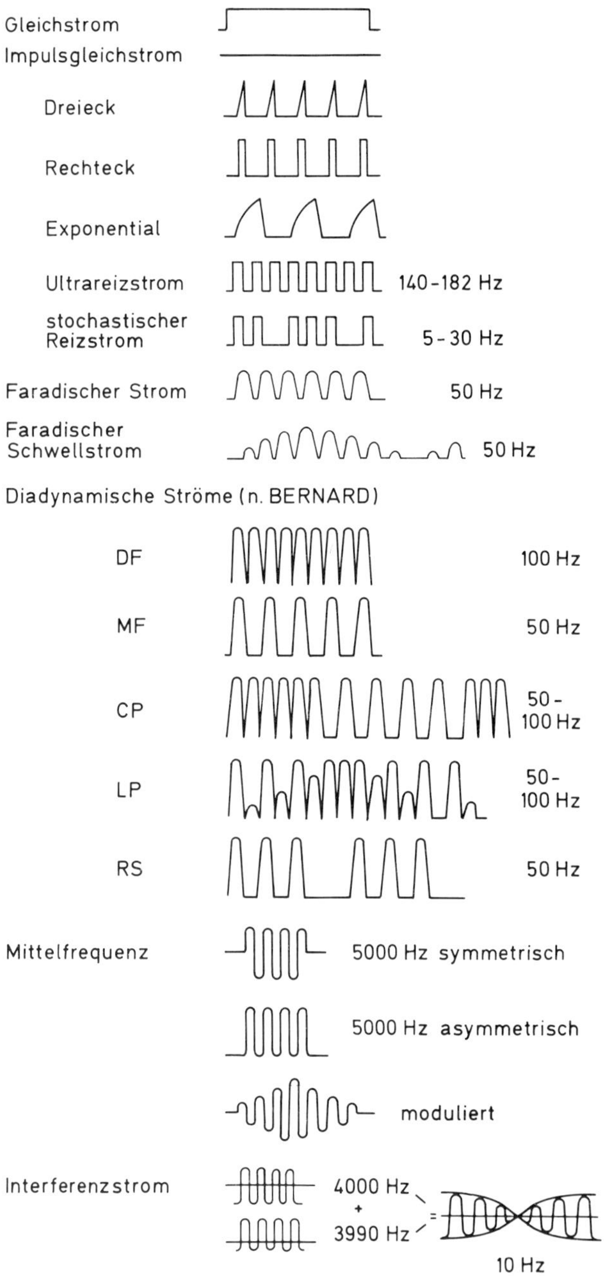

Abb. 2.13 Synoptische Darstellung der verschiedenen Stromformen

- Naß-Trocken-Technik
  - eine Plattenelektrode kombiniert mit einer Wasserelektrode (Zellenbad)
- 2-Zellen-Bad
- 4-Zellen-Bad
- Stangerbad
- Iontophorese (Einschleusen von Medikamenten unter Anode oder Kathode)

Gleichstromimpulse (1–500 Hz)
- Impulsgleichstrom (Impulsgalvanisation)
  - Dreieckimpulsstrom
  - Rechteckimpulsstrom
  - Exponentialstrom (Pulsdauer zwischen 100 und 500 ms mit exponentiellem Impulsanstieg)
- Ultrareizstrom (nach Träbert: 140–182 Hz, Impulsdauer 0,5–2 ms, Pause 5 ms, Rechteckimpulse)
- Stochastischer Reizstrom (Impulsdauer 0,5 ms, unregelmäßige Frequenz 5–30 Hz, Rechteckimpulse)

Wechselstrom
Niederfrequenztherapie (0–100 Hz)
- Stabile Faradisation (50 Hz) – nur zur Elektrodiagnostik
- Faradischer Schwellstrom (50 Hz)
- Faradischer Strom (gleichgerichteter Wechselstrom mit 50 Hz)
- Neofaradischer Strom (Gleichstromimpulse gleicher Form und Frequenz, Sinus, 50 Hz)
- Diadynamischer Strom (frequenzmodulierte, gleichgerichtete Wechselströme nach Bernard):
  - **DF** (diphase fixe), 100 Hz, konstant, erzeugt aus einem vollweg-gleichgerichteten 50-Hz-Wechselstrom
  - **MF** (monophase fixe), 50 Hz, konstant, erzeugt aus einem einweg-gleichgerichteten 50-Hz-Wechselstrom
  - **CP** (modulé encourtes périodes), 50/100 Hz, Wechsel von DF und MF im Sekundenrhythmus
  - **LP** (modulé à longues périodes), 50/100 Hz, geschwellt: MF mit zeitweiser eingeschwellter 2. MF
  - **RS** (rhythme syncopé), 50 Hz/Pause: MF wechselnd mit Pausen im Sekundenrhythmus

Mittelfrequenztherapie (1–10 kHz) (Tabelle 2.17, Abb. 2.13)
- Mittelfrequenzstrom (z. B. 5000 Hz)
  - Unmoduliert: symmetrisch, asymmetrisch
  - Moduliert: 3–10 Hz/10–25 Hz/50–100 Hz

- Interferenzstrom nach Nemec
  - Bipolar/tetrapolar: Schwebungsverfahren
  - Tripolar: stereodynamische Interferenz
  - Konstant: 100 Hz/40–20 Hz/10–1 Hz
  - Rhythmisch: 100–90 Hz/100–1 Hz/10–1 Hz

Applikation und Dosierung

Dosierung allgemein:

Bei allen Stromapplikationen erfolgt die Einstellung nach der individuellen Empfindlichkeit des Patienten:

- Sensibel unterschwellig (der Strom ist nicht spürbar)
- Sensibel schwellig (der Strom ist gerade eben spürbar)
- Sensibel überschwellig (der Strom ist stark, aber verträglich spürbar)
- Sensible Toleranzschwelle (der Strom ist sehr stark, aber gerade noch verträglich spürbar)

Die sensible Stromempfindung des Patienten darf nie über ein prickelndes Wärmegefühl unterschiedlicher Stärke hinausgehen. Ein stechender oder brennender Schmerz signalisiert stets eine Überdosierung!

Die einzelnen Körperabschnitte weisen eine durchaus unterschiedliche Stromempfindlichkeit auf. Die Beugeseiten der Extremitäten sind wesentlich empfindlicher als die Streckseiten.

Elektrodentechnik:

Art, Form und Größe der Elektroden richten sich nach dem gewünschten therapeutischem Ziel, der Stromart und dem Applikationsort. Gebräuchlich sind Plattenelektroden mit aufgelegtem, gut angefeuchtetem Viskoseschwamm oder handschuhähnlicher Viskosetasche, die mit Gummispannbändern befestigt werden. Platten- oder Knopfelektroden sind in verschiedenen Größen erhältlich. Teilweise werde auch Vakuum-Saugelektroden benutzt, die durch Unterdruck in einer elastischen Saugglocke befestigt werden. Auch hier ist ein gut angefeuchteter Viskoseschwamm auf die Elektrodenplatte im Inneren der Saugglocke einzulegen. Neueste Entwicklung sind Einmalelektroden mit Elektrodenengel, die ohne weitere Befestigung schon allein durch das Gel haften. Diese Elektroden sind sehr schnell, bequem und hygienisch anzulegen, aber teuer.

Unabhängig von der Elektrodenart und -größe muß in jedem Fall darauf geachtet werden, daß die Stromstärke bestimmte Grenzwerte nicht überschreitet.

Gleichstrom

- Applikation an Rumpf und Extremitäten 0,5–1 mA/cm^2
- Applikation am Kopf 0,3–0,5 mA/cm^2

Wechselstrom

Bei Wechselstrom-Mittelfrequenzen sind höhere lokale Stromstärken zulässig. Die Gesamtstromstärke sollte unter 60 mA liegen. Sie darf in keinem Fall 80 mA überschreiten.

Je kleiner die Elektrodenfläche bei gleicher Stromstärke, desto höher die Stromdichte und desto größer die Gefahr unerwünschter Hautreaktionen.

Es empfiehlt sich, für die täglich benutzten Elektroden die jeweilige Fläche zu berechnen und auf der breiteren Isolation des Anschlußkabels die maximale Stromstärke zu notieren.

Es ist stets darauf zu achten, daß der Auflagedruck der Elektroden gleichmäßig ist. Bei einseitiger Auflage - z. B. an unebenen Körperpartien - kann es sonst an den verbliebenen Kontaktstellen zu einer zu hohen Stromdichte und damit zu einer Hautverätzung kommen.

Neben den statischen Verfahren mit Befestigung der Elektroden am Applikationsort können auch kinetische Verfahren benutzt werden, bei denen eine variable Elektrode vom Behandler über den Applikationsort geführt wird. Hierzu eignen sich wegen der möglichen Unterbrechungen des Stromflusses und unangenehmer Sensationen bei Gleichstromanwendung fast ausschließlich Mittelfrequenztherapieverfahren (kinetische Interferenz).

Behandlungsdauer

Die Behandlungsdauer richtet sich grundsätzlich nach der Akuität des Prozesses. Als Regel kann gelten: **Je akuter der Krankheitsprozeß, desto kürzer die Dauer der Einzelanwendung.**

Eine Behandlungsserie sollte bei akuten Krankheitsbildern maximal 6–8 Anwendungen umfassen. Bei chronischen Krankheitsbildern sind 10–12 Behandlungen in einer Serie angezeigt.

Wegen des Gewöhnungseffekts des Gewebes an den elektrischen Strom sollte bei nachlassender Stromwirkung einer Behandlungsserie die Dauer der Einzelbehandlung verkürzt und nicht verlängert werden.

Sollte die Stromwirkung auch bei verkürzter Behandlungsdauer merklich nachlassen, ist die Behandlungsserie zu beenden und eine längere Behandlungspause einzulegen (Tabelle 2.19).

Beispiele für die Applikation und Elektrodentechnik (Abb. 2.14–2.20).

Tabelle 2.19 Grundsätzliche Hinweise zur Durchführung der Elektrotherapie

- Geräte zur therapeutischen Stromanwendung dürfen nie in unmittelbarer Nähe von Hochfrequenztherapiegeräten (gleichzeitig) benutzt werden. Die Patientenkabel können wie Antennen für Kurz-, Dezimeter- und Mikrowellen wirken. Das Ergebnis wären Verbrennungen unter den Elektroden
- Die Elektroden dürfen nur dann angelegt oder abgenommen werden, wenn die Intensität aller Ströme auf Null gestellt ist. Gleiches gilt für das Herausziehen von Steckerverbindungen zu Patientenkabeln.
  Grundsätzlich sind alle Stromunterbrechungen zu vermeiden, um unangenehme, schmerzhafte Muskelkontraktionen beim Patienten zu vermeiden.
  Zubehör regelmäßig auf Wackelkontakte prüfen.
  Elektroden stets sicher befestigen
- Stromstärken langsam einschleichend einstellen. Potentiometer-Stellung nie abrupt verändern
- Vor Ausschalten des Geräts alle Stromstärken am Patientenstromkreis auf Null stellen.
  Vor Einschalten des Geräts die Nullstellung des Patienten-Stromkreises prüfen
- Elektroden niemals unmittelbar auf die Haut aufbringen: immer Textil- oder Viskosezwischenlage, gut befeuchtet
- Empfindliche Hautstellen, Wunden oder kleinere Hautentzündungen mit Fettsalbe abdecken, bevor die Elektroden darüber angelegt werden.
  Besser: Elektroden nur über intakten Hautbezirken anlegen. Vor Anlegen der Elektroden Haut reinigen

Kontrolle und Überwachung Die Elektrotherapie erfordert grundsätzlich einen in den benutzten Geräten und ihrer Handhabung ausgebildeten Therapeuten. Dieser sollte möglichst während der ganzen Dauer der Behandlung beim Patienten oder in seiner unmittelbaren Nähe sein. Dies ist angesichts der relativen Kürze der Einzelbehandlung und der möglichen unerwünschten Wirkungen einer Strombehandlung keine unerfüllbare Forderung.

Beim Einstellen der Stromstärke und zu Beginn der Therapie ist der Patient eindringlich nach seinen Empfindungen zu befragen. Nicht alle Patienten äußern Mißempfindungen spontan, sondern leiden still in der Annahme, daß die Behandlung unangenehm oder gar schmerzhaft sein müsse.

Unerwünschte Wirkungen und Abbruch der Therapie Bei richtiger Indikation und sorgfältiger Applikationstechnik sind unerwünschte Wirkungen des elektrischen Stroms nachgerade selten. Sollte der Patient deutlichere unangenehme Sensationen wie

- Brennen an der Haut
- Langanhaltendes Erythem unter den Elektroden

- Hautverätzungen
- Übermäßiges Wärmegefühl
- Deutliche subjektive Mißempfindungen anderer Art

verspüren, kann zunächst über eine Verkürzung der Behandlungsdauer und eine Reduzierung der Stromstärke sowie eine Variation des Applikationsorts versucht werden, die Elektrotherapie fortzusetzen. Bei stärkeren Reaktionen ist die Elektrotherapie abzubrechen.

Zu den besonderen unerwünschten Wirkungen gehören Hautläsionen unter den Elektroden, die auf eine mangelhafte Applikationstechnik oder eine überdurchschnittliche Empfindlichkeit des Patienten zurückzuführen sind. In diesen Fällen ist die Elektrotherapie vorübergehend zu unterbrechen oder ganz abzubrechen, je nach Schwere der Symptome im Einzelfall.

Ein Nachlassen der Stromwirkung kann zunächst durch eine Verkürzung der Dauer einer Einzelbehandlung kompensiert werden. Kommt es dennoch zu einer nachlassenden oder ausbleibenden Stromwirkung, ist die Therapie abzubrechen. Eine Fortsetzung mit einer 2. Behandlungsserie ist erst nach einer längeren Pause von mehreren Tagen/Wochen sinnvoll.

Therapieerfolg und Beurteilung Ein objektives Maß für die therapeutischen Erfolge der Elektrotherapie ist gelegentlich nur schwer zu finden. Eindeutig ist ein Therapieerfolg, wenn die behandelten Lokalsymptome zurückgehen oder völlig verschwinden. In den meisten Fällen wird sich der Arzt auf die subjektiven Angaben des Patienten stützen müssen, wenn er den Therapieerfolg beurteilt.

Vielfach ist die Elektrotherapie nur ein Baustein im Rahmen einer komplexen, physikalischen Behandlung. Einzelne Effekte der Elektrotherapie lassen sich dann nur schwer von den Effekten der parallel durchgeführten Therapie trennen. Dennoch ist die Elektrotherapie ein wesentlicher Bestandteil der physikalischen Therapie in der Behandlung akuter und chronischer Krankheitszustände am Bewegungssystem. Gezielt eingesetzt lassen sich oft bemerkenswerte therapeutische Erfolge erzielen.

Bei chronischen Krankheiten des Bewegungssystems, insbesondere degenerativen Krankheiten der Stütz- und Bindegewebe, ist von einer einmaligen Behandlungsserie mit elektrotherapeutischen Verfahren kein durchschlagender und dauerhaft anhaltender Behandlungserfolg zu erwarten. Hier müssen oft mehrere Behandlungsserien durchgeführt werden, ehe ein dauerhafter Therapieerfolg deutlich sichtbar wird. Allerdings sind diese Behandlungsserien nur in größeren zeitlichen Abständen sinnvoll, da sich ein Rückgang der initial behandelten Symptomatik auch noch nach mehreren Wochen einstellen kann. Eine kontinuierliche Verordnung elektrotherapeutischer Maßnahmen ist nur bei der Lähmungsbehandlung sinnvoll, die immer bis zum sicheren Erreichen eines therapeutischen Erfolgs ohne Unterbrechung fortgesetzt werden muß.

Stabile Galvanisation

Bei der stabilen Galvanisation müssen je nach Indikation und therapeutischem Ziel Elektrodengröße, Elektrodenlage, Stromstärke und Anwendungsdauer variiert werden. Die nachfolgend genannten Daten können daher nur Beispiele sein, die je nach der individuellen Situation des Patienten und seiner Krankheit abgestimmt werden müssen.

- Therapeutisches Ziel: **Analgesie**
  Der „Anelektrotonus", die Hyperpolarisation an Nervenzellen und Nervenfasern unter der Anode bewirkt elektrophysiologisch eine Dämpfung der Erregbarkeit. Zur Analgesie wird daher die Anode (Pluspol) als differente, variable Elektrode eingesetzt und die Kathode (Minuspol) bezogen auf das zentrale Nervensystem möglichst weit distal/kaudal fixiert
- Therapeutisches Ziel: **Hyperämie**
  Die sekundäre, langanhaltende Vasodilatation ist eine grundsätzliche Wirkung der stabilen Galvanisation, unabhängig von der Stromrichtung. Die Elektroden werden für die gewünschte Hyperämie zur Querdurchflutung angelegt. Anode und Kathode können während der Behandlung durch Umschalten (Umpolen) vertauscht werden
- Therapeutisches Ziel: **Steigerung der motorischen Erregbarkeit**
  Durch Veränderungen der Ionenkonzentration kommt es unter der Kathode (Minuspol) zu einer Steigerung der Erregbarkeit, die therapeutisch bei der Behandlung von Paresen genutzt werden kann. In diesem Fall wird die Anode (Pluspol) als indifferente Elektrode fixiert und die Kathode als differente Elektrode eingesetzt
- Therapeutisches Ziel: **Dämpfung des Sympathikus**
  An Rumpf und Extremitäten kann eine Dämpfung des sympathischen Nervensystems erzielt werden, wenn eine Längsdurchflutung „in absteigender" Richtung gewählt wird: Kathode (Minuspol) distal, Anode (Pluspol) proximal
- Therapeutisches Ziel: **Steigerung des Sympathikus**
  Die „aufsteigende" Galvanisation hat eine tonussteigernde Wirkung bei Längsdurchflutung von Rumpf und Extremitäten: Anode (Pluspol) distal, Kathode (Minuspol) proximal

Wahl der Elektroden

- Trockentechnik:
  Grundsätzlich müssen alle Elektroden für die stabile Galvanisation „feucht" sein, um den Übergangswiderstand an der Haut möglichst gering zu halten und Hautschäden zu vermeiden. Dennoch wird diese Applikationsform als „Trockentechnik" bezeichnet, im Gegensatz zur „Naßtechnik" mit Ankoppelung des Stroms über eine wassergefüllte Wanne

- Naß-Trocken-Technik:
  Hier wird eine Elektrode in eine wassergefüllte Wanne eingelegt, in die der Patient seine Extremität eintaucht, während die andere Elektrode als Schwammelektrode in „Trockentechnik" angelegt wird
- Naßtechnik:
  Hierbei befinden sich alle Elektroden in einer wassergefüllten Wanne, in die die Extremitäten eingetaucht werden (2-Zellen-Bad, 4-Zellen-Bad)

Die Stromdichte ist bei gleicher Stromstärke umso größer, je kleiner die Elektrodenfläche ausgeführt ist. Gebräuchlich sind daher Platten- und Knopfelektroden unterschiedlicher Größe, die üblicherweise mit Gummispannbändern befestigt werden. Daneben gibt es Spezialelektroden für besondere Indikationen: Eine Variante der Plattenelektroden sind Vakuum-Saug-Elektroden. Diese Befestigungstechnik ist durch das notwendige Vakuumsystem aufwendiger in der Anschaffung, aber wesentlich günstiger, vor allem bei Applikationen am Körperstamm, wo sich Elektroden mit Spannbändern so schlecht befestigen lassen.

Die Auswahl der Elektroden richtet sich nach der Indikation, der anatomischen Region und dem therapeutischen Ziel:

- Großflächige Elektrode
  Therapeutisches Ziel: Hyperämie, Tonusmodulation des Sympathikus
  Indifferente Elektrode bei selektiven Anwendungen
- Kleinflächige Elektrode
  Schmerzpunktbehandlung
  Differente Elektrode bei selektiver Behandlung

Behandlungsdauer

Die Behandlungsdauer richtet sich immer nach der Akuität der zu behandelnden Krankheit:

- Akute Krankheitsbilder (kurze Behandlungsdauer, 2–10 min, Behandlungsfrequenz täglich, im Akutstadium bis 2mal täglich)
- chronische Krankheitsbilder (lange Behandlungsdauer, 10–40 min, Behandlungsfrequenz 2–3mal wöchentlich)

Die Behandlungsserie sollte 6–10 Behandlungen nicht übersteigen. Danach ist eine längere Pause von einigen Wochen einzulegen, ehe eine 2. Behandlungsserie verabreicht wird.

Krankheiten der peripheren Gelenke

- Arthrose (Abb. 2.14)
  - Elektrodentechnik
    je nach Topographie, überwiegend Quergalvanisation mit Umpolung nach der Hälfte der Behandlungszeit
  - Stromstärke
    steigernd bis zur maximalen Toleranz
  - Behandlungsdauer 5–30 min

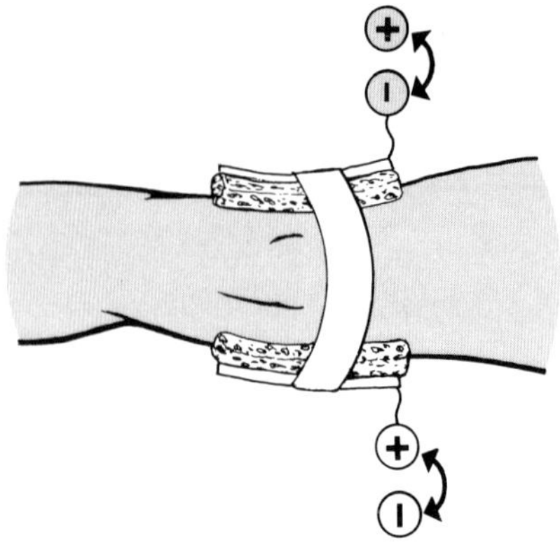

Abb. 2.14 Arthrose: Quergalvanisation Knie

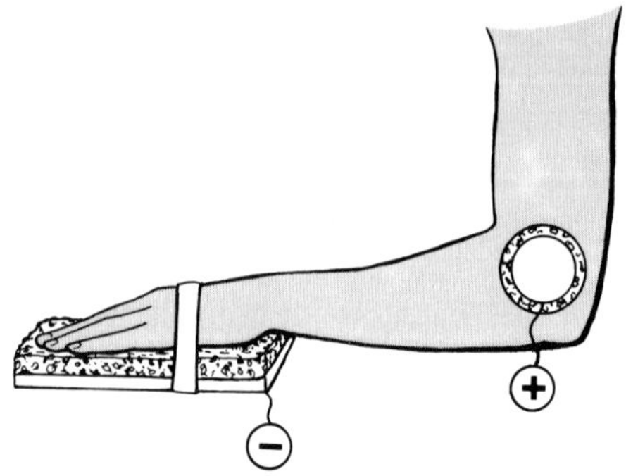

Abb. 2.15
Epikondylitis: analgesierende Längsgalvanisation

- Arthritis
  - Elektrodentechnik
    je nach Topographie, überwiegend Quergalvanisation medial - lateral oder ventral - dorsal mit Umpolen
  - Stromstärke
    je nach Verträglichkeit steigern
  - Behandlungsdauer
    3-5 min bei akuter, 5-30 min bei chronischer Arthritis

Krankheiten der periartikulären Gewebe

Hierzu zählen Periarthritis, Bursitis, Epikondylitis (Abb. 2.15), Tendinitis, Tendovaginitis, Insertionstendinitis und andere Symptome, die teils mit Schmerz allein, teils mit sicheren entzündlichen Reaktionen einhergehen. Entsprechend ist die stabile Galvanisation durchzuführen.

- Schmerzen ohne sichere Entzündungszeichen
  - Elektrodentechnik
    je nach Topographie, überwiegend Längsgalvanisation
    Anode (+) kleinflächig über dem Schmerzpunkt
    Kathode (–) großflächig möglichst weit distal
  - Stromstärke
    5-30 mA gesamt
  - Behandlungsdauer
    3-15 min
- Sichere Entzündungszeichen
  - Elektrodentechnik
    je nach Topographie Quer- oder Längsgalvanisation mit Umpolen nach halber Behandlungszeit

- Stromstärke
  bis zur maximalen Verträglichkeit
- Behandlungsdauer
  3–7 min bei akuten, exsudativen Veränderungen,
  5–20 min bei chronischen Prozessen

Krankheiten der Muskulatur

Myalgien, Myogelosen, Hartspann, Lumbago sind keine fest umrissenen Krankheitsbilder der Muskulatur. Meist handelt es sich um sekundäre Vorgänge der nozizeptiven Efferenz mit Erhöhung des γ-Tonus und/oder Stimulation der α-Motoneurone. In diesen Fällen sollte eigentlich nach der Ursache der Muskelverspannungen gesucht werden, um eine kausale Behandlung einzuleiten. Die stabile Galvanisation der Muskulatur ist allenfalls eine begleitende Therapie.

- Elektrodentechnik
  Je nach Topographie, Längsgalvanisation entlang des Muskelverlaufs mit detonisierender, absteigender Stromrichtung: Anode (+) proximal, Kathode (–) distal
- Stromstärke
  nach individueller Verträglichkeit
- Behandlungsdauer
  5–10 min

Krankheiten der Blutgefäße (Abb. 2.16)

Indikationen bei Krankheiten der Blutgefäße sind vor allem vasospastische Krankheiten sowie entzündliche Veränderungen der Blutgefäße im Kapillarbereich. Schwere arteriosklerotische Veränderungen zählen zu den Kontraindikationen für die stabile Galvanisation.

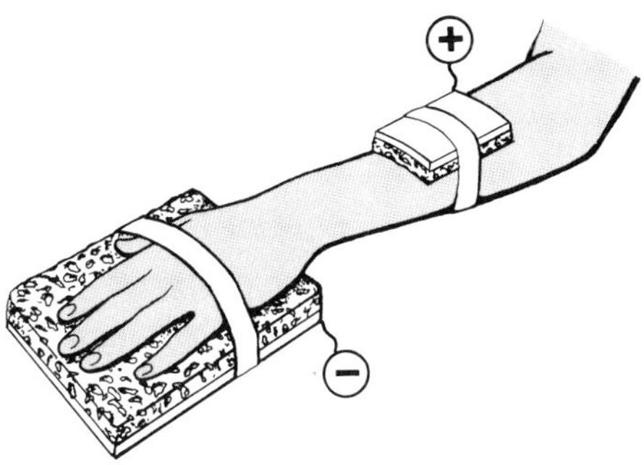

Abb. 2.16 Durchblutungsstörungen: absteigende Längsgalvanisation

- Elektrodentechnik
  Längsgalvanisation, Anode (+) proximal, Kathode (–) distal, absteigender, detonisierender Strom
- Stromstärke
  1–20 mA
- Behandlungsdauer
  3–30 min

Schmerzsyndrome und Erkrankungen peripherer Nerven

- Ischialgie (Abb. 2.17)
  - Elektrodentechnik
    Schmerzpunkt-, Längs- oder Quertechnik Anode (+), jeweils über Schmerzpunkt bzw. proximal, Kathode immer distal
  - Stromstärke
    0,5–30 mA gesamt, nie über 1 mA/cm^2 Elektrodenfläche
  - Behandlungsdauer
    10–40 min
- Brachialgie (Abb. 2.18)
  - Elektrodentechnik
    Quergalvanisation: Anode (+) im Nacken, Kathode (–) auf der Brust, Längsgalvanisation: Anode (+) über der Schulter, Kathode (–) distal am Arm/Hand
  - Stromstärke
    5–20 mA gesamt
  - Behandlungsdauer
    5–25 min
- Interkostalneuralgie (Abb. 2.19)
  - Elektrodentechnik
    Quergalvanisation: Anode (+) über der Wirbelsäule, Kathode (–) ventrallateral
  - Stromstärke
    5–15 mA gesamt
  - Behandlungsdauer
    5–25 min
- Okzipitalneuralgie
  - Elektrodentechnik
    Längsgalvanisation: Schmerzpunkttechnik,
    Anode (+) mit max. 10 cm^2 Elektrodenfläche okzipital, Kathode (–) mit ca. 200 cm^2 zwischen den Schulterblättern über der Wirbelsäule
  - Stromstärke
    0,5–5 mA gesamt
  - Behandlungsdauer 2–10 min

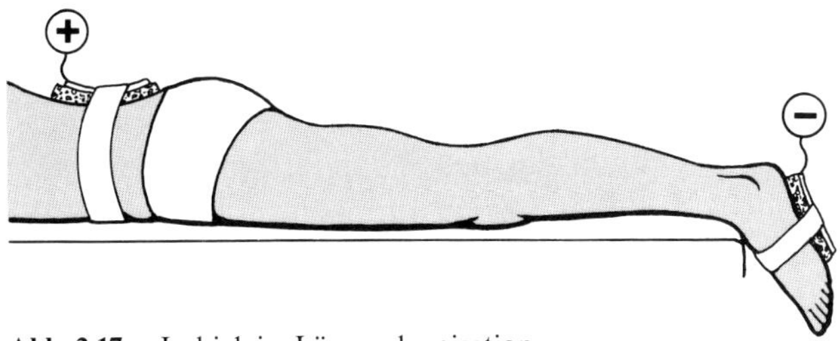

Abb. 2.17 Ischialgie: Längsgalvanisation

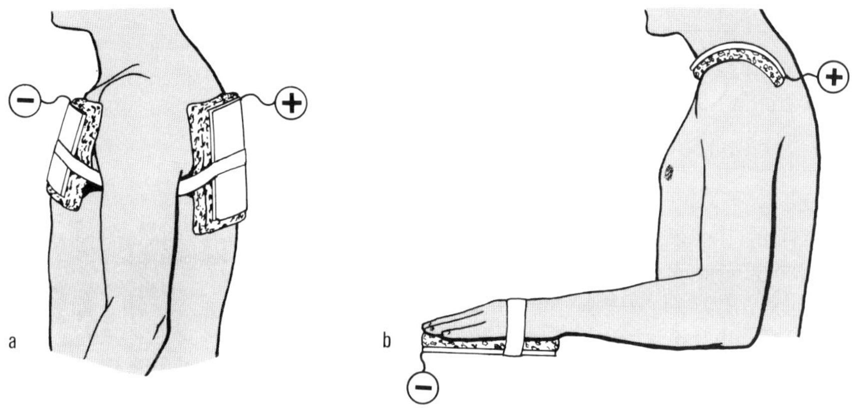

Abb. 2.18 a-b Brachialgie: **a** Quergalvanisation, **b** Längsgalvanisation

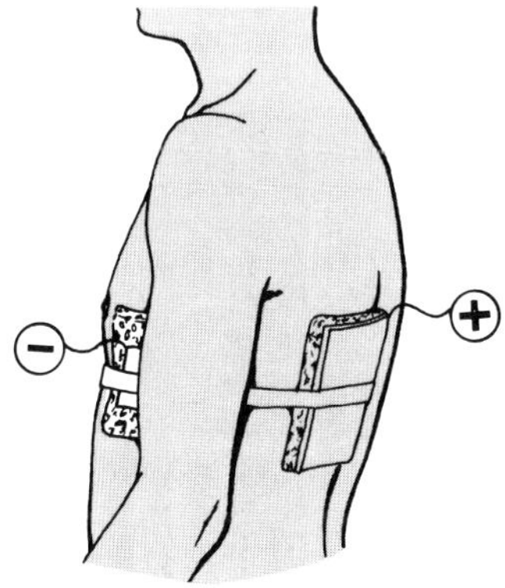

Abb. 2.19 Interkostalneuralgie: Quergalvanisation

- Trigeminusneuralgie
  - Elektrodentechnik
    Maskenelektrode als Anode (+) auf der erkrankten Gesichtshälfte oder Knopfelektrode über Schmerzpunkt des betroffenen Trigeminusastes, Kathode (–) als Plattenelektrode mit 300 cm^2 im Nacken über der HWS
  - Stromstärke
    0,5–5 mA gesamt
  - Behandlungsdauer
    2–10 min
- Schlaffe Paresen (Abb. 2.20)
  - Elektrodentechnik
    Längsgalvanisation mit aufsteigender Durchflutung
    Anode (+) distal, Kathode (–) proximal
  - Stromstärke
    bis zur Toleranzgrenze, max. 60 mA
  - Behandlungsdauer
    30–40 min
  - Cave
    Vorsicht bei gleichzeitigen sensiblen Ausfällen! Hautreaktion sorgfältig überwachen, Stromstärke entsprechend dosieren
  - **Hinweis: Bei Zerstörung der motorischen Vorderhornzellen ist die Elektrotherapie als peripher angreifende Behandlung sinnlos!**

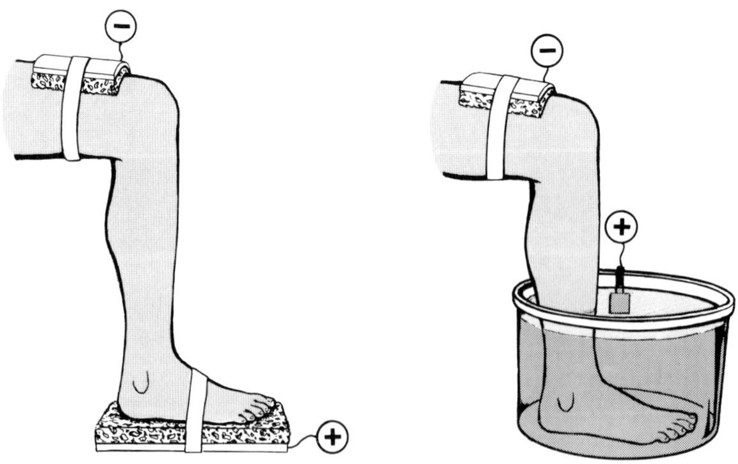

Abb. 2.20 a-b Schlaffe Parese: aufsteigende Längsgalvanisation. **a** Trockentechnik, **b** Naßtechnik

Iontophorese

Die Iontophorese als spezielle Form der stabilen Galvanisation nutzt die Wanderung polarer Ionen entlang der Stromrichtung, um Medikamente aus der Unterpolsterung der Elektrode in die Haut und das Kapillargebiet der Haut einzubringen. Je nach Art des iontophoretisch eingebrachten Stoffes wird dadurch die therapeutische Wirkung der stabilen Galvanisation verstärkt oder eine völlig eigenständige pharmakologische Wirkung erzielt.

Durch den angelegten Gleichstrom wandern die Moleküle/Ionen eines Arzneimittels im elektrischen Feld: Positiv geladene Teilchen wandern zur Kathode (–), negativ geladene Teilchen zur Anode (+). Entsprechend gegensinnig muß die kutane Applikation des Arzneimittels unter den Elektroden erfolgen, damit eine Wanderung durch und in die Haut erfolgt (Abb. 2.21).

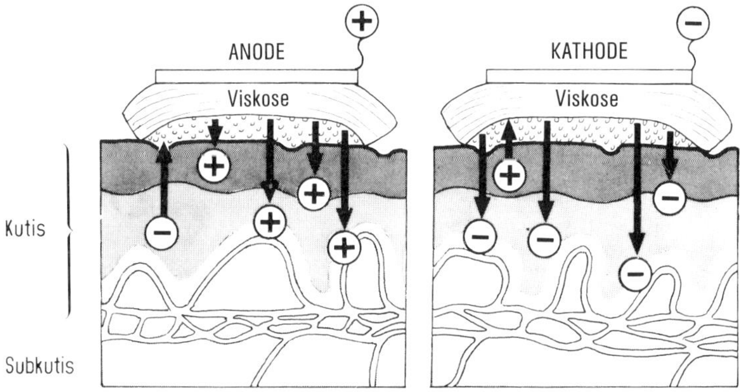

Abb. 2.21 Applikationsprinzip der Iontophorese. Polare Substanzen wandern in Richtung des Stromflusses entsprechend ihrer Polarität. Dadurch erleichtert die Iontophorese das Einbringen polarer Pharmaka in die Haut. Die Hyperämie durch den vasodilatationalen Effekt der stabilen Galvanisation verstärkt die Resorption des perkutan applizierten Arzneimittels in den Blutkreislauf

Zusätzlich zur tragenden stabilen Galvanisation können niederfrequente diadynamische Ströme über die gleiche Elektrode appliziert werden, um die therapeutische Wirkung der Iontophorese zu verstärken. Diese zusätzliche Elektrotherapie hat allerdings keinen Einfluß auf die Wanderungsgeschwindigkeit der geladenen Arzneimittelteilchen, erhöht also nicht die Menge des kutan eingebrachten Wirkstoffs. Diese Menge ist allein abhängig von der Stromstärke des Gleichstroms und der zeitlichen Dauer der Iontophorese. Wegen der möglichen Hautreizung unter den Elektroden sind allerdings auch der Stromstärke bei der Iontophorese enge Grenzen gesetzt.

Jedes zur stabilen Galvanisation eingerichtete Elektrotherapiegerät kann auch zur Iontophorese benutzt werden.

Es empfehlen sich vor allem Plattenelektroden großer Fläche. Saugelektroden sind wegen des Konstruktionsprinzips nicht geeignet. Für die Iontophorese gelten die gleichen Grenzwerte der Stromstärke wie für die stabile Galvanisation:

0,5–1 mA/cm^2 Elektrodenfläche

Die Gesamtstromstärke ist eher niedriger zu wählen als bei der stabilen Galvanisation, in der Regel 5–20 mA.

Die Behandlungsdauer der Iontophorese beträgt je nach Indikation 5–30 min, in der Regel 10–15 min.

Für die Iontophorese gelten die gleichen Kontraindikationen wie für die stabile Galvanisation.

Hinzu kommt noch die Kontraindikation einer toxischen oder allergischen Reaktion auf das iontophoretisch einzubringende Arzneimittel.

Ein Abbruch der Iontophoresebehandlung ist erforderlich bei Auftreten starker Hautreaktionen (erhebliche Rötung, Zerstörung der Hautoberfläche). Eine leichte bis mäßige Rötung kann durchaus erwünschte Wirkung sein, muß aber bis zur nächstfolgenden Behandlung abgeklungen sein.

Besondere Indikationen zur Iontophorese:

- Umschriebene Schmerzen am Bewegungssystem
  - Epikondylitis
  - Tendinitis
  - Tendopathien
  - Myalgien
  - Myogelosen
  - Periarthropathien
  - Arthrosen
  - Neuralgien
- Narben, besonders bei starker Schrumpfungstendenz
- Keloide
- Sklerodermie (umschriebene Herde)
- Dupuytren Kontraktur (besonders Stadium I, II)

Von der Anode (+) einzubringende Pharmaka sind:

Adrenalin	1%
Aconitin	1:5000
Bienengift	wie konfektioniert (o. P.)
Silber (Argentum nitr.)	1–2%
Azetylcholin	0,5%
Vitamin B	wie konfektioniert (o. P.)

Kalzium (Kalziumchlorid)	1%
Zink (Chlor-Zink Lösung)	1%
Doryl	0,1%
Histamin	3 : 100.000
Kupfer (Kupfersulfat)	5%
Kokain	1%
Procain, Novocain, Perkain	2–5%
Priscol	5–10%

Von der Kathode (–) einzubringende Pharmaka sind:

Sulfonamide	10%
Nikotinsäure	3%
Jod (-kalium/-natrium)	1–3%
Salizylat	3%
Schwefelsublimat	wie konfektioniert

Viele Fertigpräparate enthalten Moleküle und Ionen positiver und negativer Polarität. Vielfach wird hier Umpolung bei halber Behandlungszeit empfohlen. **Umpolen widerspricht aber völlig dem physikalischen Prinzip der Iontophorese, weil die gerade eingebrachten Ionen durch Umpolen sozusagen wieder herausgezogen werden.**

Ist die Polarität einer Substanz (Fertigpräparat) nicht bekannt oder liegen Ionen beider Polaritäten vor, trägt man die Substanz unter beiden Elektroden auf, sofern beide Elektroden im Behandlungsbezirk liegen, z. B. bei Querdurchströmung der Extremitäten.

Mehrzellenbad

Das 2- oder 4-Zellen-Bad ist eine besondere Applikationsform der stabilen Galvanisation. Diese hydroelektrischen Teilbäder haben gegenüber dem Stangerbad (hydroelektrisches Vollbad) Vorteile:

- Technisch wesentlich weniger aufwendig
- Keine Kreislaufbelastung eines Vollbads

Die analgesierende oder tonisierende Wirkung des elektrischen Gleichstroms wird dennoch voll genutzt. Als Elektroden dienen beim Mehrzellenbad wassergefüllte Arm- oder Fußwannen, in denen große Plattenelektroden befestigt sind, die über ein angeschlossenes Steuergerät in verschiedenen Schaltungen gepolt werden können:

- Querdurchflutung
- Längsdurchflutung
- Absteigend: Kathode an der unteren Extremität, Anode an der oberen Extremität
- Aufsteigend: Anode an der unteren Extremität, Kathode an der oberen Extremität

Der absteigende Strom hat eine dämpfende, der aufsteigende Strom eine steigernde Wirkung auf den Tonus des Sympathikus und der Muskulatur. Zusätzlich gibt es analgetische und hyperämisierende Wirkungen wie bei jeder Gleichstromanwendung.

Gegenüber der stabilen Galvanisation in Trockentechnik haben die Wasserelektroden des Mehrzellenbads den Vorteil einer geringeren lokalen Stromdichte an der Haut. Sie sind die größtmöglichen Flächenelektroden ohne jede Ankoppelungsschwierigkeit. Daher können höhere Gesamtstromstärken benutzt werden als bei Plattenelektroden (Abb. 2.22).

Indikationen zum Mehrzellenbad sind:

- Alle Krankheiten des Bewegungssystems im subakuten oder chronischen Stadium, besonders bei Befall der Extremitäten
- Periphere Neuralgien
- Neuropathien
- Angioneuropathien
- Periphere Durchblutungsstörungen
- Bei Lähmungen zur Einleitung der Reizstrombehandlung

Kontraindikationen des Mehrzellenbads sind die gleichen wie bei jeder stabilen Galvanisation.

Hinweise zur Applikation

Die Wannen (Zellen) müssen unbedingt aus nichtleitendem Material gefertigt sein. In der Nähe des Patienten dürfen sich keine metallischen Leiter befinden, die berührt werden könnten.

Die Arm- und Fußwannen werden mit temperiertem Wasser gefüllt (35–40 °C, je nach Indikation). Zusätze (Salze, Gerbstoffe) können eingebracht werden.

Zweizellenbad:

Arme des Patienten in den Armwannen plazieren, dabei Unterarme auf den Zellenboden legen lassen

oder

Füße des Patienten in Fußwannen plazieren, dabei Füße ganz aufstellen lassen.

Vierzellenbad:

Arme und Füße wie beschrieben in den Wannen plazieren. Dabei muß der Patient unbedingt bequem und entspannt sitzen.

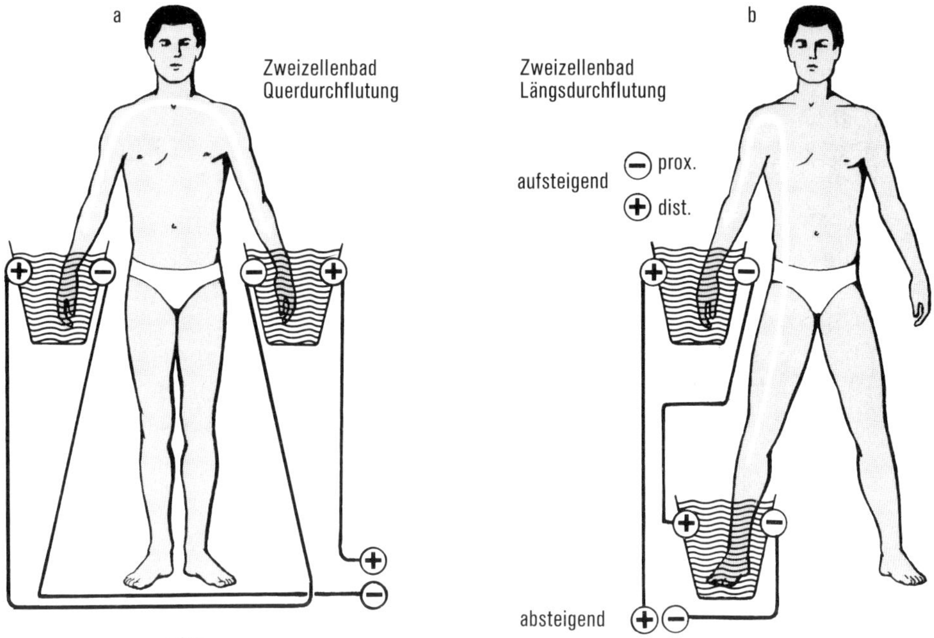

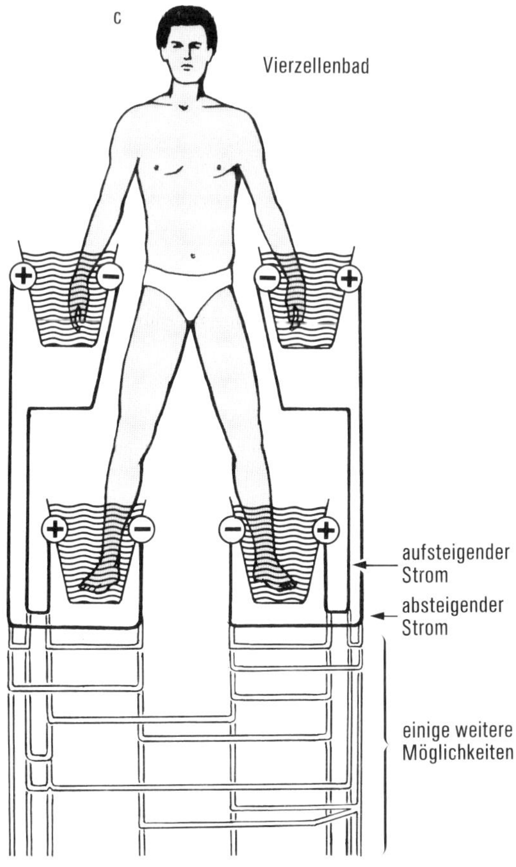

Abb. 2.22 a-c
Prinzip des 2-,4-Zellen-Bads mit den verschiedenen Schaltmöglichkeiten.
a 2-Zellen-Bad mit Querdurchflutung,
b 2-Zellen-Bad mit Längsdurchflutung,
c 4-Zellen-Bad

Beim Plazieren des Patienten ist das Gerät sicher stromlos zu schalten.
Erst nachdem der Patient seine Position eingenommen hat, wird das Gerät nach Bedienungsanleitung eingeschaltet, die gewünschte Schaltung eingestellt und die Stromstärke langsam und einschleichend erhöht.

- Erwünschte Reaktion des Patienten: leichtes Stromgefühl, sensibel-schwellig, in Form eines feinen Kribbelns auf der Haut
- Behandlungsdauer: je nach Indikation 10–15 min
- Behandlungsserie: 6 bis maximal 10 Applikationen

Das Mehrzellenbad wird allgemein gut vertragen. Unerwünschte Wirkungen sind selten. Vegetative Reaktionen können auftreten, vor allem bei tonussteigernder Stromschaltung und Querdurchflutung der oberen Extremität. Gegebenenfalls ist die Behandlung abzubrechen.

Stangerbad

Das Stangerbad ist ein hydroelektrisches Vollbad, auch als galvanisches Bad bezeichnet, das in einer Spezialwanne mit 8 großen Plattenelektroden appliziert wird. Durch entsprechende Schaltung lassen sich alle gewünschten Stromrichtungen zwischen den Elektroden am Kopf- und Fußende sowie jeweils 3 Elektroden an jeder Körperseite einstellen. Damit ist das Stangerbad eine besondere Applikationsform der stabilen Galvanisation in Verbindung mit der hydrotherapeutischen Maßnahme eines Vollbads. Durch Variation der Wassertemperatur und Zugabe gerbender Pflanzenextrakte können zusätzliche Reize gesetzt und die therapeutische Wirkung des Stroms

- Analgesierend
- Hyperämisierend
- Relaxierend/detonisierend
- Tonussteigernd

gezielt ergänzt werden (Abb. 2.23).

Indikationen zum Stangerband sind:

- Alle Krankheiten des rheumatischen Formenkreises im subakuten oder chronischen Stadium
- Arthrosen
- Spondylitis ankylosans
- Chronische Polyarthritis
- Periphere Neuralgien
- Neuropathien
- Periphere arterielle Durchblutungsstörungen

Durch die indifferente Temperatur des Stangerbads (34–36 °C) ist bereits eine Behandlung relativ akut entzündlicher rheumatischer Schmerzzustände möglich, bei denen eine andere Hydrotherapie (Thermalwasser, Schwefelbäder, Moorlaugenbäder) noch kontraindiziert wäre.

Kontraindikationen zum Stangerbad sind:

- Alle Kontraindikationen der stabilen Galvanisation
- Alle Kontraindikationen der Hydrotherapie im Vollbad
  - dekompensierte Herz-Kreislauf-Insuffizienz
  - schwere koronare Herzkrankheit
  - Hypertonie
  - fieberhafte Allgemeinerkrankungen

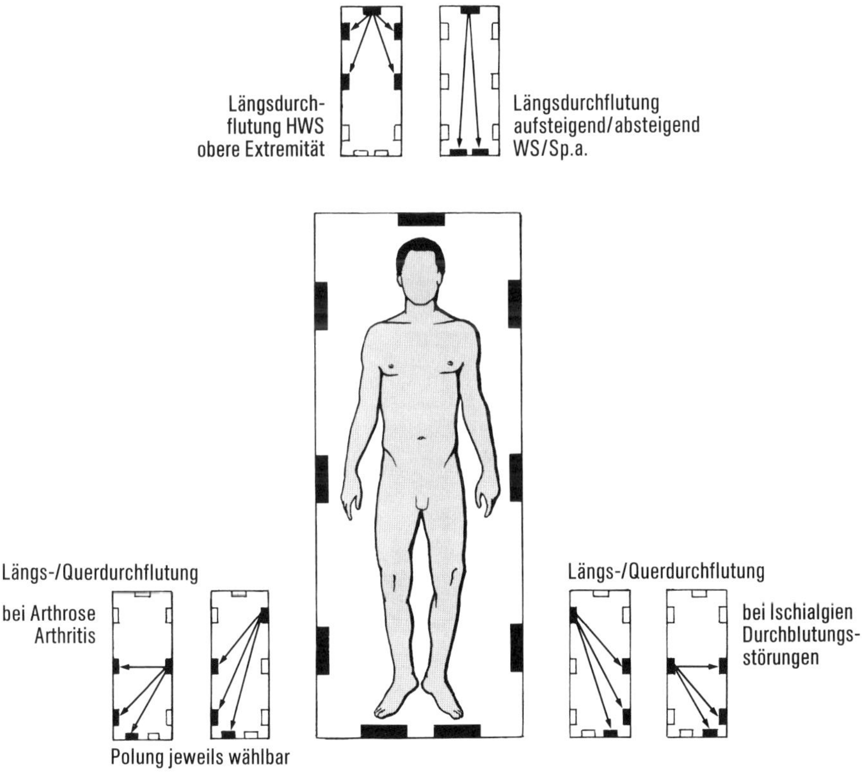

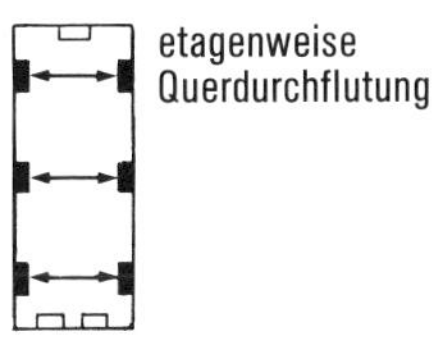

Abb. 2.23
Applikationsmöglichkeiten und Schaltungen der Stromrichtung beim Stangerbad

Hinweise zur Applikation

Alle Elektroden sind nach Anweisung des Herstellers stromlos zu schalten. Wasser gewünschter Temperatur wird eingelassen. Zusätze (gerbender Pflanzenextrakt, Salze) werden in gewünschter Konzentration zugegeben. Der entkleidete Patient soll bequem in der Wanne lagern. Anschließend wird die Schaltung der Elektroden gewählt. Die Stromstärke soll langsam und einschleichend erhöht werden.

- Erwünschte Reaktion des Patienten: sensibel schwellige Stromempfindung in Form eines leichten Prickelns auf der Haut
- Behandlungsdauer: 10–30 min, meist etwa 15 min
- Behandlungsserie: in der Regel 6, bei chronischen Krankheiten bis zu 10 Anwendungen
- Ende der Behandlung: mit der Stromstärke soll man langsam ausschleichen, bis die Elektroden stromlos sind, anschließend Patienten aus der Wanne steigen lassen und mit vorgewärmten Tüchern abtrocknen. Patienten gut eingepackt nachruhen lassen

Unerwünschte Wirkungen sind bei Beachtung der Kontraindikationen selten. Gelegentlich wird ein Brennen auf der Haut als Stromwirkung oder als Unverträglichkeitsreaktion durch die benutzten Zusatzstoffe (besonders bei Patienten mit empfindlicher Haut) geschildert. Hier ist eine entsprechende Modifikation mit geringerer Stromstärke und geringerer Konzentration des Zusatzstoffes zu versuchen.

Treten unter der Stangerbadbehandlung anhaltende Verschlechterungen des Grundleidens ein (z. B. exsudative Arthritiden bei chronischer Polyarthritis), ist die Behandlungsserie unmittelbar abzubrechen.

Faradischer Strom

Die einfachste Form der niederfrequenten Elektrotherapie ist der faradische Strom mit 50 Hz, hergestellt aus einer Gleichstromimpulsfolge (neofaradisch) oder gleichgerichteten Wechselströmen mit 50 Hz (faradisch). Wegen der Dauerkontraktion der Muskulatur unter faradischem Strom ist ein konstanter faradischer Strom nur für die Elektrodiagnostik der Muskulatur geeignet. Die therapeutische Anwendung erfolgt als geschwellte Impulsfolge (Schwellstrom) mit rhythmischem An- und Abschwellen des Stroms. Wegen der daraus resultierenden Muskelkontraktion wird diese Stromanwendung auch als „Elektrogymnastik" bezeichnet. Faradischer Strom eignet sich besonders zur Behandlung atrophierter Muskulatur.

In bipolarer Elektrodentechnik werden 2 großflächige Elektroden entlang des Verlaufs einzelner Muskeln oder Muskelgruppen angelegt. Diese werden dann ganz vom faradischen Strom durchflossen und rhythmisch zur Kontraktion gebracht.

Indikationen für diesen faradischen Schwellstrom sind:
- Inaktivitätsatrophien
- Leichte Paresen
- Thromboembolieprophylaxe

Anwendung:
- Stromstärke: bis kräftige Kontraktion der Muskulatur eintritt
- Dauer: 5–10 min
- Häufigkeit: täglich

Mit monopolarer Elektrodentechnik mit der Anode als indifferenter großflächiger Elektrode proximal und der Kathode als differenter kleinflächiger Elektrode distal wird eine Elektrodiagnostik durchgeführt, um einzelne Muskeln und Muskelgruppen auf ihre faradische Erregbarkeit zu prüfen, bevor die Faradisation als therapeutisches Prinzip eingesetzt wird.

Impulsstrom

Wie bei der Therapie mit faradischen Strom handelt es sich bei der Anwendung von Impulsstrom um eine Form der Reizstromtherapie im engeren Sinne. Therapeutisches Ziel ist die Reizung von Nerven und Muskeln mittels spezieller Impulsfolgen, die sich aus Einzelimpulsen von einer Dauer von etwa 20–1000 ms und einer Pausendauer von 1000–10 000 ms bei veränderbarem Impulsanstieg und bei variabler Intensität zusammensetzen. Man unterscheidet rechteck- und dreieckförmige Impulse und Impulsfolgen.

Die spezielle Indikation für die Impulsstromtherapie ist die selektive Muskelreizung bei der Behandlung peripherer Lähmungen. Immer ist vorher eine Elektrodiagnostik durchzuführen und die Reizschwellenkurve (it-Kurve) der zu behandelnden Muskulatur zu ermitteln.

Anwendungsbeispiele

Lähmungsbehandlung der Muskulatur:
- Im Verlauf des gelähmten Muskels Kathode distal, Anode proximal
- Stromstärke: über individueller Erregbarkeitsschwelle
- Dauer: 5–10 min
- Häufigkeit: täglich
- Erwünscht sind Muskelkontraktionen so kräftig wie möglich (auch gegen Widerstand). Unbedingt zu beachten ist die Ermüdung der Muskulatur!

Analgesierung bei schmerzhaften Funktionsstörungen am Bewegungssystem:

- Bipolare oder monopolare stabile Elektrodenlage,
  Anode als differente Elektrode über dem Schmerzgebiet,
  Kathode als große indifferente Elektrode distal der Anode fixieren
- Dosierung: unterschwellig bis schwellig, 0,5–3 mA, Dreieckimpulsstrom
- Pulsdauer: 10 ms
- Pausendauer: 100 ms
- Dauer: 15–20 min
- Häufigkeit: 1–2mal täglich

Reizstrommassage mit Ultrareizstrom nach Träbert (Rechteckimpulsströme) mit analgesierender, hyperämisierender, resorbierender und spasmolytischer Wirkung:

- Elektroden bipolar fixieren, Abstand ca. 30 mm
- Dosis: HWS 16–18 mA, bis unter HWS-Extremitäten 20–25 mA, entlang des Rückens 28–30 mA
- Impulsdauer: 2 ms
- Pausendauer: 5 ms
- Dauer: 15–20 min
- Häufigkeit: täglich
- Bei Ultrareizstrom Stromstärke rasch bis zur Toleranzgrenze steigern. Nach 1–2 min tritt ein sensibler Gewöhnungseffekt ein. Innerhalb von 7–8 min weiter steigern, bis die Richtwerte erreicht sind. Mit dieser Maximalstärke noch weiter 6–8 min behandeln. Nicht umpolen!

Diadynamische Ströme

Diadynamische Ströme sind einweg- und vollweggerichtete, sinusförmige Wechselströme von 50 Hz, die entweder im rhythmischen Wechsel unterbrochen werden oder phasenverschoben mit geschwelltem Sinusstrom überlagert werden. Dazu läßt sich ein konstanter galvanischer Strom unterlagern.

Für die Applikation ist es wichtig, die Elektrodenunterlagen gut anzufeuchten und unter jeder Elektrode zu plazieren. Wie beim Gleichstrom entsteht unter kleinen Elektroden eine stärkere Konzentration und engere Lokalisierung des Stromflusses als unter großen Elektroden.

Wie bei Gleichströmen muß man mit der Stromstärke langsam einschleichen und am Ende der Behandlung wieder langsam ausschleichen. Der galvanische Basisstrom sollte 0,2 mA nicht überschreiten.

Anwendungsbeispiele und Dosierungsrichtlinien

- Distorsionen, Zustand nach Luxationen und Subluxationen:
  - Platten- oder Vakuumelektroden beiderseits des Gelenks
  - Stromart: CP
  - Dauer: 3–4 min
  - Häufigkeit: akut 2mal täglich, subakut täglich
- Kontusionen:
  - Große Plattenelektrode über den schmerzhaften Bezirken
  - Stromart: CP
  - Dauer: 3–5 min
  - Häufigkeit: täglich
- Muskelzerrungen:
  - Vakuum- oder Plattenelektroden im Verlauf des Muskels
  - Stromart: DF
  - Dauer: 1 min
  - Häufigkeit: täglich
  - Plattenelektroden zu beiden Seiten der Muskulatur
  - Stromart: CP
  - Dauer: 4 min
  - Häufigkeit: täglich
- Arthrosen der Extremitätengelenke:
  - Platten- oder Vakuumelektroden beiderseits des Gelenks und über den schmerzhaften Punkten
  - Stromart: DF/LP/CP
  - Dauer: 3–5 min
  - Häufigkeit: 2–3mal wöchentlich
- Arthrosen der Wirbelsäule:
  - Vakuumelektroden beidseits paravertebral
  - Stromart: DF und CP
  - Dauer: 3–5 min
  - Häufigkeit: 2–3mal wöchentlich
- Bindegewebige Bewegungseinschränkung peripherer Gelenke:
  - Platten- oder Vakuumelektroden beiderseits des Gelenks
  - Stromart: CP
  - Dauer: 5 min
  - Häufigkeit: 2–3mal wöchentlich, unbedingt in Verbindung mit Bewegungstherapie

- Epikondylitis/Achillodynie/Insertionstendopathien:
  - Kleine Vakuumelektroden über den Schmerzstellen
  - Stromart: LP
  - Dauer: 2–3 min
  - Häufigkeit: täglich, initial 2mal täglich

- Periarthropathia humeroscapularis:
  - Kleine Vakuumelektroden über den Schmerzstellen
  - Stromart: CP
  - Dauer: 1 min

  - Große Plattenelektroden oberhalb des Schultergelenks und auf dem Oberarm
  - Stromart: CP
  - Dauer: 3–5 min

  - Große Vakuumelektroden eine über der HWS, die andere über dem M.deltoideus
  - Stromart: CP oder LP
  - Dauer: 3–5 min
  - Häufigkeit: akut 1–2mal täglich, chronisch 2–3mal wöchentlich

- Lumbalgie:
  - Große Vakuumelektroden beiderseits der Wirbelsäule (L3–L5)
  - Stromart: DF gefolgt von LP
  - Dauer: DF 15 s, LP 2–5 min

  - Kleine Vakuumelektroden links seitlich der LWS (segmental versetzen)
  - Stromart: DF
  - Dauer: 15 s - 1 min

  - Große Plattenelektroden über der LWS und über dem Nabel
  - Stromart: LP
  - Dauer: 1–3 min
  - Häufigkeit: initial täglich, dann 2–3mal wöchentlich

- HWS-/BWS-Syndrom:
  - Vakuumelektroden paravertebral im Bereich der betroffenen Wirbelsäulenabschnitte
  - Stromart: DF gefolgt von LP
  - Dauer: DF 15 s, LP 2–3 min
  - Häufigkeit: initial täglich, dann 2–3mal wöchentlich

- Muskelatrophien:
  - Plattenelektroden passender Größe über Anfang und Ende des Muskelbauchs
  - Stromart: RS
  - Dauer: je Muskel 3-5 min
  - Häufigkeit: täglich

- Neuralgien und Neuritiden:
  - Über den betroffenen Nervenästen längs, bei Engpaßsyndromen auch an Nervenaustrittsstellen quer
  - Stromart: CP
  - Dauer: 1-5 min
  - Häufigkeit: täglich

- Spastische Gefäßstörungen/Raynaud-Syndrom:
  - Kleine Vakuumelektroden über dem Ganglion stellatum
  - Stromart: DF
  - Dauer: 2-3 min

  - Häufigkeit: 3mal wöchentlich
  - Plattenelektrode an Handrücken und Handflächen
  - Dauer: 2-3 min
  - Häufigkeit: 2-3mal wöchentlich

- Vaskulitische und arteriosklerotische Durchblutungsstörungen:
  - Große Vakuumelektroden über den zugehörigen sympathischen Ganglien
  - Stromart: DF
  - Dauer: 3-4 min
  - Häufigkeit: 2-3mal wöchentlich

  - Große Plattenelektroden an Oberarm/Handfläche oder Oberschenkel/Fußsohle
  - Stromart: DF und CP
  - Dauer: je 2 min
  - Häufigkeit: 2-3mal wöchentlich

  - Plattenelektrode unter rechter bzw. linker Hand/Fußfläche
  - Stromart: LP
  - Dauer: 2-5 min
  - Häufigkeit: 2-3mal wöchentlich

Mittelfrequenzströme

Die Mittelfrequenzströme sind amplitudenmodulierte sinusförmige Wechselströme von etwa 4–10 kHz, mit denen sich therapeutisch eine Aktivierung der noch innervierten Muskulatur erzielen läßt. Dabei sind hohe Stromdichten ohne sensible Hautbelastung möglich. Die Verletzungsgefahr unter den Elektroden ist gering. Mit mittelfrequenten Strömen lassen sich auch große und tiefliegende Muskelgruppen über längere Zeit rhythmisch erregen. Dadurch wird eine Stärkung der Kontraktionskraft und der muskulären Ausdauer erzielt. Bei Anwendung an überanstrengter Skelettmuskulatur ist eine detonisierende Wirkung gegeben. Zur Behandlung nicht mehr innervierter Muskulatur sind die Mittelfrequenzströme nicht geeignet.

Interferenzströme

Beim Interferenzstrom handelt es sich um eine Sonderform der Niederfrequenztherapie. Appliziert werden zueinander frequenzverschiedene oder phasenverschobene mittelfrequente Ströme, in deren Kreuzungsbereich durch Interferenz mehrere übereinander lagernder Amplituden eine neue Frequenz, die Interferenzfrequenz, entsteht. Diese liegt im Bereich zwischen 0 und 200 Hz. Damit kann die aus der Niederfrequenz bekannte und therapeutisch erwünschte Stromwirkung aus dem unmittelbaren Elektrodenbereich in die Tiefe des Körpers verlagert werden, ohne daß sensible Störungen an der Hautoberfläche auftreten. Dadurch können bei der Interferenzstromtherapie deutlich höhere Stromstärken appliziert werden als bei der direkten Niederfrequenztherapie.

Die Applikationstechnik umfaßt ein zweikreisiges Interferenzverfahren mit 4 Elektroden und 2 Stromkreisen, die sich in Form einer Schwebung überlagern.

Bei den dreikreisigen Interferenzstromverfahren (stereodynamischer Interferenzstrom) wird den 2 Stromkreisen ein dritter hinzugefügt, so daß der resultierende Feldstärkevektor alle Strukturen des Behandlungsgebiets erreicht.

Für die Applikation stehen bipolare, tripolare und tetrapolare Elektroden zur Verfügung, die in gewünschter anatomischer Lokalisation befestigt werden. Dabei ist allerdings ein gutes räumliches Vorstellungsvermögen des Therapeuten erforderlich, um die Stromwirkung sicher in das Behandlungsgebiet zu legen. Außerdem ist streng auf die Lage der einzelnen Elektroden und Stromkreise zueinander zu achten, um die gewünschte therapeutische Wirkung zu erzielen.

Spezifische physiologische Wirkungen der Interferenzströme

- Konstante Frequenzen
  - 100 Hz
    Wirkung auf das vegetative Nervensystem
    Durch Dämpfung des Sympathikus temporäre Analgesie
  - 40–20 Hz
    Vaguserregende Wirkung
    Starke detonisierende Wirkung auf nichtdenervierte Skelettmuskeln
  - 10–1 Hz
    Sympathikuserregende Wirkung
    Starke motorische Wirkung auf die Skelettmuskulatur in Form von Einzelkontraktionen
- Rhythmische Frequenzen
  Rhythmische Frequenzen haben den Vorteil, daß ein Gewöhnungseffekt der Gewebe, vor allem bei häufigen Behandlungen, vermieden wird.
  - 100–90 Hz
    Dämpfung des Sympathikus
    Temporäre Analgesie
  - 10–1 Hz
    Sympathikuserregende Wirkung
    Reizwirkung auf die Skelettmuskulatur im Sinne eines Intervalltrainings (die Kontraktionen setzen beim 1-Hz-Durchgang kurzzeitig aus)
  - 100–1 Hz
    Diese Schaltung umfaßt das gesamte Wirkspektrum: Erregung und Sedierung, Tonisierung und Detonisierung wechseln rhythmisch ab

Stromstärke

Die Stromstärke ist entsprechend der individuellen Stromempfindlichkeit des Patienten einzustellen

Mit der Interferenzstromtherapie ist stadiumbezogen zu behandeln:

- Akutes Krankheitsstadium unterschwellig bis schwellig
- Chronisches Krankheitsstadium immer überschwellig, im Einzelfall bis zur Toleranzschwelle
- Dauerkontraktionen der Muskulatur müssen vermieden werden

Bei einer gezielten Muskelreizung darf mit niederen Frequenzen die Ermüdungsgrenze nicht überschritten werden. Läßt die Kontraktionskraft der einzelnen Muskelkontraktionen nach, muß die Behandlung abgebrochen werden.

Behandlungsdauer, Häufigkeit und Serienlänge richten sich ebenfalls nach dem Krankheitsstadium.

- Akute Krankheitsstadien:
  - Dauer: 5–10 min
  - Häufigkeit: 1–2mal täglich
  - Serie: 3–6 Behandlungen
- Chronische Krankheitsstadien:
  - Dauer: 12–15 min
  - Häufigkeit: täglich bis 2mal wöchentlich
  - Serie: 6–20 Behandlungen

Die speziellen Applikationsformen decken sich weitgehend mit denen der diadynamischen Ströme.

Transkutane Nervenstimulation (TENS)

Definition und Wirkprinzip Die Anwendung von elektrischen Strömen durch die Haut auf neurale Strukturen mit dem Ziel einer Reduzierung der Schmerzempfindung wird als transkutane Nervenstimulation bezeichnet. Dabei bleiben motorische und sensorische Empfindungen voll erhalten. Das Wirkprinzip ist nach der neurophysiologischen Theorie eine Überlagerung der summierten neural geleiteten Schmerzimpulse durch externe elektrische Impulse. Hierdurch wird eine Auslöschung der nozizeptiven neuralen Signale erreicht. Zusätzlich kann durch die externe Stimulation von afferenten Fasern eine endogene Ausschüttung schmerzdämpfender Neurotransmitter und Neurohormone ausgelöst werden.

> Die Besonderheit der transkutanen elektrischen Nervenstimulation gegenüber den bekannten, klassischen Verfahren der Elektrotherapie besteht weniger in den physiologischen Wirkungen des elektrischen Stroms als vielmehr in der Applikationsart und -dauer.

Indikation Für die transkutane elektrische Nervenstimulation bestehen Indikationen bei allen

- Peripheren, weichteilrheumatischen Schmerzsyndromen
- Spannungsschmerzen
- Stumpf- und Phantomschmerzen
- Gesichts- und Kopfschmerzen
- Neuralgien

Eine weitere Indikation ist die postoperative Wundschmerzbehandlung, nicht nur bei Eingriffen am Bewegungssystem. Eine spezielle Indikation für die TENS besteht bei allen Patienten mit Kontraindikationen für eine medikamentöse Schmerztherapie sowie Patienten, für die Analgetika ein besonderes Risiko bedeuten.

Kontraindikation Die einzige Kontraindikation besteht bei Patienten mit Herzschrittmacher. Hier können die Schrittmacherimpulse durch die Impulse des TENS-Geräts überlagert und gestört werden. Relative Kontraindikation sind allergische Reaktionen an der Haut unter den Elektroden.

Methode Die transkutane elektrische Nervenstimulation wird durch Geräte zum Eigengebrauch durch den Patienten leicht gemacht. TENS-Geräte sind durch die Mikroelektronik kaum größer als eine Zigarettenschachtel. Sie können daher 24 h täglich getragen werden. Über Elektroden, die fest an den vom Arzt oder dem Therapeuten vorbestimmten Punkten fixiert sind, wird ein nach Stromstärke, Impulsfrequenz und Impulsform durch den Patienten selbst regelbarer Strom transkutan in den Körper eingeleitet.

Applikation und Dosierung Zur optimalen Therapie mittels transkutaner elektrischer Nervenstimulation sind die Bestimmung von Triggerpunkten des Schmerzes sowie ein Test der Schmerzschwelle wesentliche Voraussetzung. **Nur durch diesen prätherapeutischen Test wird dem individuellen Schmerzerleben eine optimale transkutane neurale Stimulation entgegengestellt.**

TENS eignet sich nicht zur alleinigen Anwendung durch den Patienten ohne vorherige ärztliche Diagnostik und Einstellung der Therapie.

Mit einem stationären Impulsgenerator werden die günstigsten Elektrodenpositionen an den Triggerpunkten des Schmerzes mit einer Pilotfrequenz von 3 Hz ermittelt. Danach erfolgt die Bestimmung der individuellen Reizparameter:

- Amplitude: 10–85 mA
- Frequenz: 40–120 Hz
- Impulsform: Dreieck-, Rechteck-, Trapezreize, Anstiegssteilheit, Plateaugröße, Depolarisation, biphasische Impulsform, Sinusimpuls

Die Behandlung sollte einschleichend mit niedrigen Fixgrößen der Pulsamplitude, Impulsbreite und Frequenz bis jeweils zur Schmerzschwellengrenze erfolgen. Die individuellen Parameter für Häufigkeit, Dauer und Tageszeit der Behandlung – durchschnittlich etwa 20–30 min, ggf. mehrfach täglich – müssen getestet werden.

Besonders wichtig sind eine Einweisung des Patienten in den Gebrauch des tragbaren TENS-Geräts sowie Hinweise zur Applikation der Elektroden und zur Elektrodenpflege.

Auf keinen Fall kann befürwortet werden, daß Patienten sich TENS-Geräte selbst kaufen und anwenden, ohne daß vorher eine Schmerzanalyse und diagnostische Abklärung durch einen Arzt erfolgte.

Nur durch sorgfältige Einweisung in den Gebrauch des TENS-Geräts werden Fehlbedienungen und gesundheitliche Schäden des Patienten vermieden. Wegen der technischen und methodischen Anforderungen sind nicht alle Patienten für die TENS-Therapie geeignet.

Bei der **postoperativen Wundschmerztherapie** mittels TENS wird der Patient bereits einige Zeit vor der Operation mit dem Konzept und dem Prinzip der transkutanen elektrischen Nervenstimulation vertraut gemacht und in die Handhabung eingewiesen. Intraoperativ werden dann nach Wundverschluß in einem Abstand von ca. 1 cm parallel zu den Wundrändern sterile Elektroden aufgeklebt und in die Wundabdeckung eingebunden. Postoperativ wird an diese Elektroden das TENS-Gerät angeschlossen. Der Patient kann dann entsprechend der präoperativ ermittelten Schwellwerte das TENS-Gerät nach Bedarf selbständig einschalten. Meist ist 4–6mal täglich eine Stimulation von je 30 min Dauer erforderlich, um den postoperativen Wundschmerz hinreichend zu dämpfen. Bereits ab dem 2. postoperativen Tag sollte versucht werden, die Häufigkeit der täglichen TENS-Applikation zu verringern und langsam auszuschleichen.

Kontrolle und Überwachung Die technische Kontrolle des TENS-Geräts ist selbstverständlich. Auf einen ausreichenden Ladezustand der Batterie bei transportablen Geräten ist sorgfältig zu achten, weil sich mit abnehmender Ladestärke der Batterie Verzerrungen in Impulsdauer, Form und Frequenz des Reizstroms ergeben können.

Die Elektroden sind mindestens einmal täglich zu entfernen, zu säubern und ggf. zu wechseln. Sorgfältig ist auf Hautläsionen zu achten.

Ein Patient unter TENS-Therapie ist ständig daraufhin zu überwachen, daß er das Gerät korrekt benutzt.

Unerwünschte Wirkungen und Abbruch der Therapie Die transkutane elektrische Nervenstimulation ist eine sehr risikoarme Form der Schmerztherapie. Bei sorgfältiger Beachtung der wenigen Kontraindikationen sind unerwünschte Wirkungen selten. Wichtigste unerwünschte Wirkung ist eine Hautläsion unter der Elektrode. In diesem Fall ist der Applikationsort zu wechseln und die gewählte Stromstärke zu überprüfen. Gegebenenfalls ist auch ein Abbruch der Therapie erforderlich, wenn erkennbar wird, daß der Patient mit dem Gerät nicht zurechtkommt.

Therapieerfolg und Beurteilung Mit der transkutanen elektrischen Nervenstimulation wird sich keinesfalls mit gleicher Zuverlässigkeit wie mit pharmakologischen Maßnahmen eine Schmerzfreiheit erzielen lassen. Erster und wichtigster Therapieerfolg ist eine Schmerzreduktion und eine damit verbundene Reduktion des Analgetikaverbrauchs. Das gilt vor allem für starke Schmerzzustände und die postoperative Wundschmerzbehandlung.

In der Beurteilung des Therapieerfolgs der transkutanen elektrischen Nervenstimulation bleibt kritisch anzumerken, daß etwa nur 1/3 der Patienten mit chronischen Schmerzzuständen eine dauerhafte Besserung erfährt. In der postoperativen Wundschmerzbehandlung bleiben 1/4 bis 1/3 der Patienten ohne spürbaren therapeutischen Erfolg durch die TENS-Behandlung. Prognostische Faktoren darüber, welche Patienten auf die TENS-Behandlung gut ansprechen, konnten bis heute nicht gefunden werden. Damit ist die Verläßlichkeit der TENS-Behandlung der pharmakologischen Analgesie möglicherweise unterlegen. Das verschwindend geringe Risiko der transkutanen elektrischen Nervenstimulation rechtfertigt jedoch den therapeutischen Versuch, insbesondere bei Patienten mit chronischem Analgetikagebrauch oder Schäden und Funktionsstörungen innerer Organe.

Elektrostimulation

Definition und Wirkprinzip Die muskuläre Elektrostimulation kann als spezielle Form der Elektrotherapie und transkutanen Stimulation angesehen werden. Therapeutisches Ziel ist eine externe Stimulation von Muskeln oder Muskelgruppen, die durch Achsenabweichungen des Skelettsystems überdehnt und insuffizient geworden sind und dadurch Fehlstellung und Fehlfunktion weiter begünstigen.

Ihre wichtigste Anwendung findet die transkutane muskuläre Elektrostimulation bei jugendlichen Patienten mit Skoliosen. Allerdings darf der Skoliosewinkel nicht mehr als 30° betragen. Außerdem muß die Behandlung mindestens 2 Jahre vor Abschluß des Knochenwachstums einsetzen, um noch eine ausreichende Wirkung zu entfalten. Gleichzeitig muß eine intensive krankengymnastische Behandlung stattfinden. Die Elektrostimulation der konvexseitigen Muskeln kann nur eine ergänzende Therapie für die Zeiten darstellen, in denen keine aktiven Übungsbehandlungen (tägliche Eigenübungen des Patienten) stattfinden, z. B. nachts. Eine sorgfältige Einweisung des Patienten und seiner Angehörigen ist für den Therapiegewinn durch die Elektrostimulation ebenso ausschlaggebend wie die kontinuierliche ärztliche Überwachung und das unverzichtbare krankengymnastische Training.

Magnetfeldtherapie

Definition und Wirkprinzip Mit Magnetismus und Magnetfeldern verbinden sich viele magische Vorstellungen. Erfolgsberichte und Wunderheilungen durch magnetische Kräfte sind daher dem klinisch-wissenschaftlichen Therapieverständnis nicht zugänglich. Für den Bereich der Krankheiten des Bewegungssystems gibt es experimentelle Hinweise auf Wirkungen magnetischer Felder:

- Biomagnetische Effekte
  Erhöhung der Sauerstoffutilisation der Zelle mit Bildung mineralisierbaren Bindegewebes
  Beeinflussung der Enzym-Koenzym-Systeme
  Beeinflussung der Membranpermeabilität
  Beeinflussung des Gel-Sol-Gleichgewichts
- Bioelektrische Effekte
  Verstärkung der Mineralisation durch den piezoelektrischen Effekt des Bindegewebes

Hinreichend klinisch untersucht sind nur die Wirkungen extrem niederfrequent gepulster Magnetfelder niedriger Intensität:

- Pulsfrequenz: 5–100 Hz
- Feldstärke: 1–100 G (entsprechend 100 Mikrotesla bis 10 Millitesla)

Diese magnetischen Wechsel- und Impulsfelder sollen auf die Knochenstruktur folgende Einflüsse haben:

- Oszillation verschiedener Strukturen
- Erhöhung der Kristallisationsgeschwindigkeit
- Erhöhung der Konzentration gelöster Gase (insbesondere Sauerstoff)
- Beeinflussung des örtlichen pH-Werts
- Anregung mesenchymaler Zellen
- Verstärkung der Vernetzung von Kollagenfasern
- Einleitung einer Hypervaskularität
- Ausrichtung des neugebildeten Knochens in der Längsachse von Röhrenknochen
- Gesteigerte Kalziumpräzipitation
- Verstärkung der Sauerstoffatmung der Zellen

Diese aus experimentellen Ergebnissen gewonnenen möglichen Wirkmechanismen sind aber bis heute nicht durch überzeugende klinische Untersuchungen gesichert. Auch Studien über den Plasmakortisolspiegel unter gepulster Magnetfeldtherapie brachten noch keine statistisch gesicherten Ergebnisse.

Klinische Untersuchungen bei der Frakturheilung haben eindeutige Ergebnisse auch nur für die Methode nach Kraus und Lechner erbracht, bei der das Magnetfeld dazu dient, in einem speziellen, implantierten Empfänger (an Spezial-AO-Platten) einen elektrischen Strom zu erzeugen, der seinerseits die Kallusbildung anregt.

Gänzlich unbewiesen ist dagegen eine biologische Wirkung von Magnetpflastern, die über Schmerz- oder Akupunkturpunkten auf der Haut aufgeklebt werden.

Indikationen Für die Magnetfeldtherapie gibt es bei dem heutigen Stand der klinisch-wissenschaftlichen Erkenntnis höchstens relative Indikationen:

- Additive Behandlung bei konservativer und operativer Versorgung von Frakturen, Osteotomien und Endoprothesen
- Sudeck-Dystrophie
- Arterielle Durchblutungsstörungen
- Ulcus cruris venöser Genese
- Wundheilungsstörungen nach Operationen
- Pseudarthrosen, verzögerte Kallusbildung

Kontraindikationen Die Magnetfeldtherapie darf nicht kritiklos angewandt werden, auch wenn es fast keine unerwünschten Wirkungen gibt.

Absolute Kontraindikationen sind:

- Fieberhafte Infektionskrankheiten
- Aktive Tuberkulose
- Ausgedehnte Pilzerkrankungen
- Schilddrüsenüberfunktion
- Magen- und Darmblutungen
- Schwangerschaft
- Koronarinsuffizienz/Angina pectoris (bei Anwendung im Thoraxbereich)
- Herzschrittmacher und andere elektronische Hilfsorgane

Relative Kontraindikationen sind:

- Ganzbehandlung in der Wachstumsperiode
- Schwere Gefäßkrankheiten, besonders in der akuten Phase eines Gefäßverschlusses
- Psychosomatische Syndrome

Methoden Für die Anwendung gepulster, niederfrequenter Magnetfelder niedriger Intensität bietet die Industrie zahlreiche Geräte mit unterschiedlichen Strahlern an.

Applikation und Dosierung Bei kritischer Wertung der Magnetfeldtherapie insgesamt lassen sich folgende Applikations- und Dosierungsrichtlinien angeben:

- Frische Frakturen/Osteotomien/Endoprothesen
  - Frequenz: 10–30 Hz
  - Intensität: 50–80 G
  - Dauer: 10–30 min

- Pseudarthrosen, verzögerte Kallusbildung
  - Frequenz: 20–60 Hz
  - Intensität: 40–80 G
  - Dauer: 20–60 min

- Sudeck-Dystrophie
  - Frequenz: 5–10 Hz
  - Intensität: 30–60 G
  - Dauer: 10–30 min

- Arterielle Durchblutungsstörungen
  - Frequenz: 5–8 Hz
  - Intensität: 10–30 G
  - Dauer: 10–20 min

- Ulcus cruris venöser Genese
  - Frequenz: 10 Hz
  - Intensität: 40–80 G, ansteigend
  - Dauer: 10–30 min

- Wundheilungsstörungen
  - Frequenz: 20–40 Hz
  - Intensität: 60–100 G
  - Dauer: 20–30 min

Kontrolle und Überwachung Wie bei jeder physikalischen Therapie ist auch bei der Magnetfeldtherapie der Patient besonders beim ersten Einsatz der Behandlung sorgfältig zu überwachen. Durch eine Kontrolle des klinischen Ausgangsbefunds sollte sich der Arzt – vor allem bei der noch nicht gesicherten Wirkung der Magnetfeldtherapie – anhand objektiver Parameter über den positiven Einfluß dieser Therapie Rechenschaft ablegen.

Unerwünschte Wirkungen und Abbruch der Therapie Unerwünschte Lokalwirkungen unter der niederfrequenten Magnetfeldtherapie niedriger Intensität sind bisher nicht bekannt. Sofern die Kontraindikationen beachtet werden, treten keine unerwünschten Wirkungen auf. Diese Tatsache läßt selbstverständlich gewisse Zweifel an der Wirksamkeit dieser Therapie aufkommen. Weitere wissenschaftliche Untersuchungen sind hier sicher notwendig, um Klarheit über erwünschte und unerwünschte Wirkungen zu schaffen.

Wichtigste unerwünschte Wirkung ist eine neurotische Reaktion des Patienten. Gelegentlich werden auch starke vegetative Reaktionen beobachtet. In diesen Fällen ist der Patient von einer weiteren Magnetfeldtherapie auszuschließen. In den meisten Fällen liegt hier aber schon eine entsprechende Reaktionsbereitschaft vor, die eigentlich zu einem primären Ausschluß von der Magnetfeldtherapie führen sollte.

Therapieerfolg und Beurteilung Wie bereits erwähnt, liegen bis heute keine eindeutigen Beweise für die klinische Wirksamkeit der Magnetfeldtherapie vor. Ein Therapieerfolg sollte daher stets sehr kritisch beurteilt und möglichst durch objektivierbare Parameter der behandelten Grundkrankheit gesichert werden. Vor einer kritiklos positiven Beurteilung der Magnetfeldtherapie muß gewarnt werden, zumindest, so lange nicht geklärt ist, warum in einigen Fällen gleichartiger Erkrankungen bzw. Läsionen die Magnetfeldtherapie eine sehr unterschiedliche Wirkung zeigt, die sich zwischen Heilung und Wirkungslosigkeit bewegt. Dennoch kann man bei aller kritischen und zurückhaltenden Einstellung gegenüber der Magnetfeldtherapie bei den beschriebenen Indikationen in vielen Fällen von einem therapeutischen Einfluß sprechen.

2.1.5 Massage

Definition und Wirkprinzip Bei den Patienten ist die Massage eine der beliebtesten Anwendungen physikalischer Therapie. Gleichzeitig ist die Massage eine der ältesten Methoden, über die sich bereits bei den Chinesen (ca. 4000 v. Chr.) erste Angaben finden.

Physikalisches Wirkprinzip der Massage ist die gezielte Anwendung von Druck- und Dehnungsreizen auf Haut, Unterhaut, Bindegewebe und Muskulatur. Neben der unmittelbar objektivierbaren und gesicherten Wirkung einer Gefäßerweiterung, Entstauung, Tonisierung oder Detonisierung der Muskulatur gibt es zahlreiche, sehr komplexe Allgemein- oder Fernwirkungen, die einer meßtechnischen Objektivierung nur schwer zugänglich sind. Unbestritten aus dem subjektiven Empfinden des Patienten ist jedoch, daß sich durch die Massage neuroreflektorische und humorale Mechanismen in Gang setzen lassen, die über die lokale Wirkung der Massage am Applikationsort weit hinausgehen.

Grundsätzliches Wirkprinzip der manuellen oder apparativen Massage ist die gezielte Applikation mechanischer Reize auf die äußere Körperoberfläche, wobei bewußt unspezifische Reize gesetzt werden.

Als unmittelbarer mechanischer Reiz wirkt die Massage nur auf die Haut und, je nach Massagegriff oder Massageform, auch auf unmittelbar unterliegende bindegewebige und muskuläre Strukturen. Die physikalische Energie, die bei der Massage auf den Körper übertragen wird, reizt die Exterozeptoren der Haut, die Propriozeptoren in Sehnen, Bändern, Gelenkkapseln, Faszien und Muskeln und löst eine komplizierte Kette reflektorischer Aktionen aus. Die zentripetale Fortleitung dieser Impulse über das zentrale Nervensystem führt neben der Lokalreaktion zu einer allgemeinen Reaktion des Organismus, deren Art und Umfang einerseits von der Art und Stärke der Einwirkung, andererseits von dem Zustand und der Funktionslage des gesamten Organismus abhängig ist.

Zu den Wirkungen der Massage bei rheumatischen Krankheiten zählen:

- Steigerung oder Verminderung von Muskelspannungen
- Beseitigung von Myogelosen
- Lockerung der Unterhautzellgewebe
- Lokale Durchblutungssteigerung
- Lokale Stoffwechselanregung und Verbesserung des Abtransports von Stoffwechselprodukten
- Lösen von Narbengewebe
- Venöse und lymphatische Entstauung
- Verbesserung von Trophik und Turgor der massierten Gewebe
- Reflektorische Linderung von Schmerzzuständen

Bei diesen für die Rheumatherapie ausnutzbaren Lokal- und Allgemeinwirkungen, zu denen noch die psychische Entspannung oder Anregung sowie reflektorische Einwirkungen auf innere Organe und Gelenke zu zählen sind, ist die Massage als passive Maßnahme eine gute Vorbereitung auf nachfolgende aktive Maßnahmen im Rahmen der Krankengymnastik. **Daher sollte die Massage stets in ein Behandlungsprogramm eingebaut werden und Teil einer physikalischen Kombinationstherapie sein.**

Indikationen Bei der Verordnung von Massage kann ganz allgemein unterschieden werden zwischen Indikationen, bei denen die Massage an sich bereits eine allein wirksame Therapie darstellt, und solchen Indikationen, bei denen die Massage komplementär zur Vorbereitung auf aktive Maßnahmen eingesetzt wird.

Indikationen zur Massage sind:

- Muskuläre Verspannungen/Myogelosen
- Muskuläre und bindegewebige Kontrakturen
- Muskelatrophien
- Schmerzhafte Störungen am Bewegungssystem, vornehmlich im Stammbereich
- Resorptionsförderung bei Ödemen, Hämatomen oder Lymphstauungen

Die Indikation zur Massage sollte stets in dem Sinne gestellt werden, daß die Massage eine gezielte medizinische Aufgabe im Rahmen eines Gesamtbehandlungsplans des Patienten hat. Die Massageart muß dem aktuellen lokalen Krankheitsbild des Patienten entsprechend ausgewählt und der therapeutische Erfolg streng kontrolliert werden. Andernfalls dient die Massage nur dem Lustgewinn und nicht einem rheumatologischen Behandlungsziel (Tabelle 2.19).

Kontraindikationen Wegen der Vielfalt der Massagegriffe und Hilfsmittel bei der apparativen Massage gibt es nur wenige absolute Kontraindikationen für dic Massage allein. Hierzu zählen:

- Entzündliche Gefäßerkrankungen
- Akute Phlebitiden
- Frakturen, Luxationen, Distorsionen direkt an der Massagestelle
- Akutes Sudeck-Syndrom
- Blutung und Blutungsgefahr
- Schwere Sensibilitätsstörungen der Haut oder aufgehobene Sensibilität
- Dekompensierte Herzvitien
- Entzündliche Prozesse oder Eiterungen sowie Hautkrankheiten im Applikationsgebiet
- Hypererge Reaktionen auf mechanische Reize

Relative Kontraindikationen können sein:

- Hochgradige Osteoporose
- Leichtere Störungen der Blutgerinnung
- Schwere Allgemeinerkrankungen
- Tumoren

Tabelle 2.20 Indikationen zur Massage

Krankheit Diagnose	Behandlungsbedürftiger Befund	Massage Art	Hinweise
Chronische Polyarthritis	Stoffwechselstörungen Vegetative Störungen Gefäßstörungen Muskelatrophien und Kontrakturen Weichteilstörungen der Gelenkumgebung	Trockenbürsten der Haut Streichmassage Weiches Kneten Evtl. Bindegewebsmassagen (BGM) Unterwasserdruckstrahlmassage (UWD) Lymphdrainage	Massage ist immer nur komplementäres Verfahren der physikalischen Therapie: Muß kombiniert werden mit aktiven/passiven Bewegungsübungen. Bei florider Entzündung vorsichtig dosieren
Spondylitis ankylosans	Paravertebrale Muskelhärten und Myalgien	Klassische Massage, vor allem Streichen und Kneten, aber auch Zirkelungen und Vibrationen	Mit aktiven Übungen kombinieren
Arthrosen	Muskelatrophien Paraartikuläre Weichteilveränderungen	Alle Formen der klassischen Massage	Bei Sekundärentzündung Gelenke nicht massieren! Mit aktiven Übungen kombinieren
Degenerative Wirbelsäulenerkrankungen und Wirbelsäulensyndrome	Muskelhärten und Myalgien Neuralgiforme Schmerzen Vegetative Begleitstörungen	Alle Formen klassischer Massage, BGM, UWD, Reflexzonenmassage	Massage nur in Kombination mit Bewegungstherapie
Weichteilrheumatismus	Muskelhärten und Myalgien Schmerzhaftigkeit der Sehnen, Bänder, Gelenke, Bursen, Subkutangewebe	Alle Formen klassischer Massage, Reflexzonenmassage, BGM, UWD, Bindegewebsmassage	Sofort 6–12mal Initial evtl. mehrmals täglich

Fortsetzung der Tabelle siehe nächste Seite

Fortsetzung Tabelle 2.20

Krankheit Diagnose	Behandlungsbedürftiger Befund	Massage Art	Hinweise	
Kontusion	Hämatome in Haut und Unterhaut	Sanfte Knetung	Sofort	3–6mal
	Intra- und intermuskuläres Hämatom	Kneten, tiefe Friktion Lymphdrainage	Sofort	3–6mal
Distorsion	Sehnen- und Bänderrisse	Sanfte lokale Friktion, evtl. tiefe Friktion Vibration, Lymphdrainage	Sofort	6–12mal
	Muskulärer Hartspann	Friktion, Vibration	Sofort	6–12mal
Luxation	Muskelsperre, Hämatom	Sanfte Friktionen: Vibration, Lymphdrainage	Ab dem 3. Tag	12–30mal
Frakturen	Stoffwechselstörung	Unterwasserdruckstrahlmassage (UWD)	Ab 2. Tag nach Gipsabnahme	Mehrmals täglich
	Gestörte Hauttrophik Unterhautgelosen	Streichungen, Reibungen Bindegewebsmassage (BGM), Kneten, UWD	Ab etwa 3. Woche Nach Verband- bzw. Gipsabnahme	Mehrmals täglich
	Muskelatrophie und -atopie	Kneten, UWD	Nach Gipsabnahme	Mehrmals täglich
	Gelenkversteifung, -verbackung	Kneten, BGM, UWD	Nach Gipsabnahme	Mehrmals täglich
	Ödembildung; Gefäßstörungen	Streichen, Lymphdrainage	Nach Gipsabnahme	Mehrmals täglich

Fortsetzung der Tabelle siehe nächste Seite

Fortsetzung Tabelle 2.20

Krankheit Diagnose	Behandlungsbedürftiger Befund	Massage Art	Hinweise	
Arthroplastik	Weichteilkontrakturen, Gelosen	Gelosenknetung, BGM (Reflexzonen), UWD	1. und 2. Woche UWD ab 3. Woche	Lange Zeit
Narben	Bindegewebige Kontraktur	UWD, Kneten der Narbe unter Abheben von der Unterlage	Ab 6. Woche	Lange Zeit
Ulzera	Induration und Stoffwechselstörung der Umgebung	Zirkeln, BGM, Reflexzonenmassage	Frühzeitig	6–15mal und mehr
Sudeck-Atrophie	Gefäßschäden, segmentale Reflexzonen, trophische Störungen, vegetative Fehlregulation	BGM im wirbelsäulennahen Segment	Stadium II, Gewebe noch gequollen	15mal und mehr
Neuritis Neuralgie	Neuralgiforme Schmerzen, Begleitmyalgien, Parästhesien, trophische Haut- und Muskelstörungen, Ödemneigung, Bindegewebs- und Muskelzonen	Vibration der Muskulatur am Arm, bei Plexusneuritis nicht kneten; lockeres Walken, Rollen der Extremitäten und Rumpf verbindenden Muskulatur: BGM der Reflexzonen, nicht in entzündlichen Stadien; Trockenbürsten, evtl. nur kontralaterale Seite	Nach Abklingen der akuten Schmerzen	6–12mal

Fortsetzung der Tabelle siehe nächste Seite

Fortsetzung Tabelle 2.20

Krankheit Diagnose	Behandlungsbedürftiger Befund	Massage Art	Hinweise	
Atonische Paresen Poliomyelitis, Polyneuritis Periphere Nervenschäden	Trophische Störungen aller Gewebe, Muskelatrophien, Muskelatonie, Durchblutungsstörungen, Ödemneigung, Bindegewebskontrakturen (Subkutis, Sehnen, Bänder, Kapseln); Gelenkkontrakturen, Bindegewebs- und Muskelzonen	Entstauende Drückungen, Hautreizgriffe; weiche und kräftige Knetung der paretischen Bezirke: BGM lokal und segmental UWD	Nach Abklingen der entzündlichen Erscheinungen	Lange Zeit, oft jahrelang
Spastische Paresen (Hemiplegie, Querschnittsyndrom): spastisch-atonische Mischformen: multiple Sklerose	Beuge-/Streckkontraktur, Muskelspasmen, Inaktivitätstrophie des gesunden Antagonisten, Fehlhaltung; Bewegungs- und Koordinationsstörungen	UWD mit Regendusche, alle Formen klassicher Massage: walkend-rollendes langsames Dehnen ganzer Muskelgruppen; Reizgriffe an den atrophischen Antagonisten; BGM, Reflexzonen; lokale BGM bei Kontraktur	Sofort	3–6 Monate lang
Ataxien unterschiedlicher Genese	Gangstörung, Gleichgewichtsstörung, Dysmetrie, Hypermetrie, Muskelatrophien	Durchblutungsfördernde und auflockernde Maßnahmen wie Walken, Rollen, weiches Kneten	Sofort	10–30mal

Methoden Methodisch können verschiedene manuelle Massageformen und Massagen mit technischen Hilfsmitteln unterschieden werden.

Die **klassische Massage** ist die Einzelanwendung oder Kombination von 5 Handgrifftechniken, die sich in Form, Richtung und Ausübung des Drucks unterscheiden. Sie können innerhalb einer Massage aber durchaus miteinander kombiniert werden (Abb. 2.24).

Streichung (Effleurissage)

Großflächige, meist mit den Handflächen ausgeführte Bewegungen von peripher nach zentral zur Förderung des venösen Rückstroms und des Lymphabflusses. Die Streichung dient gleichzeitig der Beruhigung des Patienten und zur Herabsetzung des allgemeinen Muskeltonus durch neurophysiologische Reflexe (Reizung sensibler Hautnerven). Eigentlich sollte jede Massage mit Streichungen beginnen und auch mit einer Streichung abschließen.

Zu unterscheiden sind **Einhandstreichungen,** bei denen die nichtarbeitende Hand die Extremität fixiert. Eine optimale Flächenwirkung wird durch die **Zweihandstreichung** erreicht, die besonders für den Rumpf geeignet ist. Die Zweihandstreichung ist dann besonders effektiv, wenn eine Parallelverschiebung beider Hände erfolgt.

Durch die **Hand-über-Hand-Technik** wird beim Patienten ein ausgeprägtes Behandlungsgefühl ausgelöst. Dieser Griff muß mit ruckfreiem Gleiten beider Hände ausgeführt werden, was eine bestimmte Erfahrung des Masseurs erfordert.

Ein Spezialgriff für die Interkostalräume ist die **Spreizhandstreichung,** die vornehmlich mit dem II.–IV. Finger ausgeführt wird.

Besonders für das Abdomen geeignet sind **zirkelförmige Streichungen,** die sich stets der Atemrhythmik des Patienten anpassen sollten.

Werden die Streichungen mit größerem Druck ausgeübt, sind sie als **Drückungen** zu bezeichnen. Es handelt sich hierbei um Spezialgriffe zur Unterstützung der Entwässerung bei kardialen oder statischen, weniger bei renalen Ödemen. Hierbei darf auch über dem gestauten Gebiet massiert werden, im Gegensatz zu traumatisch bedingten Ödemen, bei denen stets proximal der Stauung, nie aber im traumatisierten, ödematös veränderten Gebiet selbst massiert wird.

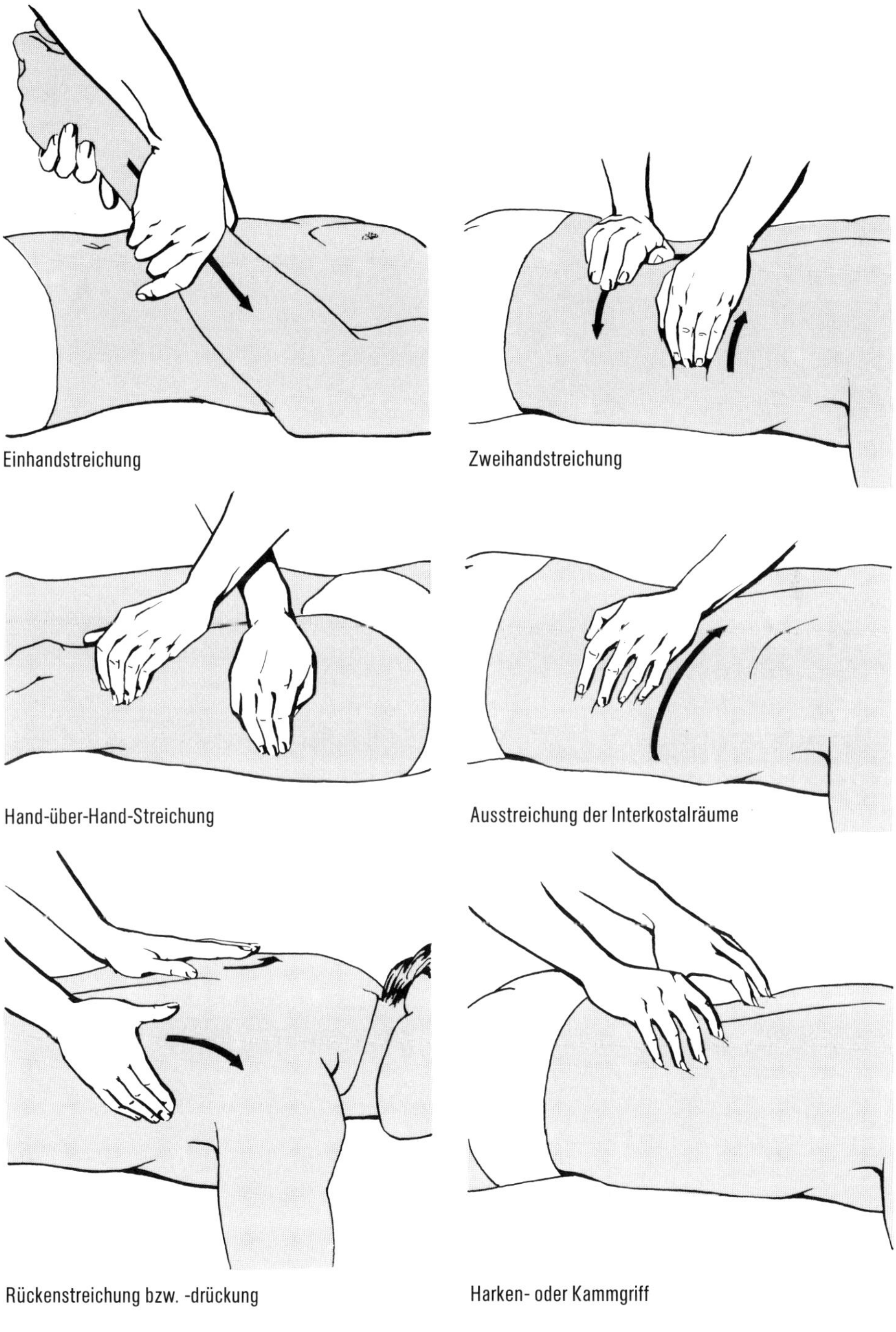

Abb. 2.24 Formen und Anwendungsbeispiele der klassischen Massage und ihrer Grifftechniken

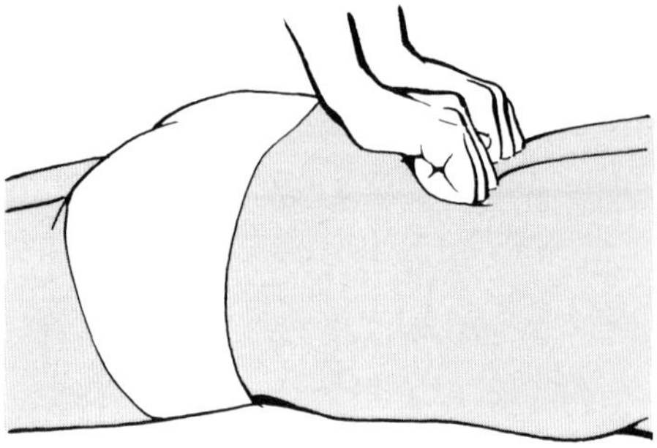

Hobelgriff

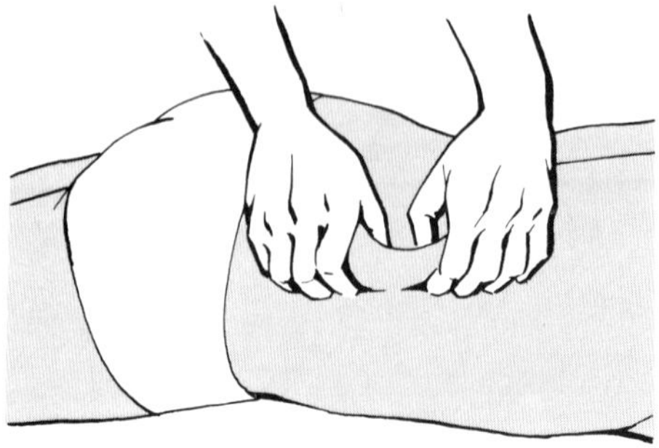

Hautfaltenverschiebung oberflächlicher Bindegewebsschichten

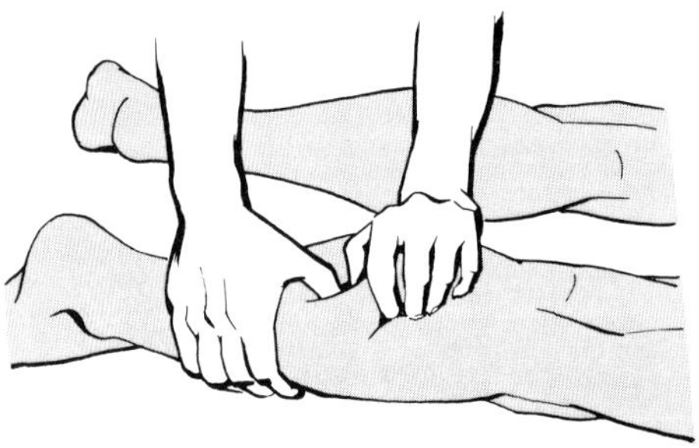

Fingerknetungen am Unterschenkel

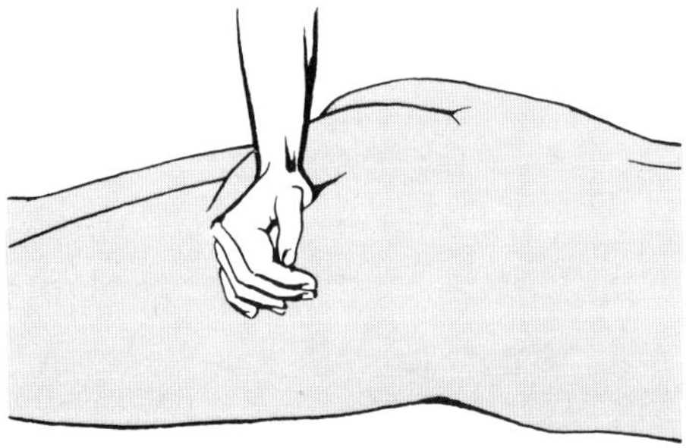

Handballenknetung in der Glutäalregion

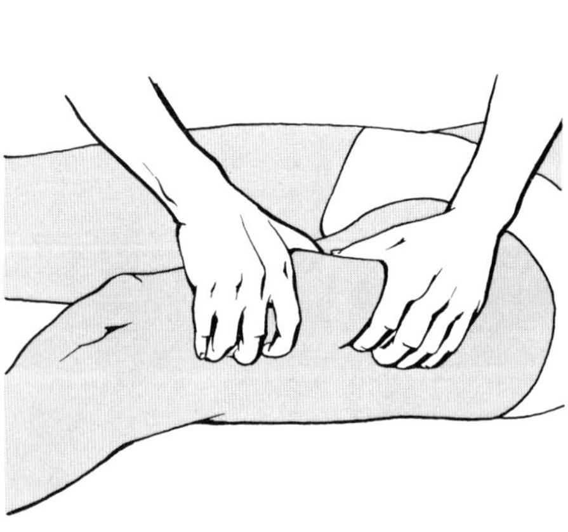

Zweihandknetung am Oberschenkel

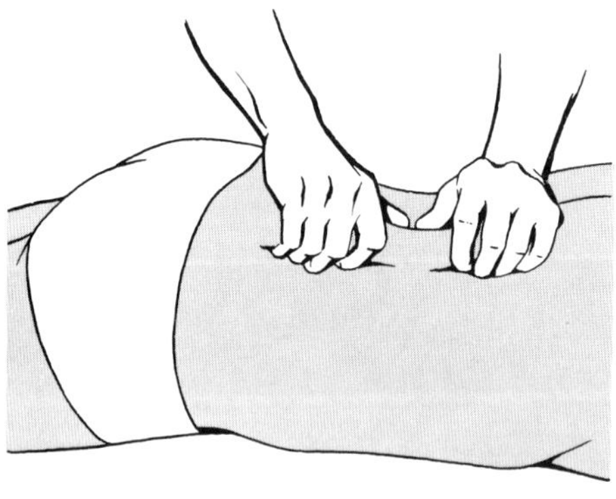

Zweihandknetung am Rumpf

Fortsetzung der Abb. 2.24

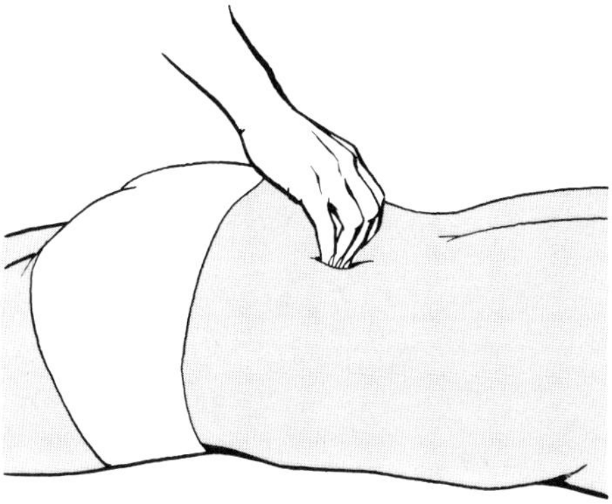

Fingerzirkelungen im Lumbalbereich

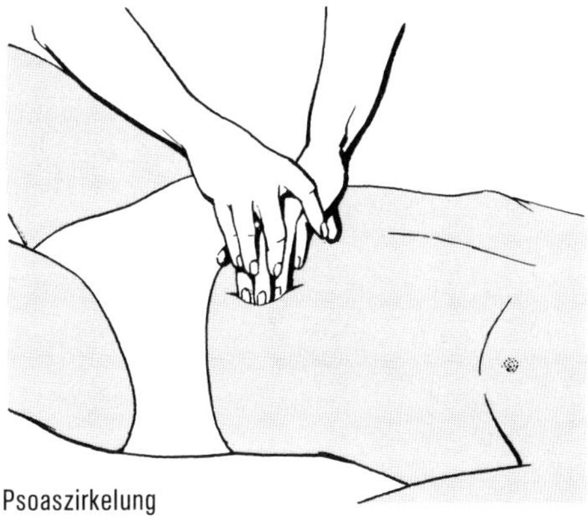

Psoaszirkelung

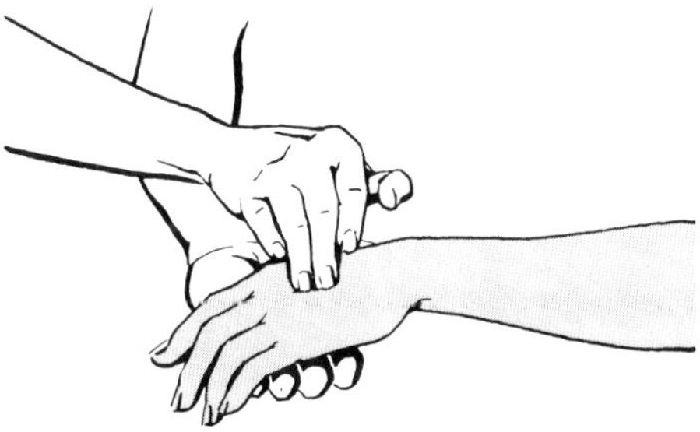

Fingerzirkelung der Mm. interossei

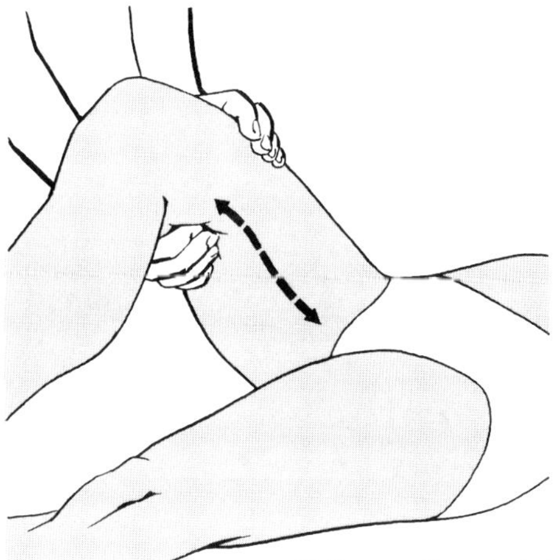

Walkung am Oberschenkel

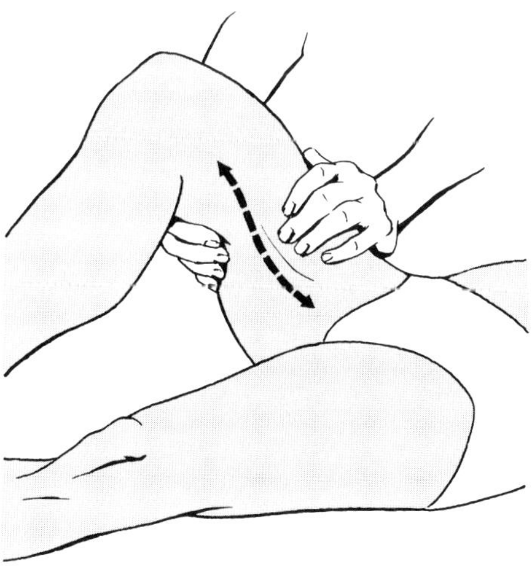

Rollung der Oberschenkelmuskulatur

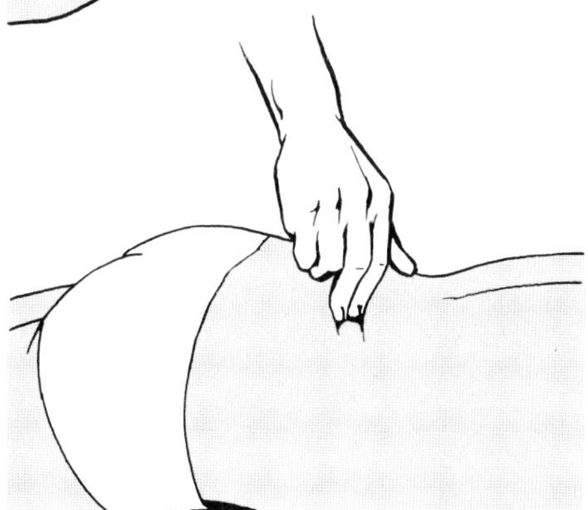

Fingerspitzenvibration

Fortsetzung der Abb. 2.24

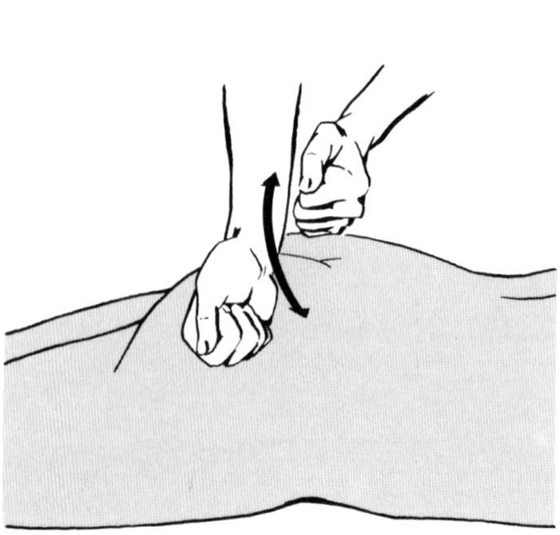

Klopfungen mit der Ulnarkante

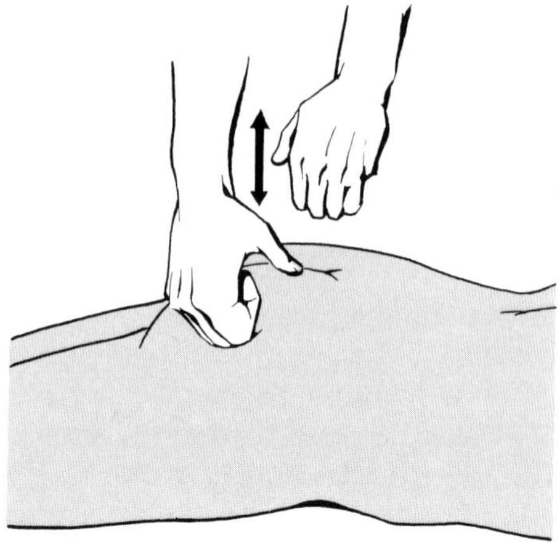

Pochen

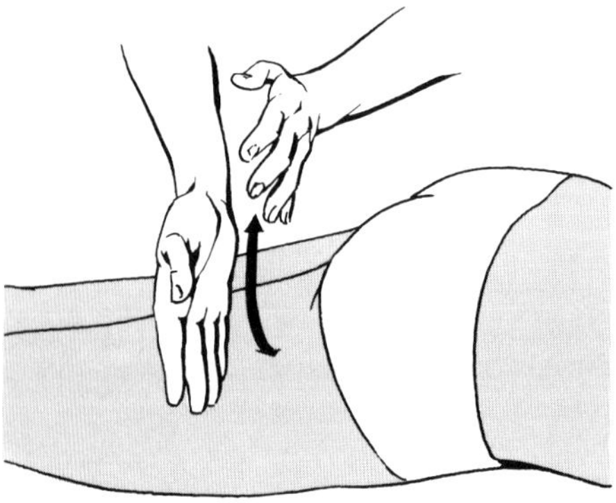

Peitschung mit gespreizten Fingern

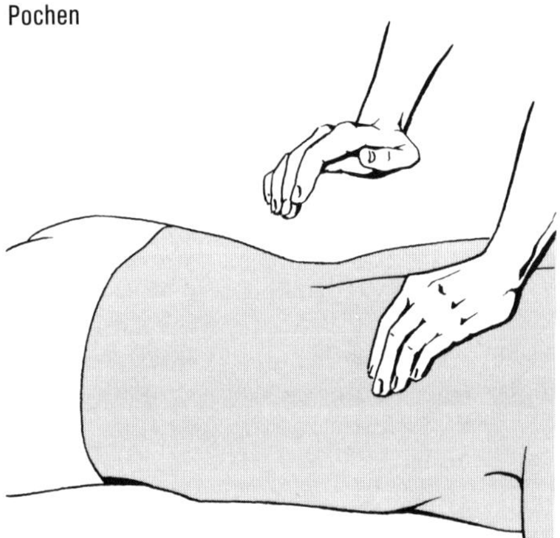

Klatschungen mit der flachen Hand

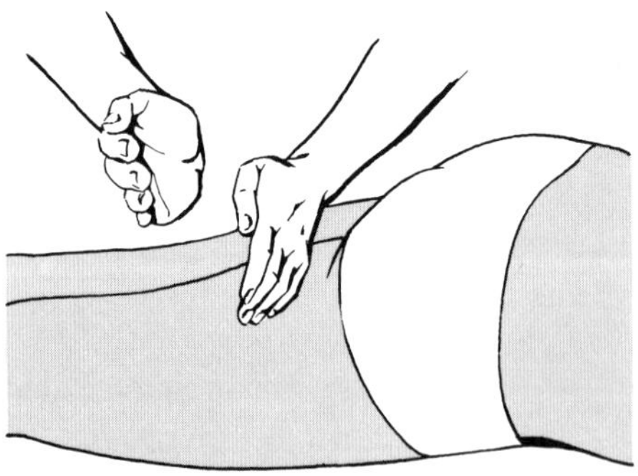

Hackung mit der Ulnarkante

Fortsetzung der Abb. 2.24

Zirkelung/Reibung (Friktion)

Sehr kleinflächiger Reizgriff mit elliptischen oder kreisförmigen Bewegungen des Daumens oder einzelner Fingerkuppen, die dabei steil angesetzt werden, je nach gewünschter Wirkung und gewünschtem Druck. Örtliche Wirkungen sind eine ausgeprägte lokale Hyperämie und mechanische Gewebeverschiebung. Fernwirkungen sind ebenfalls sehr intensiv, da viele Rezeptoren gleichzeitig gereizt werden. Beim **Harken- oder Kammgriff** werden die gespreizt-gebeugten Finger schnell ziehend über breite Flächen geführt; die Rückführung der Finger erfolgt im Kontakt mit dem Patienten, allerdings ohne Druck. Beim **Hobelgriff** wird mit gebeugten Mittel- und Endgelenken und nur leicht gebeugten Fingergrundgelenken entweder gradlinig, in Zickzack- oder Kreisbewegungen eine Druckwirkung auf größere Körperpartien wie Rücken, Nacken und Oberschenkel ausgeübt.

In der Lumbal- und Glutalregion läßt sich der **Sägegriff** verwenden, bei dem die ulnaren Handkanten der parallelstehenden Hände gegeneinander verschoben werden.

In Kleinzonen, beispielsweise an der Stirn und im Gesicht oder in umschriebenen Schmerzzonen können besondere **Verschiebegriffe** angewandt werden, die meist mit dem I., II. und III. Finger beider Hände ausgeführt werden, die in aufeinander zu gerichteten Bewegungen Hautfalten abheben und reiben. Stets ist hier mit zarter Dosierung zu beginnen und dann zunehmend der Druck zu verstärken.

Knetung (Pétrissage)

Tiefreichende Griffe mit schräg und quer ansetzenden, spiraligen Dehnungen und Verwringungen einzelner Muskeln, jeweils vom Ansatz zum Ursprung. Dabei kann je nach Stärke des Griffs eine tonisierende oder detonisierende Wirkung im Muskel erzielt werden. Mit der Dauer der Knetung nimmt die detonisierende Wirkung auch unabhängig von dem ausgeübten Druck grundsätzlich zu. Die Knetung ist einer der wichtigsten und therapeutisch wirkungsvollsten Massagegriffe, die vor allem auf die Muskulatur gerichtet sind. Geknetet werden kann mit den Fingern, den Knöcheln oder den Handballen, jeweils mit einer oder mit beiden Händen.

Knetungen können ruhig-dynamisch oder ruckartig ausgeführt werden.

Fingerknetungen erfolgen in Zweihandtechnik, wobei der I. Finger den 4 anderen gegenübersteht und Muskeln/Muskelgruppen gegenläufig rhythmisch durchknetet.

Fingerzirkelungen werden ebenfalls den Knetungen zugerechnet. Hierbei werden mit dem III. und IV. Finger einer oder beider Hände kreisende Bewegungen ausgeführt, die bei leicht aufgelegter Fingerkuppe aus dem Schultergelenk des Masseurs kommen.

Die Lockerung größerer Muskelgruppen, beispielsweise am Oberschenkel, läßt sich mit **Walkungen** erreichen, bei denen die Muskelgruppen quer zur Längsachse so bewegt werden, daß sie in Schwingung geraten. Bei **Rollungen** wird der Muskel von der Handfläche in ständigem Kontakt hin- und herbewegt, ein Massagegriff der nur bei vollkommen entspannter Muskulatur gelingt.

Klopfung (Tapotement)

Elastisch federnde Griffe mit den Rückflächen der Finger, der Handkante, der lockeren Faust oder den Handflächen. Dabei bewirken Rhythmik und Harmonie des auftreffenden Impulses eine örtliche Hyperämie.

Durch Fortpflanzung des mechanischen Impulses in die Tiefe der Gewebe wird eine Tonisierung der Muskulatur bei gleichzeitiger Hyperämie erreicht.

Sonderformen der Klopfung sind **Hackungen** mit elastisch-federndem Aufschlagen der Ulnarkante des V. Fingers und **Klatschungen,** die mit der flachen Hand bei leicht gebeugten Fingergrundgelenken ausgeführt werden.

Erschütterung (Vibration)

Feine, rhythmische Zitterbewegungen der aufliegenden Hand, stationär oder gleitend, mit einer Frequenz von 8–11 Schwingungen pro Sekunde. Diese Form der Massage ist sehr schwer zu erlernen, obwohl die Vibration eine klassische Methode der Muskelentspannung darstellt. Bei der Applikation muß darauf geachtet werden, daß die Muskulatur in Schwingungen versetzt wird, die senkrecht zu ihrer Faserrichtung verlaufen:

- Vibration mit den Fingerspitzen für kleinere Areale
- Vibration mit der flach aufgelegten Hand für großflächige Behandlung

Eine Sonderform der Vibration sind **Schüttelungen,** die in Form von Extremitätenschüttelungen oder Rumpfschüttelungen ausgeführt werden können. Hauptziel ist eine Lockerung und Relaxation der Muskulatur.

Neben diesen Formen der klassischen Massage gibt es noch zahlreiche Spezialmassagen. Hierzu zählen:

- Bindegewebemassage
- Periostmassage
- Nervenpunktmassage/Reflexzonenmassage
- Manuelle Lymphdrainage

Diese Massageverfahren können durchaus allein, besonders aber auch in Kombination mit der klassischen Massage ausgeführt werden.

Massage mit technischen Hilfsmitteln

Zur Unterstützung der gewünschten Massagewirkung können die Prinzipien und Formen der klassischen Massage auch unter Anwendung technischer Hilfsmittel durchgeführt werden. Diese Massageformen werden kurz auch **apparative Massagen** genannt. Hierzu zählen:

- Saugglockenmassage
- Bürstenmassage
- Stäbchenmassage
- Unterwasserdruckstrahlmassage
- Druckluftmassage
- Apparative Vibrationsmassage
- Apparative Schüttelmassage

Alle apparativen Massagen haben jedoch den gravierenden Nachteil, daß der direkte Kontakt mit der Hand des Massierenden fehlt. Daher können apparative Massagen kein Ersatz für Handmassagen sein.

Es fehlt das Einfühlungsvermögen der geübten Hand des Masseurs, die Möglichkeit subtiler Dosierung und gleitender Anpassung aufgrund des vor und während der Massage ertasteten lokalen Befunds. Dennoch sollten diese Formen der Massage durchaus ihren Platz im Repertoire des in der physikalischen Therapie erfahrenen Arztes haben, der sie im Einzelfall gezielt im Gesamtbehandlungsplan einsetzen kann.

Vor der unkritischen und pauschalen Verordnung apparativer Massagen muß jedoch eindrücklich gewarnt werden. Maschinen können bei der Massage den Menschen nicht ersetzen. Massage kann nie eine technische Leistung sein.

Applikation und Dosierung Zur Vorbereitung auf die klassische Massage muß der Patient zunächst Blase und Darm entleeren. Er wird dann auf der verstellbaren Massageliege in richtiger Höhe entsprechend der Körpergröße des Masseurs gelagert. Der Patient muß stets ganz entspannt liegen. Keinesfalls darf er frieren! Gegebenenfalls ist vor der Massage eine Wärmeanwendung in Form einer Infrarotbestrahlung oder eines warmen Bads erforderlich.

Jede klassische Massage beginnt mit einer Inspektion der Hautoberfläche des Patienten, seines Muskelreliefs und seiner Gelenkstellung. Erst dann erfolgt eine sanfte manuelle Kontaktaufnahme, die stets mit großflächigen Streichungen beginnen und so eine Entspannung des Patienten einleiten soll. Hierbei ist die Verwendung eines Gleitmittels (Massageöl) sinnvoll. Danach erfolgt die palpatorische Exploration des Applikationsgebiets, um den Spannungszustand der Bindegewebe und den Tonus der Muskulatur sowie die Sensibilität der Haut zu prüfen. Erst dann wird mit der eigentlichen Massage entsprechend der Indikation und dem therapeutischen Ziel begonnen. Beendet wird die Behandlung wieder mit großflächigen Streichungen.

Wichtig ist ein ständiger Kontakt der Hand des Therapeuten mit dem Patienten. Eine einzige Unterbrechung kann den therapeutischen Effekt der Massage unmittelbar gefährden.

Die Dauer der Behandlung richtet sich nach Indikation und Art der Massage und der Größe des Applikationsgebiets. Sie kann bis zu 30 min betragen, sollte jedoch nicht darüber hinausgehen.

Durchgeführt werden Behandlungsserien von 5–12 Massagen, nach Möglichkeit in Kombination mit aktiven Bewegungsübungen, wobei die Massage den Bewegungsübungen sowohl vorausgehen (tonisierend) als auch folgen kann (detonisierend).

Lymphdrainage

Die Lymphdrainage ist eine spezielle Massageform, bei der mit unterschwelligen Grifftechniken der Lymphabfluß im Sinne einer entstauenden Manipulation gesteigert wird. Indikation ist daher ausschließlich ein Lymphödem, nicht aber ein Schwellungszustand anderer Genese, z. B. kardiale oder renale Ödeme. Grundlage dieser Lymphdrainage sind Streichungen, die mit rhythmisch intermittierenden Pump- und Saugbewegungen kombiniert werden.

Die Ausführungsrichtung der Lymphdrainage ist grundsätzlich von proximal nach distal, wobei der einzelne Griff jedoch zentripetal ausgerichtet wird.

Die Vorbereitung des Patienten erfolgt ebenso wie zur klassischen Massage. Allerdings werden die Hände des Therapeuten nur mit sehr wenig, besser mit keinem Gleitmittel eingerieben.

Nach sanfter manueller Kontaktaufnahme mit dem Patienten durch großflächige, sehr leichte Streichungen erfolgt der Übergang zu rhythmisch intermittierenden Pump- und Sauggriffen, jeweils beginnend im Bereich der regionalen Lymphknoten der zu behandelnden Region. Die Griffe schreiten dann von proximal nach distal fort, wobei die Pumprichtung grundsätzlich zentralwärts gerichtet ist. Die Griffe der manuellen Lymphdrainage – **Drehgriff, Schöpfgriff,** und **Pumpgriff** – müssen stets unterschwellig ausgeführt werden. Die Frequenz liegt bei 30–60 pro Minute. Dabei wird die Haut kreisförmig auf den darunterliegenden Geweben verschoben.

Die Behandlungsdauer darf bis zu 30 min betragen. Die Behandlungsfrequenz kann bis zu 2mal täglich betragen, je nach Akuität der zu behandelnden Krankheit.

Im Gegensatz zu anderen Methoden der physikalischen Therapie ist bei gegebener Indikation zur Lymphdrainage ein Zuviel niemals nachteilig.

Die Lymphdrainage kann und sollte bis zur vollständigen Rückbildung der Lymphstauung fortgesetzt werden. Therapieresistente Schwellungszustände müssen immer an der lymphatischen Genese zweifeln lassen.

Unterwassermassage

Bei der Unterwassermassage handelt es sich um eine klassische Massage, die im Wasser erfolgt, wobei die Wassertemperatur zwischen 32 und 38 °C betragen kann.

Hiervon zu unterscheiden ist die **Unterwasserdruckstrahlmassage,** bei der mit variablem Druck von 0,5–6 atü über einen Schlauch mit auswechselbarem Ansatzstück in 10–20 cm Entfernung von der Körperoberfläche eine Massagewirkung ausgeübt wird. Je nach Form der Ansatzstücke, der Strahlrichtung und den benutzten Drücken kann eine mehr oberflächliche oder Tiefenwirkung erzielt, die Muskulatur tonisiert und detonisiert werden. Durchgeführt wird die Unterdruckstrahlmassage in Spezialwannen oder im Bassin, wobei der Patient möglichst bequem und entspannt gelagert sein muß. Für Unterwasserdruckstrahlmassagen sind großflächige Muskelpartien besonders geeignet. Stets muß die freie Hand des Massierenden den Strahl kontrollieren und die Behandlungszone während des Massierens abtasten, um eine dem therapeutischen Ziel entsprechende Dosierung zu erreichen. Häufig besteht die Tendenz, mit zu hohem Druck zu arbeiten. Das kann zu einer Schädigung der Muskulatur und der Nervenendplatten bis hin zu Hämatomen führen. Die Dauer der Druckstrahlmassage soll zwischen 10 und 20 min liegen, wobei man sich der individuellen Situation des Patienten anpassen muß. Zu beachten sind die besonderen Kontraindikationen bei Herz-Kreislauf-Krankheiten mit Dekompensation, schon allein wegen des Aufenthalts im Wasser und der dadurch bedingten hydrostatischen Druckbelastung.

Bei chronisch-entzündlichen Krankheiten des Bewegungssystems ist die Indikation zur Unterwasserdruckstrahlmassage mit großer Vorsicht zu stellen. Wenn im Einzelfall wirklich eine Druckstrahlmassage angezeigt sein sollte, muß stets subtil und vorsichtig dosiert werden. Besser geeignet ist die Unterwasserdruckstrahlmassage zur Behandlung degenerativer Krankheiten des Bewegungssystems, besonders aber bei vertebragenen Wurzelreizsyndromen mit multiplen Myalgien. Hier müssen bei der Applikation die radikulären und segmentalen Versorgungsgebiete beachtet und sorgfältig dosiert behandelt werden.

Bindegewebemassage

Mit den Formen der klassischen Massage hat die Bindegewebsmassage nur noch den Namen und die manuelle Behandlungsweise gemeinsam. Bei der Bindegewebsmassage handelt es sich um eine manuelle Therapie des Unterhautgewebes mit der Zielrichtung reflektorischer, neurovegetativer Reaktionen an inneren Organen, Gelenken und Muskeln. Bei der Bindegewebsmassage dominiert also nicht die lokale physikalische Wirkung, sondern stets die reflektorische Fernwirkung, ausgehend von den körpereigenen Reflexmechanismen im Rahmen der vegetativen Mitreaktion des Bindegewebes bei Krankheiten innerer Organe und nozizeptiver Afferenzen tiefergelegener Strukturen.

Dem therapeutischen Prinzip nach ist die Bindegewebsmassage also eine Umkehrung der viszerokutanen Reflexe mit hyperalgetischen Zonen in Haut und Unterhautgewebe der betroffenen Dermatome.

Grundlage und Beginn der Applikation jeder Bindegewebsmassage ist eine subtile Diagnostik der betroffenen Dermatome mit Hilfe des „diagnostischen Strichs", der beiderseits paravertebral vom Kreuzbein bis in Höhe des Halswirbels C 7 (Vertebra prominens) gezogen wird. Ebenso wie die therapeutische Bindegewebsmassage selbst ist dieser „diagnostische Strich" mit dem III. und IV. Finger der Hand des Therapeuten auszuführen. Dabei muß die Haut unter gewissem Druck gegen ihre Unterlage verschoben werden, um die Befunde im Dermatom erheben zu können.

Eine Indikation zur Bindegewebsmassage besteht vor allem bei primären und sekundären weichteilrheumatischen Schmerzen sowie bei Störungen der kleinen Wirbelgelenke mit segmentaler, den Dermatomen folgender Weichteilsymptomatik.

Am sitzenden oder liegenden Patienten wird der diagnostische Strich zur Lokalisation der Befunde durchgeführt. Danach erfolgt ein kleiner oder großer Aufbau in der jeweils vorgeschriebenen Anzahl und Lokalisation der Strichführung, die stets vom Kreuzbein ausgeht. Die streichenden Finger müssen dabei stets in der gleichen Tiefe bleiben. Jeder Strich von etwa 15–20 cm Länge sollte sehr langsam ausgeführt werden, also ca. 30 s dauern. Je pathologischer die ertasteten Spannungsverhältnisse im Unterhautbindegewebe sind, desto langsamer muß der Strich ausgeführt werden. Vom Gewebewiderstand hängt es auch ab, ob lange oder kurze Striche ausgeführt werden. Entsprechend ist die Dauer der gesamten Behandlung anzusetzen. Sie sollte aber 20–30 min nicht überschreiten (Abb. 2.25).

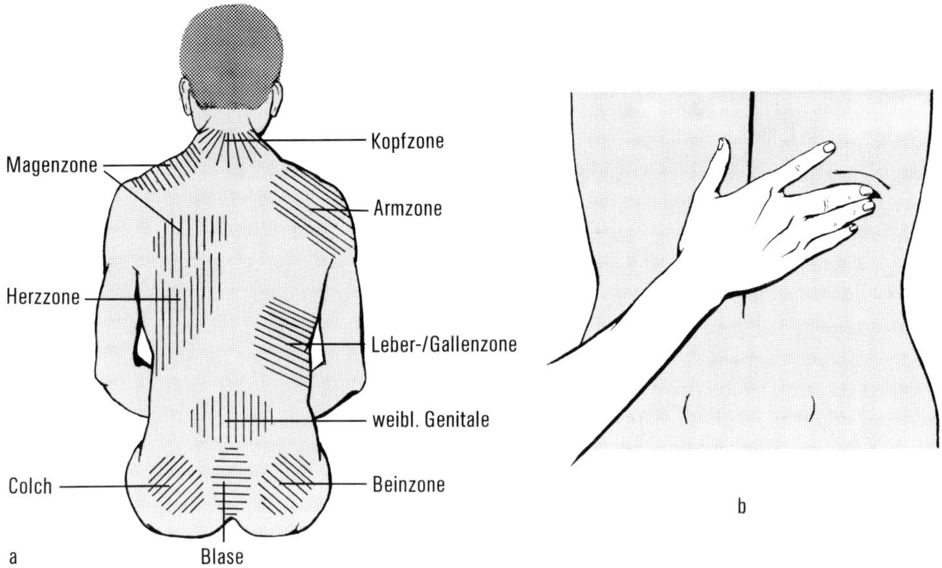

Abb. 2.25 **a** Reflexzonen (Dermatome) mit ihren Organprojektionen, **b** Technik der Strichführung bei der Bindegewebsmassage, → Hautfalte, die vor dem III. Finger hergeschoben wird

Münzmassage

Eine Abwandlung der Bindegewebsmassage ist die Münzmassage, die mit einer großen Münze, z. B. einem Fünfmarkstück, durchgeführt wird. In vielen Fällen akuter segmentaler Schmerzsymptome hat diese simple Form der Massage einen durchschlagenden Erfolg. Nach einem manuellen diagnostischen Strich und sorgfältiger segmentaler Diagnostik wird das betroffene Dermatom großflächig mit einem Gleitmittel eingerieben. Der Behandler nimmt die Münze zwischen Daumen und Zeigefinger und führt sie zunächst ohne Druck von der Mittellinie über den Dornfortsätzen der Wirbelsäule nach schräg lateral kaudal in Richtung des Dermatoms. Auch diese Striche sind betont langsam auszuführen, wobei tannenbaumartig Strich neben Strich gesetzt wird, jeweils an der Mittellinie beginnend. Nachdem das betroffene Areal einmal von kranial nach kaudal fortschreitend durchstrichen ist folgt ein nächster Durchgang, jetzt mit stärkerem Druck. Der Patient darf allerdings keine Schmerzverstärkung erfahren. Besonders gut geeignet ist dieses Behandlungsverfahren für monosegmentale Affektionen nozizeptiv reflektorischer Genese, ausgehend von den kleinen Wirbelgelenken (Abb. 2.26).

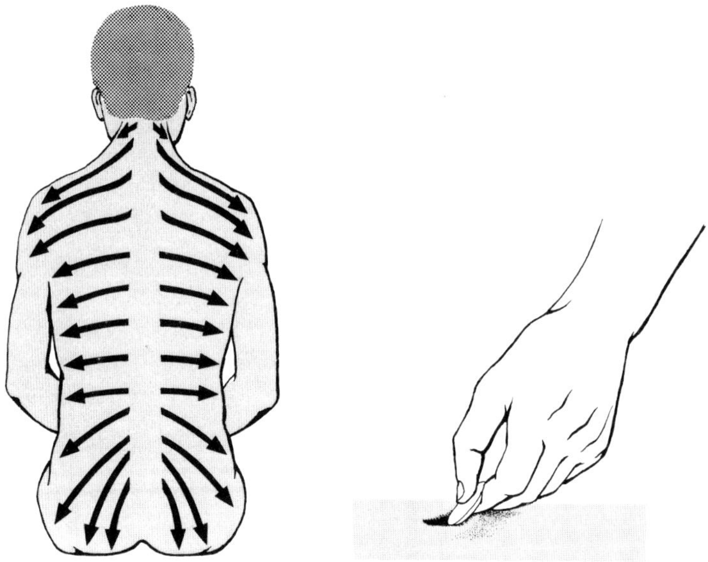

Abb. 2.26 Schema der „Münzmassage": Strichführung

Kontrolle und Überwachung Alle Formen der Massage werden in unmittelbarem Kontakt zwischen Therapeuten und Patienten durchgeführt. Daher ist eine ständige Überwachung des Patienten durch den Behandler gegeben. Dieser muß die Art und Intensität der Massage der jeweiligen Reaktion des Patienten und dem lokalen Tastbefund anpassen. Hierzu gehört sehr viel Erfahrung. Der verordnende Arzt muß sich von dem therapeutischen Erfolg der verordneten Massage kontinuierlich überzeugen, um lokale oder allgemeine unerwünschte Wirkungen frühzeitig zu entdecken. Keinesfalls sollte eine unkritische Folgeverordnung ausgestellt werden.

Unerwünschte Wirkung und Therapieabbruch Wenn der Therapeut Intensität, Dauer und Art der Griffe entsprechend der Indikation und dem Zustand des Patienten richtig gewählt hat, werden sowohl die klassische Massage wie auch alle anderen Massageformen stets gut vertragen. Eine fundierte Ausbildung des Therapeuten ist daher eine Grundvoraussetzung, um unerwünschte Wirkungen zu vermeiden. Ein deutlicher Schmerz ist stets eine unerwünschte Wirkung, während ein „angenehmer Schmerz" ein durchaus erwünschter Therapieeffekt sein kann. Auch eine mehr oder minder starke Rötung der Haut als Zeichen der kutanen Mehrdurchblutung ist ein erwünschter Effekt. Eine unerwünschte Wirkung wäre eine Blutung oder gar ein Hämatom im Applikationsgebiet.

Bei starken Schmerzen des Patienten unter der Massage ist die Behandlung abzubrechen. Gleiches gilt bei neurovegetativen Fehl- oder Überreaktionen während der Behandlung oder innerhalb einer Behandlungsserie.

Therapieerfolg und Beurteilung Ein Therapieerfolg der Massage ist nur dann gewährleistet, wenn die Indikation sorgfältig gestellt und beim Patienten keine übertriebenen Erwartungen geweckt wurden. Bereits bei der Indikation und der Auswahl der Therapieverfahren ist darauf zu achten, daß die Massage mit aktiven Maßnahmen der physikalischen Therapie, z. B. in Form der Krankengymnastik, kombiniert wird. Nur solchermaßen eingebettet in das gesamte Therapiekonzept kann die Massage ihren vollen therapeutischen Erfolg erzielen.

Die Beurteilung des Therapieerfolgs im Rahmen des Gesamtbehandlungsplans obliegt dem verordnenden Arzt, der kritisch die positiven Wirkungen der Massage überprüfen sollte, zumal dann, wenn der Patient außer einer Steigerung des psychischen Wohlbefindens keine Änderung des Ausgangsbefunds zeigt.

2.1.6 Krankengymnastik

Definition und Wirkprinzip Die Krankengymnastik, für die auch die Bezeichnungen Heilgymnastik, Kinesiotherapie oder Übungsbehandlung gebräuchlich sind, ist physikalisch betrachtet ein Teilgebiet der Mechanotherapie, bei der mechanische Kräfte, mechanische Geräte und Handgriffe als therapeutisches Prinzip herangezogen werden.

Bei der Krankengymnastik handelt es sich um geplante körperliche Übungen, die unter unmittelbarer Führung durch den Therapeuten, unter Aufsicht, vom Patienten selbst unter bestimmter medizinischer Zielsetzung durchgeführt werden. Erst diese medizinische Zielsetzung unterscheidet viele Übungen der Krankengymnastik von denen der allgemeinen Gymnastik oder einzelnen Sportarten.

Während Sport und allgemeine Gymnastik die Aufgabe haben, den gesunden Körper gesund und leistungsfähig zu erhalten, ist es Aufgabe der Krankengymnastik, den kranken Körper wieder zur ursprünglichen Leistungsfähigkeit zurückzuführen oder eine möglichst gute Funktion wiederherzustellen (Tabelle 2.21).

In der Rheumatologie ist es die Aufgabe der Krankengymnastik, die im Verlauf rheumatischer Krankheiten verlorengegangenen Funktionen ganz oder teilweise wiederherzustellen. Sind Funktionen irreversibel verlorengegangen, werden sie im Rahmen der Krankengymnastik durch kompensatorische Bewegungsfunktionen ersetzt.

Tabelle 2.21 Krankengymnastische Ziele bei rheumatischen Krankheiten

- Ohne Funktionsverlust

  Erhaltung/Steigerung der Muskelkraft
  Erhaltung/Verbesserung der Flexibilität
  Erhaltung/Ökonomisierung der Koordination

- Mit Funktionsverlust

  Aufhebung von Muskelatrophien
  Mobilisation von Kontrakturen
  Kompensation knöcherner Fehlstellungen
  Verbesserung der Koordination

Im Unterschied zur allgemeinen Gymnastik und zum Sport geht daher die Krankengymnastik nicht nur von medizinischen Zielen, sondern auch von anderen Grundvoraussetzungen aus. Allgemeine Gymnastik und Sport sind Übungen für körperlich gesunde Personen. **Die Krankengymnastik behandelt dagegen Personen mit gestörten Körperfunktionen.** Aufgrund dieser sehr unterschiedlichen Voraussetzungen und Ziele ist für die Durchführung der Krankengymnastik eine grundsätzlich andere Ausbildung als für Gymnastiklehrer und Sporttrainer erforderlich!

Auch wenn die Krankengymnastik definitionsgemäß spezielle und spezifisch gezielte Übungen als Heilmittel für erkrankte Organe und Organsysteme benutzt, sind die einzusetzenden Mittel zur Behandlung kranker und behinderter Patienten sehr viel umfassender:

- Passive Bewegungen und aktive Übungen in Einzel- und Gruppengymnastik mit und ohne Gerät
- Massage mit allen Techniken
- Hydrotherapie, einschließlich der Übungsbehandlung im Wasser
- Elektrotherapie und Elektrogymnastik
- Weitere physikalische Maßnahmen, mit Ausnahme der Röntgentherapie

Mit der krankengymnastischen Übungsbehandlung im engeren Sinne können folgende Behandlungsziele realisiert werden (Tabelle 2.22, 2.23, 2.25):

- Schmerzminderung (Entschmerzung) an Gelenken und Wirbelsäule
- Mobilisation von Gelenken und Wirbelsäule
- Stabilisation von Gelenken und Wirbelsäule
- Training kompensatorischer Bewegungsabläufe bei Funktionsverlust
- Prophylaxe oder gezielte Therapie bei Muskelatrophie
- Lockerung kontrakter Elemente des Bewegungssystems
- Mechanische Entlastung des Bewegungssystems
- Anleitung und Überwachung von Eigenübungen des Patienten

Indikationen Die Übungsbehandlung ist bei allen Krankheiten des Bewegungssystems grundsätzlich indiziert. **Krankengymnastik ist grundlegender Bestandteil eines jeden Plans zur physikalischen Therapie in der Rheumatologie.** Die spezielle Indikation einzelner krankengymnastischer Behandlungsverfahren wird unter Angabe des therapeutischen Ziels vom Arzt gestellt.

Tabelle 2.22 Behandlungsziele und Methoden der Krankengymnastik in der Rheumatherapie

Schmerzlinderung	• Lagerung • Extension • Traktion • Passives Durchbewegen
Mobilisation	• Passive und aktive Bewegungsübungen • Trocken (im Liegen, Sitzen) • Schlingentisch • Schmetterlingswanne • Bewegungsbad • Manuelle Therapie / manuelle Mobilisation
Stabilisation	• Isotonische Übungen (Bewegen) • Isometrische Übungen (Halten)
Muskelatrophie (Behandlung/ Prophylaxe)	• Isometrische Übungen • Aktive Übungen gegen Widerstand
Muskellockerung	• Schüttelungen • Aktive Bewegungsübungen auf neurophysiologischer Basis
Koordination	• Haltungsschulung • Gehschulung • Gelenkschutztraining • Trick-/Ersatzbewegungen (Kompensation) • Aktive Bewegungsübungen auf neurophysiologischer Basis

Tabelle 2.23 Pathophysiologischer Angriffspunkt der krankengymnastischen Therapie

Nur die Krankengymnastik unterbricht den Teufelskreis:

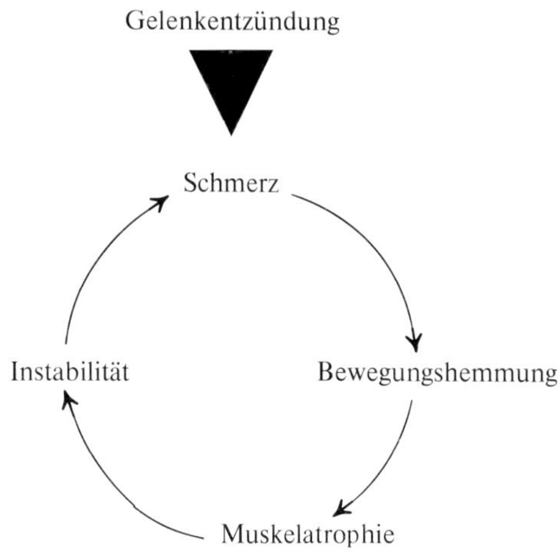

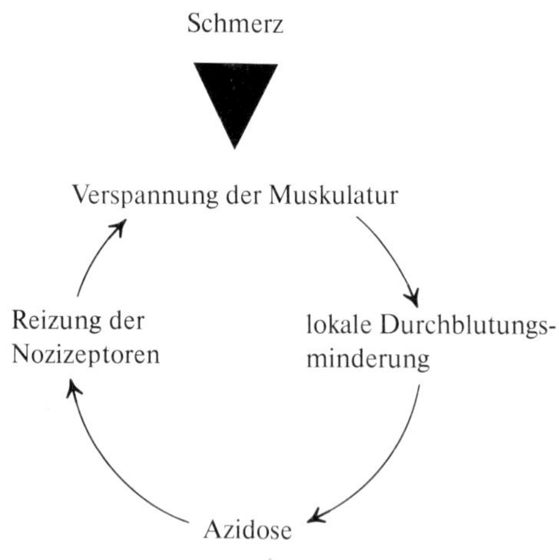

Tabelle 2.24 Biologisch funktionelle Reize der Krankengymnastik für anatomische Strukturen des Bewegungsapparats

Muskulatur	Anspannung – Isometrisch (statische Muskelkontraktion) – Isotonisch (konzentrische/exzentrische, dynamische Muskelkontraktion)
Knorpel	Bewegung unter Wechselbelastung von Druck und Zug
Knochen	Dosierte Druckbelastung
Ligamente	Dosierte Zugbelastung

Für seine Verordnung muß der Arzt im einzelnen genau angeben:

- Behandlungsdiagnose
- Begleitende Diagnosen
- Behandlungsziel
- Hinweise auf gleichzeitig verordnete physikalische Behandlungsmethoden
- Gesamtzahl der Behandlungen
- Anzahl der Behandlungen/Zeiteinheit (Tag oder Woche)

Die Indikation zur krankengymnastischen Übungsbehandlung setzt eine genaue Befunderhebung der Funktionsstörungen am Bewegungssystem ebenso voraus wie eine detaillierte Kenntnis der einzelnen Behandlungsverfahren. Eine enge Zusammenarbeit zwischen verordnendem Arzt und behandelndem Krankengymnasten erleichtert nicht nur die Indikation für bestimmte Verfahren der Übungsbehandlung, sondern sichert durch gemeinsame Festlegung des Behandlungsplans den besseren Therapieerfolg.

Da alle Krankheiten und Verletzungen des Bewegungsapparats unweigerlich mit lokalen oder systemischen Muskelatrophien einhergehen, die im wesentlichen Inaktivitätsatrophien sind, ist eine krankengymnastische Übungsbehandlung grundsätzlich bereits frühzeitig bei ersten Symptomen indiziert (Tabelle 2.25).

Parallel zur ersten Verordnung einer Pharmakotherapie rheumatischer Krankheiten muß mit der Krankengymnastik begonnen werden.

Gegen diesen Grundsatz wird in der täglichen Praxis sehr häufig verstoßen. Oft genug geht der Verordnung physikalischer Therapie und insbesondere der Verordnung von Krankengymnastik eine wochen-, monate- oder gar jahrelange Pharmakotherapie mit Analgetika, Antiphlogistika oder Muskelrelaxanzien voraus. Durch diese verzögerte Indikation zur krankengymnastischen Übungsbehandlung kommt es oft zu bleibenden oder nur noch sehr mühsam reversiblen Funktionsein-

Tabelle 2.25 Krankengymnastische Ziele bei Gelenkoperationen

Präoperative Krankengymnastik
- Verzögerung der Zerstörung des zu operierenden Gelenks
- Schmerzreduktion
- Vortraining der Muskulatur
- Einweisung des Patienten in die postoperativ geplanten Übungen
- Kräftigung/Stabilisierung benachbarter oder postoperativ vermehrt belasteter Abschnitte des Bewegungssystems

Postoperative Krankengymnastik
- Verhüten/Beseitigen postoperativer Reizzustände
- Schmerzreduktion durch Lagerung/Entspannung
- Aufbauende Schulung der Muskulatur
- Muskuläre Stabilisation des operierten Gelenks
- Erarbeiten von bestmöglicher Gelenkbeweglichkeit
- Erarbeiten von schonenden Gebrauchsbewegungen innerhalb komplexer Funktionen
- Physische und psychische Aktivierung

Tabelle 2.26 Inhalt der ärztlichen Verordnung zur krankengymnastischen Behandlung

Aus medizinischer Sicht
- Gesamtzahl der Behandlungen
- Art der Behandlung
- Anzahl der Behandlungen/Zeitabschnitt täglich/pro Woche
- Dosierung und Dauer der Einzelbehandlung
- Anwendungsbereich (Körperteil)
- Behandlungsdiagnose
- Behandlungsziel
- Begleitdiagnose

Aus versicherungsrechtlichen Gründen Hinweis auf
- Arbeitsunfall und -folgen
- Berufskrankheit
- Sonstiger Unfall und -folgen
- Versorgungsleiden

schränkungen am Bewegungssystem. Mit jedem Rezept über Analgetika, Antiphlogistika oder Muskelrelaxanzien für einen Patienten mit Krankheiten des Bewegungssystems ist **gleichzeitig** ein Rezept über krankengymnastische Übungsbehandlung auszustellen (Tabelle 2.26).

Kann schon im Verlauf rheumatischer Krankheiten die Indikation zur krankengymnastischen Behandlung nicht früh genug gestellt werden, so gilt dies ganz besonders für operative Eingriffe am Bewegungssystem.

Jeder operative Eingriff am Bewegungssystem ist eine absolute Indikation für eine adäquate krankengymnastische Vor- und Nachbehandlung.

Durch eine präoperativ einsetzende Schulung der Muskulatur wird eine bessere Stabilisierung des betroffenen Gelenks, eine ökonomischere Belastungsfunktion und eine kürzere postoperative Rehabilitationszeit erreicht. Gleichzeitig kann mit dem Patienten bereits präoperativ die postoperative schmerzmindernde, entstauende und muskelentspannende Lagerung geübt werden. Damit wird der Patient bereits frühzeitig - präoperativ - auf die unumgängliche aktive Mitarbeit nach erfolgter Operation eingestimmt.

Postoperativ ist die krankengymnastische Übungsbehandlung indiziert, um die bestmögliche muskuläre Stabilisation für das operierte Gelenk zu erzielen und eine bestmögliche Beweglichkeit zu erreichen. Gleichzeitig können schonende Gebrauchsbewegungen der betroffenen Extremität und des gesamten Körpers erarbeitet werden, um einen langfristigen Operationserfolg zu sichern (Tabelle 2.25).

Kontraindikationen Für die krankengymnastische Übungsbehandlung ganz allgemein gibt es keine Kontraindikationen. Für spezielle Verfahren der Krankengymnastik können im Einzelfall jedoch sehr differenzierte Kontraindikationen bestehen oder im Verlauf der Behandlung auftreten (Tabelle 2.27).

Tabelle 2.27 Kontraindikationen für Krankengymnastik in der Rheumatherapie

Absolute	• bei richtiger Auswahl des Übungsverfahrens: **keine**
Relative	• Begleitende Herz-Kreislauf- oder Gefäßkrankheiten
	• Mangelnde Kooperation des Patienten
	• Neurologische Störungen (z. B. Parkinsonismus)

Relative Kontraindikationen können bei kardiopulmonalen und vaskulären Begleiterkrankungen bestehen. Da Blutdruckanstieg und Pulsfrequenzerhöhung als Zeichen der kardialen Belastung von der Anspannungsdauer und Anspannungskraft bei isometrischen Muskelübungen abhängen, müssen in der praktischen Übungsbehandlung bei kardiovaskulär schonungsbedürftigen Patienten wechselnde Muskelgruppen beübt und verlängerte Erholungspausen zwischen den einzelnen Übungen eingehalten werden. Zusätzlich sind Atemkorrekturen vorzunehmen, um Preßatmung während der Übung zu verhindern.

Die Schmerzhaftigkeit eines Gelenks ist keineswegs eine Kontraindikation gegen eine krankengymnastische Übungsbehandlung. Auch akute Entzündungen und maligne Prozesse sind nur relative und keine absoluten Kontraindikationen der Krankengymnastik.

Zwar gibt es keine Kontraindikationen, jedoch falsche Indikationen für komplexe krankengymnastische Übungen bei den Patienten, bei denen die geistige Leistungsfähigkeit und Mitarbeit nicht ausreichend ist, um die Übungen durchzuführen und das Übungsziel zu erreichen. Andererseits ist es aber oft erstaunlich, wie gerade durch die krankengymnastische Übungsbehandlung die Mitarbeit des Patienten im Kampf gegen seine rheumatische Krankheit wieder aktiviert wird. Bei gegebener medizinischer Indikation muß daher auf alle Fälle ein Therapieversuch unternommen werden, der erst dann abgebrochen werden darf, wenn der Patient erwiesenermaßen zu keiner Mitarbeit willens oder fähig ist.

Methoden Für die krankengymnastische Übungsbehandlung stehen der Rheumatherapie zahlreiche Verfahren zu Verfügung, die sich wie folgt einteilen lassen:

- Nach der „Energiequelle" der Bewegung
  - Aktive oder passive Übungstherapie
- Nach der Methode
  freie Übungsbehandlung, einzeln oder in Gruppen
  - Bewegungsübungen in Zusammenarbeit mit einem Therapeuten oder Partner
  - Aktive unterstützte Übungen
  - Aktive Übungen gegen manuellen Widerstand
  - Manuelle passive Bewegungen (Dehnungen, Schüttelungen, Manipulation, Chirotherapie, Chirogymnastik)
  - Aktive Übungen an feststehenden Geräten
  - Übungen an mobilen Geräten
  - Passive Apparategymnastik
  - Apparative Extensionsbehandlung

- Nach dem Milieu der Therapie
  - Bewegungstherapie im Trockenen (im Liegen, Sitzen, Stehen)
  - Bewegungstherapie im Wasser (Bewegungsbad, Schmetterlingsbad)

Gegenüber der Trockenbehandlung hat die krankengymnastische Übungsbehandlung im Wasser zusätzliche Effekte. Das Körpereigengewicht wird durch den Auftrieb um etwa 2/3 vermindert. Daraus resultiert eine verminderte Muskelarbeit während der Gelenkbewegung und eine Druckentlastung der Gelenke. Durch zusätzlich angelegte Auftriebskörper kann dieser entlastende Effekt zusätzlich verstärkt werden. Bei der Bewegung gegen den Wasserdruck, z. B. beim Gehen im Wasser, wird eine leichte, durch die eigene Bewegung des Patienten sehr gut dosierbare Widerstandsarbeit des Muskels geleistet. Durch die Wassertemperatur können zusätzliche muskellockernde und schmerzlindernde Effekte erzielt werden (Tabelle 2.28).

Tabelle 2.28 Methoden der Krankengymnastik für die Rheumatologie

• Lagerung	
• Klassische achsengerechte Bewegungsübungen	
	Passives Durchbewegen
	Unterstützte Bewegungsübungen
	Aktive Bewegungsübungen
	Aktive Bewegungsübungen gegen Widerstand
• Gelenkmobilisation	
	Manuelle Therapie
	Chirogymnastik
	Postisometrische Relaxation
• Stabilisierende Techniken	
	Rhythmische Stabilisation
	Wirbelsäulenstabilisation nach Brunkow
• Komplexbewegungen	
	Nach Kabat / Knott (PNF)
	Nach Bobath
	Nach Klapp
	Nach Vojta
	Nach Schroth
	Nach Gort-Gessner
• Gangschulung	
• Atemgymnastik	

Ergänzt werden die Methoden der freien und der vom Therapeuten geführten Methoden der Krankengymnastik durch Bewegungsübungen mit Hilfsgeräten **(Gerätegymnastik).** Hierzu zählen:

- Übungskreisel und Übungsball (Pezziball) für Gleichgewichts- und Reflexübungen,
- Sprossenwand für Dehnübungen der Rückenmuskulatur
- Keulen für Pendel- und Schwungübungen des Schultergelenks
- Schulterrad für mobilisierende Übungen der Schulter
- Schlingentisch zur achsengerechten Bewegungsübungen unter den Bedingungen der Schwerelosigkeit mit Übungen gegen dosierten Widerstand
- Schrägbrett mit Stufenlagerung und Extensionsmöglichkeit
- Rutschbrett

Neben den unmittelbaren Methoden der krankengymnastischen Übungsbehandlung sind auch alle Verfahren der physikalischen Therapie als begleitende und integrierte Maßnahmen verfügbar. Beispielhaft erwähnt seien hier nur die Anwendung von Thermotherapie/Kryotherapie oder Massagen zur Vorbereitung auf eine nachfolgende passive oder aktive Übungsbehandlung (Tabelle 2.29).

Unter der Vielzahl sehr differenzierter Behandlungs- und Übungstechniken der Krankengymnastik sollte die Auswahl grundsätzlich nach dem Funktionsbefund des Patienten und dem therapeutischen Ziel vorgenommen werden. Nicht selten haben unterschiedliche Behandlungstechniken dasselbe Ziel. Dann wird die Auswahl des Behandlungsverfahrens von der Fertigkeit des Therapeuten mit bestimmten Übungstechniken sowie die Akzeptanz durch den Patienten für die Wahl des Verfahrens ausschlaggebend sein (Tabelle 2.30).

Applikation und Dosierung Mit der krankengymnastischen Behandlung kann bei allen rheumatischen Krankheiten nicht früh genug begonnen werden. Für die Applikation und Dosierung bei allen chronisch progredienten Krankheiten des Bewegungssystems (z. B. rheumatoide Arthritis, ankylosierende Spondylitis) muß grundsätzlich eine Langzeittherapie geplant werden. Jeweils während der entzündlichen Schübe der Gelenke stehen die schmerzlindernde Lagerung, die Kontrakturprophylaxe und die Prophylaxe der Muskelatrophie im Vordergrund. Nach Abklingen des akuten Schubs – im postakuten Stadium dieser Krankheiten – werden dann durch gezielte krankengymnastische Übungen Funktionsausfälle behoben oder Funktionen gezielt ökonomisiert. Hierzu müssen regelmäßig aktuelle Funktionsdiagnosen erstellt und entsprechende Therapieteilziele definiert werden. Prognostische Kriterien der Funktionsentwicklung sind dabei ebenfalls zu berücksichtigen, um im Therapieplan die richtigen Prioritäten setzen zu können.

Bestehen Defizite der Gelenk- oder Wirbelsäulenfunktion, sind in der Regel tägliche Übungsbehandlungen notwendig.

Tabelle 2.29 Sinnvolle Kombinationen krankengymnastischer Behandlung mit anderen Maßnahmen physikalischer Therapie

	Massage	Eis	Wärme	Extension	Elektrotherapie	Ultraschall	Inhalation
KG-Ganzbehandlung	×	×	×				
KG-Teilbehandlung	×	×	×	×	×	×	
KG-Atemtherapie							×
KG auf neurophysiol. Grundlage		×	×				
KG auf Schlingentisch		×	×	×			
KG im Bewegungsbad	×		×	×			

Tabelle 2.30 Krankengymnastischer Behandlungsplan für die Rheumatherapie

Ausfall statischer Funktionen	• Isometrische Übungen • Mobilisation • Isotone/anisotone Übungen • Dynamische Übungen • Koordinationsübungen
Ausfall von Gelenkfunktionen mit Kontrakturen	• Passive Bewegungen • Remobilisation in Entlastung • Isometrische Übungen • Isotone Übungen • Koordinationsübungen • Dynamische Übungen
mit Instabilitäten	• Isometrische Übungen • Manuelle Führung • Stabilisation • Sensomotorische Reflexübungen

Steht die Erhaltung der momentanen Funktion im Vordergrund, so kann die krankengymnastische Therapie in Intervallen durchgeführt werden, wobei 2–3 Wochen Therapie und 4–6 Wochen Pause abwechseln. Es kann aber auch eine kontinuierliche Behandlung 1–2mal wöchentlich erfolgen, vor allem dann, wenn der Patient häusliche Eigenübungen durchführt.

Die chronischen Krankheiten des Bewegungssystems erfordern grundsätzlich eine kontinuierliche krankengymnastische Behandlung. Vorübergehende Beschwerdefreiheit ist kein Kriterium zur Beendigung der Therapie!

Liegen bereits ausgeprägte Funktionsstörungen, Muskelatrophien und Gelenkkontrakturen vor, müssen monate- bis jahrelange Behandlungszeiträume eingeplant werden. Dabei kann die krankengymnastische Übungsbehandlung jedoch durch Pausen gegliedert werden, die immer wieder dann eingeschoben werden sollten, wenn nach mehrwöchiger optimaler Therapie vorübergehend keine weitere Besserung der Funktion mehr feststellbar ist.

Solche Pausen können dadurch erzielt werden, daß die Behandlungsfrequenz reduziert wird oder bei täglicher Behandlung eine 1–2wöchige Behandlungspause eingelegt wird.

Die Dosierung der krankengymnastischen Therapie ist unverzichtbarer Bestandteil der ärztlichen Verordnung. Sie sollte vom Therapeuten nur in Rücksprache mit dem verordneten Arzt geändert werden.

Eigenübungen des Patienten sind ebenfalls in den Behandlungsplan zu integrieren und bei der Applikation und Dosierung krankengymnastischer Therapie zu berücksichtigen. Diese gezielten „Hausaufgaben" soll der Patient neben einer täglichen oder im Intervall durchgeführten krankengymnastisch geleiteten Übungstherapie selbst durchführen. Dazu müssen diese Programme jedoch mit dem Patienten intensiv eingeübt und die Durchführung regelmäßig kontrolliert werden. Als sinnvoll hat sich erwiesen, den Patienten für Verhaltensregeln und Eigenübungen ein einfaches Merkblatt mit nicht zu vielen Übungen an die Hand zu geben. Werden hierzu vorgedruckte Übungsprogramme benutzt, muß vom Arzt oder besser vom Therapeuten die Reihenfolge der Übungen und ihr Inhalt entsprechend der Situation des Patienten modifiziert werden [Tabellen 2.31, 2.32 (Abb. 2.27–2.33)].

Dringend zu warnen ist vor einer „Selbstmedikation" des Patienten mit Bewegungstherapie in Form von Büchern, Kassetten oder Schallplatten mit pauschalen krankengymnastischen Übungen.

Tabelle 2.31 Verhaltensregeln für den Alltag, Merksätze und Hinweise für Patienten mit Spondylitis ankylosans

1. **Zur Lage:**	Man soll so flach wie möglich liegen!
Leitsatz:	So viel Kissen wie nötig, so wenig wie möglich.
Rückenlage:	a) Hals und Schultern sollen nicht nach vorne gedrückt werden. Falls nötig, nehme man ein kleines Kissen unter Kopf und Hals b) Der Kopf soll nicht nach hinten geneigt liegen, sondern das Gesicht etwa parallel zur Matratze
Seitlage:	Kopf und Hals sollen nicht zur Seite und nach vorne fallen. Sie müssen ausreichend unterstützt werden (z. B. ein kleines Kissen doppelt oder eine entsprechende Schlummerrolle)
Bauchlage:	Die Halswirbelsäule soll nicht in eine Zwangslage gedrückt werden, die Steifigkeit oder Schmerz hervorruft. Das Gesicht soll nach unten oder zur Seite gewendet liegen, aber nicht nach vorne. Falls nötig, legt man ein entsprechendes Kissen unter Brust- und Magengegend
Sitz:	Auf ausreichend hohe Stühle muß geachtet werden, da bei niedrigem Sitz krumm mit vorgeschobenem Hals gesessen wird

2. Nach morgendlichem Frottieren sollten gezielte Bewegungsübungen gemacht werden (Krankengymnastk!)
3. Im Laufe des Tages sollten mehrmals kurze Lockerungsübungen zwischengeschaltet werden
4. Bei einseitiger Berufshaltung oder -Bewegung sollten die Lockerungsübungen möglichst in der Gegenrichtung dazu ausgeführt werden
5. Lesen und Schreiben sollte am ausreichend hohen Tisch in gerader Sitzweise stattfinden, auf schräger Fläche im richtigen Augenabstand, damit Kopf und Hals nicht nach vorne gebeugt werden
6. Patienten mit sitzenden Berufen sollten oft aufstehen und die Hüftgelenke gut durchstrecken
7. Zu enge, nichtelastische Kleidungsstücke sollten die Rippen- wie Bauchatmung nicht behindern
8. Wenn möglich sollte innerhalb von 24 h mindestens 1 h Bauchlage geübt werden
9. Indirekte Atemübungen durch erhöhte Anforderung sind von zusätzlichem Vorteil, z. B. Schwimmen, Singen, Pfeifen u. a. m.

Tabelle 2.32 Verhaltensregeln für den Alltag, Merksätze und Hinweise für Patienten mit arthrotischen Gelenken

Untere Extremität (tragende Gelenke)

1. Bewegung in der Entlastung ist Gelenkpflege!
2. Man stelle sich morgens nicht auf die betroffenen Gelenke, ohne sie vorher in der Entlastung durchbewegt zu haben.
3. Man verweile nie zu lange in der gleichen Position (kurze Unterbrechungen genügen).
4. Man belaste diese Gelenke nicht zu lange (kurze Unterbrechungen genügen).
5. Man halte sein Körpergewicht niedrig.
6. Heben und Tragen sind schädlich.
7. Tritt ein Hinken auf, ist Stockentlastung auf der Gegenseite notwendig. Man vermeide zu große Schritte und halte den Gangrhythmus gleichmäßig.
8. Man sollte oft am Tage kurz lockernde Bewegungen in der Entlastung zwischenschalten für die Beinmuskeln (und den Stock-Arm).
9. Auf achsengerechte Stellungen und Bewegungen der Gelenke ist zu achten (sitzend, stehend, gehend). Bei Kniegelenkarthrose sollte man nicht knien.
10. Man sitze nicht in tiefen Sesseln.
11. Bewegungsübungen sollten keine Schmerzen verursachen!

Obere Extremität

1. Diese Gelenke sollten nicht unnötig mit Stützfunktionen belastet werden.
2. Sie sollten nicht mit sehr schweren Gewichten belastet werden (Heben, Koffer oder Einkaufstaschen tragen).
3. Bei Arbeiten mit diesen Gelenken sollten kleine Lockerungsübungen zwischengeschaltet werden.
4. Arbeiten in schmerzenden Grenzstellungen sind zu vermeiden (z. B. Schultergelenke: Wäsche aufhängen, Fenster putzen, Gardinen aufhängen **über** Schulterhöhe).
5. Bewegungsübungen sollten leicht, unter der Schmerzgrenze und nicht ruckhaft ausgeführt werden. Ausweichbewegungen sollten vermieden werden.

Kurzprogramm

Merkblatt zur Eigenübung nach Erlernung durch eine Krankengymnastin
Staatliches Rheumakrankenhaus Baden-Baden

Lockerungsübungen, alle 2 Stunden, jede Bewegung 2mal; zwischen den einzelnen Übungen entspannen, während der Übungen den Atem nicht anhalten.

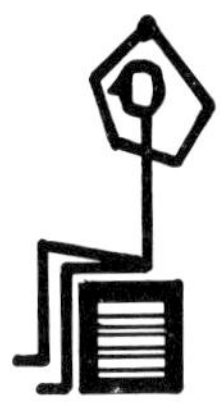

1. recken

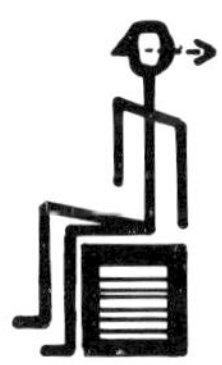

2. Gesicht nach rechts und links wenden

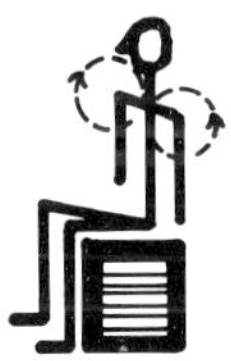

3. Schultern anheben, nach vorn fallenlassen, anheben, nach hinten fallenlassen

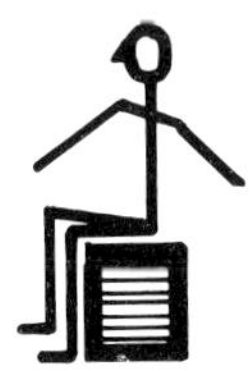

4. Armwechselschwung

Abb. 2.27 Kurzprogramm von Lockerungsübungen

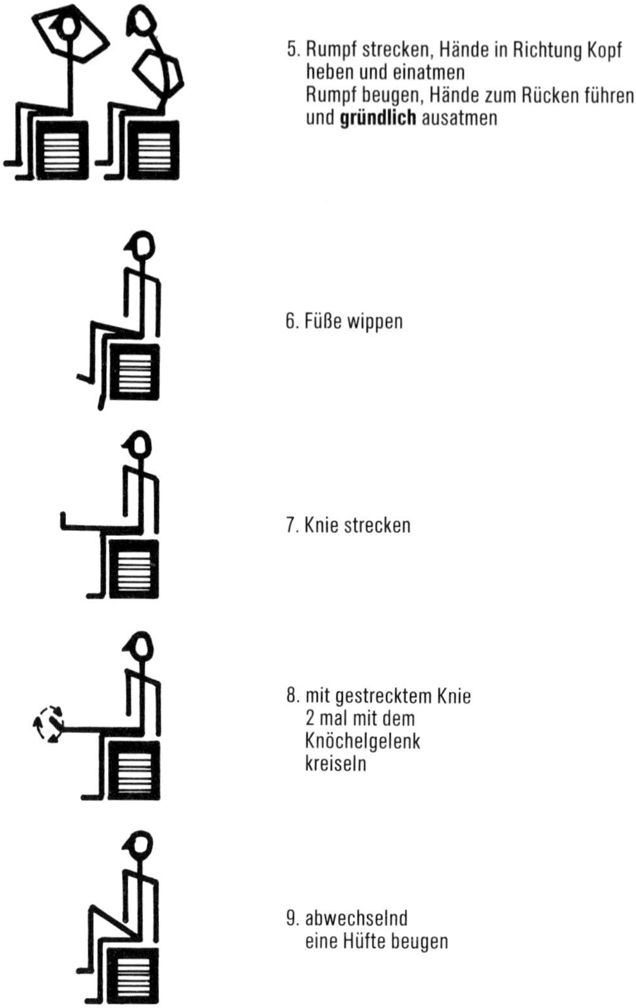

Abb. 2.27 Kurzprogramm von Lockerungsübungen

Gelenkbewegungen

im Sitzen, zur täglichen Kontrolle, für rheumatische Gelenkleidende

Merkblatt zur Eigenübung nach Erlernung durch eine Krankengymnastin
Staatliches Rheumakrankenhaus Baden-Baden

Hände:

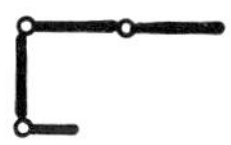

1. „kleine Faust" = Beugung aller Finger mit den Fingerkuppen zu den Fingerballen, dann Fingerstreckung

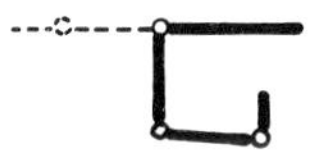

2. „große Faust" = Beugung aller Finger in den drei Fingergelenken, dann Fingerstreckung

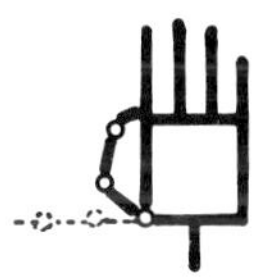

3. Daumenbeugung neben der Hand, danach Daumenstreckung

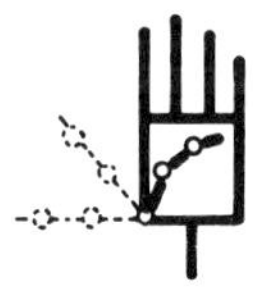

4. Daumenbeugung zum Kleinfingerballen, dann Daumen strecken und abspreizen

Abb. 2.28 Gelenkbewegungen im Sitzen für rheumatisch Gelenkleidende

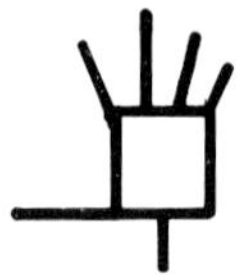

5. alle Finger vom Mittelfinger wegspreizen
und wieder fest schließen

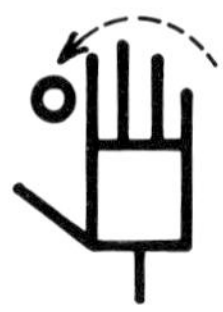

6. alle Finger gegen Widerstand zur
Zeigefingerseite drücken

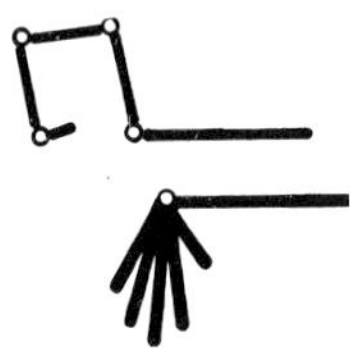

7. Handgelenkbeugung mit Fingerstreckung,
Handgelenkstreckung mit Fingerbeugung
(„große Faust")

Schultern und Ellenbogen:

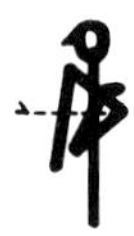

1. Ellbogenbeugung mit Handfläche und
Fingerspitzen zur Schulter,
Ellbogenstreckung mit Handfläche nach oben

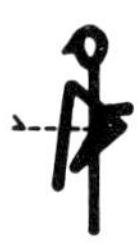

2. umgekehrt: Ellbogenbeugung mit Handrücken
und Fingernägeln zur Schulter,
Ellbogenstreckung mit Handfläche nach unten

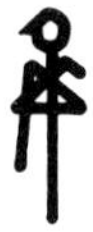

3. eine Hand greift vor dem Gesicht vorbei,
über die andere Schulter ins Genick

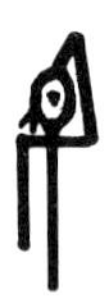

4. eine Hand greift über die Schulter
ihrer Seite auf den Rücken

Abb. 2.28 Gelenkbewegungen im Sitzen für rheumatisch Gelenkleidende

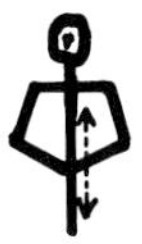

5. beide Hände auf dem Rücken fassen und miteinander auf und ab wandern

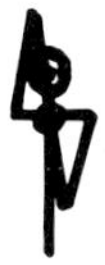

6. Kreuzgriff auf dem Rücken

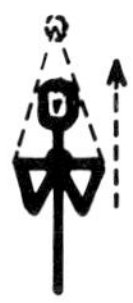

7. beide Hände vor die Brust halten und miteinander vor dem Gesicht vorbei aufwärts schieben soweit es geht, bis zur senkrechten Armstreckung; den gleichen Weg zurückgehen

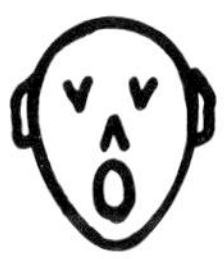

Kiefergelenke:

Etwa 10 mal den Mund ohne große Verkrampfung,
leicht sehr weit öffnen und schließen

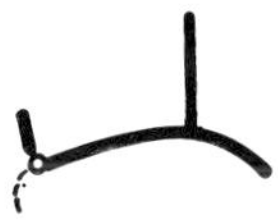

Füße, Kniegelenke, Hüftgelenke:

1. Zehen beugen und strecken

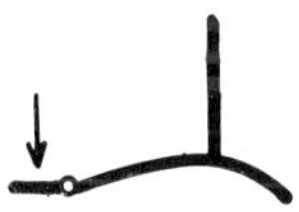

2. Zehen möglichst gestreckt fest an den Boden drücken ohne die Fersen zu heben.

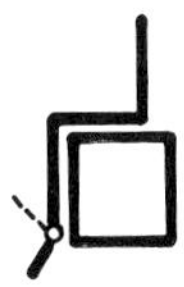

3. Füße abrollen von der Ferse zu den Spitzen und zurück (Fußrichtung = Oberschenkelrichtung)

4. Fußinnenränder heben ohne Kniespreizung

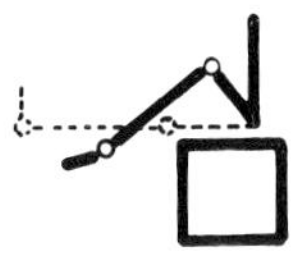

5. ein Knie beugen mit nach unten gedrückter Fußspitze und dann strecken mit hochgezogener Fußspitze

Abb. 2.28 Gelenkbewegungen im Sitzen für rheumatisch Gelenkleidende

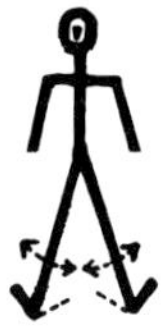

6. auf dem Stuhlrand sitzend mit gestreckten, leich gespreizten Beinen die Knie nach außen und innen drehen, bei feststehenden Fersen

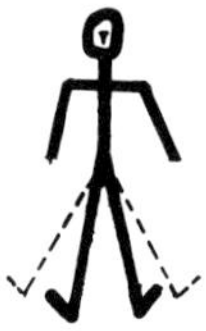

7. auf dem Stuhlrand sitzend ein gestrecktes Bein etwas abspreizen, dann das andere ebenfalls; danach ein Bein wieder zurückführen, dann das andere
Bei Hüftgelenkbeteiligung nur 2/3 der Abduktion ausführen!

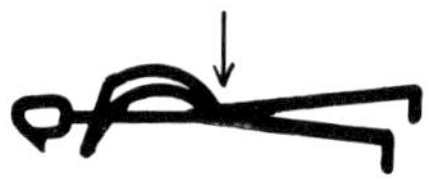

8. In Bauchlage: Becken auf Unterlage, Beine gestreckt abheben, ca. 5 cm

Abb. 2.28 Gelenkbewegungen im Sitzen für rheumatisch Gelenkleidende

Kleines Übungsprogramm bei Koxarthrose

Merkblatt zur Eigenübung nach Erlernung durch eine Krankengymnastin
Staatliches Rheumakrankenhaus Baden-Baden

Die Übungen sollen so klein ausgeführt werden, daß sie keinen Schmerz auslösen!

1. **Kurzprogramm sitzend**
(mehrmals am Tag)

2. **Rutschübungen**
(mehrmals am Tag auf glatter Fläche)

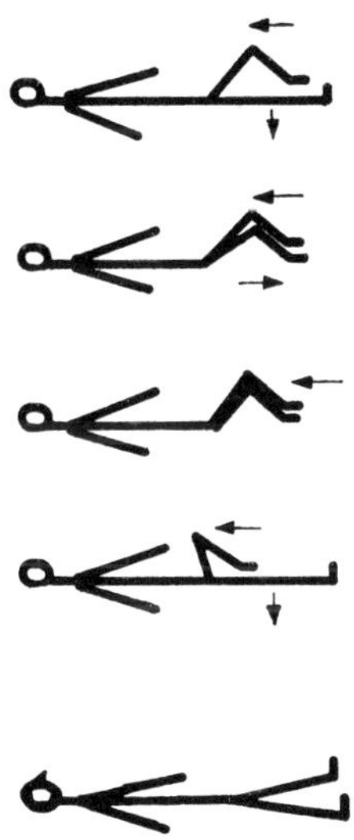

a) ein Bein

b) beide Beine, abwechselnd

c) beide Beine, gleichzeitig

d) ein Bein raufrutschen, anheben, hinstellen, wegrutschen

e) Beine spreizen und zur Mittelstellung zurückrutschen (2/3 der Spreizung, die **ohne** Beschwerden möglich ist!)

Abb. 2.29 Kleines Übungsprogramm bei Koxarthrose

3. Beine mit geringem Abstand fesseln

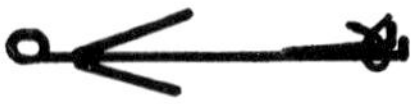

a) um die Fußgelenke, die gestreckten Beine (ohne Drehung) am Boden langsam, nur mit halber Kraft, spreizen und lockerlassen **(nicht schließen)**

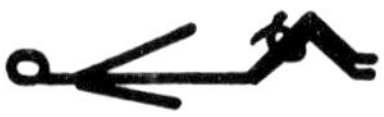

b) desgleichen mit angestellten Beinen, Fessel oberhalb der Knie

4. Rückenlage, gestreckt

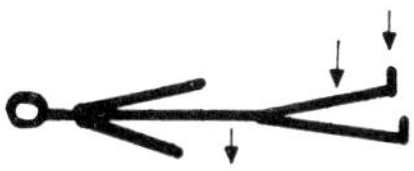

a) Hohlkreuz ausgleichen, Beine fest zu Boden drücken

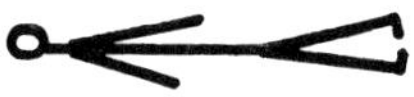

b) Beine nach innen und außen drehen (Gewohnheitsrichtung auslassen!)

Abb. 2.29 Kleines Übungsprogramm bei Koxarthrose

5. Rückenlage, angestellte Beine

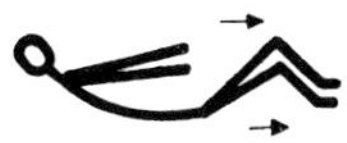

a) Rumpfbeuge vor, schräg, seitlich

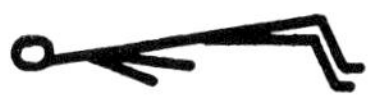

b) Gesäß spannen und heben

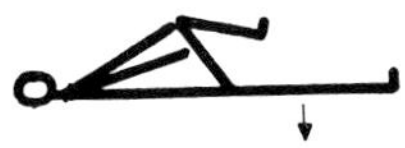

c) ein Bein am Bauch festhalten, das andere **geradeaus** wegschieben zur Streckung

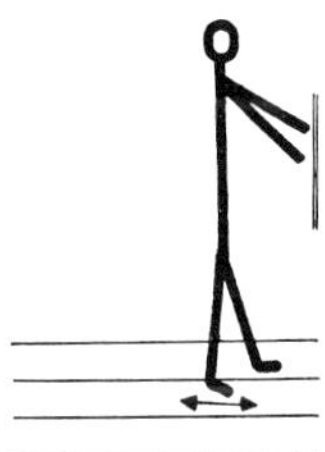

6. Treppe

am Geländer festhalten und ein Bein über der nächst tieferen Stufe baumeln lassen

Abb. 2.29 Kleines Übungsprogramm bei Koxarthrose

Nacken-, Schultermuskel-Lockerungsübungen

Merkblatt zur Eigenübung nach Erlernung durch eine Krankengymnastin
Staatliches Rheumakrankenhaus Baden-Baden

Lockerungsübungen für die Nacken- und Schultermuskulatur

Tempo: langsam anspannen,
langsam lösen,
Pause

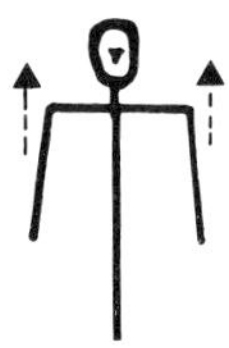

1. beide Schultern hochziehen, lösen

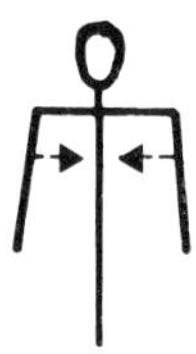

2. beide Schultern nach hinten ziehen, lösen

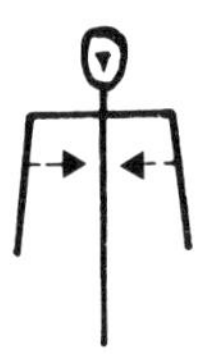

3. beide Schultern nach vorne ziehen, lösen

Abb. 2.30 Nacken-, Schultermuskellockerungsübungen

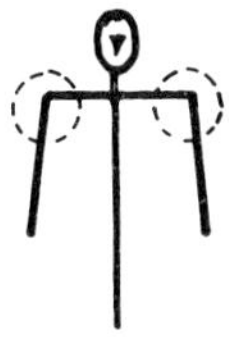

4. nacheinander oder gleichzeitig
Schultern einmal herumkreiseln, locker lassen, andersherum, locker lassen

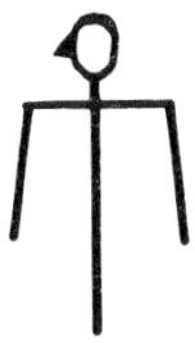

5. Kopf nach rechts drehen und nach links

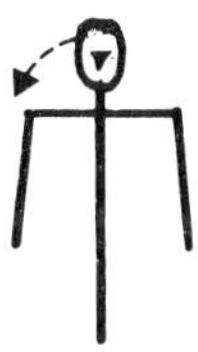

6. Kopf nach rechts seitneigen und nach links

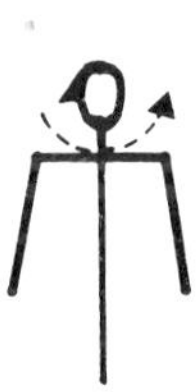

7. Halbkreis nach vorne: Gesicht nach rechts wenden, über vorne-unten nach links wenden, wieder geradeaus schauen; Pause; Gegenrichtung

Abb. 2.30 Nacken-, Schultermuskellockerungsübungen

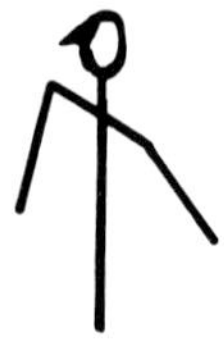

8. Arme abwechselnd vor- und rückpendeln (Gesicht bleibt geradeaus, Schultern gehen etwas mit)

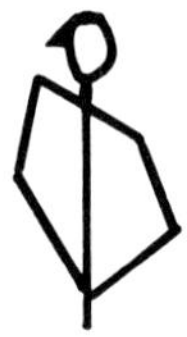

9. gleichzeitig beide Handrücken fest auf den unteren Rücken drücken, lösen, baumeln (wie 8.)

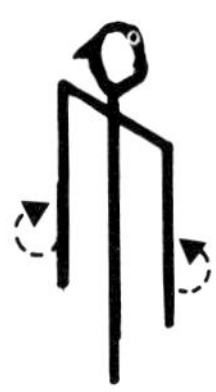

10. gleichzeitig beide Arme nach außen drehen, bis die Brust gedehnt wird, lösen

Abb. 2.30 Nacken-, Schultermuskellockerungsübungen

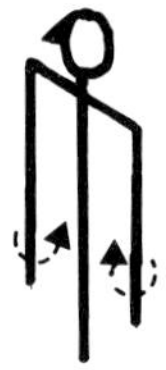

11. gleichzeitig beide Arme drehen, bis der Nacken gedehnt wird, lösen

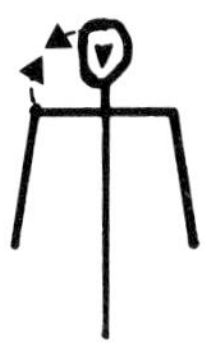

12. nacheinander eine Schulter und ein Ohr zusammenführen, lösen

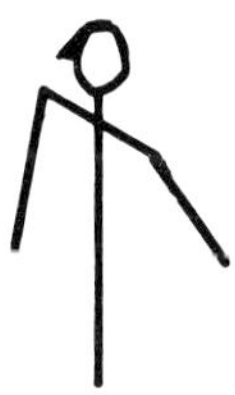

13. Arme abwechselnd vor- und rückpendeln (Gesicht bleibt geradeaus, Schultern gehen etwas mit)

Abb. 2.30 Nacken-, Schultermuskellockerungsübungen

Übungen für die Lendenwirbelsäule

Merkblatt zur Eigenübung nach Erlernung durch eine Krankengymnastin
Staatliches Rheumakrankenhaus Baden-Baden

Die Übungen sollen so klein ausgeführt werden, daß sie keinen Schmerz auslösen!

1. Kurzprogramm (8 x täglich)

2. Rückenlage, angestellte Beine:

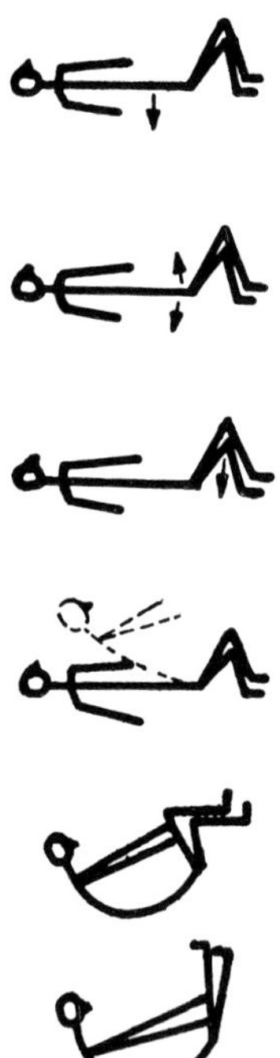

a) Lendenwirbelsäule auf die Unterlage drücken, lockerlassen

b) Gesäß seitlich nach rechts und links „wedeln"

c) Knie gemeinsam nach rechts und links schaukeln (etwa 10 cm zur Seite)

d) Oberkörper heben, geradeaus, schräg, seitlich

e) beide Beine am Bauch festhalten, Kopf heben

f) desgleichen, dabei Knie strecken

Abb. 2.31 Übungen für die Lendenwirbelsäule

3. Rückenlage, gestreckt:

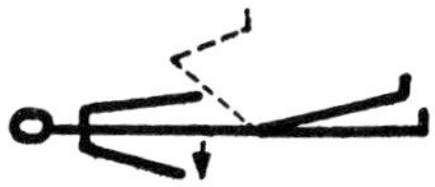

a) ein Bein beugen, bis die Lendenwirbelsäule auf der Unterlage aufliegt

b) wechselnd ein Bein langziehen und lockerlassen

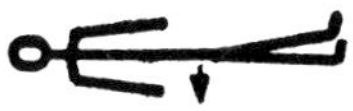

c) Hohlkreuz verringern (nicht ganz aufheben) lockerlassen

4. Bauchlage (mit Kissen, Hände unter die Stirn)

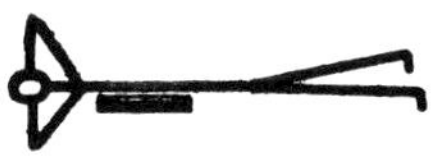

a) Rumpf heben (mit den Armen) etwa 2 cm, ausruhen (Knie müssen fest liegenbleiben!)

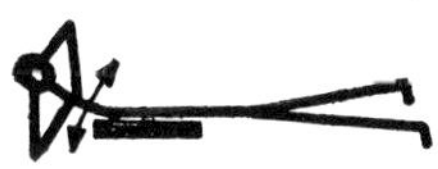

b) desgleichen mit Seitbeuge

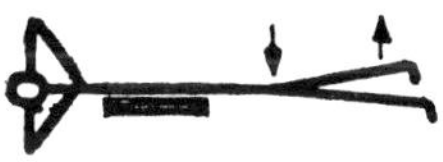

c) Gesäß einziehen und stillhalten, ein Bein etwas heben

Abb. 2.31 Übungen für die Lendenwirbelsäule

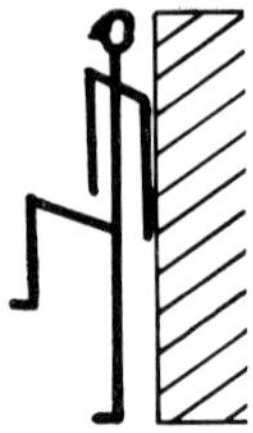

5. stehend an einer Wand:

a) ein Bein hoch anbeugen

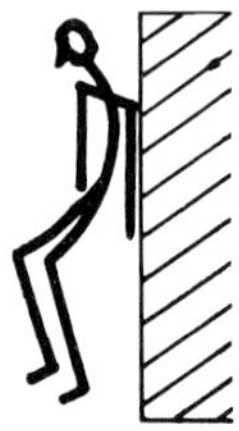

b) den Rücken mit leicht gebeugten Knien runden und das „Hohlkreuz" gegen die Wand drücken

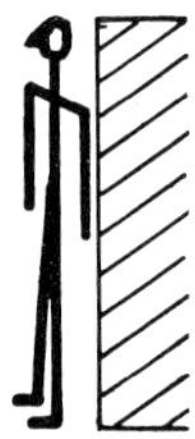

c) das „Hohlkreuz" verkleinern, ohne die Atmung zu behindern, trotz gestreckter Knie

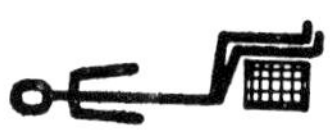

6. Stufenlage

Abb. 2.31 Übungen für die Lendenwirbelsäule

Isometrische Spannungsübungen

zur Kräftigung und Schmeidigung der Rumpfmuskulatur

Merkblatt zur Eigenübung nach Erlernung durch eine Krankengymnastin
Staatliches Rheumakrankenhaus Baden-Baden

Kommando: Langsam anspannen, halten und weiteratmen, langsam lösen, Pause.
Hinweis: Die Ausgangsstellung der Wirbelsäule soll bewahrt werden während der Spannung.

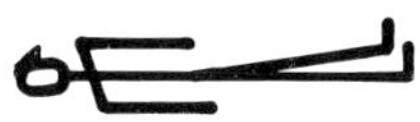

1. Rückenlage
a) Handflächen an den Boden drücken
b) wie a, dann Gesäß spannen
c) wie a, dann Gesäß spannen und Fersen an den Boden drücken
d) wie a, dann Gesäß spannen und Fersen und Kopf an den Boden drücken

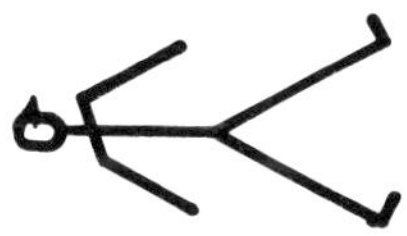

2. Rückenlage, gespreizt
a) rechte Handfläche und linke Ferse an den Boden drücken
b) desgleichen umgekehrt

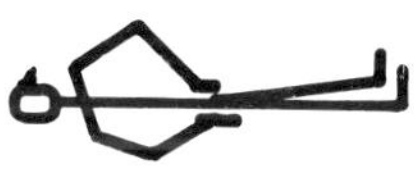

3. Rückenlage
beide Handflächen seitlich an die Hüften drücken mit leicht gebeugten, schwebenden Ellbogen

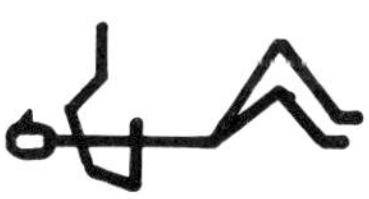

4. Rückenlage, aufgestellte Beine und Arme
a) Ellbogen an den Boden drücken
b) desgleichen mit weiter abgespreizten Oberarmen
c) desgleichen mit rechtwinkelig abgespreizten Oberarmen

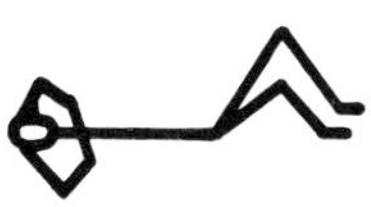

5. Rückenlage, aufgestellte Beine, Hände hinter dem Kopf
Arme und Kopf an den Boden drücken, ohne ein Hohlkreuz zu machen

Abb. 2.32 Isometrische Spannungsübungen zur Kräftigung und Schmeidigung der Rumpfmuskulatur

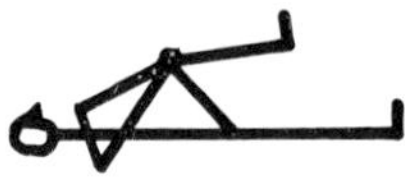

6. Rückenlage, ein aufgestelltes Bein
a) das gestreckte Bein drückt mit der Ferse auf den Boden, das gebeugte Bein und beide Hände drücken gegeneinander
b) desgleichen umgekehrt

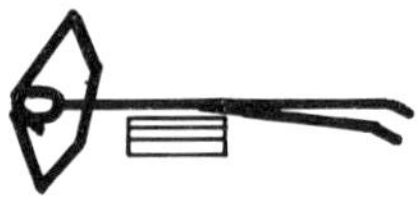

7. Bauchlage, ein Kissen unter dem Bauch
a) Gesäß spannen, Knie liegenlassen
b) Gesäß spannen und beide Unterarme an den Boden drücken
c) Gesäß spannen, beide Unterarme und beide Oberschenkel an den Boden drücken

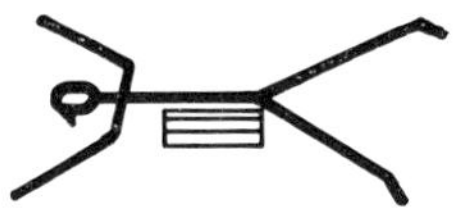

8. Bauchlage, Kissen unter dem Bauch
a) Gesäß spannen
b) Gesäß spannen, rechten Unterarm und linken Oberschenkel an den Boden drücken
c) wie b, umgekehrt

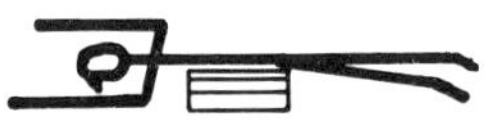

9. Bauchlage, Kissen unter dem Bauch
a) rechtes Bein und linken Arm gestreckt, 1 cm vom Boden abheben
b) desgleichen umgekehrt

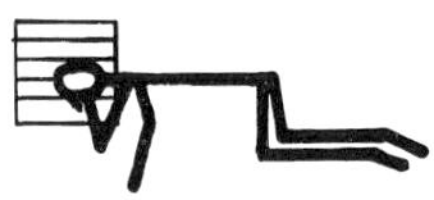

10. Seitenlage, eine Hand unter dem Kopf, gebeugte Beine
(Ein Kissen unter dem Kopf)
Beide Unterschenkel fest gegen den Boden drücken, desgleichen auf der anderen Seite

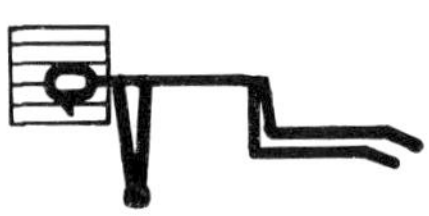

11. Gleiche Lage, beide Arme nach vorn gestreckt
Beide Hände fest auf den Boden drücken

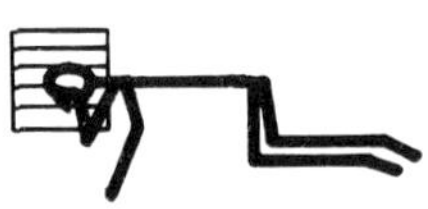

12. Lage wie 10.
Langsam den Kopf auf die darunterliegende Hand drücken

Abb. 2.32 Isometrische Spannungsübungen zur Kräftigung und Schmeidigung der Rumpfmuskulatur

Übungen zur Mobilisation und Kräftigung bei ankylosierender Spondylitis

Merkblatt zur Eigenübung nach Erlernung durch eine Krankengymnastin
Staatliches Rheumakrankenhaus Baden-Baden

Allgemeine Lockerungsübungen
alle zwei Stunden;
Kurzprogramm stehend oder
Kurzprogramm sitzend (bei Gelenkbeteiligung)

Spezielle Übungen: bei der Dehnung einatmen!

1. sitzend

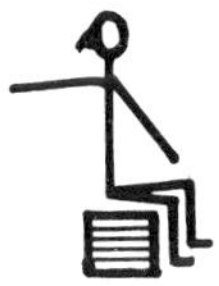

a) Rumpfdrehung einschließlich Kopf und Arm

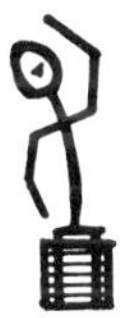

b) Rumpfseitbeuge mit Armen und Kopf

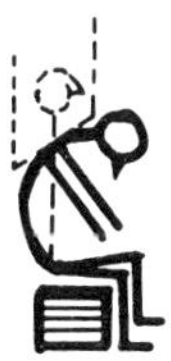

c) Rumpfbeuge nach vorn,
wechselnd mit Aufrichtung

Abb. 2.33 Übungen zur Mobilisation und Kräftigung bei ankylosierender Spondylitis

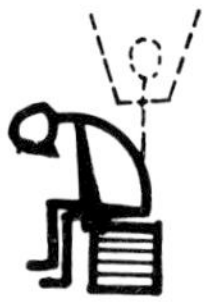

d) Drehbeuge im Wechsel mit Aufrichtung

2. Rückenlage

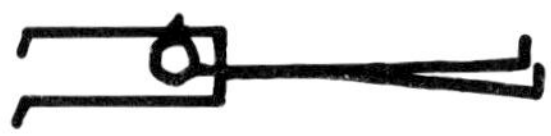

a) beide Arme und Beine gleichzeitig langziehen und wieder entspannen

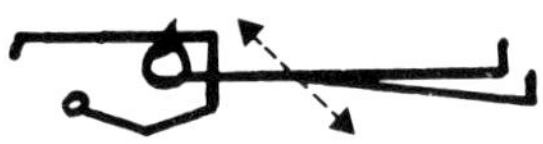

b) einen Arm und entgegengesetztes Bein gleichzeitig langziehen und wieder entspannen

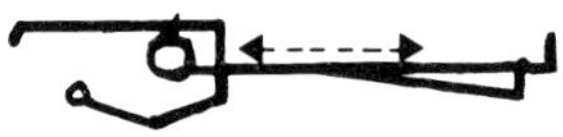

c) einen Arm und ein Bein der gleichen Seite langziehen und wieder entspannen

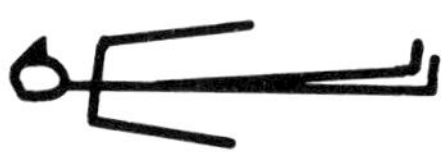

d) beide Handrücken, beide Fersen und den Kopf fest an den Boden drücken, wieder entspannen

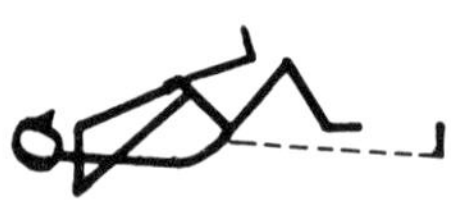

e) ein maximal gebeugtes Bein mit beiden Händen festhalten, während das andere Bein gestreckt wird

Abb. 2.33 Übungen zur Mobilisation und Kräftigung bei ankylosierender Spondylitis

3. Bauchlage

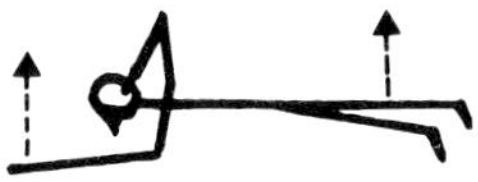

a) einen Arm und entgegengesetztes Bein
etwas vom Boden abheben, wieder entspannen

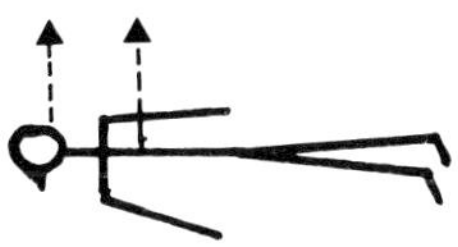

b) beide Arme mit Schultern und Kopf vom Boden
abheben, dabei das Gesicht zur anderen Seite
drehen, ablegen

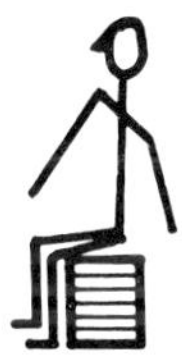

4. sitzend

a) Arme abwechselnd vor- und rückschwingen

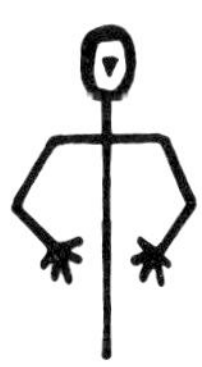

b) beide Hände flach auf die Rippen legen,
so daß der kleine Finger noch den Bauch fühlt:
Rippen und Bauch bei der Einatmung weiten,
auf „Sch" kräftig ausatmen

Abb. 2.33 Übungen zur Mobilisation und Kräftigung bei ankylosierender Spondylitis

Keines der auf dem Markt befindlichen Übungsprogramme ist für Rheumapatienten vorbehaltlos geeignet. In den meisten Fällen handelt es sich um eine präventive Gymnastik für noch Gesunde, die sich bei bereits Gelenkkranken fatal auswirken kann. Auch krankengymnastische Eigenübungen dürfen nur unter einem definiertem Behandlungsziel durchgeführt werden. Ihre Applikation und Dosierung ist grundsätzlich individuell festzulegen. Es hat sich bewährt, den Patienten zu empfehlen, die auf ihn persönlich zugeschnittenen Kurzprogramme mehrfach täglich für kürzere Zeit durchzuführen. Dadurch werden Überdosierungen und Überlastungen der beübten und benachbarter Gelenke weitgehend vermieden.

Kontrolle und Überwachung Dem Krankengymnasten obliegt die unmittelbare Kontrolle und Überwachung des Patienten während der Übungsbehandlung. Sehr sorgfältig ist darauf zu achten, daß die Übungsbehandlung aus der richtigen Ausgangsstellung achsengerecht und mit der richtigen Intensität und Geschwindigkeit durchgeführt wird. Dies gilt vor allem für Behandlungen, bei denen der Therapeut nicht unmittelbar mit dem Patienten arbeitet, z. B. bei einer Gruppengymnastik. Aus diesem Grund darf eine Gymnastikgruppe auch nicht größer sein als 15 Patienten, optimal wäre eine Gruppenbehandlung mit 5 bis maximal 10 Patienten.

Bei den Eigenübungen des Patienten kommt der Überwachung eine besondere Bedeutung zu. Der Therapeut muß nicht nur die Kurzprogramme für Eigenübungen mit dem Patienten intensiv üben, sondern auch in regelmäßigen Abständen deren korrekte Durchführung überwachen. Nur zu leicht schleichen sich Fehler bei den Übungen selbst ein, wenn der Patient ohne ständige Kontrolle alleine übt. Aber auch wenn die Übung selbst korrekt durchgeführt wird, können Fehlhaltungen der nicht beübten Gelenke schädliche Auswirkungen haben.

Dem Arzt obliegt die Überwachung des Therapieerfolgs im Hinblick auf das angestrebte Behandlungsziel. Mit der Verordnung krankengymnastischer Behandlung ist für den Arzt keineswegs die persönliche Leistung beendet. Vielmehr ist eine kontinuierliche Überwachung und Kontrolle des Patienten erforderlich, um rechtzeitig Modifikationen des Behandlungsplans vornehmen zu können.

Eine ständige ärztliche Überwachung ist nicht als Mißtrauen gegenüber dem Therapeuten aufzufassen, sondern dient allein der Sicherung des angestrebten Behandlungsergebnisses.

Dazu muß die ärztliche Überwachung in enger Kooperation und unmittelbarem Dialog mit dem Therapeuten erfolgen, damit alle medikamentösen, physikalischen und krankengymnastischen Behandlungen stets optimal aufeinander abgestimmt sind. Arzt und Therapeut können sich dabei gegenseitig wichtige Hinweise geben.

Unerwünschte Wirkungen und Abbruch der Therapie Bei korrekter Durchführung der krankengymnastischen Übungsbehandlung sollte es eigentlich keine unerwünschten Wirkungen geben. Dies gilt insbesondere bei sorgfältiger Kontrolle und Überwachung. Einmalige Überdosierungen, also falsche Behandlungsintensitäten, führen in der Regel kaum zu schwerwiegenden, unerwünschten Wirkungen. Erst längerfristig einwirkende Grenzbelastungen können zu einer Stagnation oder einem Rückgang der Funktionsfähigkeit sowie zu akuten Entzündungsreaktionen eines Gelenks mit deutlicher Schmerzverstärkung führen. In solchen Fällen ist die Therapie zu modifizieren oder zu unterbrechen. Ein völliger Abbruch der krankengymnastischen Übungsbehandlung ist nur in Ausnahmefällen erforderlich.

Grundsätzlich können unerwünschte Wirkungen der krankengymnastischen Behandlung bestehen in:

- Überlastung eines Gelenks
- Überlastung einer Muskelgruppe
- Überlastung von Sehnen
- Überlastung von Ligamenten sowohl der direkt beübten wie auch der benachbarten oder kontralateralen Abschnitte des Bewegungssystems
- Kardiopulmonale Dekompensation
- Vaskuläre Insuffizienz
- Psychische Dekompensation

Diese unerwünschten Wirkungen sind in der Regel durch eine Modifikation des krankengymnastischen Behandlungsplans und der darin enthaltenen Übungen zu beherrschen. Vorbestehende kardiopulmonale und vaskuläre Begleitkrankheiten werden von vornherein eine Modifikation des Übungsprogramms bedingen. Insbesondere Blutdruckanstieg und Erhöhung der Pulsfrequenz sind abhängig von der Anspannungsdauer und Anspannungskraft während der Übungen. Durch die Übung wechselnder Muskelgruppen und verlängerte Erholungspausen zwischen den Einzelübungen lassen sich unerwünschte Wirkungen auch bei älteren Patienten vermeiden. Das gleiche gilt für sorgfältige Atemkorrektur, mit der eine unbeabsichtigte und für den Patienten zunächst unbewußte Preßatmung vermieden wird.

Problematischer ist die Handhabung der psychischen Dekompensation, die einerseits durch eine Überforderung des Patienten im Übungsprogramm und andererseits durch zu geringe Fortschritte aus der Sicht des Patienten hervorgerufen sein kann. In beiden Fällen kann zunächst durch geschickte psychische Führung und Modifikation des Übungsprogramms versucht werden, die krankengymnastische Behandlung fortzuführen. In manchen Fällen können solche psychischen Dekompensationen aber auch Anlaß zu einer vorübergehenden oder längerfristigen Unterbrechung der krankengymnastischen Therapie sein.

Ein endgültiger Abbruch der krankengymnastischen Behandlung ist durch die genannten unerwünschten Wirkungen nur selten erforderlich. Dennoch kann es Situationen geben, in denen eine Fortführung der krankengymnastischen Therapie nicht möglich ist. Der wichtigste Grund für einen Abbruch der Therapie ist das Auftreten von sekundären Komplikationen bei entzündlich rheumatischen Krankheiten, z. B. mit kardialer, pulmonaler oder zerebraler Beteiligung, sowie das Auftreten von Zweitkrankheiten, deren Art und Schwere eine Fortführung der krankengymnastischen Therapie verbietet. Auch bei nicht überwindbarer psychischer Dekompensation des Patienten oder progredienten zerebralen Abbauprozessen mit zunehmendem Alter kann es sein, daß eine begonnene krankengymnastische Behandlung vor Erreichen des Therapieziels abgebrochen werden muß. Dies stellt aber nachgerade eine Ausnahme dar.

Therapieerfolg und Beurteilung Der beste Maßstab für den Therapieerfolg ist die Schmerzfreiheit des Patienten bei gleichzeitiger voller Wiederherstellung der altersentsprechenden körperlichen Leistungsfähigkeit und Funktionstüchtigkeit aller Elemente des Bewegungssystems. Je nach Art der zu behandelnden rheumatischen Krankheiten ist dieses Therapieziel nicht immer zu erreichen. Dies gilt vor allem für chronisch progrediente entzündliche oder degenerative Gelenkerkrankungen. Hier besteht ein Therapieerfolg bereits darin, daß die Schmerzen des Patienten gemindert, Funktionsverluste teilweise rückgängig gemacht und Restfunktionen erhalten werden. Auch das Erlernen von Ausgleichsbewegungen kann in diesen Fällen bereits einen Therapieerfolg darstellen.

Leider fehlen zur Beurteilung der krankengymnastischen Behandlung objektive, leicht meßbare Parameter. Zusätzlich wird die Beurteilung dadurch erschwert, daß Erfolge der krankengymnastischen Übungsbehandlung erst langsam und allmählich eintreten und meßbar werden. Bei allen progredienten Krankheiten des Bewegungssystems wie z. B. Krankheiten des entzündlich-rheumatischen Formenkreises, kann der Therapieerfolg einer Bewegungstherapie sogar ausschließlich auf einer Verzögerung der weiteren Zunahme von Funktionseinschränkungen beruhen. Da nun der individuelle Spontanverlauf der Krankheit nicht bekannt ist, fehlen objektive Maßstäbe zur Beurteilung des Therapieerfolgs einer krankengymnastischen Übungsbehandlung. Außerdem wird bei diesen Krankheiten immer eine kombinierte medikamentöse, physikalische und chirurgisch-orthopädische Therapie durchgeführt werden, die zusätzlich die Einzelbeurteilung des Therapieerfolgs der krankengymnastischen Behandlung erschwert.

Vielfach wird wegen des Fehlens objektiver Beurteilungskriterien und durchschlagender Therapieerfolge die krankengymnastische Übungsbehandlung in ihrer Wirkung unterschätzt.

Grundsätzlich ist als Therapieerfolg der Krankengymnastik zu werten, wenn Kraft, Flexibilität und Koordination als Leistungsmerkmale der Motorik dem jeweiligen Krankheitsstadium entsprechend erhalten, reaktiviert und verbessert werden konnten.

In der Beurteilung des Therapieerfolgs dürfen aber dementsprechend nicht nur morphologische Kriterien zugrunde gelegt werden. Viele Wirkungen krankengymnastischer Therapie gehen ohne meßbares morphologisches Korrelat einher. Flexibilität, Koordination und motorische Ökonomie, mit denen die Leistungen eines Patienten in seiner persönlichen Versorgung im Beruf trotz destruierter Gelenke möglich werden, lassen sich an keinem morphologischem Substrat messen. Sie müssen aber ebenso in die Erfolgsbeurteilung einbezogen werden wie eine meßbare Zunahme der muskulären Kraft oder des Bewegungsspielraums eines Gelenks.

Propriozeptive neuromuskuläre Fazilitation (PNF) nach Kabat/Knott

Definition und Wirkprinzip Als propriozeptive neuromuskuläre Fazilitation, kurz PNF genannt, wird eine neurophysiologische Behandlungsmethode nach Kabat und Knott bezeichnet, bei der die Verbesserung der funktionellen Bewegungsabläufe durch Stimulation der Propriozeptoren unter Hinzunahme exterorezeptiver Reize erreicht wird. Durch das Zusammenwirken synergistischer Muskelgruppen wird in Bewegungsmustern geübt, die als **pattern** bezeichnet werden. Das sind komplexe Bewegungen ganzer Körperabschnitte oder mehrerer Körperabschnitte, die entsprechend der topographischen Anordnung der Muskulatur stets diagonal verlaufen. Ein einzelnes Bewegungsmuster besteht aus jeweils 3 Bewegungskomponenten:

- Flexion oder Extension
- Adduktion oder Abduktion
- Innenrotation oder Außenrotation

Dabei kommt der Rotation eine besondere Bedeutung zu. Grundsätzlich verläuft die Bewegungsfolge von distal nach proximal.

Durch die Bewegungsmuster kommt es zu einer

- Stimulation der Propriozeptoren
- Dehnung der Muskel- und Sehnenspindeln
- Zug und Druck der Gelenkrezeptoren
- Stimulation der Exterorezeptoren (durch taktile, akustische, optische Reize)
- Summation der Stimulationsreize
- Irradiation (überfließende Erregung von kräftigen auf schwache Muskelgruppen)

Die selektive oder kombinierte Anwendung dieser Reize bewirkt die Bewegungserleichterung (Fazilitation).

Bei der Durchführung der PNF sind zu berücksichtigen:

- Korrekte Ausgangsstellung des Patienten
- Korrekte Ausgangsstellung des Therapeuten
- Korrekter, „lumbrikaler" Griff des Therapeuten
- Dehnung der beteiligten Muskelgruppen am Bewegungsbeginn
- Auslösen des Dehnreflexes
- Angemessenes Kommando
- Optimaler, dem Patienten angepaßter Widerstand
- Korrekte, am Bewegungsmuster orientierte Anwendung von Zug und Druck

Als Therapieerfolg kommt es bei Anwendung der PNF nach Kabat/Knott zu einer

- Verbesserung der sensomotorischen Leistung
- Normalisierung des Muskeltonus
- Abbau pathologischer Bewegungsmuster
- Allgemeiner Muskelkräftigung

Behandlungstechnik nach Bobath

Definition und Wirkprinzip Neurophysiologische Prinzipien kennzeichnen auch die krankengymnastische Behandlungstechnik nach Bobath, eine spezifische Behandlung der zerebralen Bewegungsstörungen. Die Krankengymnastik nach Bobath ist sehr individuell ausgerichtet. Deshalb gibt es keine festgelegten Übungsfolgen. Behandlungsziele sind die Korrektur pathologischer Veränderungen von

- Haltungs- und Bewegungsmustern
- Muskeltonus
- Koordination der Muskeltätigkeit

Durch die Bobath-Behandlungstechnik wird versucht, pathologische Haltungs- und Bewegungsmuster zu hemmen, um dadurch einen möglichst normalen Muskeltonus zu erreichen. Auch wenn bei rheumatischen Krankheiten meist keine zerebralen Bewegungsstörungen vorliegen, können diese Übungsteile jedoch sehr gut für die Therapie rheumatischer Bewegungsstörungen eingesetzt werden. Gleichzeitig werden nämlich normale Bewegungsreaktionen wie

- Stellreaktionen
- Verschiedene Formen der Sprungbereitschaft
- Gleichgewichtsreaktionen

angebahnt, ausgehend von sog. Schlüsselpunkten an der Wirbelsäule und den rumpfnahen Wirbelgelenken. Diese Bewegungsreaktionen sind bei rheumatischen Krankheiten meist gestört und können durch die Bobath-Therapie wiederhergestellt oder deutlich gebessert werden.

Behandlungstechnik nach Voijta

Definition und Wirkprinzip Ursprünglich für die Therapie bei Säuglingen und Kleinkindern entwickelt ist die Voijta-Therapie ein Behandlungsverfahren, bei dem durch Anwendung propriozeptiver Reize aus passiv vorgegebenen physiologischen Ausgangsstellungen ein aktiv ausgeführtes reziprokes Bewegungsmuster entsteht. Zwei Koordinationskomplexe,

- Reflexkriechen (RK)
- Reflexumdrehen (RU)

sind die zentrale Grundlage der Voijta-Therapie. Werden diese Koordinationskomplexe ausgelöst, kommt es automatisch immer zur gleichen Bewegungsantwort mit gleichem muskulärem Inhalt. Die entstehenden Bewegungs- und Muskelmuster sind aus Teilmustern der normalen Motorik zusammengesetzt und enthalten alle notwendigen sensomuskulären Mittel der menschlichen Fortbewegung.

Aus passiv vorgegebenen Ausgangsstellungen werden mit Hilfe propriozeptiver Reize (Periost- bzw. Stretchreize) unter leichtem Druck an genau definierten Zonen phasische Bewegungen ausgelöst. Es entsteht ein Komplex koordinativer Muskelkettenkontraktionen mit allen Kontraktionsdifferenzierungen. Außerdem wird in der Voijta-Therapie systematisch die funktionelle Umkehr, also die Änderung der Kontraktionsrichtung, geschult.

Die Voijta-Technik eignet sich zur Behandlung jeder Störung im neuromuskulären Gefüge, sei sie zentralen oder peripheren Ursprungs. Sie ist daher in Teilen auch für die Rheumatherapie einsetzbar. Voraussetzung für die erfolgreiche Anwendung des ganzen oder teilweisen Koordinationskomplexes ist eine intakte neuronale Verbindung zwischen ZNS und Peripherie.

Stemmführungen nach Brunkow

Definition und Wirkprinzip Die Stemmführungen nach Brunkow gehören ebenfalls zu den neurophysiologischen Behandlungstechniken. Ausgenutzt wird die Tatsache, daß es über Stemmreaktionen der Hände und Füße automatisch zu Mitkontraktionen antagonistischer Muskelgruppen kommt, die willkürlich in Richtung Wirbelsäule weitergeleitet und bewußt verstärkt werden können. **Daher eignen sich diese Stemmführungen besonders zur Wirbelsäulenstabilisation.**

Die Stemmführungen nach Brunkow werden eingeleitet durch maximale Dorsalflexion der Hände und Füße als dynamische Muskelkontraktionen. Danach werden Handwurzeln und Fersen in statischer Muskelkontraktion nach distal gestemmt. Dadurch werden Mitkontraktionen antagonistischer Muskelgruppen erreicht, die durch bewußte maximale Spannung auf die nachfolgenden Körperteile in Richtung Wirbelsäule weitergeleitet werden. Die korrekte Winkelstellung der Extremitätengelenke, die in der Ausgangsstellung gehalten werden sollen, ist eine Grundvoraussetzung zur ungehinderten Weiterleitung der Muskelkontraktionen. Da Stemmführungen aus allen Ausgangsstellungen möglich sind, richtet sich die Wahl der Ausgangsstellung nach dem Zustand des Patienten. Diese Stemmführungen sind daher auch bei Patienten anwendbar, die in ihrer peripheren Gelenkfunktion behindert sind.

Bei bestehendem Ungleichgewicht zwischen ventraler und dorsaler Muskulatur des Rumpfs kann die Muskelspannung je nach gesetztem therapeutischem Ziel mehr auf die dorsale oder mehr auf die ventrale Körperseite geleitet werden. Dazu wird die Rotation im Schultergelenk bei gleichbleibender Winkelstellung von Ellbogen und Hand verändert. Zusätzlich können manuelle Hilfen wie Hautwischen, weiches großflächiges Streichen, Druck- und Stauchimpulse sowie manuelle Unterstützung zur Einstellung von Hand und Fuß benutzt werden. Dadurch läßt sich die Ausgangsstellung sichern und die Aufmerksamkeit und Zuwendung des Patienten auf die Therapie konzentrieren.

Die maximale Arbeit der distalen Muskelgruppen führt ebenso wie die hohe Konzentration des Patienten auf die Fortleitung der Muskelkontraktionen zu einer raschen Ermüdung. Einzelne Übungen sollten höchstens 5mal hintereinander wiederholt werden. Mit fortschreitenden Training des Patienten kann die Behandlungsdauer von zunächst 5 auf bis zu 20 min gesteigert werden. Individuelle Pausen sind entsprechend den Grundprinzipien der krankengymnastischen Therapie einzulegen.

Kriechverfahren nach Klapp

Definition und Wirkprinzip Bei dem Klapp-Kriechverfahren handelt es sich um eine aktive Übungsbehandlung für den Rumpf. Grundlage ist die Entwicklung der Bewegungsformen aus dem Vierfüßlerstand. Unter statischer Entlastung der Wirbelsäule lassen sich verschiedene Therapieziele erreichen:

- Mobilisation der Wirbelsäule
- Streckung der Wirbelsäule
- Kräftigung der Rumpfmuskulatur
- Korrektur von Formabweichungen der Wirbelsäule

Alle Übungen erfolgen in der Fortbewegung unter verschiedener Lageeinstellung des Rumpfs. Dadurch kann der Bewegungspunkt der Wirbelsäule sowohl nach kranial als auch nach kaudal verschoben werden, um auf bestimmte Wirbelsäulenabschnitte gezielt einzuwirken. Außerdem können die Übungen symmetrisch oder asymmetrisch, in Kreuz- oder Paßgang ausgeführt werden, um bei einer Skoliosetherapie die bestmögliche Korrektur zu erreichen.

Das Klapp-Kriechverfahren erfordert wegen der aktiven Übungsdurchführung durch den Patienten die besondere Aufmerksamkeit des Krankengymnasten, der stets auf

- Exakte Stellung und Bewegungsführung der oberen und unteren Extremitäten
- Guten Kontakt der Unterstützungsflächen mit dem Boden
- Richtige Stellung von Becken- und Schultergürtel
- Vorziehen des Kopfes in Verlängerung der Wirbelsäule

achten muß, um unerwünschte Fehlbewegungen auszuschalten.

Das Klapp-Kriechverfahren eignet sich weniger für Patienten mit Gelenkveränderungen an den oberen und unteren Extremitäten, die ein Abstützen und das fehlerlose Einnehmen der gewünschten Ausgangsstellung verhindern. Eine Kontraindikation sind auch entzündliche Krankheiten der Wirbelsäule im floriden Stadium. Sehr gut geeignet ist dagegen das Klapp-Kriechverfahren zur Behandlung von

- Haltungsschwäche
- Haltungsfehler
- Symmetrischen und asymmetrischen Verbiegungen der Wirbelsäule
- Schwäche der Rückenmuskulatur durch Lähmungen, Wirbelfrakturen, Wirbelsäulenoperationen
- Bandscheibenschäden
- Thoraxdeformitäten

Skoliosebehandlung nach Schroth

Definition und Wirkprinzip Ausgehend von der Arbeitshypothese einer Dreiteilung des Rumpfs in Lendenwirbelsäule mit Beckengürtel, Brustwirbelsäule mit Rippenkorb und Halswirbelsäule mit Schultergürtel und Kopf wird bei der Skoliosebehandlung nach Schroth über Extension, Derotation und Flexion eine Korrektur der bei Skoliose gegeneinander verformten und verdrehten Rumpfabschnitte durchgeführt. Dabei ist die dreidimensionale Korrektur nur möglich durch die primäre Fixation des Beckens. Aus dieser fixierten Beckeneinstellung erfolgt aufsteigend die Korrektur durch passiv-aktive Umkrümmung,

Extension und Verdrehung. Dadurch wird zunächst die lumbale Sekundärkrümmung ausgeglichen. Aufsteigend erfolgt dann die passive oder aktive derotierend-aufquengelnde Beeinflussung der Primärkrümmung.

Es ist durchaus zulässig, die Skoliosetherapie nach Schroth als korsettlose dreidimensionale Skoliosetherapie zu bezeichnen. Allerdings kann sie nicht in allen Fällen ein Extensionskorsett ersetzen, weil die aktiven Haltekräfte niemals ausreichen, eine pathologische Haltung dauerhaft zu korrigieren. **Es ist unmöglich, eine strukturelle Skoliose allein durch muskuläre Kräfte wieder ins Gleichgewicht zu bringen.** Das ist einerseits in der morphologischen Veränderung der Skelettelemente begründet, andererseits in der Autonomie der Stellmuskulatur der Wirbelsäule.

Aber auch bei notwendigen orthetischen Maßnahmen, ggf. sogar bei operativen Eingriffen, ist die vorbereitende Skoliosetherapie nach Schroth und deren Fortführung noch während der Korsettbehandlung und postoperativ indiziert.

Die Skoliosebehandlung nach Schroth ist für die primäre idiopathische Skoliose sicherlich das krankengymnastische Therapieverfahren der Wahl. Für sekundäre Skoliosen können aber auch andere Behandlungsverfahren wie die krankengymnastische **Skoliosebehandlung nach Gort-Gessner** zum Einsatz kommen. Bei diesem Verfahren wird die seitliche Verbiegung und Rotation der Wirbelsäule durch das aktive Strecken und den Schub auf die Wirbelsäule über die Rippen durch Kontraktion des M. latissimus dorsi der konvexen Seite korrigiert. Neben Atemtechniken mit Vibrationsdruck und Korrekturübungen kommen Übungen zur Kräftigung der Bauchmuskulatur und Haltungsschulung hinzu.

Postisometrische Relaxation

Definition und Wirkprinzip Die postisometrische Relaxation zählt zu den Weichteiltechniken der manuellen Therapie. Es handelt sich hierbei um eine Behandlungstechnik, die eingesetzt wird zur

- Mobilisation blockierter Gelenke/Bewegungssegmente
- Lösung von Muskelverspannungen und Myogelosen

Es ist das Ziel der Mobilisationsbehandlung, eine gehemmte Gelenkbeweglichkeit wiederherzustellen. Die postisometrische Relaxation mit ihren Fazilitations- und Inhibitionsmethoden löst die durch Gelenkblockierung auftretenden reflektorischen Muskelspannungen. Bei Blockierung des Gelenkspiels in einer Richtung sind die Muskeln verspannt, die ihren Zug in entgegengesetzter Richtung ausüben. Sie müssen deshalb durch isometrische Kontraktion gehemmt werden, also durch Anspannung in einer der Blockierung entgegengesetzten Richtung gegen Widerstand.

Im Unterschied zur PNF-Technik wird bei der postisometrischen Relaxation in der isometrischen Phase nur ein minimaler Widerstand durch den Therapeuten vorgegeben.

Der Patient darf also nur ganz leicht, so wenig wie möglich gegen die Hand des Therapeuten drücken. Dieser Druck wird für etwa 10 s gehalten. Danach wird der Patient aufgefordert, wieder locker zu lassen. Nachdem der Patient relaxiert hat, wird die Bewegung in Richtung der Bewegungseinschränkung vom Therapeuten soweit geführt, wie es die Entspannung des Patienten zuläßt. Sobald der geringste Widerstand fühlbar wird, ist anzuhalten. Danach wird der ganze Vorgang, allerdings aus der nun erreichten Ausgangsstellung, wiederholt, ohne das gewonnene Bewegungsausmaß preiszugeben. Grundsätzlich wird dieser Vorgang so oft wiederholt, bis das Bewegungsausmaß nicht mehr zunimmt und/oder sich normalisiert hat. Hierzu sind meist 3–5 Wiederholungen notwendig.

Bei Verspannungen der Rückenmuskulatur durch Blockierung kleiner Wirbelgelenke können aktive wiederholte Bewegungen des Patienten in Richtung der Blockierung mit Gegenhalt an einem Partnerwirbel des blockierten Abschnitts eine Muskelentspannung bewirken. Bei langsamer Ausführung wird der verspannte antagonistische Muskel durch reziproke Hemmung entspannt.

Auch durch direkte rhythmisch repetitive Muskelzüge läßt sich eine Gelenkmobilisierung erreichen. Auch die Atmung des Patienten kann zur postisometrischen Relaxation besonders ausgenutzt werden.

Die **Einatmung** übt eine allgemein fazilitierende Wirkung auf die Muskulatur aus. Die ruhige **Ausatmung** hat eine hemmende Wirkung auf die Muskulatur.

Als Ausnahme gilt jedoch, daß die **forcierte Ausatmung** die Bauchmuskeln und die **maximale Ausatmung** den thorakalen Anteil des M. erector spinae fazilitiert. Die maximale Kyphosierung der Brustwirbelsäule gelingt am besten in Inspiration, während die maximale Streckung bis zur Lordosierung am besten in maximaler Ausatmung möglich ist.

Da sich nur die Entspannungsphase zur Mobilisation eignet, wird die Atmung therapeutisch zur Automatisierung der postisometrischen Relaxation ausgenutzt und statt der bewußten minimalen Widerstandsspannung und nachfolgender Entspannung der Muskeln eingesetzt.

Auch Augenbewegungen fazilitieren die Kopf- und Rumpfbewegungen in Blickrichtung und hemmen sie in der entgegengesetzten Richtung. Dabei fazilitiert der Blick nach oben gleichzeitig auch die Einatmung und der Blick nach unten die Ausatmung. Dies ist bei der Kombination der postisometrischen Relaxation mit Atmungstechniken zu berücksichtigen. Bewegungen der Extremitäten werden von der Peripherie (Finger, Hand, Fuß) fazilitiert und haben ihrerseits reflektorische Wirkungen auf die Rumpfmuskulatur.

Es liegt nahe, die genannten Techniken miteinander zu kombinieren. Zusätzlich oder alternativ kann auch eine Druckmobilisation eingesetzt werden, bei der statt rhythmischer passiver Mobilisation ein anhaltender Druck oder Zug ausgeübt wird. Diese früher vielgeübte Methode hat mit den neuen Techniken der postisometrischen Relaxation an Bedeutung verloren. Sie kommt nur noch dann zum Einsatz, wenn der Patient bei der postisometrischen Relaxation nicht mitarbeitet.

Die Technik der postisometrischen Relaxation eignet sich auch sehr gut zur Selbstbehandlung durch den Patienten nach Einübung unter Kontrolle eines Therapeuten.

Atemtherapie

Definition und Wirkprinzip Unter Atemtherapie werden krankengymnastische Behandlungsverfahren zusammengefaßt, die auf willkürlichem oder unwillkürlichem Weg die Atmung bzw. die Atemform verändern. Dabei wird gleichzeitig dem Patienten seine ansonsten unbewußte Atmung zur bewußten Wahrnehmung gebracht. Die primären Ziele der krankengymnastischen Atemtherapie richten sich auf pulmonologische Krankheiten. Ein Teil der Techniken kann jedoch auch in der Rheumatherapie eingesetzt werden mit dem Ziel, die an der Atmung beteiligten Strukturen des Bewegungssystems zu mobilisieren. Besondere Bedeutung hat dies bei funktionellen Störungen der Brustwirbelsäule und der Kostovertebral- und Kostochondralgelenke sowie bei der Spondylitis ankylosans. Hier ist das Behandlungsziel die Mobilisation der beginnend entzündlich veränderten kleinen Wirbelgelenke. **Eine Atemtherapie zum Zwecke der Mobilisation ist bei bereits eingetretener Ankylose der kleinen Wirbelgelenke naturgemäß fehlindiziert.**

Für die Atemtherapie bei der Behandlung der Spondylitis ankylosans kommen vor allem kombinierte Ein- und Ausatemtechniken, auch unter Zuhilfenahme eines variablen künstlichen Totraumvergrößerers, zum Einsatz. Dabei werden größere Ein- und Ausatembewegungen in Form tiefer Atemzüge bis in die Bereiche des in- und exspiratorischen Reservevolumens ausgenutzt, um eine maximale Bewegung der Rippen in den Kostovertebralgelenken zu erreichen.

Atmen gegen erhöhten in- und exspiratorischen Widerstand in der Nase:
Durch Engstellen eines oder beider Nasenlöcher mit den Fingerkuppen entsteht für die Nasenatmung ein Hindernis, welches den Patienten zu langsamen, langen und tiefen Atemzügen zwingt.

Ausatmen auf aphonische oder phonische Laute:
Wird auf aphonische oder phonische Laute bis in den Bereich des exspiratorischen Reservevolumens ausgeatmet, tritt nach einer endexspiratorischen Pause anschließend ein tiefes Einatmen auf, dessen rippenmobilisierende Wirkung noch durch

den Richtungswiderstand der auf dem Brustkorb aufgelegten Hände des Behandlers verstärkt werden kann. Werden auf diese Weise mehrere tiefe Atemzüge ausgeführt, muß zwischendurch normal geatmet werden, um eine Hyperventilation zu vermeiden.

Atmen mit dem künstlichen Totraumvergrößerer (Giebel-Rohr):
Der künstliche variable Totraumvergrößerer ist ein Atemrohr, dessen Ansatzstücke von je 100 ml eine Variation des Totraums zwischen 100 und 300 ml erlauben. Durch die künstliche Totraumvergrößerung muß der Patient eine erhöhte Atemarbeit für die Ventilationssteigerung aufbringen. Diese Ventilationssteigerung kompensiert den Anstieg des arteriellen CO_2-Drucks und den Abfall des arteriellen Sauerstoffdrucks nach Totraumvergrößerung durch Steigerung der Atemtiefe. Bei Anwendung des Totraumvergrößerers wird vom Behandler vor dem Atmen mit dem Rohr die Atemfrequenz des Patienten gezählt. Danach atmet der Patient 3 min mit dem Rohr. Erst dann wird - während der Patient weiter mit dem Rohr atmet - wieder die Frequenz gezählt. Erst nach 3 min kann die Totraumatmung kompensiert sein. Die Atemfrequenz muß dann unter 24/min liegen als Zeichen dafür, daß der Patient die Atemarbeit für die größere Atemzugtiefe aufbringt. Liegt die Atemfrequenz über 24/min, wurde der Totraum zu sehr vergrößert, liegt sie unter 20/min, ist der Totraum noch zu klein. Grundsätzlich beginnt man mit einer Totraumvergrößerung von 100 ml und steigert dann auf 200 bis maximal 300 ml. Während des Atmens mit dem Totraumvergrößerer ist eine Nasenklammer zu tragen, um eine Ausweichatmung des Patienten durch die Nase zu vermeiden.

Nach gründlicher Einweisung durch die Krankengymnastin soll der Patient diese Atemübungen allein durchführen. Um einen maximalen therapeutischen Effekt zu erzielen, ist täglich mehrmals mit dem Totraumvergrößerer zu atmen. Es sollte etwa jede Stunde für 10 min mit dem Totraumvergrößerer geatmet werden.

Gangschulung

Definition und Wirkprinzip Für Patienten mit degenerativen und entzündlichen Krankheiten der unteren Extremitäten ist eine Gangschulung mit und ohne Entlastung durch Hilfsmittel besonders wichtig. Nur durch eine dem Krankheitszustand angepaßte Druckentlastung der Gelenke ist eine Progredienz der Gelenkzerstörung zu verhindern. Auch postoperativ, insbesondere nach Endoprothesen, ist die Gangschulung eine wichtige therapeutische Aufgabe.

Eine Entlastung der tragenden Gelenke der unteren Extremität wird erreicht durch Gehen mit Hilfsmitteln:

- Gehbarren
- Gehgestell
- Gehwagen
- Unterarmstützen
- Handstöcken

Die für den Patienten erforderliche Gangart wird durch das therapeutische Ziel der Entlastung eines oder beider Beine bestimmt.

Der **Dreipunktegang** entlastet stets nur ein Bein. Der **Vierpunktegang** entlastet beide Beine.

Innerhalb dieser Gangarten können noch Variationen im Gangrhythmus trainiert werden, die unterschiedliche Be- und Entlastungen zur Folge haben. Um dem Patienten ein richtiges Gefühl für das notwendige Ausmaß der Entlastung zu geben, empfiehlt sich eine bodengleich eingelassene Personenwaage zu benutzen, auf die das zu entlastende Bein gestellt wird. Der Patient kann dann trainieren, mit welchem Druckgefühl an der Fußsohle eine bestimmte Belastung verbunden ist.

Eine aufbauende Gangschulung beginnt mit Gehübungen im Gehbarren. Sie wird dann fortgesetzt mit einer Gangschulung am Gehgestell oder im Gehwagen.

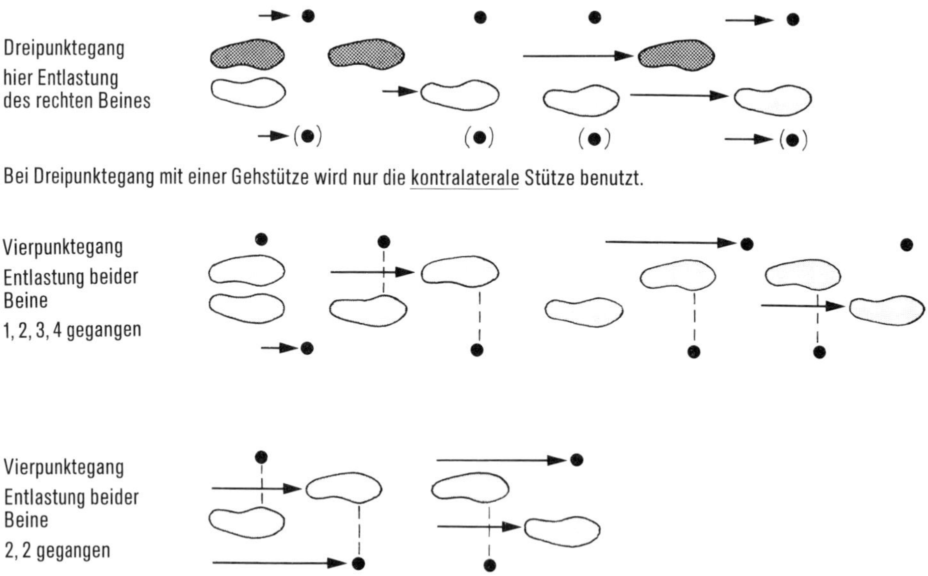

Abb. 2.34 Schematische Darstellung der für die Rheumatherapie wichtigen Gangarten zur Entlastung der unteren Extremitäten

Bereits bei diesen Formen der Gangschulung muß die Gelenksituation der oberen Extremität beachtet werden. Bei polyarthritischem Befall sind auch Gelenke der oberen Extremität nicht immer in der Lage, die erforderliche Entlastung für die untere Extremität aufzubringen. Gegebenenfalls muß durch entsprechende Zurichtung (Unterarmliegeschale mit angepaßtem Handgriff) versucht werden, die optimale Entlastung der unteren Extremitäten herbeizuführen, ohne die oberen Extremitäten zu überlasten und dadurch neue Schäden zu setzen (Abb. 2.34).

Bei der folgenden Gangschulung mit Unterarmstützen ist es besonders wichtig, die Länge der Unterarmstützen oder Handstöcke richtig zu bemessen:

- Die Länge der Unterarmstützen/Handstöcke richtet sich nach der Schrittlänge des Patienten!

Zum Anmessen der Unterarmstützen/Handstöcke steht der Patient aufrecht in Schrittstellung. Die Belastung liegt auf dem vorderen Bein. Die Ellbogengelenke sind gestreckt. **Die Schultern dürfen nicht hochgezogen sein.** Die Unterarmstützen/Handstöcke stehen in Schulterbreite neben dem vorderem Fuß in Höhe des Vorfußes. Auf diese Länge werden Unterarmstützen/Handstöcke zugerichtet (Abb. 2.35).

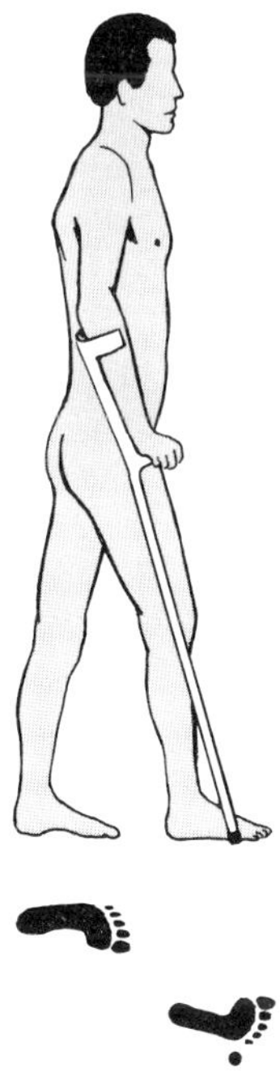

Abb. 2.35 Schematische Darstellung der richtigen Länge von Unterarmgehstützen/Handstöcken

Die Gangschulung beginnt grundsätzlich auf der Ebene. Dabei ist auf korrektes Schuhwerk des Patienten und einen rutschfesten Bodenbelag zu achten. Erst wenn der Patient die für ihn erforderliche Gangart in der Ebene beherrscht, kann das Treppensteigen im Vierpunkte- oder Dreipunktegang mit oder ohne Geländer geübt werden.

Vor dem Beginn der Gangschulung ist eine ggf. erforderliche orthopädietechnische Versorgung der Patientenfüße abzuschließen.

2.1.7 Manuelle Medizin (Chirotherapie)

Definition und Wirkprinzip Als manuelle Medizin werden Diagnostik und Therapie von Funktionsstörungen des Bewegungssystems bezeichnet, die mittels Handgriffen und differenzierter manuellen Techniken (Weichteiltechniken) erfolgen. Mit der manuellen Diagnostik werden funktionelle Veränderungen der Wirbelsäulen- und Extremitätengelenke erfaßt, bei denen Störungen des Gelenkspiels (joint play) Ursache des Krankheitsgeschehens sind. Zum Repertoire der manuellen Diagnostik zählen neben den Handgriffen zur Prüfung des Gelenkspiels (translatorische Bewegungen) die Weichteilpalpation und die segmentale neurologische Untersuchung. Ergibt die manuelle Diagnostik eine funktionelle Störung im neurophysiologischen Regelkreis „Gelenkspiel - nozizeptive Afferenz - motorische/sympathische Efferenz - Schmerzempfindung" als Ursache der rheumatischen Beschwerden, kann über die manuelle Therapie (Chirotherapie) eine Deafferenzierung durch Ausschalten der schmerzauslösenden funktionellen Störung sowie durch Weichteiltechniken eine Herabsetzung des Gammatonus der Muskulatur auf der efferenten Seite durchgeführt werden (Abb. 2.36, 2.37).

Indikationen Indikation zur manuellen Therapie sind funktionelle Störungen des Achsenskeletts sowie der peripheren Gelenke mit den daraus folgenden spondylo-

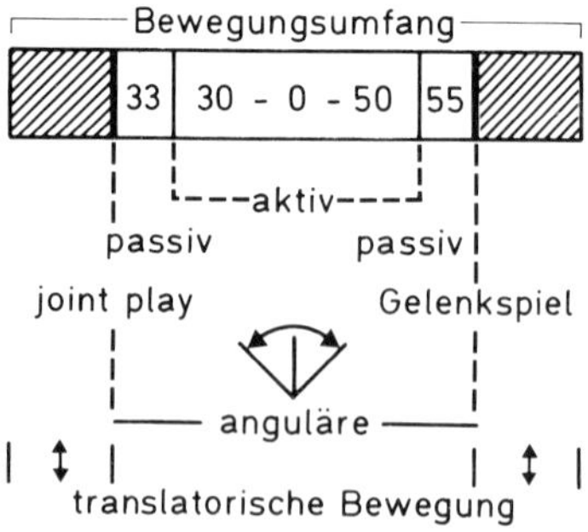

Abb. 2.36 Schematische Darstellung der Bewegungsräume eines Gelenks unter besonderer Berücksichtigung der translatorischen Bewegung und des Gelenkspiels

genen/arthrogenen Störungen, wie sie durch die klinische Untersuchung und manuelle Diagnostik nachgewiesen wurden.

Grundsätzliche Indikationen zur manuellen Diagnostik/Therapie bestehen bei allen „Pseudosyndromen" (z. B. pseudoradikuläre Schmerzsyndrome, Pseudoangina pectoris) sowie bei nahezu allen weichteilrheumatischen Affektionen nicht primär entzündlicher Genese. Daneben umfaßt die Liste der Indikationen:

Halswirbelsäule
- Zervikozephales Syndrom
- Spondylogene Kopfschmerzen mit allen Unterformen
- Zervikaler Schwindel
- Funktionelle Schluckstörung
- Zervikobrachiales Syndrom
- Bestimmte Formen der Periarthropathia humeroscapularis
- Schulter-Arm-Syndrom
- Schulter-Hand-Syndrom
- Epicondylitis humeri
- Styloiditis radii
- Neuralgische Armschmerzen
- Tortikollis/Schiefhals

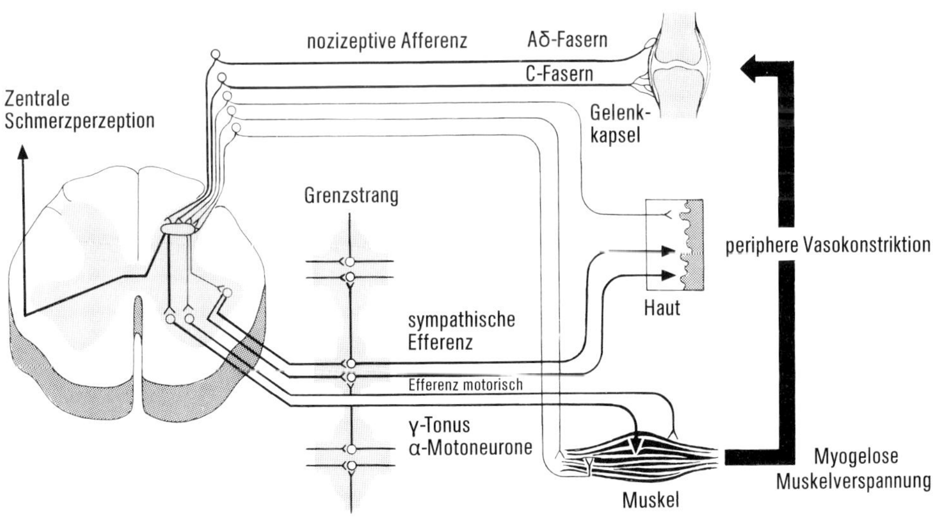

Abb. 2.37 Schematische Darstellung der neuronalen Leitungsbahnen für die Nozireaktion der Gelenkblockierung. Die Blockierung des Gelenkspiels führt zu nozizeptiven Afferenzen, zumeist über schnelleitende Aδ-Fasern. Diese Signale werden im Hinter-Seiten-Horn umgeschaltet auf zentripetale Bahnen des Tractus spinothalamicus sowie auf efferente motorische Aα- und Aγ-Fasern und sympathische Fasern. Die motorische Efferenz führt zu Muskelverspannungen, die sympathische zur Vasokonstriktion

Brustwirbelsäule

- Akute Blockierung eines Bewegungssegments oder Rippenblockierung
- Akute Dorsalgie
- Interkostalneuralgien
- Atemabhängige Schmerzsyndrome
- Präkordiales Schmerzsyndrom

Lendenwirbelsäule/Becken

- Akute Lumbalgien
- Ischalgien
- Ileosakralsyndrome
- Psoassyndrom
- Koxalgien
- Symphysenschmerz

Extremitäten

- Arthralgien/Meralgien
- Periarthropathien
- Insertionstendopathien

Wegen der Vielzahl der Synonyme und Syndrombezeichnungen kann diese Liste nur einen unvollständigen Überblick über die Indikation zur manuellen Medizin geben.

Kontraindikationen

Entzündliche Affektionen der Wirbelsäule und der peripheren Gelenke:

- Spondylitis
- Arthritis

Neoplastische Affektionen der Wirbelsäule und der peripheren Gelenke

- Primäre Knochentumoren
- Metastasen

Diffuse Knochenaffektionen

- Hochgradige Osteoporose
- Osteomalazie
- M. Paget

Sichere radukuläre Kompressionserscheinungen
Hypermobilität der Wirbelsäule/Gelenke
Vaskuläre Affektionen (cave: A. vertebralis)
Neurotische Syndrome mit „Manipulationssucht"

Methoden, Applikation und Dosierung, Kontrolle/Überwachung Für die Ausübung der manuellen Medizin (Chirotherapie) ist eine spezielle Ausbildung erforderlich, die im Rahmen der ärztlichen und krankengymnastischen Weiterbildung geregelt ist. Eine Ausübung der manuellen Medizin ist streng an diese Ausbildung gebunden, die alle diagnostischen und therapeutischen Techniken in ihrer Applikation und Dosierung sowie auch Methoden zur Kontrolle und Überwachung, ob unerwünschte Wirkungen auftreten, und die Beurteilung des Therapieerfolgs umfaßt. Die Inhalte der theoretischen Ausbildung sowie die erforderlichen manuellen Fähigkeiten können im Rahmen dieser Abhandlung nicht vermittelt werden.

Therapieerfolg und Beurteilung In manueller Medizin erfahrene Ärzte haben bei gezielter Indikation sehr gute, oft überraschende Therapieerfolge. Dies gilt vor allem für akute Blockierungen (Verlust des Gelenkspiels). Bei chronischen Affektionen ist dagegen zur Beseitigung der Symptome meist eine Kombination manueller Therapie mit anderen physikalisch-therapeutischen und/oder medikamentösen Maßnahmen erforderlich.

2.1.8 Ergotherapie

Definition und Wirkprinzip Die Bezeichnung Ergotherapie leitet sich aus dem griechischen Begriff „Ergon" (Werk, Arbeit) ab. Sie ist deshalb aber keine Arbeitstherapie, sondern eine Beschäftigungstherapie für den Rheumapatienten zur Förderung seines körperlichen und geistigen Leistungsvermögens. Eingeschränkte oder verlorengegangene Körperfunktionen werden in der Arbeit an Werkstücken und mit Werkzeugen wieder trainiert. Die benutzten Werkzeuge sind dabei so angepaßt, daß der Rheumapatient in seiner jeweiligen Behinderungssituation unabhängig von fremder Hilfe damit arbeiten kann.

Im Therapiekonzept der Rheumabehandlung hat die Ergotherapie sozusagen eine Mittelstellung zwischen der gezielten krankengymnastischen Therapie und der beruflichen Rehabilitation.

Eine besondere therapeutische Bedeutung besitzt die Ergotherapie deshalb, weil sie die aktive Trainingsbehandlung gestörter Funktionen des Bewegungssystems in Beschäftigungen einbaut, die den Rheumapatienten interessieren. Gleichzeitig werden hierdurch Erfolgserlebnisse ausgelöst, die eine zusätzliche positive psychische Komponente besitzen. Während der Beschäftigung mit seinem Werk wird der Rheumapatient darüber hinaus von seinen Schmerzen abgelenkt.

Über den schöpferischen Arbeiten vergißt er, zumindest vorübergehend, seine Krankheit. Das vermittelt eine wichtige physische und psychische Entspannung. Die im Rahmen der Ergotherapie hergestellten Produkte machen ihm persönlich Freude. Zusätzlich kann er die hergestellten Dinge verschenken oder verkaufen. Das fördert soziale Kontakte ebenso wie die ergotherapeutische Behandlung in Gruppen (Tabelle 2.33).

Tabelle 2.33 Methoden und Ziele der Ergotherapie

Funktionstestung	
Ziel:	Zustandsbeschreibung der funktionellen Kapazität
Methoden:	Gelenkmessung, Muskelfunktionsprüfung, Selbsthilfetest, Fragebogentest zur persönlichen Leistungsfähigkeit
Funktionelle Ergotherapie	
Ziel:	Gelenkmobilisation und Muskelkräftigung Sensibilitätstraining
Methoden:	Anwendung funktioneller Übungsgeräte und Spiele Funktionsfördernder Einsatz handwerklicher Techniken und Materialien Adaptation von Werkzeugen und Geräten Einrichtung spezieller Übungsplätze
Ablenkende Ergotherapie	
Ziel:	Psychische Aktivierung Bewältigung der eigenen Situation Realistische Einschätzung der persönlichen Situation
Methoden:	Förderung der kreativen Eigenschaften (Malen, Werken etc.) Problemorientierte Gesprächsgruppen Gesellschaftsspiele
Schienenversorgung	
Ziel:	Erhalt der funktionellen Gelenkstellung durch Lagerungsschienen Förderung der Gelenkbeweglichkeit durch Übungsschienen
Methoden:	Anfertigung statischer und dynamischer Schienen
Gelenkschutz	
Ziel:	Entlastung rheumatisch betroffener Gelenke Entlastung gefährdeter Gelenke Minderung von Schmerz und Deformierungsgefahr
Methoden:	Unterweisungen in die Prinzipien des Gelenkschutzes Praktische Übungen zum Gelenkschutz Demonstration und Training mit Hilfsmitteln zum Gelenkschutz

Fortsetzung Tabelle 2.33

Selbsthilfetraining und Hilfsmittelversorgung	
Ziel:	Wiedergewinnung und Erhaltung der Selbständigkeit im privaten und beruflichen Leben unter Berücksichtigung gelenkschonender Maßnahmen
Methoden:	Intensives Training der täglichen Aktivitäten mit und ohne Hilfsmittel Haushaltstraining mit und ohne Hilfsmittel Hilfsmitteladaptation Abklärung der Wohungssituation Fachliche Beratung bei notwendigen Umbauten
Arbeitsplatzadaptation	
Ziel:	Selbständiges Arbeiten unter Berücksichtigung gelenkschonender Maßnahmen
Methoden:	Hilfsmittelanpassung und Training Einrichtung eines behindertengerechten Arbeitsplatzes Vorbereitung auf die Umschulung

Ziel aller ergotherapeutischen Arbeit ist es, den bewegungseingeschränkten Patienten wieder soweit zu mobilisieren, daß er bei all seiner Behinderung dennoch am gesellschaftlichen Leben teilnehmen kann. Dabei erschöpft sich die Aufgabe der Ergotherapie nicht darin, ein erkranktes, funktionseingeschränktes Gelenk wieder möglichst vollständig zu mobilisieren. Hauptziel der Ergotherapie ist vielmehr, den Patienten zu eigenem, selbständigem Tun und Arbeiten zu ermutigen, ihm Übungsziele zu setzen, wobei die gestörten Gelenk- und Muskelfunktionen in vollständige Bewegungsabläufe einer handwerklichen Tätigkeit eingebaut werden. Dadurch wird die Fixierung des Patienten auf den erkrankten Körperteil verhindert und seine Konzentration spielerisch, schöpferisch auf den Arbeitsvorgang gelenkt. Die Freude über das, was der Rheumapatient dann selbst durch seiner Hände Arbeit geschaffen hat, fördert seinen Ehrgeiz und seinen Leistungswillen, stärkt sein Selbstbewußtsein und aktiviert ihn für sein tägliches Leben und seine tägliche Arbeit. Im Rahmen der Rheumatherapie gehören folgende Aufgaben in den Bereich der Ergotherapie:

- Funktionstestung
- Funktionelle Ergotherapie
- Ablenkende Ergotherapie
- Herstellung einfacher Schienen
- Instruktion des Patienten über Gelenkschutzmaßnahmen
- Anleitung zum Gebrauch von Hilfsmitteln, ggf. auch deren Beschaffung oder Herstellung, einschließlich der Anpassung

Indikation Eine Überweisung zur Ergotherapie ist bei nahezu allen rheumatischen Krankheiten indiziert, die mit erheblichen und komplexen Funktionsstörungen am Bewegungssystem einhergehen. Dies gilt vor allem für die entzündlichen Gelenk- und Wirbelsäulenkrankheiten sowie für die Nachbehandlung nach Operationen am Bewegungssystem. Eine besondere Indikation besitzt die rheumatische Hand.

Maßgebend für die Indikation zur Ergotherapie ist die Formulierung des therapeutischen Ziels und der Einbau ergotherapeutischer Maßnahmen in den Gesamtbehandlungsplan des Patienten.

Zu den therapeutischen Zielen der Ergotherapie zählt die Beseitigung körperlicher, seelischer und sozialer Folgeerscheinungen der rheumatischen Krankheit (Tabelle 2.34).

Tabelle 2.34 Indikationen der Ergotherapie in der Rheumatologie

Alle entzündlich-rheumatischen Krankheiten der Gelenke und der Wirbelsäule	
	• Degenerative Krankheiten der Gelenke und der Wirbelsäule mit deutlichen Einschränkungen der physischen, psychischen, sozialen und beruflichen Fähigkeiten
Beseitigung physischer Folgeerscheinungen	
	• Schwellungen, Schmerzen
	• Bewegungseinschränkungen, Kontrakturen und Versteifungen
	• Muskelathropien
	• Instabilität der Gelenke, Fehlstellungen
	• Sensibilitätsstörungen
Besserung psychischer Folgeerscheinungen	
	• Beeinträchtigung des Selbstwertgefühls
	• Depressive Reaktionen
	• Abhängigkeitsgefühl
	• Passivität
Besserung sozialer Folgeerscheinungen	
	• Unselbständigkeit
	• Abhängigkeit von fremder Hilfe
	• Störung der Berufs- und Erwerbsfähigkeit

Kontraindikationen Für die Verordnung von Ergotherapie gibt es absolute Kontraindikationen nur bei schwerster Beeinträchtigung des körperlichen Gesamtzustands des Patienten, totaler Versteifung aller Gelenke, sekundären Organkomplikationen, fieberhaften Erkrankungen und anderen das körperliche Leistungsvermögen in seiner Gesamtheit schwer beeinträchtigenden Zuständen.

Eine relative Kontraindikation zur Ergotherapie kann bei schwer verhaltens- und kommunikationsgestörten Patienten bestehen. Sofern eine medizinische Indikation zur Ergotherapie besteht, sollte aber auch hier stets ein Therapieversuch unternommen werden.

Methoden Entsprechend der Aufgabenstellung der spielerisch-schöpferischen Arbeit im Rahmen der funktionellen und ablenkenden Ergotherapie stehen verschiedene Verfahren zur Verfügung. Je nach Ausstattung der Ergotherapieabteilung werden die unterschiedlichsten handwerklichen Techniken und Materialien eingesetzt, von einfachen Stempeln, Malkreiden bis hin zu Webrahmen und Töpferscheiben. Durch die Adaptation von Werkzeugen und Geräten und die Auswahl der funktionellen Übungstechniken und Spiele einschließlich der Einrichtung spezieller Übungsplätze sind der Phantasie der Ergotherapeutin viele Möglichkeiten offen (Tabelle 2.38).

Am Anfang jeder ergotherapeutischen Behandlung steht die körperliche Bestandsaufnahme, die neben der Gelenkmessung und der Prüfung der Muskelfunktion auch Selbsthilfe- und Haushaltstests sowie die Analyse der beruflichen Situation umfaßt (Tabelle 2.35).

Das Ergebnis dieser Bestandsaufnahme ist die Grundlage des individuellen Behandlungsplans für den einzelnen Patienten und seine Ausrüstung mit Funktionshilfen. Dem behandelnden Arzt kommt bei der Aufstellung dieses Behandlungsplans eine beratende und koordinierende Funktion zu. Dem von der Ergotherapeutin aufgestellten Behandlungsplan muß der behandelnde Arzt zustimmen. Physikalische und krankengymnastische Therapie sind bei diesem Behandlungsplan zu koordinieren und zu berücksichtigen.

Zur psychischen und sozialen Reaktivierung des Patienten stehen neben problemorientierten Gesprächsgruppen die Förderung der kreativen Eigenschaften sowie spielerische Tätigkeiten in Einzelbehandlung oder in Gruppen als Methoden zur Verfügung. Die Aufklärung des Patienten über Gelenkschutz, die Demonstration und das Training gelenkschützender Arbeitsweisen sind weitere Methoden der Ergotherapie.

Tabelle 2.35 Katalog der Funktionen zur Beurteilung der funktionellen Kapazität

Funktion	Spezielle Tätigkeiten
Essen	Mit Messer/Gabel Mit Löffel
Trinken	Mit Tasse Mit Glas
Waschen/ persönliche Hygiene	Dusche/Bad Sich waschen Sich abtrocknen Haarewaschen Frisieren Zähneputzen Rasieren/Make up Intimpflege WC-Benutzung
An- und Auskleiden	Unterwäsche/BH Jacke, Hemd Pullover, Kleid Mantel Strümpfe/Socken Schuhebinden Knöpfeschließen Reißverschluß öffnen/schließen
Fortbewegung Gehen	Drinnen Draußen Steigung Gefälle Treppe aufwärts Treppe abwärts Maximale Gehstrecke
Sitzen	Sitzen Aufstehen Absitzen
Liegen	Hinlegen Aufstehen
Fahren	Fahrrad Autolenken Bus/Straßenbahn/Zug Automitfahren

Fortsetzung der Tabelle siehe nächste Seite

Fortsetzung Tabelle 2.35

Funktion	Spezielle Tätigkeiten
Berufsausübung	Stundenweise Halbtags Ganztags Spezielle Fragen zum Arbeitsplatz
Hobbys	Spezielle Fragen zu den angegebenen Hobbys
Haushalt Kochen	Gemüseputzen/schneiden Brot/Fleisch schneiden Rühren Pfannentragen Schraubdeckel öffnen Flasche öffnen Konserven öffnen Abwaschen/Abtrocknen
Haushaltspflege	Bettenmachen Tagesreinigung Großreinigung Wäsche waschen Wäsche aufhängen Wäsche bügeln Fenster putzen Einkaufen/Tragen
Allgemeine Handfunktionen	Wasserhahn öffnen/schließen Lappen wringen Schlüssel drehen Tür öffnen/schließen Mit Schere schneiden Nähen von Hand Nähen mit Maschine Schreiben/Malen Telefonieren Gegenstände aufheben

Fortsetzung der Tabelle siehe nächste Seite

Fortsetzung Tabelle 2.35

Die Beurteilung der jeweiligen Funktionen kann in Prozent der normalen Leistungsfähigkeit angegeben werden:

100%:	ohne Schwierigkeiten (mühelos), ohne jegliche Einschränkung
75%:	mit Schwierigkeiten (mühsam, verlangsamt durch Schmerzen oder leichte Bewegungseinschränkung)
50%:	mit Schwierigkeiten und mit Hilfsmitteln (technische Hilfsmittel, Adaptationen, Spezialgeräte)
25%:	mit fremder Hilfe (noch geringe Restfunktionen, die von Dritten unterstützt werden müssen)
0%:	nicht mehr möglich (Funktion muß vollständig von Dritten übernommen werden)

Neben dieser schon sehr detaillierten Beurteilung ist auch eine vereinfachte Klassifikation mit 4 Stufen möglich:

0	ungestört
1	mit leichten Einschränkungen
2	deutlich bis erheblich behindert
3	nur mit Fremdhilfe möglich/auf Fremdhilfe angewiesen

Unabhängig von der Klassifikation ist das Funktionshindernis für die jeweilige Tätigkeit genau zu beschreiben. Der Therapieplan muß dann das stufenweise Vorgehen bis zum Erreichen der für den Patienten größtmöglichen funktionellen Kapazität beschreiben. Dabei sind unter den genannten Funktionen selbstverständlich Prioritäten zu setzen.

Zum Selbsthilfetraining gehört auch die Versorgung mit Hilfsmitteln, wobei die Ergotherapeutin den Patienten in der Auswahl der geeigneten Hilfsmitteln berät, ihn bei der Beschaffung unterstützt und ihn vor allem in dem Gebrauch der Hilfsmittel unterweist.

Gegebenenfalls muß auch eine Anpassung der käuflich erhältlichen Hilfsmittel an die individuelle Situation des Patienten von den Ergotherapeuten vorgenommen werden.

Zu den Methoden der Ergotherapie gehört auch das Anfertigen statischer und dynamischer Schienen in Form von Lagerungsschienen oder Übungsschienen. Das Spektrum ergotherapeutischer Methoden wird abgerundet durch die Beratung des Patienten bei der Einrichtung eines behindertengerechten Arbeitsplatzes und die Vorbereitung auf die Umschulung sowie die Klärung der häuslichen Situation, einschließlich der Beratung bei notwendigen Umbauten. In Übungsküchen und -bädern der ergotherapeutischen Abteilung können elementare Funktionen des täglichen Lebens mit dem Patienten unter Beachtung aller Maßnahmen des Gelenkschutzes eingeübt werden (Tabellen 2.36, 2.37). Dazu zählen auch so einfach erscheinende Maßnahmen wie die Festlegung der Höhen bei stehenden Arbeiten (Abb. 2.38).

Tabelle 2.36 Grundsätze des Gelenkschutzes

- Gelenke in Arbeits- und Ruhestellung möglichst achsengerade halten
- Lasten möglichst körpernah tragen
- Lasten gleichmäßig auf beide Hände und Arme verteilen
- Isolierte Belastung einzelner Gelenke vermeiden
- Niemals Tragen, was auch rollen kann
- Einseitige Körperhaltungen vermeiden
- Unnötiges Bücken und Strecken vermeiden
- Hebelgesetze ausnutzen und Hilfsmittel benutzen

Tabelle 2.37 Grundsätze des Gelenkschutzes - Regeln und Aufgaben des Patienten

1. Planung:	• Persönlichen Tagesablauf auf körperliche Belastungen untersuchen • Tagesablauf so planen, daß Belastung und Entlastung der Gelenke abwechseln • Wochenplan aufstellen zur gleichmäßigen Verteilung der körperlichen Aktivitäten
2. Harmonisierung:	• Lernen, Arbeit und Ruhe einander harmonisch ergänzen zu lassen • Lebensstil der jeweiligen Krankheitsphase anpassen • Bewußte Ruhephasen, zumindest in der Freizeit durchhalten
3. Priorität:	• Lernen, Prioritäten zu setzen • Bewußt in gewissen Lebensbereichen Kräfte einsparen • Gezielt Energien einsetzen
4. Körperhaltung:	• Einseitige Belastungen vermeiden • Körperhaltung immer wieder verändern • Halten oder Hochheben schwerer Gegenstände bewußt vollziehen • Körpergewicht gleichmäßig auf die Gelenke verteilen • Konsequent Hilfsmittel benutzen

Eine wichtige Hilfe zur Überprüfung der täglichen körperlichen Aktivitäten ist eine peinlich genaue Buchführung über alle Tätigkeiten und die dabei beobachteten körperlichen Phänomene wie Schmerzen, Kraft- oder Funktionsverlust. Auf dieser Basis können mit dem Arzt, dem Ergotherapeuten oder dem Pflegepersonal Gelenkschutzmaßnahmen gezielt besprochen und ggf. durch bestimmte Eigenübungen, physikalische Therapie und medikamentöse Therapie ergänzt werden.

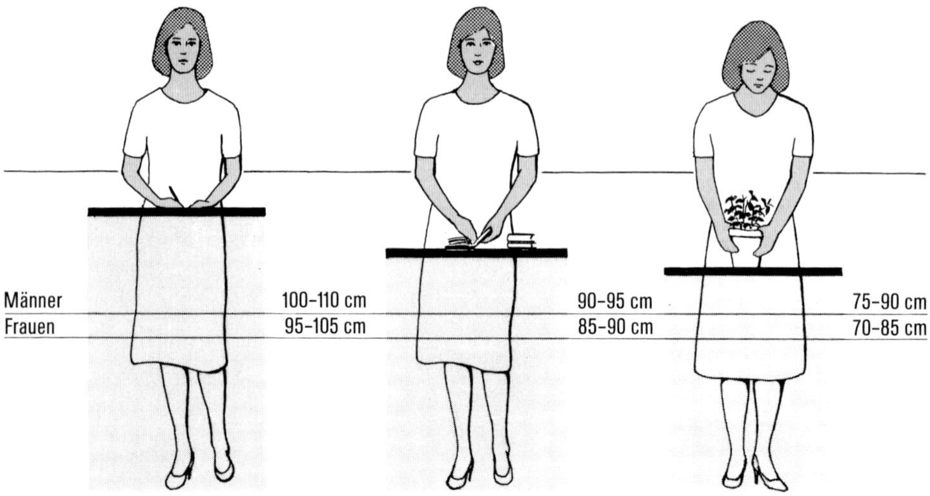

Abb. 2.38 a-c Empfohlene Tischhöhe bei stehender Arbeit. Bezugslinie ist die Ellbogenhöhe bei hängenden Armen. Diese Höhe beträgt bei Männern etwa 104 cm, bei Frauen etwa 98 cm. **a** feine Arbeiten, **b** leichte Arbeiten, **c** schwere Arbeiten

Applikation und Dosierung Bei den vielfältigen Möglichkeiten der Ergotherapie, insbesondere im spielerisch-schöpferischen und kreativen Bereich, kann des Guten sehr leicht zuviel getan werden. **Bei der Verordnung und Durchführung von Ergotherapie sollte stets bedacht werden, daß es sich hier um eine Therapie handelt, die wie alle Therapieformen wohl dosiert werden muß.** Im Rahmen der stationären Behandlung rheumatischer Krankheiten kann die Ergotherapie durchaus täglich verordnet werden. Je nach individueller Situation sollten sich aber die verschiedenen ergotherapeutischen Maßnahmen abwechseln, um eine Überbelastung des Patienten zu vermeiden. So sollte an einem Tag Gelenkschutz erklärt und geübt, an einem anderen Tag ein Haushaltstraining oder eine funktionelle Behandlung durchgeführt werden. Bei ambulanter Behandlung ist eine Ergotherapie 1–2mal in der Woche in der Regel als ausreichend anzusehen, zumal der Patient durch die Ergotherapeutin zu eigenen Aktivitäten angeleitet wird, die er dann selbst durchführen kann.

Im Rahmen der postoperativen Nachbehandlung mittels Ergotherapie – besonders bei Operationen im Handbereich – kann eine intensivere Ergotherapie erforderlich werden. Aber auch hier ist die Grenze bei täglich einmaliger Behandlung variabler Dauer anzusetzen.

Kontrolle und Überwachung Es ist Aufgabe der Ergotherapeutin, den Patienten während der Behandlung zu überwachen und den Erfolg der therapeutischen Maßnahmen kontinuierlich zu überprüfen. Besonderes Augenmerk ist dabei auf mögliche Überbelastungen zu richten, in die sich der Patient durch Freude an der schöpferischen Tätigkeit hineinsteigern kann.

Zu Beginn und am Ende einer jeden ergotherapeutischen Behandlungsserie, ggf. auch zwischendurch, ist eine funktionelle Bestandsaufnahme und Zustandsbeschreibung des Patienten durchzuführen. Dabei sind Gelenkmessung, Prüfung der Muskelfunktionen sowie Selbsthilfe- und Haushaltstests als Kriterien heranzuziehen.

Der behandelnde Arzt, der die Indikation zur Ergotherapie gestellt und ihre Durchführung angeordnet hat, ist ebenfalls verpflichtet, sich kontinuierlich über den Erfolg der Behandlung im Rahmen des gesamten Therapieplans Rechenschaft zu geben, um gegebenenfalls rechtzeitig eingreifen zu können, wenn das therapeutische Ziel vielleicht früher als geplant erreicht wurde oder eine Änderung des therapeutischen Ziels durch den Zustand des Patienten erforderlich wird.

Unerwünschte Wirkungen, Therapieabbruch Die Ergotherapie hat nur selten unerwünschte Wirkungen. Ein Therapieabbruch ist nur dann erforderlich, wenn der körperliche Gesamtzustand des Patienten sich so verschlechtert, daß eine Fortführung der eingeleiteten ergotherapeutischen Maßnahmen kontraindiziert erscheint. In vielen Fällen genügt es aber, bei einer Verschlechterung des Gesamtzustands die ergotherapeutischen Maßnahmen etwas zurückzunehmen, sozusagen langsamer zu treten oder neue ergotherapeutische Ziele zu formulieren.

Die häufigste unerwünschte Wirkung ist eine überschießende Aktivität des Patienten, die zu Lasten seiner gesamten körperlichen Leistungsfähigkeit gehen kann und durch ein selbstauferlegtes Fordern den Krankheitsverlauf und den Funktionszustand verschlechtert. In diesen Fällen ist die Ergotherapie zu unterbrechen oder bewußt einzuschränken.

Zu den unerwünschten Wirkungen zählt auch eine übersteigerte negative Reaktion des Patienten auf die nicht erreichte persönliche Leistung. Auch eine psychische Fehlverarbeitung der Erkenntnis ausgefallener Funktionen und Fähigkeiten können eine unerwünschte Wirkung der Ergotherapie sein. Zum Therapieabbruch ist man nur gezwungen, wenn eine deutliche Verstärkung einer depressiven Stimmungslage, Selbstvorwürfe und Versagerhaltung vorliegen.

Therapieerfolg und Beurteilung Der Therapieerfolg der Ergotherapie besteht in einer Verbesserung der funktionellen Kapazität und der Selbstversorgung. Der beste Erfolg ist dann erreicht, wenn der Patient in seinem privaten und beruflichen Lebensbereich wieder so selbständig zurecht kommt, wie es sein funktioneller Zustand erlaubt.

Tabelle 2.38 Schulung und Training bestimmter Bewegungsrichtungen mit verschiedenen ergotherapeutischen Methoden

Gelenk	Bewegungsrichtung	Korbflechten	Leder stanzen	Leder fädeln[1]	Knüpfen mit verstell-barem Gestell (Höhe)	Bettwebstuhl	Flachwebstuhl	Fahrradsäge	Ton (Aufbautechnik)	Töpferscheibe	Laubsägearbeiten	Handarbeiten (Sticken)[1]
Schulter	Ante- / Retroversion			○	○	●	●		•	○	○	•
	Abduktion / Adduktion	●			○	●	●					•
	Rotation					•	●			●		
Ellenbogen	Flexion / Extension	○	○	●	○	○	○	•	○	○	●	•
	Pro- / Supination	○			•	○	•		•		•	•
Hand	Volar- / Dorsalflexion	○		●	○	○	•		○	○		•
	Pro-/ Supination	•		•	●	○	○		•		•	•
	Radiale Abduktion	○	•						○		•	
Finger	Flexion				○	○	○	○		•	●	○
	Extension								●			
	Spitzgriff	○		●	●	○	○	○	○			•
	Breitgriff		●			○	○		○	○	●	
Wirbelsäule	Flexion / Extension	•					•					
	Lateroflexion / Rotation											
Hüfte	Abduktion / Adduktion						•					
	Flexion / Extension					○	•	○		•		
Knie	Flexion / Extension					●	○	●		○		
Sprung-gelenk	Plantar- / Dorsalflexion					○	•	○		●		
	Pro- / Supination											

1) Das Ausmaß der Bewegungsausschläge für das Schultergelenk läßt sich durch die Länge der Riemen bzw. Fäden variieren.

● Methode der Wahl
○ Gute Methode
• Noch ausreichende Methode

2.2 Lokale medikamentöse Therapie

Die lokale medikamentöse Therapie nimmt eine Mittelstellung ein zwischen der lokalen physikalischen Therapie und der systemischen medikamentösen Therapie rheumatischer Krankheiten. Viel Magisches verbindet sich für den Patienten mit den Vorstellungen zur Wirkweise lokal aufgetragener Pharmaka. Aber auch auf Seiten der Ärzte besteht oft Unklarheit über die Wirkprinzipien der lokalen antirheumatischen Arzneimitteltherapie. Diese Unklarheiten werden durch Werbesprüche wie „durch die Haut ins Rheumagelenk" oder „ohne Umweg zum Ziel, wenn Gelenk und Muskel schmerzen" nicht gerade beseitigt. Häufig werden bei diesen Werbeaussagen die eigentlich schon lange bekannten physiologischen und pharmakologischen Tatsachen verzerrt oder gar verfälscht.

Die menschliche Haut hat im Zuge der Entwicklungsgeschichte von der einfachen Zellmembran zur Hülle des Makroorganismus Mensch wesentliche Wandlungen erfahren. An erster Stelle steht physiologischerweise die Schutzfunktion, die sich bereits aus der Schichtdicke der menschlichen Haut ablesen läßt. Diese relative Dicke von 1 mm ist mit einer entsprechenden Zunahme des Diffusionswiderstands verbunden, so daß Austauschfunktionen für Stoffe und Gase von der Haut nicht oder nur in geringem Umfang wahrgenommen werden können. Von den Transportfunktionen der Zellmembran ist der menschlichen Haut lediglich der Wärmetransport geblieben. Daneben hat aber die Haut mit ihren diversen Spezialstrukturen wesentliche Aufgaben der Reizaufnahme aus der Umwelt.

Diese entwicklungsgeschichtlichen und physiologischen Aufgaben der Haut bedingen, daß eine lokale medikamentöse Therapie nur über solche Arzneistoffe möglich ist, die transkutan transportiert werden können. Dabei stehen für die perkutane Resorption 3 Wege zur Verfügung:

- Durch die Epidermis
- Über die Haarfollikel
- Über die Schweißdrüsen

Der Weg über die Haarfollikel und Talgdrüsen ist der wichtigste Transportweg, wichtiger als der direkte Transport durch die Epidermis. Aufgrund ihrer Struktur stellt die Epidermis ein starkes Hindernis für die Permeation von Arzneistoffen dar. Dabei bestehen zusätzlich noch regionale Unterschiede, die bis zum Faktor 100 gehen können, je nach dem Grad der Verhornung.

In der neueren Literatur wird bei der lokalen medikamentösen Therapie häufig von „perkutaner Absorption" gesprochen. Diese Bezeichnung ist nicht ganz korrekt, weil jede Substanz, die durch die Epidermis eingedrungen ist, bereits in der papillären Dermis in die Blut- und Lymphzirkulation eintritt. Daher wäre die

Bezeichnung „transepidermale Absorption" wahrscheinlich ein zutreffenderer Ausdruck. Unabhängig von der Wahl der Bezeichnung bleibt aber die Tatsache, daß an der Mikrozirkulation der Haut kein bis heute bekannter Arzneistoff vorbeigeht, d. h., daß bei der perkutanen Absorption Substanzen von der Oberfläche des Stratum corneum langsam passiv in die Tiefe diffundieren, gefolgt von einer schnelleren Diffusionsphase durch die lebende Epidermis und die papilläre Dermis in die Mikrozirkulation der Haut. **Jenseits der Dermis ist damit eine direkte, unmittelbare transdermale Wirkung jedweden Arzneistoffs sehr unwahrscheinlich, es sei denn, daß durch entsprechende Serum- oder Lymphkonzentrationen auf humoralem Wege eine sekundäre, mittelbare Wirkung erzielt wird**. Allerdings können reflektorisch durch Reizung neuraler Endstrukturen in der Haut Wirkungen kutan applizierter Pharmaka an tieferliegenden Strukturen ausgelöst werden.

Die hauptsächliche Barriere der Haut stellt das Stratum corneum dar, eine relativ homogene und metabolisch wenig oder nicht aktive Struktur, die als passive Diffusionsbarriere wirkt. Die Haut verhält sich dadurch wie ein passives Diffusionsmedium, ohne daß ein aktiver Transportmechanismus bekannt wäre. Auf die perkutane Absorption haben also zunächst rein physikalisch-chemische Eigenschaften der Arzneistoffe und ihrer Zusatz- und Hilfsstoffe den wesentlichen Einfluß. Die Konzentration des kutan applizierten Arzneistoffes spielt dabei eine eher untergeordnete Rolle, obwohl es zunächst logisch erscheint, anzunehmen, daß die Größe der Absorption von der Konzentration abhängig sei. Wesentlich wichtiger

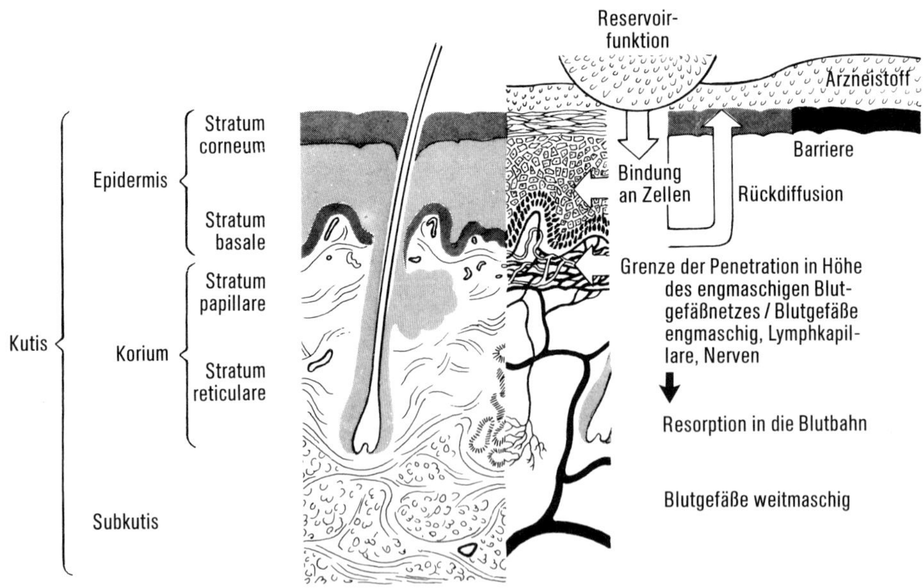

Abb. 2.39 Schematische Darstellung der anatomischen Verhältnisse der Haut und der Vorgänge bei Auftrag eines Arzneistoffs auf die Hautoberfläche

für die perkutane Absorption ist die Fläche der exponierten Hautstelle sowie die Hautart und die anatomische Region der Körperoberfläche, auf der der Arzneistoff aufgetragen wird. Höchste Absorptionsraten bestehen beim Menschen über Skrotum, Gesicht, Kopfhaut und Axilla, während die epidermale Schranke des Stratum corneum an der Haut von Fußsohlen, Handflächen, Extremitäten und Rumpf wesentlich stärker wirkt. Von größter Bedeutung für die Absorptionsrate sind die Dicke des Stratum corneum und die Anzahl der Hautanhangsgebilde, während die lokale subepidermale Zirkulation wahrscheinlich nur geringere Bedeutung besitzt. Der Feuchtigkeitsgehalt des Stratum corneum, also der Quellzustand der Hornzellen, spielt dagegen eine nicht unerhebliche Rolle bei der perkutanen Absorption von Arzneistoffen (Abb. 2.39).

Diese physiologischen Fakten gelten allerdings nur für die intakte Haut. Bei verletzter oder erkrankter Haut ist das Stratum corneum als Schranke nur sehr dünn oder fehlt völlig. Mit einer rascheren Absorption muß daher gerechnet werden. Gleiches gilt auch für die Psoriasis, bei der trotz Hyperkeratose das Stratum corneum nicht normal ausgebildet ist.

Aus diesen Fakten zur normalen Physiologie der Haut ergibt sich, daß eine lokale medikamentöse Therapie grundsätzlich 2 verschiedene Aspekte besitzt:

- Reflektorische, neurophysiologisch begründbare Wirkungen
- Systemische, humorale Wirkung nach vollständiger perkutaner Absorption

Pauschal eine „Rheumasalbe" zu verordnen, „die über den betroffenen Körperregionen mehrmals täglich einzumassieren sei", entbehrt jeder physiologischen, pathophysiologischen und pharmakologischen Grundlage.

2.2.1 Lokal und reflektorisch wirkende Externa

Definition und Wirkprinzip Unter reflektorisch wirksamen, lokal applizierbaren Pharmaka versteht man alle Arzneistoffe, die nach dem Auftragen auf die Haut entweder physikalisch (Kältereiz) und/oder pharmakologisch bei Penetration durch die Haut eine Wirkung auf neurale Strukturen und Blutgefäße entfalten. Grundsätzliches Wirkprinzip ist hierbei die Reizung peripherer, sensibler und sympathischer neuraler Endstrukturen. Dadurch wird über neurophysiologische Reflexmechanismen nicht nur im Bereich der Applikationsstelle, sondern auch an tieferliegenden Strukturen des Bewegungsapparats und innerer Organe eine reflektorische Wirkung hervorgerufen.

Entfaltet das lokal applizierte Pharmakon einen primären physikalischen Kühleffekt, z. B. durch Verdunsten leicht flüchtiger Substanzen oder durch sehr hohen Wassergehalt, kommt es zu einer lokalen Vasokonstriktion durch Stimulation der Kaltrezeptoren. Daß es sich hierbei nicht nur um einen unmittelbar physikalisch ausgelösten vasokonstriktorischen Effekt auf die Blutgefäße der Applikationsstelle handelt, belegen die konsensuelle Reaktion mit Vasokonstriktion auch auf der kontralateralen Körperseite sowie die Geschwindigkeit der Vasokonstriktion und die Bindung der vasokonstriktorischen Reaktion an das Versorgungsgebiet neuraler Strukturen. Je nach Intensität des Kältereizes kommt es im Sinne der Gate-control-Theorie durch die afferenten Signale der Peripherie auch zu einer Auslöschung peripherer und zentraler nozizeptiver Erregung, also zu einer Schmerzlinderung. Dieser Effekt lokal applizierter Pharmaka wird durch Reizung der Mechanorezeptoren (Einreiben, Einmassieren, Aufspritzen) noch verstärkt. In der Wirkweise der nach diesem physikalischen Prinzip ausgerichteten lokal applizierbaren Externa bestehen fließende Übergänge zur Kryotherapie der physikalischen Medizin. Je nach Intensität der Abkühlung und Vasokonstriktion folgt eine Phase der Vasodilatation und Hyperämie, verursacht durch die Anhäufung saurer Stoffwechselprodukte und ein überschießendes Nachlassen der vasokonstriktorischen sympathischen Aktivität.

Ganz anders dagegen das Wirkprinzip der vasodilatativ hyperämisierend wirkenden Externa, bei denen zunächst eine Penetration des Arzneistoffs erfolgen muß, um die gewünschte vaskuläre und neurale Wirkung zu entfalten. Diese hyperämisierend wirkenden Exerna führen zwar ebenfalls zu einer Reizung der kutanen Nervenendigungen mit entsprechenden reflektorischen zentralen Wirkungen der Schmerzminderung und -auslöschung, Herabsetzung des Muskeltonus in den zugehörigen Myotomen und einer Herabsetzung der vasokonstriktorischen sympathischen Aktivität. Daneben ist aber ein unmittelbarer vasodilatierender Einfluß auf das kutane Netz der Mikrozirkulation gegeben. Sichtbare Folge der Applikation dieser Externa ist eine Hautrötung, meßbare Folge eine Erhöhung der Hauttemperatur durch erhöhten advektiven Blutfluß vom Körperkern an die Hautoberfläche. Der vom Patienten wahrgenommene Effekt besteht in einem deutlichen Wärmegefühl im Bereich der Auftragsstelle sowie in Dys- und Parästhesien am Applikationsort, je nach Art des verwendeten Arzneistoffs.

Die reflektorisch wirksamen Pharmaka stellen also eine neural-segmentale Form der Rheumatherapie dar, bei der die lokalen Wirkungen am Applikationsort und im Einflußgebiet der zugehörigen neuralen Strukturen im Vordergrund stehen, während eine systemische Wirkung außerhalb der neuralen Reflexstrukturen fehlt, sofern nicht ein perkutan resorbierbares, auf humoralem Wege systemisch wirksames Pharmakon in einem Kombinationspräparat appliziert wurde.

Indikationen Entsprechend dem neural-reflektorischen Wirkprinzip haben lokal applizierbare Pharmaka dieses Typs eine spezielle Indikation bei posttraumatischen und weichteilrheumatischen Schmerzzuständen. In beiden Fällen handelt es sich nicht um eine kausale, sondern um eine symptomatische Therapie mit lokaler und reflektorisch analgetischer Wirkung.
Spezielle Indikationen sind:

- Segmentale funktionelle Störungen der Wirbelsäule mit Myalgie, Myogelosen
- Insertionstendopathien
- Periarthropathien
- Stumpfe Traumen der Weichteile
- Muskel-, Bänder- und Kapselzerrungen

Kontraindikationen Kontraindikationen einer lokalen, perkutanen Pharmakotherapie sind:

- Allergische Diathesen gegen eine der in der Substanz enthaltenen Komponenten
- Offene Wunden
- Mykosen und bakterielle Hautinfektionen
- Spezifische Hautprozesse
- Alle Dermatosen mit Läsionen der Hautoberfläche
- Bestehende Kontraindikationen der perkutan resorbierbaren Inhaltsstoffe

Methoden Fast unübersehbar ist die Zahl der Tinkturen, Gelees, Cremes, Salben und Pflaster, die für die lokale und reflektorische Therapie angeboten werden. Nur selten handelt es sich dabei um Monosubstanzen. Meist liegt ein Substanzgemisch vor, dessen wesentliche Bestandteile sind:

- Nikotinsäureester
- Salizylsäure und Salizylsäurederivate
- Kampfer
- Menthol
- Capsicum-Derivate
- Heparin
- Ätherische Öle und Pflanzenauszüge
- Bienengift
- Schlangengift
- Verschiedene Lösungsmittel und Grundlagen

Aus den möglichen Kombinationen und unterschiedlichen Dosierungen ergibt sich die große Zahl von fast 200 verschiedenen Präparaten, die in der Roten Liste verzeichnet sind (Tabelle 2.39).

Tabelle 2.39 Vorwiegend über reflektorische Mechanismen wirkende Externa (Auswahl)

Wirksubstanzen pro 100 g	Handelsname, Hersteller	Handelsform
Monosubstanzen		
Tinkturen		
Nikotinsäurebenzylester	**Rubriment Tinktur** Nordmark	20 ml Tkt. 3%
Bäder		
Nikotinsäurebenzylester	**Rubriment Essenz** Nordmark	100 ml Ess. 2,5% 500 ml Ess. 2,5%
Kombinationspräparate		
Creme, Gel, Salbe **Salizylhaltige Kombinationen**		
Diaethylaminsalizylat 10 g, Myrtecain 1 g	**Algesal Creme/Gel** Kali-Chemie	40 g Cr/Gel 100 g Cr/Gel
Diaethylaminsalizylat 10 g, Heparin-Na 5000 I. E., Menthol 0,2 g	**Dolo-Menthoneurin Gel** Tosse	50 g Gel 100 g Gel
Aethylenglykolmonosalizylsäureester 6,65 g, Phenylephrin-HCl 0,5 g, Mucopolysaccharid-polyschwefelsäureester 0,2 g	**Dolo Mobilat Gel** Luitpold	50 g Gel 100 g Gel
Salizylsäure 2 g, Salizylsäuremethylester 0,116 g, Heparin-Na 5000 I. E., äth. Öle 0,048 g	**Enelbin Salbe** Cassella	40 g Slb 100 g Slb
Salizylsäure 0,42 g, Methylsylizylat 0,11 g, AL-Silikate 46,8 g, Zinkoxid 2,52 g, äth. Öle	**Enelbin-Paste** Cassella	300 g Paste
Aethylenglykolmonosalizylsäureester 9 g, Menthol 1 g	**Menthoneurin Salbe** Tosse	50 g Slb 100 g Slb
Aethylenglykolmonosalizylsäureester 2,64 g, Flufenaminsäure 3 g, Mucopolysaccharid-polyschwefelsäureester 0,2 g	**Mobilisin Spezial Salbe** Luitpold	40 g Slb 100 g Slb
2-Hydroxyethyl-Salizylat 10 g	**Norgesic** Keltelhack Rieker	40 g Gel 100 g Gel
	Phlogont Azuchemie	50 g Slb 100 g Slb
Nikotinsäureester		
Nikotinsäurebutoxyaethylester 1,08 g, Nonylsäurevanillylamid 0,17 g	**Finalgon Creme** Thomae	50 g Cr

Fortsetzung Tabelle 2.39 Vorwiegend über reflektorische Mechanismen wirkende Externa (Auswahl)

Wirksubstanzen pro 100 g	Handelsname, Hersteller	Handelsform
Nikotinsäurebutoxyaethylester 2,5 g, Nonylsäurevanillylamid 0,4 g	**Finalgon Salbe extra stark** Thomae	20 g
Nikotinsäurebenzylester 2,5 g, Nonylsäurevanillylamid 0,3 g	**Rubriment Salbe** Nordmark	20 g Slb 100 g Slb
Salizylsäurederivate und Nikotinsäureester		
Diethylamin-Salizylat 5 g, Benzylnicotinat 2 g, Nonivamid 0,3 g	**ABC-Salbe** Beiersdorf	50 g Slb
Aethylenglykolmonosalizylsäureester 10 g, Nikotinsäurebenzylester 1,5 g, Heparin-Na 7500 I. E.	**Ambene Salbe** Merckle	50 g Slb 100 g Slb
Aethylenglykolmonosalizylsäureester 10 g, Nikotinsäurebenzylester 2,5 g, Na-Salz einer Polysaccharidsulfonsäure 0,5 g	**Bayolin Salbe** Bayropharm	100 g Slb
Methylsalizylat 4 g, Nikotinsäurebenzylester 0,2 g, Kampfer 2 g, Leinöl 0,8 g	**Camphopin Salbe** Schöning	40 g Slb 100 g Slb
Aethylenglykolmonosalizylsäureester 10 g, Nikotinsäurebenzylester 2 g	**Dolorgiet Forte Salbe** Dolorgiet	25 g Slb
Aethylenglykolmonosalizylsäureester 10 g, Nikotinsäurebenzylester 1 g	**Dolorgiet Salbe** Dolorgiet	25 g Slb 40 g Slb
Aethylenglykolmonosalizylsäureester 10 g, Nikotinsäurebenzylester 1,2 g, Heparin-Na 10.000 I. E.	**Dolorgiet Plus Gel** Dolorgiet	40 g Gel 100 g Gel
Diaethylaminsalizylat 9,3 g, Salizylamid 7,5 g, Nikotinsäurebenzylester 2 g, Kampfer 2 g, Extr. Capsici 0,66 g, äth. Öle 6,7 g	**Dolovisano S Salbe** Kade	50 g Slb 100 g Slb
2-Hydroxyethylsalizylat 10 g, Benzylnicotinat 1,25 g, Kampfer 3 g, Menthol 1 g	**Malinert N** Menadier	50 g Slb 100 g Slb
Aethylenglykolmonosalizylsäureester 2,64 g, Nikotinsäurebenzylester 1 g, Flufenaminsäure 3 g, Mucopolysaccharidpolyschwefelsäureester 0,2 g	**Mobilisin Salbe** Luitpold	40 g Slb 100 g Slb
Salizylamid 5 g, Nikotinsäurebenzylester 1,5 g, Ol. Lavandulae 1,5 g	**Novarben Salbe** Solco	50 g Slb 100 g Slb
Aethylenglykolmonosalizylsäureester 6,5 g, Nikotinsäurebenzylester 0,8 g, Heparin 3000 I. E.	**Ostochont Gel** (Sasse) Adenylchemie	50 g Slb 100 g Slb
Aethylenglykolmonosalizylsäureester 5 g, Nikotinsäurebenzylester 0,125 g, Heparin 5000 I. E.	**Ostochont Salbe** (Sasse) Adenylchemie	50 g Slb 100 g Slb

Fortsetzung Tabelle 2.39 Vorwiegend über reflektorische Mechanismen wirkende Externa (Auswahl)

Wirksubstanzen pro 100 g	Handelsname, Hersteller	Handelsform
Aethylenglykolmonosalizylsäureester 5 g, Nikotinsäurebenzylester 2,5 g, Heparin 5000 I. E.	**Ostochont Thermosalbe** (Sasse) Adenylchemie	50 g Slb 100 g Slb
Salizylsäuremethylester 0,2 g, Nikotinsäurebenzylester 0,3 g, Nikotinsäuremethylester 0,3 g, Nonylsäurevanillylamid 0,006 g	**Pernionin Gel** Krewel	50 g Gel 100 g Gel
Methylsalizylat 10 g, Nikotinsäurebenzyl- und -Methylester je 0,001 g, Ol. Salviae 1 g	**Pernionin-Salbe** Krewel	30 g Slb 50 g Slb
Monoaethanolaminsalizylat 8 g, Nikotinsäuremethylester 0,25 g, Kampfer 5 g	**Rheumasan-Salbe** Reiss	20 g Slb 50 g Slb 100 g Slb
Aethylenglykolmonosalizylsäureester 10 g, Nikotinsäurebenzylester 0,2 g, Kampfer 1 g, Capsaicin 0,02 g	**Rubizon Gel** Makara	50 g Gel 100 g Gel
Benzylsalizylat 3,5 g, Triäthanolaminsalizylat 4,2 g, Nikotinsäurebenzyl- und Methylester 0,8 bzw. 0,4 g, Nonylsäurevanillylamid 0,2 g	**Salicutan Salbe** Mann	50 g Slb
Linimente **Salizylate bzw. Nikotinsäureester**		
Nikotinsäurebutoxyaethylester 1,08 g, Nonylsäurevanillylamid 0,17 g	**Finalgon Liniment** Thomae	50 ml Lin.
Phenylsalizylat 3 g, Kampfer 10 g, Ol. Hyoscyami 2 g, Extr. Fruct. Capsic aeth. 0,5 g, Extr. ol. Flor. Arnic. et Rhiz. Curcum. 2 g, Chloroform 5,2 g	**TOGAL Liniment** Togal-Werk **TOGAL Spray** Togal-Werk	40 ml Lin. 95 g Spray
Salizylate und Nikotinsäureester		
Aethylenglykolmonosalizylsäureester 5 g, Nikotinsäurebenzylester 0,5 g, Na-Salz einer Polysaccharidsulfonsäure 0,5 g	**Bayolin Liniment** Bayropharm	100 ml Lin.
Aethylenglykolmonosalizylsäureester 10 g, Nikotinsäurebenzylester 1 g	**Dolorgiet flüssig** Dolorgiet	50 ml Fl. 100 ml Fl.
Aethylenglykolmonosalizylsäureester 10 g, Nikotinsäurebenzylester 1,2 g, Heparin-Na 10.000 I. E.	**Dolorgiet Plus Lösung** Dolorgiet	40 ml Lsg. 100 ml Lsg.
Aethylenglykolmonosalizylsäureester 4,5 g, Nikotinsäurebenzyl- und Methylester je 0,4 g	**Menthoneurin-Liniment** Tosse	100 ml Lin. 250 ml Lin.

Fortsetzung Tabelle 2.39 Vorwiegend über reflektorische Mechanismen wirkende Externa (Auswahl)

Wirksubstanzen pro 100 g	Handelsname, Hersteller	Handelsform
Aethylenglykolmonosalizylsäureester 1 g, Nikotinsäurebenzylester 1 g, Nonylsäurevanillylamid 0,1 g, Ol. Rosmarin 0,5 g	**Ostochont flüssig** (Sasse) Adenylchemie	110 g Fl.
Salizylsäure 1,3 g, Nikotinsäuremethylester 4,5 g, Heparin 4000 I. E., Kampfer 2,7 g	**Spondylon-Einreibung** Efeka	50 ml Einr. 100 ml Einr.
Salizylsäure 1,3 g, Nikotinsäuremethylester 0,25 g, Heparin 4000 I. E., Ol. Lavandulae 0,1 g	**Spondylon-Mild Einreibung** Efeka	30 ml Einr.
Pflanzliche Externa		
Tub. Aconit. nap 7 g Eucerin	**Aconitysat Bürger** Isatfabrik	20 g Slb
Kombinationen	**AF-Tonic** Blücher-Schering	230 ml Flüss. 500 ml Flüss. 1000 ml Flüss.
	Arthrosenex Brenner	50 g Slb 100 g Slb 250 g Slb
	Discmigon Zilly	30 g Slb 50 g Slb
	Heilit Gel Heilit	50 g Gel
	Heilit-flüssig Heilit	100 ml Flüss. 500 ml Flüss.
	Kytta-Salbe Kytta	50 g Slb 100 g Slb
	Kytta-Plasma Kytta	250 g Paste 500 g Paste 2500 g Paste
	Rheumastift „M" Robugen	Salbenstift
	Plus-Rheuma-Gel DHU	35 g Gel 100 g Gel
	Ruleran-Salbe Robapharm	40 g Slb 100 g Slb

Keineswegs für alle genannten Inhaltsstoffe, geschweige denn für alle Präparate gibt es einen nach wissenschaftlichen Kriterien gesicherten Nachweis der perkutanen Resorption und der lokalen und reflektorischen Wirkung.

Applikation und Dosierung Lokal und reflektorisch wirkende Externa müssen entsprechend der zur Behandlung anstehenden Störung durchaus unterschiedlich aufgetragen werden. Bei lokalisierten, posttraumatischen Läsionen ist ein großflächiges Auftragen über der betroffenen Region erforderlich. Bei segmentalen Störungen dagegen ist das jeweils gestörte Dermatom zu behandeln, um eine sichere reflektorische Wirkung zu erzielen. Entsprechend der Verteilung der Dermatome kann dieser Auftragungsort des reflektorisch wirksamen Externums durchaus vom Ort der primären Störung weit entfernt liegen. Er kann sich auch vom betroffenen Myotom deutlich unterscheiden.

Die von fast allen Herstellern empfohlene mehrmalige tägliche Applikation des Externums kann nur bedingt befürwortet werden, weil sich sowohl die perkutane Penetration und Resorption als auch die Fähigkeit der Blutgefäße zur Hyperämisierung durchaus erschöpfen. Sind alle Hautschichten vom Wirkstoff durchdrungen und gesättigt, erfolgt nur eine sehr langsame weitere Penetration. Ein erneutes Auftragen des Externums nach wenigen Stunden bringt dann keinen therapeutischen Vorteil. Generell kann man davon ausgehen, daß ein einmaliges, maximal 2maliges Auftragen eines Externums pro Tag ausreichend ist.

Auch der übermäßige Auftrag nach dem Motto „Viel hilft viel" wird in seiner therapeutischen Wirkung durch die physikalischen und physiologischen Mechanismen der perkutanen Resorption begrenzt.

Kontrolle und Überwachung Besondere Kontrollen sind bei perkutaner Therapie mit lokal und reflektorisch wirkenden Externa nicht erforderlich, mit Ausnahme der Untersuchung der Auftragstelle auf unerwünschte lokale Reaktionen der Haut.

Unerwünschte Wirkungen und Abbruch der Therapie Die Beliebtheit lokal und reflektorisch wirkender Externa bei Arzt und Patient beruhen u.a. auf dem Effekt der guten Verträglichkeit. Nur bei 1–2 % aller Patienten treten allergische Hautreaktionen oder lokale Reizungen auf. Da die Inhaltsstoffe dieser Externa nur sehr begrenzt oder nur in minimaler Dosis humoral resorbiert werden, wurden systemische unerwünschte Wirkungen bisher nur in Einzelfällen beobachtet und sind schwer zu deuten, zumal dann, wenn parallel noch eine orale Medikation erfolgte. Dennoch warnen einige Hersteller – wohl mehr aus Vorsicht als aus wissenschaftlicher Einsicht – vor einer Langzeittherapie oder vor einer großflächigen Applikation, insbesondere bei schwangeren Frauen und bei Kindern.

Bei lokalen Hautreizungen und Allergien ist die Therapie abzubrechen.

Manche Patienten tolerieren die mit intensivem Wärmegefühl verbundene Hyperämie schlecht. In diesen Fällen ist die Therapie ebenfalls abzubrechen.

Therapieerfolg und Beurteilung Die Beurteilung perkutan applizierter, lokal und reflektorisch wirkender Externa ist schwierig. Bestimmungen der Gewebekonzentrationen mittels Biopsie oder Gelenkpunktat sind beim Menschen kaum in erforderlichem Umfang durchführbar. Mit der Thermographie läßt sich der hyperämisierende Effekt zwar quantifizieren und objektivieren, auch wenn keine sichtbare Hautrötung auftritt. Dennoch sagt auch diese Untersuchung nichts über den therapeutischen Erfolg aus. Damit muß sich die Beurteilung der perkutanen Rheumatherapie in der Hauptsache auf den klinischen Wirkungsnachweis und die sehr subjektive Beurteilung durch den Patienten stützen. Die Beurteilung des Therapieerfolgs wird auch noch dadurch erschwert, daß in der Regel gleichzeitig eine systemische orale oder parenterale Therapie sowie eine intensive physikalische oder manuelle Behandlung durchgeführt werden.

2.2.2 Systemisch wirkende Externa

Definition und Wirkprinzip Unter systemisch wirkenden Externa werden für die Rheumatologie lokal applizierbare Pharmaka verstanden, die nach Penetration durch die Haut eine systemische anitphlogistisch-analgetische Wirkung entfalten. Hierzu zählen in der Regel Substanzen, die auch zur oralen oder parenteralen Therapie bei entzündlich-rheumatischen Krankheiten eingesetzt werden. Allerdings ist der Werbespruch „durch die Haut ins Rheumagelenk" irreführend.

> Nach Penetration durch die Haut wird in den Gefäßnetzen der kutanen Mikrozirkulation jede penetrierte Substanz resorbiert und auf humoralem Wege über den Blutstrom an den Wirkort (Gelenk/Synovialis) transportiert. Daher ist es keineswegs notwendig, daß diese Substanzen über der anatomischen Region des entzündlich-rheumatischen Prozesses appliziert werden. Vielmehr sollten besser solche Hautareale gewählt werden, die eine möglichst gute Resorption erwarten lassen.

Das Wirkprinzip dieser systemisch wirksamen perkutan applizierbaren Analgetika/Antiphlogistika ist grundsätzlich von dem der lokal und reflektorisch wirksamen Externa verschieden. Es ist daher keineswegs gerechtfertigt, alle „Rheumasalben" in einen Topf zu werfen. Bei der perkutanen antiphlogistischen Rheumatherapie ist das Ziel, eine Resorption und systemische Wirkung unter Umgehung des First-pass-Metabolismus in der Leber zu erreichen.

Die bisher bekannten Ergebnisse von Untersuchungen der Serum- und Synoviakonzentration antirheumatischer Substanzen nach perkutaner Applikation belegen, daß die in Frage kommenden Wirkstoffe tatsächlich perkutan resorbiert werden. Allerdings liegen die erzielbaren Serumspiegel um 1–2 Zehnerpotenzen niedriger als bei oraler Verabreichung der gleichen Substanz in gleicher Menge.

Trotz dieser erheblichen Unterschiede in den Serum- und Synoviaspiegeln kann die perkutane Applikation nichtsteroidaler Antirheumatika ein geeignetes adjuvantes therapeutisches Prinzip darstellen. Immerhin wird durch den verzögerten Mechanismus der perkutanen Resorption ein kontinuierlicher, wenngleich auch niedriger Spiegel des Antiphlogistikums erzielt und so eine kontinuierliche milde Antiphlogistie möglich.

Indikationen Für die perkutane Applikation nichtsteroidaler Antirheumatika als Monosubstanzen mit systemischer Wirkung bestehen die gleichen Indikationen wie bei der oralen Verabreichung dieser Arzneistoffe. Die Verordnung nichtsteroidaler Antirheumatika ist an die Diagnose eines primär oder sekundär entzündlichen pathologischen Vorgangs am Bewegungsapparat gebunden.

Schmerzzustände am Bewegungsapparat ganz allgemein sind keine Indikation für die Gabe entzündungshemmender Medikamente.

Kritisch sei in diesem Zusammenhang angemerkt, daß in der täglichen ärztlichen Praxis mit dem Entzündungsbegriff sehr oberflächlich verfahren wird. Daraus ergeben sich dann häufig genug falsche Indikationen für den Einsatz von Antiphlogistika. Mechanisch oder reflektorisch ausgelöste Schmerzzustände im Bereich des Bewegungssystems gehen fast nie mit Entzündungszuständen einher. Sie sind daher auch keine Indikation für den Einsatz perkutan applizierbarer Antiphlogistika.

Kontraindikationen Wie für alle Externa gilt auch für die systemisch wirksamen perkutan resorbierbaren Antiphlogistika, daß sie nicht aufgetragen werden dürfen auf

- Offene Wunden
- Exantheme
- Zerstörte Hautoberfläche
- Tuberkulöse oder spezifische Hautveränderungen

Daneben gelten natürlich auch alle Kontraindikationen für den oder die perkutan resorbierbaren Inhaltsstoffe. Relative Kontraindikationen bestehen während Schwangerschaft und Stillzeit.

Keine Kontraindikationen, aber eine falsche Indikation sind alle Krankheiten des rheumatischen Formenkreises, die **nicht** mit primären oder sekundären Entzündungsvorgängen einhergehen, also alle reflektorischen Schmerzzustände im Sinne eines Dolor projectus oder Dolor translatus.

Methoden Für die systemische, perkutane, antiphlogistische Therapie stehen inzwischen zahlreiche auch aus der oralen Medikation bekannte Substanzen zur Verfügung (Tabelle 2.40):

Tabelle 2.40 Perkutan resorbierbare, systemisch wirkende Antiphlogistika (Auswahl)

Phenylbutazon		
Butazolidin Salbe	30 g	Kombinationspräparat
Penetradol	50 g	
Tomanol Salbe	50 g / 100 g	Kombinationspräparat
Oxyphenbutazon		
Tanderil Creme	50 g / 100 g	Kombinationspräparat
Phlogase Creme	50 g / 100 g	
Mofebutazon		
Praecirheumin	30 g	
Indometacin		
Amuno Gel	50 g / 100 g	
Amuno Salbe	50 g / 100 g	
Vonum cutan Salbe	30 g / 75 g	
Elmetacin Spray	100 g (1% alkoholische Lösung)	
Etofenamat		
Rheumon Gel	40 g / 100 g	
Rheumon Creme	40 g / 100 g	
Flufenaminsäure		
Sastridex Gel	40 g / 100 g	
Mobilisin Spezial Salbe	40 g / 100 g	Kombinationspräparat
Mobilisin Salbe	40 g / 100 g	
Nifluminsäure		
Actol Creme	50 g / 100 g	
Ibuprofen Dolgit Creme	50 g / 100 g	

- Phenylbutazon
- Oxyphenbutazon
- Etofenamat
- Flufenaminsäure
- Nifluminsäure
- Indometacin
- Tolmetin

Applikation und Dosierung Die von den meisten Herstellern empfohlene 2–4malige tägliche Applikation eines 1–5 cm langen Salbenstrangs über den erkrankten Körperbezirken kann nicht unbedingt unterstützt werden. Für die perkutan resorbierbaren Antiphlogistika ist es sinnvoller, sie möglichst dünn auf eine möglichst große Fläche aufzutragen. Schließlich beruht die Wirkung auf einem systemischen Effekt nach perkutaner Resorption. Also sollte die Resorptionsfläche möglichst groß sein, um maximale Serumkonzentrationen zu erzielen. **Eine mehrmalige tägliche Applikation auf der gleichen Hautpartie hat keinen bewiesenen Effekt im Sinne einer Erhöhung der Serumkonzentrationen.** Wegen der systemischen Wirkung kann die Applikationsstelle auch durchaus unabhängig von der Körperpartie sein, die vom rheumatischen Prozeß betroffen ist. Allerdings ist dies dem Patienten schwer begreiflich zu machen. Aus diesem Grunde ist es verständlich, wenn die Applikation über der betroffenen Körperpartie empfohlen wird.

Aufgrund theoretischer Überlegungen zur perkutanen Resorption und aufgrund eigener Erfahrungen reicht die einmal tägliche, großflächige Applikation völlig aus, um den gewünschten therapeutischen Effekt zu erzielen. Der Auftrag sollte möglichst auf die gereinigte Haut erfolgen, um die perkutane Resorption zu verbessern. Zu empfehlen ist die einmalige Applikation nach dem Baden oder Duschen.

Bei gleichzeitiger oraler Medikation mit der gleichen Substanz sind ggf. die Tageshöchstmengen zu beachten.

Kontrolle und Überwachung Die zur Applikation benutzten Hautareale sind vom Patienten selbst und auch durch den Arzt auf lokale Unverträglichkeitserscheinungen zu beobachten. Allerdings sind lokale Unverträglichkeiten und Hautreizungen selten.

Die laborchemische Kontrolle der systemisch wirksamen, perkutan resorbierbaren Antiphlogistika unterscheidet sich nicht von den bei oraler oder parenteraler Gabe der gleichen Substanz erforderlichen Untersuchungen, auch wenn wegen der niedrigeren Serumspiegel das Auftreten unerwünschter Wirkungen seltener und geringer ausgeprägt ist.

Unerwünschte Wirkungen und Abbruch der Therapie Für die perkutan resorbierbaren Antiphlogistika gelten die gleichen substanzbedingten und wirkprinzipbedingten unerwünschten Wirkungen wie für die gleiche oral oder parenteral verabreichte Substanz. Wegen der niedrigeren Serumspiegel bei perkutaner Applikation sind die unerwünschten Wirkungen aber grundsätzlich seltener und geringer ausgeprägt. Ein Abbruch der Therapie ist nur in seltenen Fällen erforderlich. Grundsätzlich muß die Therapie abgebrochen werden, wenn eine Überempfindlichkeitsreaktion gegen einen der Inhaltsstoffe oder die Grundlage vorliegt.

Therapieerfolg und Beurteilung Der Rückgang der entzündlichen Veränderungen ist das sicherste Maß für einen Therapieerfolg. Allerdings werden in den seltensten Fällen systemisch wirksame Externa allein verabreicht. In vielen Fällen wird gleichzeitig eine orale, rektale oder parenterale Therapie mit der gleichen Substanz durchgeführt werden. Dann ist eine Trennung der therapeutischen Effekte nur schwer möglich. Bei primär entzündlich rheumatischen Krankheiten wird die Applikation systemisch wirksamer, perkutan applizierter Antiphlogistika stets nur Teil des Gesamttherapieplans sein. Eine isolierte Beurteilung des Therapieeffekts der perkutan applizierten Substanz ist dann kaum möglich. Bei geringeren lokalen Entzündungen (aktivierte Arthrose) kann dagegen die alleinige perkutane Applikation nichtsteroidaler Antiphlogistika ausreichend sein.

Auch wenn die mit der perkutanen Applikation erzielbaren Wirkspiegel nichtsteroidaler Antiphlogistika um Zehnerpotenzen unter denen bei oraler oder rektaler Applikation erreichten Serumspiegeln liegen, ist ein additiver Effekt der perkutanen Applikation mit einer gewissen Einsparung an oraler Medikation nicht auszuschließen. Ob dieser Einsparungseffekt zumindest bei chronischen Polyarthritiden teilweise auch auf einem Plazeboeffekt der Salbenapplikation beruht, sei dahingestellt.

2.3 Injektionstherapie

2.3.1 Lokale und segmentale Injektionen

Definition und Wirkprinzip Es zählt zu den Besonderheiten der Neurophysiologie des Menschen, daß Schmerzen nicht immer und ausschließlich am Ort ihrer Entstehung wahrgenommen werden. Zu unterscheiden sind:

- **Dolor localisatus**
  Der Ort der Schmerzempfindung ist gleichzeitig auch der Ort der Schmerzentstehung.
- **Dolor translatus**
  Der Ort der Schmerzempfindung ist nicht der Ort der Schmerzentstehung. Die Übertragung des Schmerzes von anderen Körperstrukturen (kleine Wirbelgelenke, innere Organe, Störfelder) erfolgt über neural-reflektorische Mechanismen der Schmerzverarbeitung (Nozireaktion).
- **Dolor projectus**
  Der Ort der Schmerzempfindung ist strikt beschränkt auf das Ausbreitungsgebiet eines peripheren Nervs. Die Schmerzentstehung liegt in einer unmittelbaren Läsion oder mechanischen Irritation eines peripheren Nervs.

- **Meralgie/Quadrantensyndrom**
  Der Ort der Schmerzwahrnehmung ist ein ganzer Körperabschnitt. Die Übertragung des Schmerzes erfolgt durch neurale Efferenzen entlang der Blutgefäße.

Das komplexe Wechselspiel nozizeptiver Afferenzen und motorischer sowie symphatischer Efferenzen (algodystrophischer Effekt) ist die physiologische Grundlage für die lokale Injektionstherapie mit Lokalanästhetika (Neuraltherapie) und lokale Injektionen mit anderen Substanzen.

Die lokale Injektionstherapie ist keine alternative, sondern eine komplementäre Behandlungstechnik, die ergänzend zu anderen Behandlungsverfahren rheumatischer Schmerzsyndrome am Bewegungssystem eingesetzt wird.

- **Injektion an den Schmerzort**
  Mit der Injektion an dem Schmerzort bzw. an die gestörten und/oder schmerzenden Strukturen wird eine lokale Ausschaltung der nozizeptiven Afferenz erreicht. Dabei hält der Effekt der lokalen Infiltration häufig länger an, als es der Wirkzeit des benutzten Anästhetikums entspricht. Dieses Phänomen kommt dadurch zustande, daß Rückkopplungsmechanismen der Nozireaktion abgebaut werden, die eine zusätzliche Wirkung auf die gestörte oder schmerzende Struktur hatten.
- **Injektion in das schmerzende Segment**
  Beim Dolor translatus werden über nozireaktive, algodystrophische Reflexe im Myotom Verspannungen der Muskulatur und im Dermatom eine Hyperalgesie und Dystrophie ausgelöst. Durch Setzen von Hautquaddeln mit Lokalanästhetika oder anderen Substanzen im Dermatom oder Tiefeninfiltrationen im Myotom werden die reflektorischen Rückkoppelungsmechanismen der Nozireaktion ausgeschaltet.
- **Injektionen an Nerven und Ganglien des somatischen und vegetativen Nervensystems**
  Mit dieser Technik, die als Neuraltherapie im engeren Sinne bezeichnet werden kann, werden somatische oder vegetative Leitungsbahnen temporär unterbrochen. Dabei kommt es im somatischen Bereich zur Schmerzausschaltung. Im vegetativen Bereich kommt es zu einer Normalisierung der entgleisten vegetativen Funktion, vor allem der Durchblutung von Extremitäten und inneren Organen durch Aufhebung der sympathischen vasokonstriktorischen Efferenz.

Die von der Neuraltherapie als Besonderheit hervorgehobene Störfeldtherapie setzt zum Verständnis voraus, daß jede verborgene chronisch oligosymptomatische Entzündung (chronische Tonsillitis, Zustand nach Otitis, defektgeheilte Narben) eine Reizquelle darstellt, welche Regelsysteme des Organismus labilisiert und die Voraussetzungen dafür schafft, daß jeder banale pathologische Reiz überschießend beantwortet wird. Diese spezielle Form der Neuraltherapie entzieht sich gelegentlich dem klinisch-wissenschaftlichen Verständnis und Beweis. Sicher ist aber, daß von gestörten Organen und Narben offensichtlich neurale Impulse ausgehen, die zu schmerzhaften Störungen am Bewegungssystem führen können. Werden diese Störfelder durch gezielte lokale Anästhesie ausgeschaltet, verschwinden die Beschwerden des Patienten rasch, wenn die injizierte Region tatsächlich der auslösende Ort für einen Dolor translatus war.

Bei Patienten mit schwersten, anderweitig nicht beherrschbaren Schmerzen, die von den kleinen Wirbelgelenken ausgehen, kann eine lokale Blockade der Rami dorsales der spinalen Nervenwurzeln durchgeführt werden. Bringt diese lokale Injektion keinen dauerhaften Erfolg, ist sie aber jeweils unmittelbar nach Injektion gut wirksam, kann eine **perkutane Facettneurektomie** erwogen werden, bei der mittels Hochfrequenzdiathermie unter Bildwandlerkontrolle die entsprechende Nervenfasern durchtrennt werden (Abb. 2.41).

Ein anderes therapeutisches Prinzip liegt den lokalen Injketionen mit Substanzen zugrunde, die eine dosierbare Entzündung hervorrufen. Therapeutisches Wirkprinzip ist die Weiterleitung der Entzündungsreize durch vegetative Nervenfasern mit dann segmentaler reflektorischer Steigerung der Durchblutung. Es handelt sich sicher um komplexe Wirkungen, die nicht nur neural sondern auch humoral vermittelt werden.

Indikationen Für die therapeutische Lokalanästhesie gibt es zahlreiche Indikationen beinahe zu allen Schmerzsyndromen am Bewegungssystem. Bei der Indikation zur therapeutischen Lokalanästhesie ist jedoch zu beachten, daß nur in den wenigsten Fällen die therapeutische Lokalanästhesie ein kausales Behandlungsprinzip darstellt. Sie greift vielmehr in die Mechanismen der Schmerzempfindung und -übertragung sowie in den Teufelskreis der schmerzreflektorischen Mechanismen ein. Allerdings hat jedes pathologisch-anatomische Substrat mit einer Funktionsstörung begonnen. Auch bei ausgedehnten Pathomorphologien sind immer noch funktionelle Komponenten der Schmerzentstehung, -übertragung und -empfindung beteiligt.

Ist bei somatisch-nervalen oder vegetativ-nervalen Beschwerden nur die Funktion gestört, dann können lokale Injektionen primär und ohne zusätzliche Therapie angewandt werden. Liegen dagegen bereits lokale pathomorphologische Veränderungen vor, ist die lokale Injektionstherapie nur ein komplementäres Behandlungsverfahren, das in vielen Fällen erfolgreich die kausal ausgerichtete Therapie unterstützt.

Indikationen für lokale oder segmentale Infiltrationen:

- Krankheiten der Wirbelsäule
  HWS-Syndrom
  BWS-Syndrom
  Interkostalneuralgien
  LWS-Syndrom
- Krankheiten der Extremitäten
  Gonarthrose
  Epikondylitis
  Insertionstendopathien
  Schulter-Arm-Syndrom
  Periarthropathien
  Posttraumatische Residualzustände im Kapsel-Band-Bereich
- Beschwerden im Kopfbereich
  Migräne
  Kopfschmerzen verschiedener Genese
  Schwindelanfälle vertebragener Genese
  Tinnitus

Neuraltherapeutische Indikationen:

- Narbenschmerzen
- „Störfeldtherapie"

Indikationen zur Sympathikusblockade:

- Reflektorische sympathische Dystrophien
- Vaskulärer Schmerz und Dysfunktion
- Viszeraler Schmerz und Dysfunktion
- Posttraumatische Residualzustände
- Neuralgie
- Kausalgia minor
- Sudeck-Atrophie
- Schulter-Hand-Syndrom
- Strahlenödem
- Schmerz nach Bestrahlung

Indikationen zur temporären oder totalen Facettneurektomie:
- Chronische Rückenschmerzen aufgrund degenerativer Veränderungen der kleinen Wirbelgelenke
- Chronisch rezidivierende Ischialgien ohne Nachweis eines eindeutigen Bandscheibenvorfalls oder einer Wurzelkompression
- Osteoporotisch bedingte Wirbelsäulenschmerzen
- Spondylolisthesis ohne Operationsmöglichkeit
- Postdiskotomiesyndrom
- Postlaminektomiesyndrom

Indikation zur intrakutanen Entzündungsreiz-Therapie (Plenosol):
- Arthrosen peripherer Gelenke
- Spondylosis deformans
- Periarthropathien

Kontraindikationen Bei therapeutischer Anwendung von Lokalanästhetika ist eine Kontraindikation gegeben bei:
- Bekannter Überempfindlichkeit gegen die verwandte Substanz oder beigefügte Zusätze und Konservierungsmittel (z. B. Methylparaben)
- Höhergradiger AV-Blockierung (II./III. Grades) und anderen schweren Überleitungsstörungen (AV-Block I. Grades mit Schenkelblock)
- Bradykardie mit Herzfrequenzen unter 50/min
- Manifester Herzinsuffizienz

Relative Kontraindikationen sind:
- Akute Leberkrankheiten
- Eingeschränkte Nierenfunktion
- Schwangerschaft
- Hypotonie

Kontraindikationen der intrakutanen Reizkörpertherapie (Plenosol):
- Chronisch-progrediente Infektionskrankheiten
- Hypotone Kreislaufstörungen
- Angina pectoris
- Schwere Herz-Kreislauf-Insuffizienz
- Allergische Diathese

Relative Kontraindikationen einer lokalen Injektionstherapie bestehen bei schweren psychischen Veränderungen und Krankheiten sowie Neigungen zu neurotischen Reaktionen.

Tabelle 2.41 Gebräuchliche Substanzen für die therapeutische Lokalanästhesie

Internationale Kurzbezeichnung	Handelsname	Lösung %	Maximaldosis mg*	mg/kg KG
Estertyp				
Procain	Novocain	0,5 -3,0	500	
Tetracain	Pantocain	0,15-1,0	10	
Procain + Koffein	Impletol	2,0		
Amidtyp				
Lidocain	Xylocain	0,5 -2,0	300	4
	Xyloneural	1,0	300	4
Mepivacain	Scandicain	0,5 -2,0	300	4
Prilocain	Xylonest	0,5 -2,0	400	6
Bupivacain	Carbostesin	0,25-0,5	150	2
Etidocain	Duranest	0,5 -1,0	300	4
Articain	Ultracain		300	4

* für 70 kg schweren Mann
Bei Applikation von mehr als ¼ der Maximaldosis vorher sicheren venösen Zugang legen!

Methoden Für die lokale Injektionstherapie stehen 2 Hauptgruppen von Lokalanästhetika zur Verfügung:

- Esterstrukturierte Lokalanästhetika vom Procaintyp
- Amidstrukturierte Lokalanästhetika vom Lidocaintyp

In ihren Wirkungen unterscheiden sich beide Gruppen nicht wesentlich. Einige Präparate haben eine längere lokale Halbwertszeit. Die amidstrukturierten Lokalanästhetika sind wesentlich besser verträglich und weniger toxisch. Ihnen ist daher heute der Vorzug zu geben. Kombinationen der Lokalanästhetika mit anderen Substanzen wie Koffein scheinen entbehrlich. Zusätze von Vasokonstriktoren, z. B. Adrenalin, sind unerwünscht (Tabelle 2.41).

Für die intrakutane, unspezifische Reizkörpertherapie steht Plenosol in 3 Stärken zur Verfügung, die entsprechend dem Injektionsschema langsam steigernd eingesetzt werden.

Applikation und Dosierung

Therapeutische Lokalanästhesie

Für die Dosierung der therapeutischen Lokalanästhesie gilt grundsätzlich, daß möglichst niedrige Konzentrationen (0,25–0,5 %) und möglichst kleine Volumina injiziert werden.

- Lokale Infiltration von Schmerzpunkten:
  bis maximal 2 ml des Lokalanästhetikums in niedrigster Konzentration

- Segmentale Quaddelung:
  intrakutan mit 5–10 Quaddeln kleinster Nadel
  streng intrakutan mit 0,2–0,5 ml Lokalanästhetikum in niedrigster Konzentration je Quaddel
- Lokale Infiltration der Muskulatur:
  1–10 ml Lokalanästhetikum in niedrigster Konzentration lokal infiltrieren

Jeder therapeutischen Infiltrationsbehandlung mit Lokalanästhetika sollte eine genaue palpatorische Diagnostik vorausgehen, um eine gezielte Injektion durchführen zu können.

Stets sollte die Injektion mit kleinsten Mengen begonnen werden. Bei Verwendung eines schnellwirkenden Lokalanästhetikums ist innerhalb weniger Minuten der Erfolg der Injektion überprüfbar. Die Höchstdosen sind unbedingt zu beachten (Abb. 2.40). Werden mehr als 25 % der Maximaldosis injiziert, muß vorher ein sicherer venöser Zugang gelegt werden, um mögliche Intoxikationen sofort beherrschen zu können.

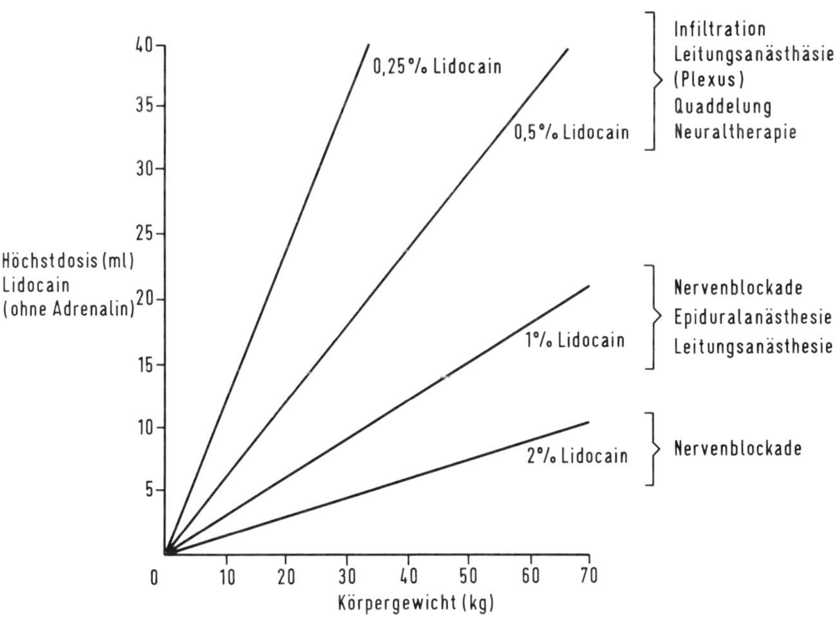

Abb. 2.40 Nomogramm der therapeutischen Maximaldosen von Lidocain bei Lokalanästhesie und Neuraltherapie

Nervenblockade

Für die Blockade peripherer Leitungsbahnen eignen sich vor allem langwirksame Lokalanästhetika in niedrigster Konzentration. Der zu behandelnde Nerv wird mit 1–5 ml des Lokalanästhetikums umspritzt. **Bei therapeutischen Nervenblockaden sind Neurolytika (Alkohol, Phenol oder Chlorkresol) absolut kontraindiziert wegen möglicher motorischer Parese und hoher Inzidenz einer Neuritis und bleibender Nervenschädigung.** Die Injektionstechnik ist unter Anleitung zu erlernen. Sie erfordert gute anatomische Kenntnisse.

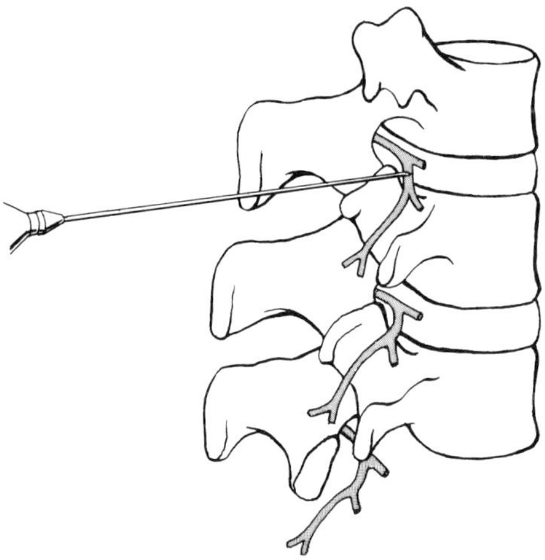

Abb. 2.41 Topographische Situation der Rami dorsales der Spinalnerven und laterale Injektionstechnik zur temporären Blockade oder zur permanenten Facettneurektomie

Sympathikusblockaden

Für die Blockaden der sympathischen Ganglien (Ganglion stellatum, lumbaler Grenzstrang) sind größere Mengen eines niedrig konzentrierten Lokalanästhetikums erforderlich. Die Injektionstechnik ist nicht unproblematisch. Sie sollte unter Anleitung eines erfahrenen Therapeuten erlernt werden. Für die Blockade des Ganglion stellatum ist der ventrale Zugang technisch am einfachsten, während sich der laterale Zugang für die Praxis am besten eignet, da er für den Patienten am wenigsten belastend ist und die geringste Komplikationsrate aufzuweisen hat. **Die Stellatumblockade soll wegen der möglichen Komplikationen wie Pneumothorax und Phrenikusparese in der Regel nur einseitig ausgeführt werden.** Je gezielter die Injektion durchgeführt wird, desto geringere Mengen Lokalanästhetikum werden benötigt.

Injektionen in die kleinen Wirbelgelenke erfordern ebenfalls eine genaue anatomische Kenntnis. Die Injektionstechnik sollte ebenfalls unter Anleitung eines erfahrenen Therapeuten erlernt werden (Abb. 2.41).

Intrakutane Reiztherapie

Für die intrakutane Reiztherapie bei Arthrosen steht Plenosol in 3 verschiedenen Stärken zur Verfügung: Extr. visci albi e planta recente standardisiert auf
Stärke 0 = 200 NKE/ml
Stärke 1 = 2000 NKE/ml
Stärke 2 = 20 000 NKE/ml
Vor Beginn einer Plenosolbehandlung ist ein Vortest mit Stärke 0 in einer Dosierung von 0,1 ml streng intrakutan durchzuführen, um die individuelle Reaktionsbereitschaft zu ermitteln und die Injektions- und Steigerungsintervalle festlegen zu können. Erstrebenswert ist eine ausreichende, aber nicht zu starke lokale Entzündungsreaktion. Deshalb muß die Dosierung immer der Reaktionslage angepaßt werden.

Plenosol wird streng intrakutan mit einer Kanüle Nr. 20 mit kurzer Spitze injiziert. Eine Applikation in Venennähe ist wegen der Gefahr von Venenwandreizung zu vermeiden. Beträgt die Einzeldosis mehr als 0,2 ml, sind mehrere Quaddeln zu setzen.

Nach dem Vortest mit 0,1 ml Stärke 0 folgt:

1. Injektion 0,5–1,0 ml, Stärke 0,
2. Injektion 0,1–0,3 ml, Stärke 1,
3. Injektion 0,2–0,4 ml, Stärke 1,
4. Injektion 0,3–0,5 ml, Stärke 1,
5. Injektion 0,4–0,5 ml, Stärke 1,
6. Injektion 0,5–0,8 ml, Stärke 1.

Bei Übergang auf Stärke 2 vorsichtig dosieren:

7. Injektion 0,05–0,1 ml, Stärke 2
8. Injektion 0,1–0,3 ml, Stärke 2
9. Injektion 0,2–0,4 ml, Stärke 2

Weitere Injektionen sollten bis zum gewünschten Therapieeffekt verabreicht werden, u.U. steigernd bis auf 1,0 ml, Stärke 2.

Entsprechend dem Abklingen der lokalen Reaktion sind die Injektionsintervalle auf 3–7 Tage festzulegen. **Wird die Behandlung länger als 10 Tage unterbrochen, muß unter allen Umständen wieder mit Anfangsdosen (Stärke 0) begonnen werden, um starke hyperergische Reaktionen zu vermeiden.**

Bei richtiger Dosierung treten flüchtige, brennende Schmerzen unter der intrakutanen Plenosol-Injektion auf. Innerhalb von 24 h kommt es zu einer entzündlichen Infiltration der Injektionsquaddel, ggf. auch unter Mitbeteiligung regionärer Lymphknoten. Beobachtet wird außerdem eine leichte Erhöhung der Körpertemperatur, Steigerung der Diurese, Auftreten von Nachtschweiß und Mattigkeitsgefühl am Tag nach der Injektion.

Stärkere Reaktionen (Schüttelfrost, hohes Fieber, starke Kopfschmerzen) sind durch eine der Reaktionslage angepaßte Dosierung zu vermeiden.

Kontrolle und Überwachung Jede lokale Injektionstherapie ist durch genaue Beobachtung der Reaktionen des Patienten zu überwachen. Die Regeln der Asepsis bei der Injektion sind einzuhalten. Vor Injektion eines Lokalanästhetikums ist eine sorgfältige Aspiration erforderlich, um eine versehentliche intravasale Injektion zu vermeiden. Besonders zu achten ist auf unerwünschte Wirkungen der injizierten Präparate:

- Toxische Reaktionen
- Allergische Reaktionen
- Lokale Unverträglichkeit
- Zerebrale Reaktionen bei mehr als 25 % der Maximaldosis
- Kardiale Reaktionen (s. Kontraindikationen)

Unerwünschte Wirkungen und Abbruch der Therapie Bei lokaler Infiltrationstherapie mit Lokalanästhetika ist immer die Gefahr eines toxisch-allergischen Schocks gegeben. Außerdem können Herzrhythmusstörungen auftreten. Daher sollte eine therapeutische Lokalanästhesie nur durchgeführt werden bei:

- Sicherem venösen Zugang
- Beatmungsmöglichkeit und üblichem Notfallinstrumentarium einschließlich medikamentöser Reanimationsmöglichkeiten (Suprarenin, Atropin, Katecholamine, Kortikosteroide)

> Das therapeutische Notfallinstrumentarium sollte griffbereit vorhanden sein. Zu empfehlen ist die Anwesenheit von Assistenzpersonal bei evtl. notwendig werdenden Reanimationsmaßnahmen. Allerdings sind diese schweren Zwischenfälle der Lokalanästhesie selten.

Häufiger sind lokale Unverträglichkeitsreaktionen sowie lokale Blutungen mit Hämatombildung. In seltenen Fällen können auch lokale Infektionen auftreten. Bei stärkeren lokalen Unverträglichkeitserscheinungen ist die Therapie abzubrechen und mit anderen Mitteln, beispielsweise der physikalischen Therapie, fortzusetzen.

Selten sind auch zerebrale Symptome, z. B. Verwirrtheitszustände oder akute Psychosen. Sie werden vorwiegend bei älteren zerebral vorgeschädigten Patienten oder bei überschreiten der Maximaldosis beobachtet.

Therapieerfolg und Beurteilung Die Schmerzfreiheit oder ein deutliches Nachlassen der vorher bestehenden Schmerzen sind der deutlichste Beweis für einen Therapieerfolg der lokalen Injektionstherapie. **Allerdings sind Sekundenheilungen nachgerade selten.** In der Regel sind mehrere Injektionen und begleitende medikamentöse und physikalisch-therapeutische Maßnahmen erforderlich, um einen dauerhaften Therapieerfolg zu erzielen.

2.3.2 Intraartikuläre Injektionen

Definition und Wirkprinzip Mit intraartikulären Injektionen werden ganz allgemein therapeutisch wirksame Substanzen in den Gelenkbinnenraum eingebracht, um eine unmittelbar lokale Wirkung zu erzielen. Wegen der reichen Vaskularisation der Synovialis und des Pannusgewebes ist eine systemische Wirkung praktisch unvermeidlich. Bei degenerativen Krankheiten werden Substanzen in das Gelenk injiziert, mit denen sich die Gleitfähigkeit des Gelenks verbessern sowie die bessere Ernährung und Regeneration des Knorpels erzielen läßt.

Bei primär oder sekundär entzündlichen Gelenkveränderungen werden solche Wirkstoffe in das Gelenk eingebracht, die eine antiphlogistische, antiexsudative und antiproliferative Wirkung besitzen. Hierzu zählen:

- Superoxid-Dismutase
- Kortisonoide
- Osmiumsäure/Varicocid
- Zytostatika
- Radioaktive Isotope

Die Verödung der Synovialis mittels Säuren, Zyostatika oder Radionukliden wird auch als **Synoviorthese** bezeichnet. Während Superoxid-Dismutase und Kortikosteroide nach ihrer Injektion eine eher kurz anhaltende antiphlogistische Wirkung aufweisen, die Synovialis aber nicht zerstören, ist das therapeutische Ziel und Wirkprinzip der Synoviorthese, die erkrankte Synovialis völlig zu zerstören. Die Synoviorthese stellt damit eine Alternative zur Synovialektomie dar, insbesondere bei älteren Patienten oder solchen, bei denen aus Gründen der allgemeinen Situation eine absolute oder relative Kontraindikation zur Operation gegeben ist.

Indikationen Zur intraartikulären Injektion sollten die Indikationen eher restriktiv gestellt werden. **Jede intraartikuläre Injektion birgt – auch bei sorgfältiger Durchführung – die Gefahr einer iatrogenen Infektion.**

Bei arthrotischen Veränderungen ist die Indikation für intraartikuläre Injektionen selten gegeben, weil hier überwiegend mechanische Faktoren den Krankheitsprozeß bestimmen, die durch die intraartikuläre Injektion nicht direkt beeinflußt werden. Bei sekundär entzündlichen, gereizten Arthrosen, bei denen aus diagnostischen oder therapeutischen Gründen eine Gelenkpunktion erforderlich ist, kann bei liegender Nadel nach Punktion des Ergusses durchaus eine intraartikuläre Injektion mit einer antiphlogistisch wirksamen Substanz durchgeführt werden.

Bei systemischen, polyarthritischen Krankheiten besteht ebenfalls nur eine relative Indikation für intraartikuläre Injektionen. Auch hier gilt, daß im Anschluß an eine diagnostische Gelenkpunktion eine antiphlogistisch wirksame Substanz injiziert werden kann. Eine Indikation für die primäre Injektion antiphlogistischer Substanzen sehen wir bei Monarthritiden oder Oligoarthritiden in der Frühphase, bei denen eine systemische Behandlung mit Kortikosteroiden (noch) nicht angezeigt ist. Eine intraartikuläre Injektion bei polyarthritischem Gelenkbefall ist nur dann indiziert, wenn ein einzelnes Gelenk den entzündlichen Prozeß dominiert oder eine herausragende Rezidivneigung mit exsudativen Veränderungen zeigt.

Eine Indikation zur Synoviorthese besteht als Alternative zur Synovialektomie bei Patienten, bei denen aus Altersgründen oder aus Gründen der allgemeinen Situation ein operativer Eingriff nicht möglich ist. Eine weitere Indikation besteht bei solchen Patienten, die einen operativen Eingriff ablehnen. Die Auswahl der Patienten zur Synoviorthese muß wie bei der chirurgischen Synovialektomie besonders solche Patienten berücksichtigen, bei denen die aktive proliferativ-exsudative Gelenkerkrankung weitgehend auf die zu behandelnden Gelenke beschränkt ist. Dabei müssen aber nicht unbedingt Patienten ausgeschlossen werden, die vorher eine polyartikuläre Arthritis hatten, sofern die gesamte Krankheitsaktivität durch eine medikamentöse Therapie mit Gold, D-Penicillamin oder Zytostatika weitgehend unter Kontrolle gebracht werden konnte, und die zum Zeitpunkt der Indikationsstellung für die Synoviorthese nur noch an einzelnen Gelenken herausragende Aktivitätszeichen aufweisen.

Bei bakteriellen Gelenkinfektionen kann die intraartikuläre Injektion von Antibiotika indiziert sein. In vielen Fällen muß sogar eine kontinuierliche Saug-Spül-Drainage in Verbindung mit intraartikulärer Gabe von Antibiotika durchgeführt werden.

Kontraindikationen Jede Gelenkinfektion ist eine absolute Kontraindikation für intraartikuläre Injektionen mit Ausnahme der Injektion von Antibiotika.

Bei Jugendlichen, Frauen in gebärfähigen Alter und Schwangeren ist eine Synoviorthese mit Radionukliden absolut kontraindiziert. Eine relative Kontraindikation zur Synoviorthese mit Radionukliden besteht bei allen Patienten unter 50 Jahren. Kontraindiziert sind auch alle wiederholten Injektionen mit Kortikosteroiden bei ausbleibendem Therapieerfolg.

Jede stärkere Blutungsneigung (spontan oder therapeutisch induziert) ist eine relative Kontraindikation für intraartikuläre Injektionen.

Die traumatische, reaktive Arthritis bei Fraktur der gelenkbildenden Knochen ist ebenfalls eine Kontraindikation der intraartikulären Therapie, sofern keine Infektion nachweisbar ist und eine Antibiotikagabe lokal angezeigt wäre.

Methoden Für die Punktion der Gelenke zur intraartikulären medikamentösen Therapie gibt es einige Grundsätze, die unabhängig vom gewählten Zugangsweg zum Gelenk gelten. **Grundsätzliche Voraussetzung jeder Gelenkpunktion ist strengste Asepsis.** Lokalanästhetikum und zu applizierende Medikamente sollten stets durch die gleiche Nadel verabreicht werden.

Bei Behandlung mit Substanzen, die ausschließlich streng intraartikulär verabreicht werden dürfen (z. B. Radionuklide), ist eine Injektion nur unter Bildwandlerkontrolle und Vorspritzen eines Röntgenkontrastmittels statthaft. Injektionen in das Hüftgelenk sollten nur von Geübten vorgenommen werden. Auch hier ist eine Bildwandlerkontrolle zu empfehlen.

Die Injektion antibiotischer und antiarthrotischer Medikamente wird im Kapitel 3 abgehandelt. Die nachfolgend aufgezeigten Richtlinien gelten selbstverständlich auch für diese Substanzen.

Eine in jüngerer Zeit propagierte und praktizierte intraartikuläre Injektion von Teflon kann wegen möglicher schwerer Fremdkörperreaktionen und sekundärer Gelenkschäden nicht empfohlen werden, zumal wissenschaftliche Untersuchungen zu dieser Therapie bisher fehlen.

Applikation und Dosierung Art und Menge der intraartikulär zu injizierenden Substanzen richten sich nach der Diagnose, der Indikation und dem therapeutischen Ziel. Nachfolgend sind die Hinweise zur Applikation und Dosierung tabellarisch zusammengestellt (Tabellen 2.42–2.53).

Kontrolle und Überwachung Jedes Gelenk, an dem eine intraartikuläre Injektion durchgeführt wurde, ist sorgfältig zu überwachen, um das Auftreten einer Infektion als wichtigster Komplikation rechtzeitig zu erkennen. Da es trotz strenger Beachtung der Regeln der Asepsis und korrekter Durchführung in etwa 0,1 % aller intraartikulären Injektionen zu einer Gelenkinfektion kommt, besitzt die klinische Kontrolle des injizierten Gelenks eine große Bedeutung. **Für mindestens 3–5 Tage ist das injizierte Gelenk täglich zu inspizieren.** Der Patient muß angewiesen werden, bei Verstärkung der Schmerzen, Spannungsgefühl im Gelenk oder Allgemeinreaktionen wie z. B. Fieber sofort Nachricht zu geben.

Tabelle 2.42 Erforderliches Zubehör zur intraartikulären Injektion

Sterile Unterlage

Einmalrasiermesser

Alkohol (70 %)/Desinfektionslösung (Spray)

Sterile Einmalnadeln

- Größe 1 für diagnostische Punktionen
- Größe 2 für intraartikuläre Injektion Hüftgelenk
- Größe 12 für intraartikuläre Injektion Knie, Schulter, Ellbogen, Sprunggelenke
- Größe 16/17 für Finger-, Zehen-, Handgelenk

Sterile Einmalspritzen (2 ml/5 ml)

Sterile Tupfer, steriler Mull

Mullbinden, elastische Binden, Pflaster

Lokalanästhetikum (0,5–1 % ohne Adrenalinzusatz)

Für die Untersuchung des Gelenkpunktats:

- Sterile Versandgefäße
- Heparin oder 10 %iges Kalium-EDTA
- Meßzylinder (100 ml)

Für die intraartikuläre Injektion vorgesehenes Präparat:

- Kortikosteroide
- Mukopolysaccharid
- Orgotein
- Andere

Tabelle 2.43 Vorsichtsmaßnahmen bei der intraartikulären Injektion

1. Intraartikuläre Injektionen nur in einem Raum durchführen, in dem keine infektiösen Fälle behandelt werden
2. Intraartikuläre Injektionen nach Möglichkeit am Anfang der Sprechstunde
3. Perfekte Beherrschung der Technik
4. Strenge Asepsis
   - Haare an der Einstichstelle rasieren
   - Ggf. gründlich entfetten
   - Desinfektionsmittel ausreichend lange einwirken lassen
   - Nur steril verpackte Plastikspritzen und Einmalkanülen verwenden (erst unmittelbar vor Gebrauch öffnen)
   - Lokalanästhetikum und Pharmaka nie aus größeren Gebinden zum Mehrfachgebrauch entnehmen!
5. Nie die Nadel wechseln!

   Injektion von Lokalanästhetikum und Medikament durch die gleiche Nadel, nur Spritzenwechsel!
6. Bei blutigem Erguß (Hämarthros) keine Pharmaka injizieren!
7. Vor Injektion von Pharmaka Gelenkflüssigkeit/Erguß abpunktieren und untersuchen!
8. Niemals mit Mischinjektionen mehrere Pharmaka intraartikulär spritzen!
9. Nach Injektion von Pharmaka Gelenk mehrfach durchbewegen, danach elastischer Kompressionsverband für 12–24 h

Tabelle 2.44 Technik der intraartikulären Injektion

Immer:	1. Untersuchung des Gelenks, Festlegung der Injektionsstelle
	2. Gelenkregion großzügig waschen, ggf. rasieren
	3. Chirurgische Händedesinfektion
	4. Extremität oder Gelenkregion auf steriler Unterlage lagern
	5. Entfettung und Desinfektion der Haut mittels Spray (Isopropanol 70% o. ä.)
	6. Mindestens 3 min einwirken lassen!
	7. 2 ml Lokalanästhetikum aufziehen, Nadel verwerfen
	8. Einmalnadel passender Größe für Gelenkpunktion aufsetzen
	9. Einstich, subkutan Lokalanästhetikum infiltrieren
	10. Unter Vorspritzen des Lokalanästhetikums Nadel bis an die Gelenkkapsel vorschieben
	11. Elastische Gelenkkapsel in einem Zug durchstechen
	12. Spritze wechseln, Gelenkflüssigkeit/Erguß abziehen oder abtropfen lassen in sterile Gefäße für spätere Analyse
	13. Farbe und Viskosität des Ergusses beachten
	14. Erguß ganz entleeren!
	15. Injektion des gewünschten Medikaments
	16. Nadel zügig herausziehen, Einstichstelle mit sterilem Tupfer sofort komprimieren
	17. Gelenk mehrfach passiv durchbewegen
	18. Steriler Verband, darüber Kompressionsverband
Niemals	• Am Gelenk herumdrücken, um die optimale Einstichstelle zu finden
	• Vor und während der Injektion sprechen (ggf. Mundschutz tragen!)
	• Die Nadel mit dem Finger führen
	• Mit der im Gelenk sitzenden Nadel in der Gelenkhöhle „herumstochern"

Tabelle 2.45 Hinweise und Vorsichtsmaßnahmen zur intraartikulären Kortikosteroidtherapie

1. Intraartikuläre Injektionen mit Kortikosteroiden nur in Ausnahmefällen bei systemischen, entzündlich-rheumatischen Krankheiten
2. Kortikosteroide möglichst mit langer Halbwertszeit verwenden
3. Ampullen vor der Injektion gut durchschütteln
4. Die Injektion von „Überstand" von Kristallsuspensionen ist ineffektiv
5. Einwandfreie Injektionstechnik unter strengster Asepsis
6. Nie im Gelenk „herumstochern", um Knorpelschäden, Blutungen und paraartikuläre Injektionen zu vermeiden
7. Wiederholte Kortikosteroidinjektionen intraartikulär sehr kritisch abwägen
8. Minimalen Abstand von 4 Wochen bei wiederholten Injektionen am selben Gelenk nicht unterschreiten
9. Möglichst nicht mehrere Gelenke gleichzeitig injizieren, um unerwünschte, systemische Wirkungen gering zu halten
10. Bei manifesten und latenten Infektionen keine Kortikosteroide intraartikulär!

Tabelle 2.46 Dosierung der verschiedenen Kortikosteroide bei intraartikulärer Injektion

Präparat	**Kleine Gelenke** MP-Gelenke IP-Gelenke Mandibulargelenke	**Mittlere Gelenke** Handgelenke Ellbogengelenke Schulter	**Große Gelenke** Kniegelenke Schultergelenke Hüftgelenke
Prednison Prednisolon	5 -10 mg	10-25 mg	25-50 mg
6-Methyl-Prednisolon	4 -10 mg	10-20 mg	20-40 mg
Triamcinolon	2,5- 5 mg	10-20 mg	20-40 mg
Dexamethason Betamethason	0,5- 1 mg	2- 4 mg	4- 6 mg
Fluocortolon	5 -10 mg	10-25 mg	25-50 mg
Paramethason	2,5- 5 mg	5-10 mg	10-20 mg

Tabelle 2.47 Unerwünschte Wirkungen der intraartikulären Kortikosteroidtherapie

Lokal am behandelten Gelenk		
	• Lokale Reizung durch Kristallsuspension (Kristallarthritis)	2%!
	• Induktion von Knorpelschäden duch mechanischen Abrieb (Kristalle) durch katabole Wirkung der Steroide	
	• Iatrogene Infektion bei unzureichender Asepsis • In situ exazerbieter, latenter Infekt	0,1‰!
	• Aseptische Knochennekrosen, vor allem an Hüft- und Schultergelenken (Knochennekrosen können aber auch spontan auftreten!)	
Systemische Allgemeinreaktion		
	• Steroiddiabetes/Entgleisung eines Diabetes mellitus	
	• Natrium-/Wasserretention	
	• Cushing-Syndrom	
	• Osteoporose	
	• Ulzera (Magen/Darm)	
	• Aufflackern latenter/manifester Infektionen (z. B. TBC)	
	• Aufflackern endogener Psychosen	
	• Menstruationsstörungen	
	• Erhöhter Augendruck/Katarakt	

Tabelle 2.48 Intraartikuläre Enzymtherapie mit Orgotein

Chronische Polyarthritis

- 4 mg Orgotein (Peroxinorm) in 1–2 ml steriler NaCl-Lösung (0,9%)
- 1 Injektion je Gelenk und Woche bis zu 6 Wochen
- Spätere Wiederholung der Injektionen in größeren Abständen möglich, wenn erforderlich

Monarthritis/Oligarthritis/aktivierte Arthrosen

- 4 mg Orgotein (Peroxinorm) in 1–2 ml steriler NaCl-Lösung (0,9%)
- 1. bis 3. Injektion je Gelenk in 3–4tägigem Abstand, danach weitere 2–3 Injektionen in wöchentlichem Abstand, falls erforderlich
- **Cave:** Intravasale Injektion von Orgotein unbedingt vermeiden!
- Bei Mischung von Orgotein mit Lokalanästhetika anstelle NaCl-Lösung pH-Wert beachten:
  pH-Wert darf nie unter 4 liegen

Tabelle 2.49 Chemische Synoviorthese

Substanz	Dosierung	Gelenk
Cyclophosphamid	200–300 mg 3–6 Injektionen	Knie
Osmiumtetroxyd	1%ige Lösung bis 10 ml (100 mg)	Knie
Varicocid	5%ige Lösung 6 ml	Knie
	1 ml	Ellbogen, Schulter, Sprunggelenk, Handgelenk
	0,1–0,2 ml	Fingergelenke, MT-Gelenke

Varicocid verursacht eine – therapeutisch erwünschte – Entzündungsreaktion, die sehr schmerzhaft sein kann. Daher ist die gleichzeitige Injektion eines Lokalanästheticums (z. B. Bupivacain) intraartikulär angezeigt. Außerdem sollte der Patient bei Bedarf zentral wirksame Analgetika oral/rektal erhalten.

Andere Zytostatika und chemische Substanzen wurden nach Mitteilungen in der wissenschaftlichen Literatur versucht, können aber für eine allgemeine Anwendung wegen geringer Erfolgsrate oder schwerwiegender, unerwünschter Wirkungen nicht empfohlen werden!

Tabelle 2.50 Richtlinien für die Synoviorthese mit radioaktiven Substanzen

1. Peinlich genaue Asepsis
2. Richtige Auswahl des Radionuklids für das zu behandelnde Gelenk
3. Beachtung der Dosierungsrichtlinien [mCi], ( ) = selten benutzte Isotope

Gelenk	Isotop 90Y	186Re	169Er
Schulter	(2–3)	2–3	(2–4)
Ellbogen		1,5–2	(2–3)
Hand		1,5–2	(1,5–3)
Metakarpophalangealgelenk			0,5–1
Proximales Interphalangealgelenk			0,25–0,5
Hüfte	(2–3)	3–4	(3–6)
Knie	3–6		
Sprunggelenke		1,5–2	(2–3)

4. Streng intraartikuläre Injektion (nur unter Bildwandlerkontrolle und nach Injektion von Röntgenkontrastmittel)
5. Rückfluß radioaktiven Materials durch den Stichkanal vermeiden (Nachspritzen von physiologischer Kochsalzlösung oder Kortikosteroiden)
6. Ruhigstellung des Gelenks nach der Injektion über 3 Tage, um einen erhöhten Abfluß des Radionuklids aus dem Gelenk zu vermeiden

Tabelle 2.51 Radiophysikalische Eigenschaften der für die Radiosynoviorthese benutzten Nuklide

Isotop	Halbwerts-zeit [Tage]	Art der Strahlen	Maximale Energie [meV]	Penetrationsvermögen [mm]			
				Im Weichteilgewebe		Im Knorpel	
				Mittel	Maximal	Mittel	Maximal
169Er	9,5	β	0,34	0,3	1	0,2	0,7
198Au	1,7	β γ	0,96 0,41	1,2	3,6	0,9	2,7
186Re	3,7	β γ	0,98 wenig	1,2	3,7	1	3,1
90Y	2,7	β	2,25	3,6	11	2,8	8,5

Tabelle 2.52 Unerwünschte Wirkungen der Radiosynoviorthese

Unvermeidliche Nebenwirkungen:	• Entwicklung frühzeitiger degenerativer Gelenkveränderungen durch Schädigung von Knorpel und Knochen
Mögliche Nebenwirkungen:	• Allgemeine Strahlenreaktion • Strahlensynovialitis • Lokale Gewebsnekrosen
Seltene Nebenwirkungen:	• Entwicklung von Neoplasien • Genschädigungen

Tabelle 2.53 Vergleichende Bewertung von Radiosynoviorthese und Synovialektomie

Vorteile der Radiosynoviorthese	**Vorteile der Synovialektomie**
• Kleiner, nicht belastender Eingriff • Keine durch den Eingriff bedingte Nachbehandlung am Gelenk erforderlich • Bei inoperablen Patienten anwendbar • Behandlung mehrerer Gelenke gleichzeitig oder in kürzeren Intervallen • Kurzer stationärer Aufenthalt • Niedrige Kosten • Bei ausbleibender Wirkung Wiederholung der Synoviorthese oder nachfolgend Synovektomie möglich	• Rekonstruktive Maßnahmen am Gelenk gleichzeitig durchführbar • Auch bei Tendosynovialitiden anwendbar • Bessere Behandlungsmöglichkeiten bei ausgedehntem Pannus und starken Synovialhyperplasien
Nachteile der Radiosynoviorthese	**Nachteile der Synovialektomie**
• Strahlenexposition mit möglichen Folgen • Keine Anwendungsmöglichkeit bei Tendosynovitiden • Meist ineffektiv bei ausgeprägter Gelenkzerstörung und Gelenkinstabilität	• Bei inoperablen Patienten nicht anwendbar • Postoperative Nachbehandlung zur Sicherung des Erfolgs notwendig • Gleichzeitige polyartikuläre Eingriffe (mit Ausnahme der Hand- und Fingergelenke) problematisch • Längerer stationärer Aufenthalt • Höhere Kosten • Eventuell Funktionseinbußen am operierten Gelenk, vor allem bei unzulänglicher Nachbehandlung

Unerwünschte Wirkungen, Abbruch der Therapie Jeweils substanzabhängig sind die unerwünschten Wirkungen der Therapie, die sowohl in lokalen als auch in allgemeinen Reaktionen bestehen können. Zu den gravierendsten unerwünschten Lokalwirkungen gehört die Gelenkinfektion. Die nächst wichtige unerwünschte Wirkung ist ein lokaler Reizzustand des Gelenks, der im Sinne einer Fremdkörperreaktion durch Veränderungen der Viskosität der Synovia, durch pH-Wert-Verschiebungen oder durch andere chemische Eigenschaften der injizierten Substanz auftreten kann. Dieser Reizzustand geht mit einer Zunahme der Schmerzen, Rötung, Schwellung und Überwärmung des Gelenks einher. Er tritt meist kurze Zeit nach der Injektion auf und kann mehrere Tage anhalten.

Weitere unerwünschte Wirkungen sind Knorpelschädigungen sowohl auf rein mechanischem Wege (Nadelspitze) als auch auf biochemischen Wege durch die injizierte Substanz. Hierdurch kann es zu bakteriellen entzündlichen Reizerscheinungen im Gelenk kommen, die allerdings erst später, Wochen bis Monate nach der Injektion, auftreten.

Ein Therapieabbruch, d. h. die Punktion des Gelenks ohne nachfolgende Injektion, ist immer dann erforderlich, wenn Zweifel daran bestehen, daß die Nadelspitze sicher intraartikulär gelegen ist. Ergibt die Punktion des Gelenks Zeichen eines Hämarthros oder einer Infektion, muß die intraartikuläre Injektion ebenfalls unterbleiben, mit Ausnahme der Antibiotikainstallation bei einer Gelenkinfektion.

Eine in seltenen Fällen indizierte Serie von intraartikulären Injektionen muß immer dann abgebrochen werden, wenn sich lokale Unverträglichkeitsreaktionen zeigen.

Therapieerfolg und Beurteilung Der Erfolg der intraartikulären Injektionstherapie kann primär aus dem Vergleich des vor und nach der Injektion zu beobachtenden klinischen Befunds beurteilt werden.

Bei der Injektion von Mukopolysaccharidkomplexen bei der Arthrose ist eine Verlangsamung des arthrotischen Prozesses klinisch und radiologisch zu erwarten, verbunden mit einer Verbesserung der Gelenkfunktion und des Schmerzbilds. Bei intraartikulärer Injektion antiphlogistisch wirksamer Substanzen führt die Injektion zu einem deutlichen Rückgang der Schmerzen und der lokalen Entzündungserscheinungen am Gelenk bis hin zu einer vollständigen lokalen Remission.

Für die Synoviorthese besteht der therapeutische Erfolg in einer deutlichen Abschwächung der lokalen Synovialitis mit der begleitenden Symptomatik. Ein solcher Erfolg kann je nach Ausgangslage des Befunds bei 30–60 % der Patienten erwartet werden. Bei diesen Patienten kommt es zu einer länger anhaltenden lokalen Remission des entzündlichen Prozesses und einer Abschwächung der destruierenden Vorgänge. Aufgrund der eingangs erwähnten Indikationen zur Synoviorthese, die besonders streng zu stellen sind, kann mit einem durchgreifenden, dauerhaften Erfolg über Jahre nicht mit Sicherheit gerechnet werden. Zumeist gelingt es nicht, die Synovialis völlig zu zerstören. Daher muß stets mit Rezidiven der Synovialitis gerechnet werden.

Der Erfolg der antibiotischen intraartikulären Therapie besteht in einer Beherrschung der Gelenkinfektion mit Sterilität des Gelenkpunktats. Allerdings sollte auch bei sterilem Gelenkpunktat zumindest eine orale antibiotische Therapie als Rezidivprophylaxe weitergeführt werden.

3 Systemische Therapie

Vor Einleitung einer systemischen medikamentösen Therapie rheumatischer Krankheiten müssen folgende Punkte sorgfältig überlegt und beachtet werden:

- Definition des Therapieziels
- Aufgabe der medikamentösen Behandlung im Gesamttherapieplan
- Physische und psychische/intellektuelle Konstitution des Patienten
- Fragen der Arzneimittelsicherheit

Die medikamentöse Therapie bedeutet bei der Vielschichtigkeit der rheumatischen Krankheitsprozesse, die schließlich in den klassischen klinischen Zeichen Schmerz, Rötung, Überwärmung, Schwellung und gestörte Funktion gipfeln, daß theoretisch mehrere Ebenen der medikamentösen Einflußnahme auf dem Weg zwischen Entstehung dieser Symptome und der bewußten Wahrnehmung liegen. Dies gilt vor allem für den im Vordergrund stehenden Schmerz, der eigentlich obligatorisch alle rheumatischen Krankheiten begleitet. Möglich sind medikamentöse Einflüsse auf die:

- Auslösende Noxe
- Schmerzleitung
- Schmerzwahrnehmung

Da die medikamentöse Therapie nicht alle 3 Ebenen gleichermaßen beeinflußt, muß sich die Zusammenstellung und Dosierung der häufig notwendigen medikamentösen Kombinationstherapie rational in den Gesamttherapieplan einfügen (Abb. 3.1, 3.2).

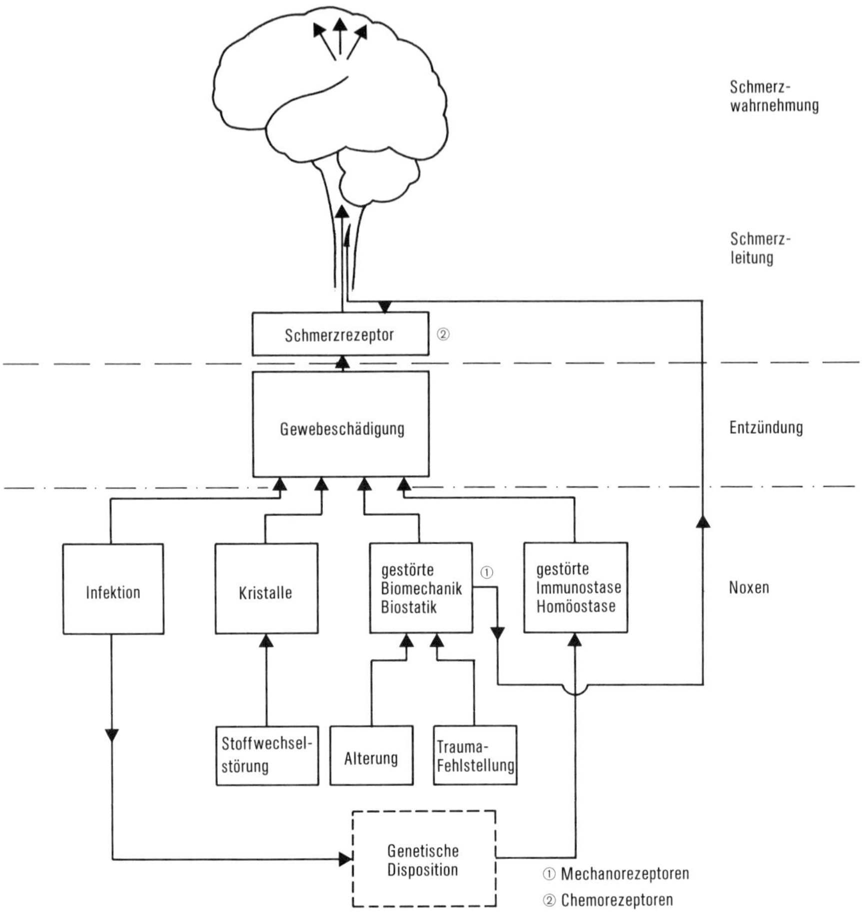

Abb. 3.1 Ebenen der medikamentösen Einflußnahme auf Schmerzentstehung, -leitung und -wahrnehmung

Grundsätzlich bedeutet jede Pharmakotherapie mit gesicherter Wirkung einen eigentlich unphysiologischen Eingriff in ein biologisches System, das sich auch im pathologischen Zustand immer auf ein Gleichgewicht einzupendeln sucht. Im Rahmen des zur Wiederherstellung eines physiologischen Gleichgewichts notwendigen Gesamttherapieplans nehmen medikamentöse Maßnahmen einen wichtigen, in einigen Fällen sogar unverzichtbaren Platz ein. Dennoch muß eine Arzneimitteltherapie ständig auf ihre Stellung im Rahmen des Gesamttherapieplans überprüft werden. Durch die Behandlung oder durch den Krankheitsverlauf selbst kann sich die Situation des Rheumapatienten jederzeit so ändern, daß eine Anpassung der medikamentösen, antirheumatischen Therapie in Dosis oder Art unumgänglich wird.

In der Rheumatologie stellt die Beeinflussung chronischer Schmerzzustände das zentrale therapeutische Problem dar. Medikamentöse schmerzmindernde Therapie erfordert nicht nur vom Arzt, sondern auch vom Patienten ein Mindestmaß an Disziplin. **In jedem Fall muß der Patient wissen, um welchen möglichen Preis an potentieller Gefährdung welches Therapieziel im besten Fall erreicht werden kann.** Dazu bedarf es einer oft sehr mühevollen und zeitraubenden Aufklärung durch den behandelnden Arzt. Diese Aufklärung des Patienten muß folgende Punkte umfassen:

- Basisinformation über die Krankheit
- Information über die Prognose
- Information über die geplanten therapeutischen Maßnahmen
- Information über Behandlungsalternativen
- Information über Erfolgsaussichten
- Information über zwangsläufige oder mögliche nachteilige Folgen der Therapie
- Risiken, die erfahrungsgemäß für die Entscheidung des Patienten in dieser Situation wichtig sind
- Hinweise auf seltene und seltenste Risiken, wenn sie für den Patienten von Interesse sind und er nach ihnen fragen sollte

Ein zentrales Problem der antirheumatischen medikamentösen Therapie ist die Langzeitbehandlung und damit die Problematik der kumulativen Wirkung von Medikamenten einerseits und die Frage der Multimorbidität und medikamentösen Polytherapie andererseits. Daraus ergeben sich wichtige Fragen der Interaktion antirheumatischer Medikation mit anderen für den Patienten notwendigen Arzneimitteln. Wir wissen auch heute nur wenig über die Kinetik von Arzneimitteln im Individualfall, obwohl man als gesichert gelten lassen kann, daß die genetische Konstitution dabei eine ausschlaggebende Rolle spielt. Insgesamt sind unsere Kenntnisse über den differentialtherapeutischen Einsatz der heute gebräuchlichen antirheumatischen Substanzen noch sehr begrenzt.

Folgende Punkte sind für den Einsatz eines Antirheumatikums wichtig:

- Resorptionsrate
- First-pass-Effekt
- Halbwertszeit
- Plasmaeiweißbindung
- Metabolisierung
- Elimination
- Interaktionen mit anderen Substanzen
- Altersabhängigkeit pharmakokinetischer Parameter

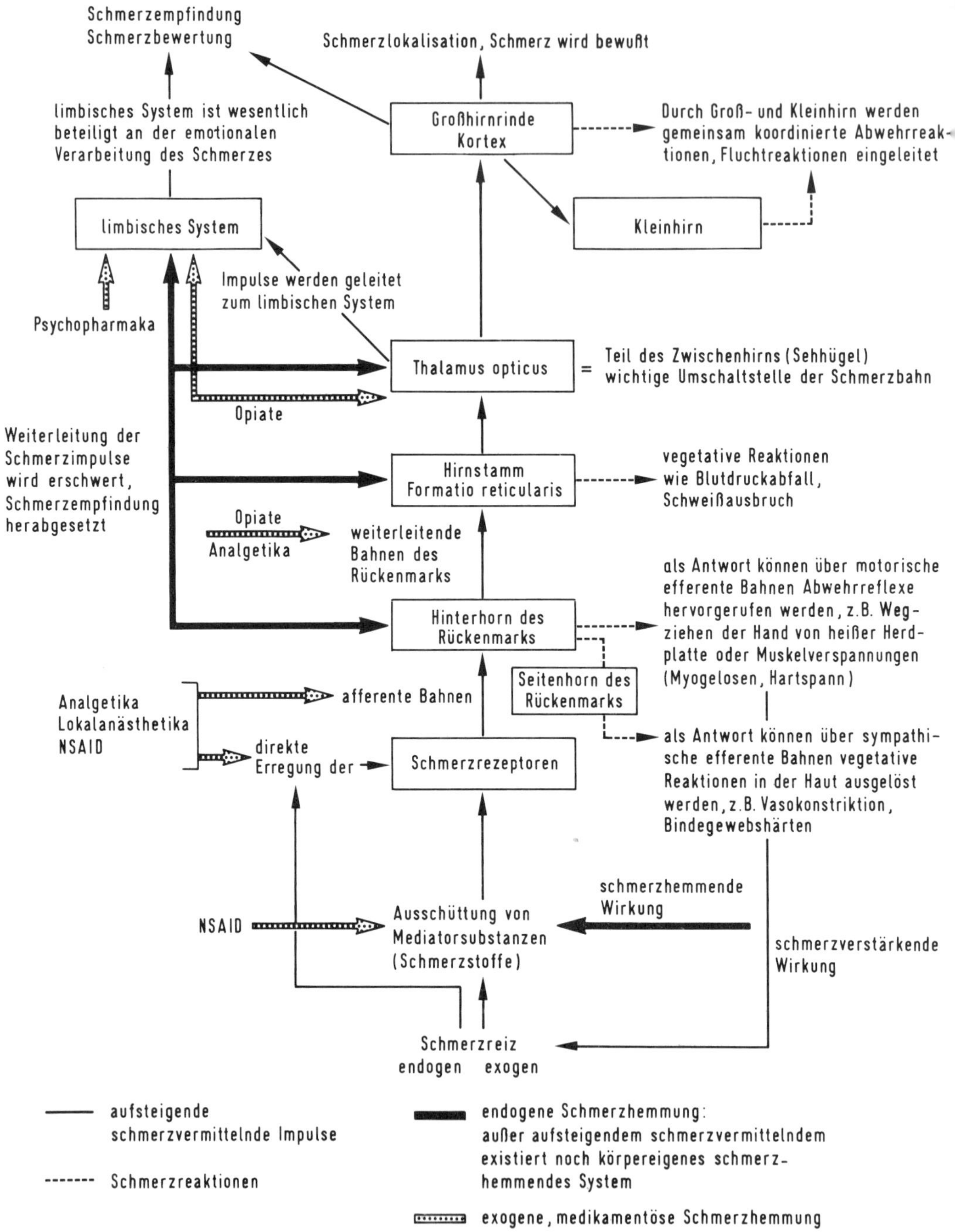

Abb. 3.2 Schmerzentstehung und Weiterleitung in schematischer Darstellung mit den Angriffspunkten

- Unerwünschte Wirkungen auf verschiedene Körpersysteme und die sich daraus ergebenden klinischen und laborchemischen Kontrolluntersuchungen
- Dauer der klinischen Erfahrung mit einem bestimmten Präparat, nicht nur mit einem bestimmten Pharmakon

Ein besonderes Problem der antirheumatischen Therapie stellen die umfassenden, regelmäßigen Kontrollen der langzeittherapierten Rheumapatienten dar. Es muß allen an der Rheumatherapie beteiligten Ärzten und Kostenträgern klar sein, daß langjährige medikamentöse Eingriffe in Basissysteme des Körpers (Immunsystem, Prostaglandinsynthese u.a.) sorgfältigste klinische und laborchemische Überwachung erfordern, um unerwünschte Wirkungen zu erkennen, bevor sie für den betroffenen Patienten unabsehbare Folgen haben.

Trotz aller Vorsicht bei der Auswahl der systemischen antirheumatischen Therapie und bei der Überwachung des Patienten kann es nie eine hundertprozentige Arzneimittelsicherheit geben. Auch ist ein Fortschritt in der Rheumatherapie nicht denkbar ohne Erforschung und Neueinführung systemisch wirksamer Pharmaka. Wenn in der Bundesrepublik Deutschland heute ein Präparat neu auf den Markt kommt, hat es bereits eine beträchtliche Zahl von Sicherheitsprüfungen erfolgreich bestanden. **Dennoch lehrt die Erfahrung, daß erst die breite, allgemeine Anwendung über längere Dauer an einer Vielzahl von Patienten endgültig Aufschluß über die Wertigkeit eines Präparats innerhalb des Spannungsfelds von Wirkung und Nebenwirkung gibt.** Ist es für den interessierten Arzt schon schwer, sich anhand der wissenschaftlichen Publikationen zu einem neuen Antirheumatikum ein ausgewogenes Urteil zu bilden, wird dies bei alleiniger Betrachtung der Präparateinformationen, besonders aber der Werbung für neue Antirheumatika nahezu unmöglich.

Trotz vieler kontrollierter Doppelblindstudien wird sich der Arzt auch künftig durch vorsichtige Verordnung neuer antirheumatischer Substanzen ein eigenes Urteil bilden müssen.

Dazu muß er sich für jede neue Substanz anhand einer größeren Patientenzahl und innerhalb einer ausreichend langen Beobachtungszeit eigene Erfahrungswerte sammeln. In dieser Phase der Erprobung sollte er jeder möglichen unerwünschten Wirkung genau nachgehen und Patienten, die auf neue Antirheumatika eingestellt sind, noch engmaschiger kontrollieren.

Jeder Verdacht eines Zusammenhangs mit der neuen Medikation sollte unbedingt der Arzneimittelkommission der deutschen Ärzteschaft (Postfach 410125,

5000 Köln 41) auf den bekannten Formblättern oder auch formlos mitgeteilt werden.

Gewarnt werden muß in diesem Zusammenhang vor einem unkritischen Umstellen der bei einem Patienten bewährten antirheumatischen Medikation. Dies gilt vor allem für die Langzeittherapie der entzündlich-rheumatischen Krankheiten mit nichtsteroidalen Antirheumatika. Abgesehen von der möglicherweise enttäuschten Hoffnung des Patienten auf ein neues Präparat liegen bis heute keine wissenschaftlichen Beweise dafür vor, daß nichtsteroidale Antirheumatika beliebig austauschbar und im Rahmen der laufenden Therapie schadlos umzustellen wären. Bei allen neueingeführten Präparaten bleibt darüber hinaus die Unsicherheit, welche Dosierung eingesetzt werden soll. Aus der jüngsten Vergangenheit gibt es durchaus Beispiele dafür, daß neue Antirheumatika einerseits in einer relativen Unterdosierung, andererseits in einer Überdosierung empfohlen wurden, wie die späteren Erfahrungen zeigten. Im ersten Fall war die Zahl der unerwünschten Wirkungen gegenüber eingeführten Antirheumatika zunächst scheinbar geringer. Allerdings blieb auch die Wirkung hinter den Erwartungen zurück. Bei anderen Präparaten, bei denen zunächst eine hohe Dosierung empfohlen wurde, war die Zahl der unerwünschten Wirkungen überaus hoch. Erst nach einigen Jahren wurde die optimale Therapieempfehlung mit einer ausgeglichenen Wirkungs-Nebenwirkungs-Quote erreicht.

Für viele der bewährten nichtsteroidalen Antirheumatika ist inzwischen der Patentschutz abgelaufen. Das hat dazu geführt, daß in den letzten Jahren viele „Generics" dieser Präparate auf den Markt gebracht wurden. Die Erfahrung hat gezeigt, daß diese Präparate nicht vorbehaltlos als kostensparender Ersatz für das entsprechende Handelspräparat eingesetzt werden können. Offensichtlich spielen galenische Faktoren auch bei gleicher Wirksubstanz eine nicht unerhebliche Rolle.

Bei einer langfristig laufenden Therapie mit einem bekannten nichtsteroidalen Antirheumatikum muß man bei jeder Umstellung auf ein anderes Präparat mit Schwankungen in der Wirksamkeit rechnen. Dies gilt auch bei Umstellung auf ein nichtsteroidales Antirheumatikum mit gleicher oder sehr ähnlicher chemischer Grundsubstanz.

Bereits diese kurzen Beispiele zeigen, mit wieviel Fingerspitzengefühl die Fragen einer medikamentösen systemischen Langzeittherapie rheumatischer Krankheiten behandelt werden müssen. Dies gilt nicht nur für die Probleme mit unerwünschten, sondern auch für die Beurteilung der erwünschten Wirkungen.

3.1 Nichtsteroidale Antirheumatika

3.1.1 Kurzfristig wirkende Antirheumatika

Definition und Wirkprinzip Unter **n**ichtsteroidalen **A**nti**r**heumatika (NSAR; in Anlehnung an die amerikanische Abkürzung für **n**on**s**teroidal **a**nti**i**nflammatory **d**rugs auch NSAID genannt) versteht man allgemein alle analgetisch-antiphlogistisch wirksamen Arzneimittel, die antirheumatisch primär am Ort der Entzündung durch Beeinflussung molekularer Entzündungsmediatoren wirksam werden und keine Kortikosteroide oder Analoga sind.

Die nichtsteroidalen Antirheumatika wirken in erster Linie über eine Interaktion auf der Ebene der lokalen Entzündungsreaktion, für deren Entstehung die Freisetzung niedermolekularer Substanzen wie Histamin, Serotonin und Bradykinin als Folge der Noxe verantwortlich sind. Die klassischen Entzündungsphänomene Rötung und Überwärmung entstehen durch eine Änderung der Durchblutung in den Kapillaren, gefolgt von einer Auswanderung von Plasmaproteinen aus dem Gefäßlumen durch die entstehenden Endothellücken und die geschädigte Basalmembran der Gefäße. Dem chemotaktischen molekularen Signal dieser niedermolekularen Substanzen folgend treten nach der primären Schädigung zunächst Granulozyten, Monozyten und eosinophile Zellen aktiv aus dem Gefäßbett aus. Passiv folgen Lymphozyten und Thrombozyten. Unter Beteiligung ortsständiger mesenchymaler Zellen entwickelt sich ein komplexes, bis heute nur teilweise aufgeklärtes Zusammenwirken zellulärer und molekularer Elemente mit dem Ziel der Elimination der primären Noxe. Dabei führt die Stimulierung von Fibroblasten schließlich zur Narbenbildung.

Für den Patienten resultieren aus diesen klinisch meßbaren Vorgängen:

1. Exsudation mit den Folgen Schwellung, Rötung, Überwärmung
2. Freisetzung schmerzauslösender oder periphere Neurone stimulierender Substanzen als Folge der Interaktion zellulärer und molekularer Effektoren
3. Proliferation von Fibroblasten mit narbiger Reparatur und Proliferation von Synovialzellen mit Pannusbildung

Insgesamt muß die Entzündung sicher als biologischer Regelkreis mit einer Tendenz zur Selbstlimitierung betrachtet werden. Insoweit ist die Entzündung ein linearer Vorgang, der in der Begrenzung der Gewebsschädigung, der Elimination der Noxe und schließlich in der narbigen Reparatur des entstandenen Defekts sein Ende findet. Bei entzündlich-rheumatischen Krankheiten chronischer Art wie der chronischen Polyarthritis scheint sich der Regelkreis der Entzündung selbst fortzusetzen durch:

- Persistenz der Noxe
- Genetische Faktoren
- Stabilisierung der Regelkreise der Entzündung auf einen für den Makroorganismus schädlichen, für das biologische System der Entzündungsvorgänge aber stabilen Zustand

Bis heute wissen wir wenig darüber, inwieweit die einzelnen Komponenten des äußerst komplexen Entzündungsgeschehens von der Qualität und Quantität der auslösenden Noxe, den lokalen Besonderheiten des Entzündungsherds und genetisch determinierten Faktoren des von der Entzündung befallenen Organismus beeinflußt werden. Nur in Teilaspekten bekannt ist auch die biologische Bedeutung der einzelnen an der Entzündungsreaktion beteiligten Zellen und molekularen Substanzen. Unbekannt und unerklärt ist insbesondere, warum eine Gelenkentzündung wie im Fall der chronischen Polyarthritis zur Knorpel- und Knochendestruktion führt, im anderen Fall, wie z. B. bei enteropathischen oder parainfektiösen Arthritiden, selbst bei längerem Fortbestand der Entzündung meist nur zu exsudativen, selten oder nie zu proliferativen und destruierenden Vorgängen führt.

Bei der Vielfalt der während einer Entzündung ablaufenden Reaktionen können die heute bekannten, in der antiphlogistischen Therapie eingesetzten Substanzen insgesamt nur Teilaspekte der Entzündung beeinflussen und damit auch nur einzelne Symptome bessern. Nichtsteroidale Antirheumatika können daher nur symptomatisch wirksam sein.

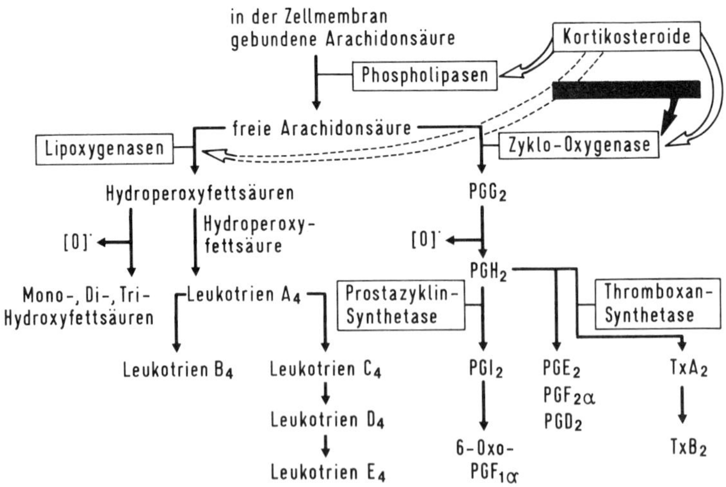

Abb. 3.3 Schematische Darstellung des Arachidonsäuremetabolismus mit den Angriffspunkten der kurzfristig wirkenden Antirheumatika

Trotz großer chemischer Heterogenität der nichtsteroidalen Antirheumatika handelt es sich - von wenigen Ausnahmen abgesehen - um unipolare Säuren mit hoher Plasmaeiweißbindung. Diese Eigenschaft scheint für die selektive Anreicherung der nichtsteroidalen Antirheumatika im Entzündungsgewebe, aber auch in der Magenwand, der Niere, den Lungenvenen und dem Knochenmark verantwortlich zu sein. Bisher sah man die Hauptwirkung der nichtsteroidalen Antirheumatika in der kompetitiven Hemmung der Zyklooxygenase, dem Schlüsselenzym der Prostaglandinsynthese.

Prostaglandine werden regelmäßig in entzündeten Gelenken in einer zu Schmerz und Schwellung proportionalen Menge gefunden. Isoliert in Versuchstiere injiziert, verursachen die Prostaglandine jedoch nur Rötung und Schwellung. Schmerz tritt erst dann auf, wenn zusätzlich andere Entzündungsmediatoren wie Histamin oder Bradykinin injiziert werden. Die Prostaglandine machen also offensichtlich die neuralen Rezeptoren empfänglich für die eigentlichen Schmerzstoffe.

Innerhalb der großen Gruppe der Prostaglandine kann man heute Substanzen unterschiedlicher und auch entgegengesetzter Wirksamkeit unterscheiden, die offensichtlich alle über einen ähnlichen oder gleichen Weg aus der Arachidonsäure der Zellwand gebildet werden. Nichtsteroidale Antirheumatika müssen neben der Wirkung auf die Prostaglandinsynthese aber auch noch andere Entzündungsmediatoren beeinflussen, in dem sie entweder ihre Freisetzung hemmen, ihre Wirkung blockieren oder in komplexe Zellfunktionen eingreifen. Dabei wirken sie ohne spezifische, molekular definierbare Rezeptoren, indem sie bei genügend hoher Konzentration die Funktion von Makromolekülen stören und hemmend in die vielfältigen zellulären Interaktionen im entzündlichen Gewebe eingreifen. Dies mag auch erklären, warum die nichtsteroidalen Antirheumatika außer der lokal antiphlogistischen meist auch eine zentral-analgetische und antipyretische Wirksamkeit besitzen (Abb. 3.3).

Weltweit wird heute eine nahezu unübersehbare Vielzahl nichtsteroidaler Antirheumatika angeboten. Unter großem Werbeaufwand kommen fast monatlich neue hinzu. Andererseits werden auch fast monatlich Präparate wieder vom Markt genommen, weil sie den staatlichen Bestimmungen zur Arzneimittelsicherheit nicht (mehr) entsprechen oder weil unerwartete unerwünschte Wirkungen den Hersteller zur Rücknahme zwingen. Zweifellos kann man hinsichtlich der klinischen Wirksamkeit und auch bei unerwünschten Wirkungen im Einzelfall verblüffende Unterschiede zwischen den verschiedenen Präparaten feststellen. Vergleicht man aber große Kollektive aus wissenschaftlichen Studien, bei denen eine äquivalente Dosierung verschiedener nichtsteroidaler Antirheumatika verwandt wurde, schrumpfen diese Unterschiede auf allenfalls graduelle Differenzen. Die Ergebnisse klinischer Studien geben aber keine Hinweise auf die Ursachen der Unterschiede in der individuellen therapeutischen Wirksamkeit beim einzelnen Patienten. Das mag daran liegen, daß verschiedene Präparate einzelne Entzündungsmediatoren unterschiedlich stark beeinflussen, die wiederum einen unterschiedlichen Stellenwert im Entzündungsgeschehen des einzelnen Patienten besitzen.

Möglich ist aber auch, daß genetische Faktoren des Patienten oder Unterschiede in der Pathogenese für diese individuellen Unterschiede in der Reaktion auf die Prostaglandinsynthesehemmer verantwortlich sind.

Zu den nichtsteroidalen Antirheumatika zählt auch das **Kolchizin,** dessen Wirkmechanismus aber von dem der Prostaglandinsynthesehemmer völlig verschieden ist. Kolchizin ist als pflanzliches Alkaloid ein Antimitotikum, das die Zellteilung in vitro und in vivo durch die Bindung an ein mikrotubuläres Protein der Zelle hemmt. Dadurch wird die Funktion der Mitosespindel blockiert und die Mitose in der Metaphase fixiert. Durch diese Bindung des Kolchizins an zelluläres Protein werden die fibrillären Mikrotubuli der Makrophagen depolimerisiert und die Migration von Granulozyten in das entzündete Gewebe gehemmt. Kolchizin hemmt außerdem die Freisetzung histaminhaltiger Granula aus Mastzellen sowie die Sekretion von Insulin aus den Betazellen des Pankreas. Kolchizin wirkt vasokonstriktorisch und zentral stimulierend auf die Vasomotoren. Durch neurogene Stimulation erhöht sich die gastrointestinale Aktivität.

Indikationen Aufgrund des allgemeinen Wirkprinzips der nichtsteroidalen Antirheumatika, durch Hemmung der Plostaglandinsynthese die Entzündungsmechanismen zumindest partiell zu blockieren und die Erregbarkeit von Schmerzrezeptoren durch Schmerzstoffe herabzusetzen, sind diese Substanzen prinzipiell in allen Fällen einsetzbar, in denen ein entzündungsbedingter Schmerz angenommen werden kann. **Der Einsatz nichtsteroidaler Antirheumatika setzt also voraus, daß der Schmerz durch Entzündungsmediatoren verursacht wird.**

Damit sind diese Substanzen in erster Linie bei allen systemisch-entzündlichen Gelenk- und Wirbelsäulenkrankheiten einzusetzen, bei denen pathologisch eindeutige Entzündungsvorgänge nachweisbar sind. Dabei zeigt die klinische Erfahrung, daß die nichtsteroidalen Antirheumatika bei den verschiedenen entzündlichen Krankheiten trotz klinisch gleicher Entzündungsbilder sehr unterschiedlich wirksam sein können.

Kolchizin hat eine besondere Indikation bei der akuten Entzündung im Rahmen von Kristallsynovialitiden, insbesondere bei der Arthritis urica. Es kann aber auch bei Synovialitiden anderer Genese erfolgreich eingesetzt werden. Insoweit zählt Kolchizin zu den kurzfristig wirkenden nichtsteroidalen Antirheumatika. Eingeschränkt werden seine Indikationen nur durch die relativ geringe therapeutische Breite.

Auch bei primär degenerativen, also nicht durch eine Entzündung ausgelösten rheumatischen Krankheiten lassen sich klinisch wie histologisch lokale Entzündungsreaktionen nachweisen, die den kurzzeitigen Einsatz nichtsteroidaler Antirheumatika sinnvoll erscheinen lassen. Ein klassisches Beispiel hierfür sind die „aktivierten Arthrosen", bei denen durch den Knorpelabrieb sekundäre Entzündungsvorgänge ausgelöst werden. Da nichtsteroidale Antirheumatika zumindest nach experimentellen Untersuchungen einen möglichen hemmenden Einfluß auf den Proteoglykanstoffwechsel der Chondrozyten haben können, gibt es allerdings wissenschaftlich belegbare Einwände gegen den Einsatz nichtsteroidaler Antirheumatika bei der Arthrosekrankheit. Die Funktionsfähigkeit des Proteoglykanstoffwechsels ist eine wichtige Voraussetzung für alle Reparationsvorgänge bei der Arthrose. Die wissenschaftliche Auseinandersetzung um die Notwendigkeit und den Sinn des Einsatzes nichtsteroidaler Antirheumatika bei der Arthrose ist noch voll im Gang. In Ermangelung einer überzeugenden therapeutischen Alternative können nichtsteroidale Antirheumatika auch weiterhin gegen die Entzündungsvorgänge der aktivierten Arthrosen eingesetzt werden, wenn nichtmedikamentöse Therapieformen, z. B. die physikalische Therapie, versagen oder zeitweise nicht ausreichend wirksam sind.

Kontraindikationen Anwendungsbeschränkungen und Kontraindikationen haben 2 Aspekte, einen medizinischen und einen juristischen. Daher ist die Liste der unerwünschten Wirkungen und der Gegenanzeigen in den Packungsbeilagen aller nichtsteroidaler Antirheumatika erstens lang und zweitens sehr ähnlich. Auch wegen des globalen Eingriffs dieser Pharmaka in ein universelles System des menschlichen Körpers, der Prostaglandinsynthese, ergeben sich für alle nichtsteroidalen Antirheumatika gleiche relative Kontraindikationen:

- Hämorrhagische Diathese
- Floride Magen-Darm-Ulzera
- Letzte 3 Monate der Schwangerschaft
- Wechselwirkungen mit anderen nichtsteroidalen Antirheumatika und Medikamenten
- Kardiale, renale und hepatische Insuffizienz höheren Grades

In den angegebenen Fällen wird selbstverständlich nach Möglichkeit auf den Einsatz nichtsteroidaler Antirheumatika verzichtet. Aber jeder Arzt weiß, daß es Grenzsituationen gibt, in denen angesichts unerträglicher Schmerzen des Patienten oder der Akuität seines Krankheitsprozesses Kompromisse eingegangen werden müssen. Einem Patienten mit florider chronischer Polyarthritis wird man wegen eines Magen- oder Duodenalulkus keineswegs jede antiphlogistisch-analgetische Medikation verweigern. Insofern relativieren sich die Kontraindikationen auf eine sorgfältige Abwägung der individuellen Situation des Patienten, der allerdings über die therapeutische Entscheidung und ihre Tragweite besonders aufgeklärt werden muß.

Für Kolchizin gelten folgende spezielle Kontraindikationen:
- Entzündliche Darmkrankheiten (z. B. Kolitis)
- Hämatologische Krankheiten
- Akute und chronische Leberkrankheiten

Methoden Pharmakologisch lassen sich die nichtsteroidalen Antirheumatika in 7 große Gruppen chemisch verwandter Substanzen einteilen:

- Salizylsäure und -derivate
- Arylessigsäurederivate
- Arylpropionsäurederivate
- Anthranilsäurederivate
- Pyrazolonderivate
- Oxicame
- Andere, chemisch unterschiedlich definierte Substanzen

Die zu den einzelnen Substanzklassen gehörenden chemischen Verbindungen haben jeweils ein ähnliches Wirkprofil und ein ähnliches Spektrum unerwünschter Wirkungen, so daß man durchaus von klassenspezifischen Unterschieden sprechen kann, wenngleich alle Substanzen einheitlich auf den Prostaglandinstoffwechsel und die lokale Entzündungsreaktion wirken (Tabellen 3.1, 3.2).

Eine Sonderstellung nimmt das Kolchizin ein, das als pflanzliches Alkaloid vor allem auf die akute Entzündung bei Kristallsynovialitiden wirkt.

Applikation und Dosierung Die Darreichungsformen der nichtsteroidalen Antirheumatika sind ausgesprochen vielfältig. Abgesehen von den unterschiedlichen Einzeldosen stehen von fast allen Präparaten folgende Darreichungsformen zur Verfügung:

- Oral: Tabletten, Dragees, Kapseln, Trinklösungen
- Rektal: Suppositorien
- Lösungen zur intravenösen, intraartikulären, intramuskulären Applikation
- Topische Applikationsformen (Salbe, Creme, Gel, Lösung)

Neben der unterschiedlichen Dosierung in diesen genannten Darreichungsformen werden verschiedene, z. T. auch retardierte Galeniken angeboten, die von den klassischen Methoden der Resorptionsverzögerung bis hin zu gastrointestinalen therapeutischen Systemen reichen.

Tabelle 3.1 Schematischer Überblick über die Substanzklassen nichtsteroidaler Antirheumatika

Karbonsäuren				
Salizylsäure-derivate	Essigsäurederivate		Propionsäure-derivate	Anthranilsäure-derivate
	Phenylessig-säure	Aromatische und hetero-aromatische		
Azetylsalizylsäure	Alclofenac	Acemetazin	Alinoprofen	Antrafenin
Benorylat	Amfenac	Clidanac	Carprofen	Enfenaminsäure
Diflunisal	Benzofenac	Clometacin	Cicloprofen	Etofenamat
Fendosal	Diclofenac	Etodolac	Enprofen	Floctafenin
Fosfosal	Fenclofenac	Fenclorac	Fenoprofen	Flufenaminsäure
Flufenisal	Furofenac	Fenclozinsäure	Flurbiprofen	Glafenin
Guacetisal	Ibufenac	Fentiazac	Furaprofen	Meclofenaminsäure
Salizylamid		Glukametazin	Furcloprofen	Mefenaminsäure
Salizylsäure		Indometacin	Hexaprofen	Nicafenin
Triflusal		Isofezolac	Ibuprofen	Nifluminsäure
		Isoxepac	Ibuproxam	Talniflumat
		Lonazolac	[Indoprofen]*	Terofenamat
		Metiazinsäure	Isoprofen	Tolfenaminsäure
		Oxepinac	Ketoprofen	
		Oxametacin	Miroprofen	
		Prodolinsäure	Naproxen	
		Proglumetacin	Orpanoxin	
		Sulindac	Oxaprozin	
		Tiopinac	Pirprofen	
		Tolmetin	Pranoprofen	
		Tropesin	Suprofen	
		Zidometacin	Tiaprofensäure	
			Tioxaprofen	

* [eingeschränkte Zulassung / nicht mehr im Handel]

Fortsetzung Tabelle 3.1

Heterozyklische Enole		**Sonstige**
[Pyrazolone]*	Oxicame	
Azapropazon	Isoxicam	Anitrazafen
Bumadizon	Piroxicam	Benzydamin
Feclobuzon	Sudoxicam	Bufexamac
Feprazon	Tenoxicam	Butibufen
Kebuzon		Ciproquazon
Mofebutazon		Diftalon
Oxyphenbutazon		Emorfazon
Phenylbutazon		Fenbufen
Suxibuzon		Flazalon
		Fluproquazon
		Furobufen
		Nabumeton
		Nimesulid
		Parsalmid
		Proquazon
		Tiaramid
		Timegadin
		Tinoridin

* [eingeschränkte Zulassung]

Tabelle 3.2 Nichtsteroidale Antirheumatika (Auswahl): Eigenschaften, Dosierung, Besonderheiten

Internationaler Freiname	Handelsname	Plasma-HWZ [h]	Plasmaeiweißbindung	Max. Dosis für Langzeittherapie [mg/Tag]	Besonderheiten der Gruppe und Substanzen
Azetylsäurederivate					
1 Azetylsalizylsäure	Aspirin Colfarit	2–30	hoch	3000	Wirkt nur in hohen Dosen antiphlogistisch, HWZ dosisabhängig! Nur Fluniget wirkt auch urikosurisch. Vorsicht bei Blutungsneigung! Häufig gastrointestinale Nebenwirkungen. **Vorteil:** am längsten erprobte Präparategruppe
2 Diflunisal	Fluniget	10	hoch	1000	
3 Salizylamid	Salizell	8	hoch	5000	
4 Benorylat	Benortan Benoral	8	hoch	6000	
Aryl- und Heteroarylsäurederivate					
1 Diclofenac	Voltaren	2	mittel	150	Transaminasenanstieg; Blutbildstörungen selten, aber schwerwiegend. Gute Verträglichkeit
2 Alclofenac	Neoston	3,5	mittel	2000	
Indol- und Indenderivate (Arylessigsäurederivate)					
1 Indometacin	Amuno Indoacid Vonum	2 2 2	hoch hoch hoch	150 150 150	1 Häufig zentralnervöse Nebenwirkung, Ödeme, Interaktion mit Antazida, Betablockern, Urikosurika; gastrointestinale Nebenwirkungen 2 ZNS-Nebenwirkung seltener als bei 1, Mundtrockenheit, Schwitzen 3 Gastrointestinale Nebenwirkungen, Ödeme, keine Beeinflussung der Thrombozytenfunktion 4 Wirkung ähnlich 1, aber weniger ZNS-Nebenwirkungen
2 Sulindac	Imbaral	16	gering	300–400	
3 Tolmetin	Tolectin	1	gering	1600	
4 Acemetacin	Rantudil	4	gering	180	

Fortsetzung der Tabelle siehe nächste Seite

Fortsetzung Tabelle 3.2

Internationaler Freiname	Handelsname	Plasma-HWZ [h]	Plasma-eiweiß-bindung	Max. Dosis für Langzeittherapie [mg/Tag]	Besonderheiten der Gruppe und Substanzen
Indol- und Indenderivate (Fortsetzung)					5 Substanzspezifische Nebenwirkungen gering. Große therapeutische Breite.
5 Lonazolac	Argun L	6	hoch	600	
	Irritren	6	hoch	600	
6 Proglumetacin	Protaxon		gering	450	6 Kombinationsmolekül. Metaboliten: Indolderivat und Proglumid (Gastrin-Rezeptorantagonist)
Propionsäurederivate					
1 Ibuprofen	Brufen	2	gering	1200	**Gesamte Gruppe:** Gute Magenverträglichkeit
	Imbun	2	gering	1200	1 Transaminasenanstieg, Diarrhöen, reversible Sehstörungen
	Novogent N	2	gering	1200	
2 Ketoprofen	Alrheumun				2 Relativ wenig Nebenwirkungen, Spironolaktonwirkung vermindert
	Orudis	2	gering	150–300	
3 Carprofen	Imadyl	2	hoch	300–600	3 Photosensibilisierung
4 Naproxen	Proxen				4 Relativ geringe Nebenwirkungen, Mundtrockenheit, Inappetenz, Quincke-Ödem
	Apranax			1100	
	Naprosyn	12	hoch	500–750	
5 Flurbiprofen	Froben	4	mittel	150–300	5 Herabgesetztes Reaktionsvermögen
6 Tiaprofensäure	Surgam	2	gering	600	
7 Fenoprofen	Feprona	2	hoch	2400	7 Transaminasenanstieg, Ohrensausen
8 Pirprofen	Rengasil	6	mittel	1200	
Anthranilsäurederivate (Fenamate)					
1 Mefenaminsäure	Parkemed	5	mittel	1000	Häufig Diarrhöe, aber gute Magenverträglichkeit
	Ponsalar				
2 Flufenaminsäure	Arlef	9	mittel	600	
	Surika				
3 Nifluminsäure	Actol	3,5		750	
	Nifluril				
4 Aluminiumflufenamat	Opyrine			750	

Fortsetzung der Tabelle siehe nächste Seite

Fortsetzung Tabelle 3.2

Internationaler Freiname	Handelsname	Plasma-HWZ [h]	Plasma-eiweißbindung	Max. Dosis für Langzeittherapie [mg/Tag]	Besonderheiten der Gruppe und Substanzen
Pyrazolone (nur noch stark eingeschränkte Zulassung für rheumatologische Indikationen)					
1 Phenylbutazon	Butazolidin Elmedal	70	hoch	400(–800)	**Gesamte Gruppe:** Hohes Interaktionsrisiko mit anderen Pharmaka durch lange Plasmahalbwertszeit und hohe Plasmaeiweißbindung; gehäuft allergische Agranulozytosen, strumigene Wirkung, Na-Retention. **Vorteil:** Gute urikosurische Wirkung 1 Sog. second line NSAID 2 Interstitielle Lungenerkrankung 6 Bessere Magen- und Leberverträglichkeit, den Propionsäurederivaten vergleichbar 9 Kombinationsmolekül
2 Oxyphenbutazon	Tanderil	20	hoch	400–600	
3 Ketophenylbutazon	Kebzuzon Ketazon		hoch	750	
4 Suxibuzon	Solurol	83	hoch	750	
5 Bumadizon	Eumotol	11	hoch	660–880	
6 Azapropazon	Prolixan	11	hoch	900	
7 Clofezon	Perclusone		hoch	600	
8 Mofebuzaton	Mofesal	2	hoch	900	
9 Pyrazinbutazon	Ranoroc		hoch	300–600	
Oxicame					
1 Piroxicam	Felden	38	hoch	20	1 ZNS-Nebenwirkung, Ödeme Photosensibilität 2 Zusätzlich: vermindertes Reaktionsvermögen
2 Isoxicam	Pacyl	30	hoch	200	
Phenylalkansäuren					
1 Fenbufen	Lederfen	10		900	Relativ wenig Nebenwirkungen 1 Sog. prodrug
2 Proquazon	Biarison	13		1200	

Häufig sind nichtsteroidale Antirheumatika auch in Mischpräparaten zur oralen und parenteralen Therapie in Kombination mit Glukokortikoiden, Vitaminen oder anderen Substanzen enthalten.

Diese Mischpräparate können keine uneingeschränkte Zustimmung finden, weil individuelle Dosisanpassungen der Einzelsubstanzen unmöglich sind. Außerdem ist der Wirkmechanismus der Einzelsubstanzen oft genug ungesichert.

Eine Sonderform der Kombinationstherapie stellen Kombinationsmoleküle dar, bei denen das nichtsteroidale Antirheumatikum chemisch mit einer anderen Substanz gekoppelt und zu einem neuen Molekül vereinigt wird. Die künstliche Bindungsstelle zwischen beiden Molekülen wird erst nach Absorption des gesamten Moleküls im Stoffwechsel wieder gelöst, so daß dann beide wirksam werden können. Klassischer Vertreter der Kombinationsmoleküle ist das **Benorilat** (Benortan Suspension, Winthrop), ein Kombinationsmolekül aus Azetylsalizylsäure und Paracetamol. Das Kombinationsmolekül ist im Kontakt mit der Magenschleimhaut weniger irritierend als Azetylsalizylsäure, wird also etwas besser vertragen. Nach Absorption und Hydrolyse im Stoffwechsel entsprechen 2 g Benorilat, 2 g Azetylsalizylsäure und 0,8 g Paracetamol. Dadurch hat dieses Präparat eine ausgesprochen analgetische Komponente und stellt eine sinnvolle Ergänzung der Palette nichtsteroidaler Antirheumatika dar.

Ein weiterer Vertreter dieser Gruppe ist das **Pyrazinobutazon** (Ranoroc, Dieckmann), ein Kombinationsmolekül aus Phenylbutazon und Piperazin. Wesentlicher Bestandteil dieses Präparats ist das Phenylbutazon, welches aus der Verbindung mit Piperazin (einem Wurmmittel!) nach Absorption freigesetzt wird. Für dieses Präparat gelten daher alle Einschränkungen, die vom BGA inzwischen für Pyrazolderivate erlassen wurden.

Ein ganz aktuelles Kombinationsmolekül ist das **Proglumetazin** (Protaxon, Opfermann). Dieses Kombinationsmolekül hat für die Rheumatologie sehr vielversprechende Eigenschaften, weil es unverändert den Magen passiert und nach Absorption in antiphlogistisch wirksame Metaboliten vom Indolessigsäuretyp sowie in ein gastroprotektiv wirksames Aminoessigsäurederivat aufgespalten wird. Damit stehen erstmals in einer Substanz ein nichtsteroidales Antiphlogistikum (indometacin-ähnlich) und ein Gastrin-Rezeptor-Antagonist (Proglumid) zur Verfügung. Mit diesem Präparat, welches 1983/1984 in die Rheumatherapie eingeführt wurde, liegen naturgemäß erst wenig Erfahrungen vor. Die ersten Berichte sind jedoch sehr erfolgversprechend. Es bleibt abzuwarten, inwieweit sich dieses therapeutische Prinzip für die Behandlung entzündlich rheumatischer Krankheiten allgemein anwendbar erweist. Immerhin ist mit der fixen Kombination des nichtsteroidalen Antirheumatikums mit dem Säureblocker eine erhebliche Einschränkung der Steuerbarkeit beider Substanzen verbunden.

In **oralen Darreichungsformen** ist das Angebot unterschiedlich hoher Einzeldosen ohne Frage sinnvoll. Dies erlaubt eine der individuellen Tagesrhythmik des Schmerzes angepaßte Therapie. Diesem Prinzip widerspricht auf den ersten Blick das Angebot von Retardpräparaten, bei denen eine Anpassung an die Schmerzcharakteristik nur bedingt möglich ist.

Suppositoren sind eine sehr nützliche Applikationsform, wenn der Patient eine Abneigung gegen die orale Therapie erkennen läßt oder wenn bei floriden Entzündungen im oberen Gastrointestinaltrakt eine zusätzliche lokale Belastung vermieden werden soll. **Es ist allerdings ein Irrtum anzunehmen, daß die wirkungsabhängigen unerwünschten Wirkungen des Antiphlogistikums auf den oberen Gastrointestinaltrakt durch die Umstellung auf Suppositorien zu vermeiden wären.** Schließlich wird die Wirksubstanz auch bei dieser Applikation nach Resorption im Darm und Passage in der Leber über den großen Kreislauf selektiv in der Magen- und Darmschleimhaut angereichert und wirksam. Hinzu kommt der Mechanismus der enterohepatischen Rezirkulation, bei dem durch biliäre Exkretion das NSAR wieder in den Darm gelangt und dort rückresorbiert wird. Diesen Kreislauf kann ein Arzneimittel bei einmaliger Gabe bis zu viermal durchlaufen, unabhängig vom primären Applikationsort. Diese allgemeinen Effekte nichtsteroidaler Antiphlogistika auf den oberen Gastrointestinaltrakt sind durch keine der angebotenen Darreichungsformen zu umgehen.

Eine für die Applikation wichtige Kenngröße ist dagegen die jeweilige Plasmahalbwertszeit des nichtsteroidalen Antirheumatikums. Bei Präparaten mit stabiler Bindung an Plasmaproteine (z. B. Phenylbutazon oder Naproxen) und sehr langer Plasmahalbwertszeit besteht stets die Gefahr einer Kumulation und der vermehrten Interaktion mit anderen, gleichzeitig verabreichten Pharmaka, sofern diese ebenfalls um die Plasmaproteinbindung konkurrieren.

Präparate mit kurzer Halbwertszeit andererseits machen eine u. U. mehrmalige tägliche Verabreichung notwendig, was im Einzelfall Probleme im Hinblick auf die Compliance aufwirft. Substanzen mit kürzerer Halbwertszeit in Retardpräparationen mit verzögerter Resorption haben zwar den Vorteil, durch konstante Plasmaspiegel die ansonsten unvermeidlichen tageszeitlichen Schwankungen im Befinden des Patienten zu verringern. Allerdings kann die parallel verlaufende, konstante Hemmung der Prostaglandinsynthese auf alle Organe, die auf eine Schutzwirkung der Prostaglandine angewiesen sind, um so nachteiligere Folgen haben (Tabelle 3.3).

Die Applikation von nichtsteroidalen Antirheumatika in Kombinationspräparaten ist wohl aus dem Wunsch entstanden, die Zahl der einzunehmenden Medikamente möglichst gering zu halten.

Tabelle 3.3 Übersicht zur Plasmahalbwertszeit häufig verordneter nichtsteroidaler Antirheumatika (Auswahl)

Wirksubstanz (Handelsname)	Plasmaeliminations-Halbwertszeit
Mit kurzer Plasmaeliminations-Halbwertszeit	
Azetylsalizylsäure (**Aspirin** u. a.) (+ Salizylsäure: ca. 3 h; dosisabhängig)	10 min
Carprofen (**Imadyl**) + längere terminale Phase	ca. 2 h
Diclofenac (**Voltaren**)	1–2 h
Fenoprofen (**Feprona**)	ca. 2 h
Flurbiprofen (**Froben**)	ca. 3 h
Ibuprofen (**Brufen, Imbun, Novogent N**)	ca. 2 h
Indometacin (**Amuno, Vonum**)	ca. 2 h
Ketoprofen (**Alrheumun, Orudis**)	ca. 2 h
Lonazolac (**Argun L, Irritren**) (terminale Phase)	ca. 6 h
Tiaprofensäure (**Surgam**)	ca. 2 h
Tolmetin (**Tolectin**)	ca. 2 h

Vorteile/Nachteile kurzer Halbwertszeit:

- Einnahmehäufigkeit durch die jeweilige Wirkungsdauer vorgegeben, wenig compliancefreundlich
- Gute Steuerung des therapeutischen Effekts
- Relativ rasche Ausscheidung des Wirkstoffs
- Wirkungsverlängerung durch galenische Maßnahmen möglich, aber: Verzögerung der Wirkstoff-Freisetzung nur über ca. 8 h. Auffallende Variation der Plasmaspiegel (Nahrungsaufnahme, Flüssigkeitszufuhr etc.), daher weniger konstant und zuverlässig hinsichtlich der Bioverfügbarkeit

Fortsetzung der Tabelle siehe nächste Seite

Fortsetzung Tabelle 3.3 Übersicht zur Plasmahalbwertszeit häufig verordneter nichtsteroidaler Antirheumatika (Auswahl)

Wirksubstanz (Handelsname)	Plasmaeliminations-Halbwertszeit
Mit längerer Plasmaeliminations-Halbwertszeit	
Azapropazon (**Prolixan**)	ca. 11 h
Fenbufen (**Lederfen**) + aktive Metaboliten	ca. 10 h
Naproxen (**Naprosyn, Proxen**)	ca. 12 h
Proquazon (**Biarison**) + aktive Metaboliten	5–14 h
Sulindac (**Imbaral**) + Metabolit, Sulindacsulfid	7–16 h
Isoxicam (**Pacyl**)	ca. 30 h
Piroxicam (**Felden**)	ca. 35 h
Mit sehr langer Plasmaeliminations-Halbwertszeit	
Phenylbutazon (**Butazolidin**) (eingeschränkte Zulassung!)	ca. 72 h

Vorteile/Nachteile längerer Halbwertszeit:

- Wirkungsgerecht und compliancefreundlich
- Wirkungseintritt:
  Rasch einsetzende analgetische Wirkung – bei Erreichen des Plasmaspiegelmaximums (nach ca. 1–2 h)
  Langsamer einsetzende entzündungshemmende Wirkung – bei Erreichen des Steady state
- Größere Unterschiede (Normalverteilung) in der Halbwertszeit möglich, aber im Steady state ohne Konsequenzen
- Langsame Ausscheidung des Wirkstoffs
  Falls Intervention notwendig, forcierte Ausscheidung durch Verabreichung von Aktivkohle und Sorbitlösung möglich (Unterbrechung des enterohepatischen Kreislaufs), Verkürzung der Halbwertszeit bei Piroxicam (**Felden**) auf ca. 20 h möglich.

Aus rheumatologischer Sicht sind Kombinationspräparate nichtsteroidaler Antirheumatika absolut überflüssig und abzulehnen:

1. Die fixe Koppelung verschiedener Präparate mit unterschiedlichen Wirkprinzipien läßt keine individuelle Therapie zu. Sie zwingt vielfach zur Unterdosierung der einen und zur Überdosierung der anderen Komponente.
2. Bei auftretenden unerwünschten Wirkungen ist die verantwortliche Substanz nicht sofort eruierbar. Interaktionen mit anderen Arzneimitteln werden undurchschaubar.
3. Häufig lassen die Handelsnamen der Kombinationspräparate nicht erkennen, ob das Mischpräparat Glukokortikoide enthält. Dies kann zu unerwünschten und teilweise recht schweren Komplikationen führen, weil weder das nichtsteroidale Antiphlogistikum noch das Glukokortikoid sachgerecht appliziert werden kann.

Inzwischen hat das Bundesgesundheitsamt dieser Kritik Rechnung getragen und die Zulassung für Kombinationspräparate mit Glukokortikoiden widerrufen oder stark eingeschränkt.

Nach diesem Verbot werden jetzt vermehrt injizierbare NSAR anderer Stoffklassen angeboten. Als Vorteile dieser Applikationsform werden der schnelle Wirkeintritt und der umgangene Kontakt mit der Schleimhaut des GI-Trakts genannt.

Für **injizierbare Darreichungsformen** nichtsteroidaler Antirheumatika gibt es in der Rheumatologie - abgesehen von der psychologischen Wirkung der Spritze - praktisch keine Indikationen, weil alle etablierten nichtsteroidalen Antirheumatika eine ausreichend rasche und hohe Resorption bei oraler oder rektaler Applikation besitzen. Die negative Wirkung des NSAR auf den GI-Trakt beruht im wesentlichen auf dem Wirkmechanismus dieser Substanzen (Hemmung der Prostaglandinsynthese) und der enterohepatischen Rezirkulation. Eine i.m. oder i.v. Injektion hat auf beide Mechanismen keinen Einfluß.

Auf die **perkutane Applikation** nichtsteroidaler Antirheumatika durch Salbe, Creme, Gel oder Lösung wird an anderer Stelle ausführlich eingegangen. Hier sei nur erwähnt, daß diese Applikationsform prinzipiell möglich ist, also die Resorption der Wirksubstanz als bewiesen angesehen werden kann. Allerdings liegen die Plasmakonzentrationen nach perkutaner Applikation um einige Zehnerpotenzen unter den durch orale oder rektale Applikation erzielbaren Konzentrationen. Weil die perkutane Applikation wegen der unterschiedlichen Resorptionsverhältnisse von der Hautoberfläche außerdem schwer steuerbar ist, kommt die perkutane Applikation als alleinige Applikationsform kaum in Frage. Völlig irrig ist die vielfach auch durch die Werbung suggerierte Vorstellung, daß der über ein

Gelenk auf die Haut aufgetragene Wirkstoff durch Penetration auf direktem Weg die Synovialis erreicht. Über die kutane Mikrozirkulation wird die Substanz resorbiert und - allerdings unter Umgehung des primären enterohepatischen Kreislaufs - auf humoralem Weg im Organismus verteilt.

Zur **Dosierung der nichtsteroidalen Antirheumatika** muß zunächst das tageszeitliche Schmerzprofil des Patienten bestimmt werden. Dies geschieht einmal durch anamnestisches Befragen, bei längerer Krankheitsdauer durch Aufzeichnen eines Schmerzdiagramms durch den Patienten. Der tageszeitlichen Rhythmik des Schmerzes entsprechend wählt man ein nichtsteroidales Antirheumatikum, dessen Halbwertszeit oder Galenik eine maximale Wirksamkeit zum Zeitpunkt der maximalen Schmerzen erwarten lassen. Dabei muß die Dosis des nichtsteroidalen Antirheumatikums stets ausreichend hoch gewählt werden. **Häufig wird aus Furcht vor unerwünschten Wirkungen zu niedrig dosiert und bei ausbleibender Wirkung dann auf ein anderes Präparat gewechselt. Um die Wirkung des einmal gewählten nichtsteroidalen Antirheumatikums im Einzelfall sicher beurteilen zu können, ist eine von unten, also mit niedrigen Dosen einschleichende Therapie zwar sinnvoll, sie muß jedoch mindestens bis zum Erreichen der für das Präparat geltenden Höchstdosis fortgesetzt werden.** Spätestens nach einer Woche sollte sich dann der erwünschte Therapieeffekt eingestellt haben. Dieser Zeitraum ist auch ausreichend, um die Wirksamkeit von Präparaten mit langer Halbwertszeit zu beurteilen, bei denen sich erst innerhalb einer Woche ein Gleichgewicht (steady state) einpendelt.

Unter fortdauernder Registrierung des Schmerzes durch den Patienten kann bei guter Wirksamkeit eines nichtsteroidalen Antirheumatikums eine langsame Dosisreduktion versucht werden.

Erweist sich ein nichtsteroidales Antirheumatikum trotz Volldosierung über ausreichend lange Zeit als wirkungslos, kann auf ein nichtsteroidales Antirheumatikum einer anderen chemischen Gruppe umgestellt werden. Ist dagegen der therapeutische Effekt nicht eindeutig zu beurteilen, sollte zunächst ein kurzer Auslaßversuch des bisher gegebenen Präparats gemacht werden (Tabellen 3.4, 3.5).

Beim Wirkungsvergleich verschiedener nichtsteroidaler Antirheumatika muß sichergestellt sein, daß wirklich äquivalente Dosierungen verwandt wurden. In dieser Hinsicht sind auch viele sog. prospektive Doppelblindstudien irreführend, die von Herstellern gerne im Rahmen der Arzneimittelwerbung zitiert werden. Für einen Wirkungsvergleich müssen auch gleiche Dosierungen bezogen auf die Vollwirkdosis des jeweilig geprüften Präparats verabreicht worden sein. Der gleiche Vorbehalt gilt auch bei dem internen Wirkungsvergleich für den Hausgebrauch. Auch hier sollte stets Gleiches mit Gleichem verglichen werden.

Tabelle 3.4 Prostaglandinabhängige Wirkungen der nichtsteroidalen Antirheumatika

---

- Auf den Entzündungsprozeß:
  entzündungshemmend
  analgetisch
  antipyretisch
- Auf den Magen-Darm-Trakt:
  Beeinflussung der Sekretion von Magensaft und Schleim
  Motilitätsstörungen
  Magenschmerzen, Blutungen, evtl. Ulzera, Diarrhöen
- Auf die Nierenfunktion:
  Natrium-Retention, evtl. Oliqurie
  Ödeme
- Hypertonie
- „Aspirin-Asthma":
- Kreuzreaktion zwischen Salizylaten und anderen Antirheumatika, insbesondere der Profen-Gruppe

Andere Begleitwirkungen (substanzspezifisch, strukturspezifisch)

Zentrale Wirkungen:
  Schwindel, Kopfschmerz (evtl. PG-abhängig)
  Beeinträchtigung des Reaktionsvermögens
  Psychische Alterationen
Hautreaktionen (Exantheme)
Blutbildveränderungen!

Tabelle 3.5 Wirkung nichtsteroidaler Antirheumatika (Auswahl) als Prostaglandinsynthesehemmer

Stark	Lonazolac (**Argun L, Irritren**) Indometacin (**Amuno** u. a.) Diclofenac (**Voltaren** u. a.) Flurbiprofen (**Froben**) Ketoprofen (**Alrheumun, Orudis**)
Mittel	Naproxen (**Proxen** u. a.) Piroxicam (**Felden**) Tiaprofensäure (**Surgam**) Carprofen (**Imadyl**) Sulindac (**Imbaral**)
Schwach	Isoxicam (**Pacyl**) Ibuprofen (**Brufen, Imbun**) Fenoprofen (**Feprona**) Tolmetin (**Tolectin**) Fenbufen (**Lederfen**)

Kombinationstherapie

Gegen eine Kombinationstherapie mehrerer nichtsteroidaler Antirheumatika gibt es bis heute nur Argumente, jedoch noch keine gesicherten wissenschaftlichen Erkenntnisse.

Grundsätzlich denkbar sind 2 Kombinationsformen:

1. **Die ständige, d. h. parallele Verordnung von 2 oder mehr nichtsteroidalen Antirheumatika gleichzeitig.**
   Gegen diese Form der Kombination sprechen folgende Argumente: Der überlappende Wirkungsbereich der nichtsteroidalen Antirheumatika mit gleichen oder ähnlichen Angriffspunkten im Rahmen des Entzündungsvorgangs erhöht die Gefahr, daß sich bei Volldosierung jedes einzelnen Präparats die wirkmechanismusbedingten unerwünschten Wirkungen addieren. Werden aber – um diese Addition unerwünschter Wirkungen zu vermeiden – die Einzelsubstanzen unterhalb der Vollwirkdosis verabreicht, kann es zu einer Unterdosierung und damit zu einem Ausbleiben der angestrebten speziellen Wirkung des Einzelpräparats kommen.

2. **Die über den Tag verteilte Gabe verschiedener nichtsteroidaler Antirheumatika.**
Für diese Form der Kombination ist eine gewisse Berechtigung gegeben, sofern die jeweiligen Plasmahalbwertszeiten der Einzelsubstanzen berücksichtigt wurden. Eine solche Kombination ist insbesondere dann sinnvoll, wenn trotz voller Ausnutzung der angebotenen galenischen Darreichungsformen eines Einzelpräparats keine optimale Anpassung an die Schmerzrhythmik des Patienten erzielt werden kann.

Eine galenisch fixe Kombinationstherapie nichtsteroidaler Antirheumatika mit Kortikosteroiden ist grundsätzlich abzulehnen. Eine Kombination mit anderen Substanzen in fixer galenischer Zubereitung muß stets kritisch betrachtet werden.

Kolchizin wird in der Regel oral verabreicht, da es nach oraler Gabe schnell resorbiert, metabolisiert und hauptsächlich wieder in den Darm ausgeschieden wird. Nur bis zu 20 % der Substanz werden beim Lebergesunden über die Niere eliminiert. Die Gabe von Kolchizin sollte beim akuten Anfall einer Kristallsynovialitis möglichst in den ersten Stunden erfolgen, weil der klinische Effekt um so größer ist, je früher es verabreicht wird. Innerhalb der ersten Stunden gibt es nur etwa 5 % Therapieversager.

Kolchizin wird heute fast immer als Reinsubstanz gegeben: initiale Dosis 1 mg, danach 0,5 mg alle 2–3 h bis zum Rückgang der klinischen Symptome oder bis zum Auftreten unerwünschter gastrointestinaler Wirkungen (Durchfälle/Erbrechen). Am ersten Tag sollte eine Tagesdosis von 6 mg nicht überschritten werden. An den Folgetagen wird Kolchizin ausgeschlichen, wobei eine Gesamtdosis von 10 mg innerhalb der ersten 3 Tage nicht überschritten werden sollte.

Wird Kolchizin zur Anfallsprophylaxe eingesetzt, liegt die Dosis bei 0,5 bis maximal 2 mg täglich.

Kontrolle und Überwachung Bei Einleitung der Therapie mit nichtsteroidalen Antirheumatika muß der Patient darüber aufgeklärt werden, daß es sich bei den verordneten Präparaten um sehr differente Arzneimittel handelt, die einerseits eine große Wirksamkeit besitzen, bei denen andererseits aber auch unerwünschte Wirkungen auftreten können. Eine Selbstbeobachtung durch den Patienten ist daher unerläßlich. Bei Auftreten von:

- Haut- und Schleimhautveränderungen
- Anhaltenden Magen-Darm-Störungen
- Sehstörungen
- Unklarem Fieber
- Rascher Gewichtszunahme

ist eine sofortige ärztliche Konsultation erforderlich. Während der ersten beiden Monate sollte der Arzt im Abstand von 2–3 Wochen neben der gründlichen klinischen Untersuchung mindestens folgende Laborparameter überprüfen:

- Hämoglobin
- Leukozyten
- Thrombozyten

Bei begründetem Verdacht, insbesondere bei der Möglichkeit von Interaktionen mit anderen Arzneimitteln, müssen selbstverständlich auch weitere Laborwerte geprüft werden.

Der Abstand der Kontrollen kann, wenn das Präparat initial gut vertragen wurde, auf 2–3 Monate ausgedehnt werden. Eine besondere klinische und laborchemische Überwachung des Patienten ist bei einer Mehrfacharzneimitteltherapie verschiedener Krankheiten des Patienten notwendig. In diesen Fällen müssen die möglichen Interaktionen bereits vor der Verordnung sorgfältig geprüft werden. Das Schema der Überwachung richtet sich nach der Art der verordneten Präparate.

Unerwünschte Wirkungen und Abbruch der Therapie Das Spektrum möglicher unerwünschter Wirkungen nichtsteroidaler Antirheumatika ist relativ groß. Dies geht nicht zuletzt auch aus den Angaben im Beipackzettel dieser Medikamente hervor, bei dem die Aufzählung der unerwünschten Wirkungen meist mehr Raum einnimmt als die Angabe der erwünschten Wirkungen. Allerdings handelt es sich bei vielen Angaben unerwünschter Wirkungen eher um subjektive Befindensstörungen ohne unmittelbaren Zusammenhang mit der Medikamentenwirkung. Gleichwohl stellen die nichtsteroidalen Antirheumatika sehr differente Arzneimittel dar, deren Verordnung streng indiziert und deren Wirkung sorgfältig kontrolliert werden muß.

Grundsätzlich ist zu unterscheiden zwischen folgenden unerwünschten Wirkungen:

- Durch den Wirkmechanismus
- Durch die substanzbedingte Wirkung
- Durch die Form der Applikation
- Durch Wechselwirkungen mit anderen Pharmaka

Vom Wirkmechanismus bedingte unerwünschte Wirkungen erklären sich zumindest weitgehend aus der Hemmung der Prostaglandinsynthese. Damit sind diese unerwünschten Wirkungen mehr oder weniger ausgeprägt bei allen nichtsteroidalen Antirheumatika vorhanden. Sie sind unauflöslich mit der therapeutischen Wirksamkeit dieser Präparate verbunden. Betroffen vor allem sind folgende Organsysteme:

- Gastrointestinaltrakt
- Nieren
- Zentrales Nervensystem
- Respirationstrakt
- Uterus
- Thrombozytenfunktion
- Fötale Zirkulation
- Knochenmark
- Haut

Gastrointestinaltrakt Prostaglandine vom Typ E fördern die Schleimsekretion in Magen und Darm und vermindern gleichzeitig die Sekretion von Magensaft. Daneben beeinflussen sie den Wasser- und Elektrolyttransport durch die Darmschleimhaut sowie die Motilität der glatten Muskulatur. Folgende Komplikationen können daher aus der Hemmung der Prostaglandinsynthese resultieren:

- Magenbeschwerden durch Erosionen und Ulzera sowie Magenblutungen und Perforationen
- Diarrhöe
- Darmblutungen

Da diese unerwünschten Wirkungen auf der Hemmung der Prostaglandinsynthese beruhen und durch die enterohepatische Rezirkulation verstärkt werden, hat die Darreichungsform keinen Einfluß auf Art und Häufigkeit ihres Auftretens. Dies gilt auch für nichtsteroidale Antirheumatika als pro drug, bei denen die aktive Form erst durch Verstoffwechselung entsteht.

Nieren In der Niere hemmt Prostaglandin E die Rückresorption von Natrium. Daher kommt es bei der Hemmung der Prostaglandinsynthese zu einer Verminderung der Natriurese und damit zu einem Volumenanstieg der Zirkulation mit allen Folgen für Herz und Kreislauf. Außerdem wird durch die Nierenrinde PGI_2 gebildet, das die Blutverteilung zwischen Nierenmark und Nierenrinde sowie die Aktivität des Renin-Angiotensin-Systems über die Freisetzung von Renin und die glomeruläre Filtration beeinflußt. Durch Hemmung der Bildung von PGI_2 kommt es so zu einer zusätzlichen Hypervolämie mit nachfolgendem Anstieg des Blutdrucks.

Außerdem scheint die Störung der Blutverteilung zwischen Mark und Rinde für die unter Langzeitbehandlung mit nichtsteroidalen Antirheumatika beobachteten Nierenschädigungen verantwortlich zu sein (Hämaturie, Albuminurie, Papillennekrose). Zu beachten ist, daß bei gleichzeitiger Gabe von nichtsteroidalen Antirheumatika auch die Wirkung von Natriuretika wie z. B. Furosemid gemindert wird, weil deren Effekt ebenfalls an die Prostaglandinsynthese der Niere gebunden zu sein scheint.

Die unerwünschten Wirkungen nichtsteroidaler Antirheumatika an der Niere sind:

- Natriumrentention
- Nierenschädigung
- Wirkungsminderung von Diuretika und Antihypertensiva

Zentralnervensystem Für die unerwünschten Wirkungen am ZNS ist in der Hauptsache eine Störung des prostaglandingesteuerten Elektrolyttransports durch die Zellmembran verantwortlich. Da Prostaglandine außerdem auch modulatorisch auf die Neuronenaktivität des ZNS einwirken, gibt es zentralnervöse Nebenwirkungen unter nichtsteroidalen Antirheumatika. Möglicherweise sind über die Prostaglandinsynthesehemmung auch die gelegentlich unter dieser Therapie beobachteten zentralnervösen Erregungszustände zu erklären.

Die vom Wirkmechanismus abhängigen unerwünschten Wirkungen nichtsteroidaler Antirheumatika im zentralen Nervensystem sind:

- Kopfschmerzen, Schwindel, Hörstörungen, Sehstörungen
- Pseudotumor cerebri, Konvulsionen
- Zentrale Erregungszustände
- Psychosen

Respirationstrakt Die Einflüsse der Prostaglandine auf den Tonus der glatten Muskulatur wurden schon bei den gastrointestinalen Nebenwirkungen genannt. Bei Patienten mit einer besonders hohen Empfindlichkeit der mikrosomalen Prostaglandinsynthetase gegen nichtsteroidale Antirheumatika (z. B. bei Asthmatikern) kommt es unter der Therapie nicht selten zu einer Bronchokonstriktion bis hin zum sog. Aspirin-Asthma.

Uterus Prostaglandine haben am Uterus eine kontraktionsfördernde Wirkung. Die Hemmung der Prostaglandinsynthese durch nichtsteroidale Antirheumatika kann daher in der Spätschwangerschaft und während der Geburt sowie in der Nachgeburtsperiode zu entsprechenden Komplikationen führen.

Thrombozytenfunktionen Über eine Interaktion verschiedener Prostaglandine wird die intravasale Thrombozytenaggregation gesteuert. Eine Hemmung der

Prostaglandinsynthese durch nichtsteroidale Antirheumatika verursacht eine Hemmung der Thrombozytenaggregation, deren Dauer in der Regel von der Halbwertszeit der verabreichten nichtsteroidalen Antirheumatika abhängig ist, mit Ausnahme der Salizylate. Demnach sind folgende Effekte nichtsteroidaler Antirheumatika auf die Blutgerinnung zu beachten:

- Hemmung der Thrombozytenaggregation bei alleiniger Verabreichung
- Verstärkung der Wirkung von gleichzeitig verabreichten gerinnungshemmenden Substanzen (Heparine, Dicumarole)

Fötale Zirkulation Prostaglandine haben eine vasodilatorische Wirkung. Beim Föten führen auf bisher unbekannte Weise die in der Spätschwangerschaft verabreichten nichtsteroidalen Antirheumatika zu einem vorzeitigen Schluß des Ductus arteriosus Botalli. Damit besteht die Gefahr einer primären pulmonalen Hypertonie des Neugeborenen.

Andererseits werden Prostaglandinsynthesehemmer therapeutisch eingesetzt, um einen offenen Ductus arteriosus Botalli bei Neugeborenen zu verschließen.

Knochenmark Bei nahezu allen nichtsteroidalen Antirheumatika wurden Schädigungen des Knochenmarks in Form von Leukopenien, Thrombozytopenien, Agranulozytosen und Panmyelopathien beschrieben. Es liegt der Verdacht nahe, daß es sich auch hier um Einflüsse der Prostaglandinsynthesehemmung handelt. In der Häufigkeit solcher Knochenmarksschädigungen zeigen jedoch die einzelnen Substanzklassen deutliche Unterschiede. Daher könnte es sich möglicherweise auch, zumindest z. T. um substanzspezifische unerwünschte Wirkungen handeln. In jedem Fall ist durch regelmäßige Kontrollen des roten und weißen Blutbilds sowie der Thrombozyten auf folgende unerwünschte Wirkungen zu achten:

- Leukopenie
- Thrombopenie
- Agranulozytose
- Panmyelopathie

Haut Nichtsteroidale Antirheumatika können zwar die UV-B-induzierte Erythemreaktion („Sonnenbrand") unterdrücken, haben andererseits aber eine gewisse Potenz, in Abhängigkeit von individuellen Bedingungen und/oder Änderungen des Mikromilieus eine gesteigerte Lichtempfindlichkeit auszulösen. Diese unerwünschte Eigenschaft scheinen vor allem Propionsäurederivate zu besitzen, bei denen phototoxische und photoallergische Reaktionen gehäuft beschrieben wurden.

Besonders lichtempfindliche Patienten sollten sich bei Einnahme nichtsteroidaler Antirheumatika nur vorsichtig der Sonne aussetzen, Lichtschutzmittel hoher Schutzfaktoren im UV-A- und UV-B-Bereich benutzen und auf Hautreaktionen achten.

Aber auch ohne Lichteinfluß können nichtsteroidale Antirheumatika Hautaffektionen hervorrufen, meist in leichterer Form als Juckreiz oder Arzneimittelexanthem. Selten sind schwere dermatologische Krankheitsbilder wie das Erythema multiforme exsudativum oder toxische epidermale Nekrosen, die ebenfalls durch nichtsteroidale Antirheumatika ausgelöst werden können.

Substanzbedingte unerwünschte Wirkungen Die mit der jeweiligen Stoffgruppe verbundenen unerwünschten Wirkungen beruhen auf besonderen pharmakokinetischen oder toxischen Eigenschaften der entsprechenden Präparate, die jeweils umso besser bekannt sind, je länger und je häufiger die Substanz therapeutisch eingesetzt wurde. Für die einzelnen Stoffgruppen und Substanzklassen lassen sich folgende unerwünschte Wirkungen unterscheiden:

Azetylsalizylsäure Aufgrund der Anreicherung im sauren Milieu kommt es bei höherer Dosierung von ASS zu lokalen Schädigungen des Gastrointestinaltrakts, die sich nur dadurch vermeiden lassen, daß Azetylsalizylsäure in aufgelöster Form in relativ großen Flüssigkeitsvolumina zugeführt wird.

Bei Dosen über 1,5 g/Tag muß im Gastrointestinaltrakt mit einem täglichen Blutverlust von 5 ml gerechnet werden, der in Abhängigkeit von der zugeführten Menge Azetylsalizylsäure zunimmt.

Bei den in der Rheumatherapie häufig notwendigen hohen Dosen von Azetylsalizylsäure kommt es aufgrund der dann langen Halbwertszeit (10–20 h) und der Verdrängung anderer Pharmaka aus ihrer Plasmaeiweißbindung bzw. durch Belastung der abbauenden Enzyme zu Arzneimittelinteraktionen mit:

- Oralen Antidiabetika
- Antikoagulanzien
- Antikonvulsiva

Anthranilsäurederivate Die zu dieser Klasse gehörenden Substanzen verursachen besonders häufig:

- Allergien
- Knochenmarksschädigungen
- Toxische Nierenschäden

Angesichts des großen Angebots weniger toxischer Substanzen gleich guter Wirkung und deutlich geringerer Nebenwirkungsquote sind Anthranilsäurederivate für die Rheumatherapie nicht empfehlenswert.

Arylessigsäurederivate Bei dieser Gruppe sind die substanzbedingten unerwünschten Wirkungen nur sehr gering ausgeprägt. Es ist nur folgerichtig, daß Substanzen dieser Gruppe eine weite Anwendung in der Rheumatherapie finden. Allerdings stehen bei Präparaten dieser Gruppe der sehr guten antiphlogistischen Wirkung auch ausgeprägte wirkmechanismusbedingte unerwünschte Wirkungen entgegen.

Arylpropionsäurederivate Präparate dieser Gruppe weisen eine ähnlich niedrige Rate an substanzbedingten unerwünschten Wirkungen auf wie die Arylessigsäurederivate. Die Relation der erwünschten und unerwünschten Wirkungen liegt in gleicher Größenordnung wie bei Arylessigsäureverbindungen. Eine spezielle unerwünschte Wirkung der Arylpropionsäurederivate scheint eine Photosensibilisierung zu sein, obwohl lichtinduzierte Arzneimittelexantheme auch bei anderen nichtsteroidalen Antirheumatika beschrieben wurden. Eine gesicherte phototoxisch-photoallergische Wirkung haben Benoxaprofen (nicht mehr im Handel), Carprofen (Imadyl) und Tiaprofensäure (Surgam). Berichtet wurde eine Photosensibilisierung auch von Naproxen und Ibuprofen.

Pyrazolone Die Pyrazolone zählen zu den Klassikern der Rheumatherapie. Wegen der hohen Plasmaeiweißbindung und der damit hohen Interaktionsrate mit anderen Pharmaka sowie wegen ihrer langen Plasmahalbwertszeit sind Medikamente dieser Gruppe heute als sofort wirksame Antirheumatika 2. Wahl anzusehen. Daneben zeigen die Pyrazolone gehäuft allergische Agranulozytosen. Sie besitzen eine strumigene Wirkung und hemmen die Natriumausscheidung erheblich. Daher sind sie heute nur noch für sehr beschränkte Indikationen und zur kurzdauernden Anwendung zugelassen.

Oxicame Die Oxicame sind demgegenüber „newcomer" unter den Antirheumatika. Sie zeichnen sich durch eine lange Halbwertszeit von über 35 h aus. Dies kann zur Kumulation führen und das Risiko allergischer Reaktionen erhöhen. Allerdings müssen mit diesen Präparaten, die noch relativ neu auf dem Markt sind, erst weitergehende Erfahrungen gesammelt werden. Bezüglich der antiphlogistischen Wirksamkeit und den substanzbedingten unerwünschten Wirkungen sind die Oxicame wohl mit den Arylessigsäure- und Arylpropionsäurederivaten vergleichbar.

Kolchizin Die geringe therapeutische Breite von Kolchizin führt bereits bei adäquater Dosierung zu gastrointestinalen Nebenwirkungen: Übelkeit, Durchfall, Erbrechen. Das Überschreiten der empfohlenen Tageshöchstdosis von 6 mg am 1. Tag und von insgesamt 10 mg innerhalb der ersten 3 Tage kann zu hämorrhagischer Gastroenteritis, Nierenschäden, Störungen des zentralen Nervensystems und Muskelschwäche führen. Bereits eine Dosis von 7 mg kann tödlich sein. Todesfälle infolge der Schocksymptomatik durch Flüssigkeits- und

Elektrolytverlust sowie durch aufsteigende Paralyse mit Atemlähmung wurden beschrieben. Außerdem kann unter Kolchizin eine passagere Leukopenie mit nachfolgender Leukozytose auftreten. Bei chronischer Anwendung sind Agranulozytosen, aplastische Anämien, Myopathien und Alopezie beobachtet worden. **Kolchizin sollte daher nur zur Anfallsbehandlung bei akuten Kristallsynovialitiden eingesetzt werden.**

> Jede vermutlich substanzbedingte unerwünschte Wirkung sollte Anlaß für ein zumindest vorübergehendes probatorisches Absetzen der nichtsteroidalen Antirheumatika sein, sofern nicht klar erkennbar eine fehlerhafte Dosierung oder Einnahme durch den Patienten ursächlich angeschuldigt werden kann. Bei der doch sehr großen Auswahl an nichtsteroidalen Antirheumatika wird es in aller Regel möglich sein, einen vergleichbaren therapeutischen Effekt auch mit einem anderen Präparat aus einer anderen Substanzklasse zu erzielen.

Eine eindeutig wirkmechanismusabhängige unerwünschte Wirkung schafft größere Probleme. Hier wird man anstelle eines Therapieabbruchs zunächst eine Reduzierung der Dosis versuchen. Nur dadurch kann festgestellt werden, ob erwünschte oder unerwünschte Wirkungen proportional abnehmen. Möglicherweise kann durch diese Dosisreduktion ein für den Patienten erträgliches Gleichgewicht zwischen erwünschter und unerwünschter Wirkung gefunden werden. Bei Auftreten gravierender wirkmechanismusbedingter unerwünschter Wirkungen ist die Therapie mit Prostaglandinsynthesehemmern zumindest vorübergehend völlig abzubrechen und auf eine rein analgetische Therapie umzustellen. Erst nach völligem Abklingen der unerwünschten Wirkungen kann ein erneuter Therapieversuch unter sorgfältiger, engmaschiger Kontrolle unternommen werden.

Tabelle 3.6 Ursachen einer Arzneimittelinteraktion

- Veränderung der Resorption
- Veränderung der hepatischen Metabolisierung
- Konkurrenz um Plasmaeiweißbindung
- Konkurrenz am Wirkort (Rezeptor)
- Veränderung der Ausscheidung
- Extrakorporale Interaktion (Mischpräparate)

Tabelle 3.7 Interaktionen wichtiger Antirheumatika mit anderen Arzneistoffen

Alclofenac	Dicumarine	Bei gleichzeitigem Beginn der Alcolofenac- und Dicumarintherapie ist eine Dosisanpassung erforderlich; im Langzeitversuch keine Interaktion
Azapropazon	Dicumarine	Wirkungsverstärkung der Antikoagulanzien
Azetylsalizylsäure (ASS)	Dicumarine	Wirkungsverstärkung der Antikoagulanzien durch Verdrängung aus der Plasmaeiweißbindung
	Sulfonylharnstoffe	Wirkungsverstärkung der oralen Antidiabetika durch Verdrängung aus ihrer Plasmaeiweißbindung
	Insulin	Verdrängung aus der Plasmaeiweißbindung, Wirkungsverstärkung von Insulin. Hohe ASS-Dosen bewirken eine Steigerung der peripheren Glukoseutilisation. Hypoglykämiegefahr!
	Isoxicam	Verdrängung aus Plasmaeiweißbindung Wirkungsabschwächung von Isoxicam um 20%
	Phenytoin	Wirkungsverstärkung des Phenytoins durch Verdrängung aus der Plasmaeiweißbindung
	Methotrexat	Verstärkung der Methotrexatwirkung durch Verdrängung aus der Plasmaeiweißbindung und Verminderung der renalen Ausscheidung
	Spironolakton	Wirkungsverminderung von Spironolakton durch kompetitive Hemmung am Tubulusrezeptor
	Metoclopramid	Erhöhter Azetylsalizylsäureplasmaspiegel durch höhere Resorption
	Askorbinsäure	Wirkungsverstärkung der Azetylsalizylsäure durch verminderte renale Ausscheidung
	Probenezid	Bei Azetylsalizylsäuredosen unter 2 g pro Tag Hemmung des urikosurischen Effektes
	Diclofenac	Wirkungsverlust von Diclofenac durch erhöhte biliäre Ausscheidung
	Fenoprofen	Senkung des Plasmaspiegels
	Flufenaminsäure	Wirkungsverlust der Flufenaminsäure
	Hydrokortison	Wirkung des Hydrokortisons wird teilweise antagonisiert
	Ibuprofen	Senkung des Plasmaspiegels von Ibuprofen
	Indometacin	Senkung des Indometacinspiegels durch verminderte gastrointestinale Absoption
	Naproxen	Naproxen wird aus Plasmaeiweißbindung verdrängt, Senkung des Plasmaspiegels durch erhöhte Exkretion
	Phenylbutazon	Niedrigere Phenylbutazonplasmaspiegel, aber teilweise Verdrängung von Phenylbutazon aus der Plasmaeiweißbindung, so daß Wirkungsbeeinflussung nicht beurteilbar
Diclofenac	Digoxin	Anstieg der Digoxinplasmaspiegel

Fortsetzung der Tabelle siehe nächste Seite

Fortsetzung Tabelle 3.7 Interaktionen wichtiger Antirheumatika

Fenofenac	Dicumarine	Verstärkung der Antikoagulanzienwirkung durch Verdrängung der Dicumarine aus der Plasmaeiweißbindung
Feprazon	Dicumarine	Verstärkung der Antikoagulanzienwirkung durch Verdrängung der Dicumarine aus der Plasmaeiweißbindung
Flufenaminsäure	Azetylsalizylsäure	Wirkungsverlust der Flufenaminsäure
Flurbiprofen	Dicumarine	Leichte Wirkungsverstärkung der Antkoagulanzien
	Diuretika	Wirkungsabschwächung der Diuretika
Ibuprofen	Azetylsalizylsäure	Senkung des Plasmaspiegels von Ibuprofen
Indometacin	Salizylsäure	Wirkungsverlust von Indometacin
	Antihypertensiva	Wirkungsverminderung der Antihypertensiva
	Etacrinsäure	Diuretischer Effekt vermindert
	Probenezid	Indometacinspiegel durch verminderte renale Exkretion erhöht
	Furosemid	Senkung des Indometacinspiegels durch erhöhte renale Ausscheidung, Wirkungsverminderung von Furosemid
	Betablocker	Wirkungsverminderung der antihypertensiven Wirkung der Betablocker
	Chlorpromazin	Wirkungsverlust von Indometacin
	Protriptylin	Wirkungsverlust von Indometacin
Isoxicam	Acetylsalicylsäure	Wirkungsverlust von Isoxicam
Lonazolac		Bisher keine Wechselwirkungen beobachtet
Mefenaminsäure	Dicumarine	Verstärkung der Antikoagulanzien durch Verdrängung aus der Plasmaeiweißbindung
Naproxen	Dicumarine	Geringfügige Verdrängung von Dicumarinen aus der Plasmaeiweißbindung, aber kein wesentlicher klinischer Effekt

Fortsetzung der Tabelle siehe nächste Seite

Fortsetzung Tabelle 3.7 Interaktionen wichtiger Antirheumatika

Phenylbutazon	Anihypertensiva	Wirkungsverminderung der Antihypertensiva
	Etacrinsäure	Diuretischer Effekt vermindert
	Digitoxin	Wirkungsverminderung von Digitoxin durch Steigerung der Metabolisierung
Phenylbutazon (Fortsetzung)	Digoxin	Verminderte Wirkung von Digoxin durch Steigerung der Metabolisierung
	Dicumarine	Verstärkung der Antikoagulanzienwirkung durch Verdrängung aus der Plasmaeiweißbindung
	Insulin	Wirkungsverstärkung von Insulin
	Sulfonyl-harnstoffe	Verstärkung der Wirkung der oralen Antidiabetika durch Abbauhemmung in der Leber, Verdrängung aus der Plasma-eiweißbindung und Verringerung der renalen Ausscheidung
	Steroidhormone	Wirkungsverminderung der Steroide durch beschleunigten Abbau
	Phenytoin	Verstärkung der Phenytoinwirkung durch Verdrängung aus der Plasmaeiweißbindung
	Indometacin	Verdrängt Phenylbutazon aus seiner Eiweißbindung
	Sulfonamide	Wirkungsverstärkung der Sulfonamide durch Verdrängung aus der Plasmaeiweißbindung
	Penizilline	Wirkungsverlängerung der Penizilline durch Hemmung der tubulären Sekretion in der Niere und Verdrängung aus Plasmaeiweißbindung
	Barbiturate	Wechselseitige Wirkungsabschwächung durch gesteigerten Abbau, Enzyminduktion
	Antihistaminika	Wechselseitige Wirkungsabschwächung durch gesteigerten Abbau, Enzyminduktion
	Griseofulvin	Wirkungsabschwächung von Griseofulvin durch gesteigerten Abbau, Enzyminduktion
Piroxicam	Dicumarine	Verstärkung der Antikoagulanzienwirkung
Tolmetin	Digoxin	Anstieg der Digoxinspiegel

Tabelle 3.8 Mögliche Interaktionen von anderen Medikamenten mit NSAID

Substanz A	NSAID	Wirkung durch Interaktion
Cumarine	Phenylbutazon Azetylsalizylsäure Mephenamat Piroxicam Naproxen Fluriprofen Azapropazon Fenofenac Feprazon	Verstärkung der Antikoagulation (zusätzliche Thrombozytenaggregationshemmung beachten!)
Sulfonylharnstoffe	Phenylbutazon Azetylsalizylsäure	Gefahr der Hypoglykämie durch verstärkte Wirkung der Sulfonylharnstoffe
Trizyklische Antidepressiva	Phenylbutazon	Erhöhter Spiegel der Antidepressiva
Digoxin	Phenylbutazon Diclofenac Indometacin Tolmetin	Digoxinspiegel **erniedrigt** Digoxinspiegel **erhöht** Digoxinspiegel **erhöht** Digoxinspiegel **erhöht**
Diphenylhydantoin	Phenylbutazon Azetylsalizylsäure	Diphenylhydantoinspiegel erhöht, daher Intoxikationsgefahr
Penizillin	Phenylbutazon Indometacin Azetylsalizylsäure	Biologische Halbwertszeit des Penizillins erhöht
Guanethidin	Phenylbutazon	Antagonisierung des antihypertensiven Effekts
Probenecid	Indometacin Naproxen Azetylsalizylsäure	Erhöhter Indometacinspiegel und verlängerte Halbwertszeit. Niedrige Dosen Azetylsalizylsäure hemmen den urikosurischen Effekt von Probenecid
Pindolol Propanolol	Indometacin	Einerseits Senkung des antihypertensiven Effekts, andererseits Minderung der Indometacinkonzentration
Antazida	Azetylsalizylsäure Diflunisal	Senkung des Salizylatspiegels durch erhöhte Urinausscheidung. Durch Aluminiumhydroxid Diflunisalkonzentration um 40% vermindert
Lithium	Diclofenac Indometacin	Lithiumspiegel erhöht (klinische Relevanz fragwürdig)

Tabelle 3.9 Kurzübersicht der wichtigsten Interaktionen nichtsteroidaler Antirheumatika mit häufig verordneten Pharmaka

Substanz	Dicu-marine	Sulfonyl-harnstoffe	Digitoxin	Digoxin	Phenyl-hydantoin
Azetylsalizylsäure	▲	▲			
Phenylbutazon	▲	▲	▼	▼	▲
Indometacin	∅ (△)	∅		△	
Ibuprofen	∅ (△)			(△)	
Diclofenac	∅ (△)	∅		▲	
Ketoprofen	∅	∅			
Azapropazon	▲	∅ (△)	▲		
Naproxen	∅	∅		(△)	
Mefenaminsäure	▲				
Fenclofenac	▲				
Feprazon	▲	∅			
Flurbiprofen	△			(▽)	
Indoprofen	∅	△			
Piroxicam	▲ (∅)	∅		∅ (△)	
Tolmetin	∅ (△)	∅		▲	
Proquazon	∅				
Sulindac	∅	∅			
Lonazolac	∅	∅			

▲ gesicherte Wirkungsverstärkung / Erhöhung
△ fragliche Wirkungsverstärkung / Erhöhung
▼ gesicherte Wirkungsabschwächung / Erniedrigung
▽ fragliche Wirkungsabschwächung / Erniedrigung
∅ keine Wechselwirkung

Wechselwirkung mit anderen Pharmaka Unerwünschte Wirkungen der nichtsteroidalen Antirheumatika durch Wechselwirkungen (Interaktionen) mit anderen Arzneistoffen sind aus 2 Gründen häufig:

1. NSAID wirken auf ein universelles physiologisches System (Prostaglandinsynthese).
2. NSAID werden wegen der Häufigkeit rheumatischer Krankheiten besonders häufig verordnet. Dies gilt vor allem für ältere, multimorbide Patienten.

Die nachfolgenden Tabellen geben einen Überblick über die wichtigsten Interaktionen der NSAID mit anderen Arzneistoffen (Tabellen 3.6–3.9).

Bei zahlreichen Wechselwirkungen genügt eine aufmerksame Beobachtung des Patienten oder eine geringfügige Dosisänderung (Reduktion oder Erhöhung), um unerwünschte Wirkungen der Interaktion zu vermeiden. In anderen Fällen sind – vor allem bei schwerwiegenden Interaktionsrisiken – nach der individuellen Situation des Patienten die entsprechenden Entscheidungen zu treffen, welches der miteinander reagierenden Arzneimittel der Patient dringlicher benötigt.

Therapieerfolg und Beurteilung Gemäß dem Wirkprinzip nichtsteroidaler Antirheumatika ist in erster Linie die Schmerzreduktion ein Kriterium des Therapieerfolgs. Die Beurteilung einer erfolgreichen Therapie kann darüber hinaus die Verbesserung der Gelenkfunktion als globalen Parameter einbeziehen. Dabei ist allerdings zu beachten, daß die Schmerzfreiheit oder deutliche Schmerzreduktion bereits allein zu einer Verbesserung der Gelenkfunktion führt. Bis heute gibt es keine verbindlichen Kriterien, welche Einzelparameter der Gelenkfunktion oder welche Komplexfunktionen oder Indizes zur Beurteilung des Therapieerfolgs mit nichtsteroidalen Antirheumatika herangezogen werden sollen. Daher sind die in den klinischen Prüfungen verwandten Parameter häufig nicht miteinander vergleichbar. Insoweit gilt auch hier die bereits an anderer Stelle gemachte kritische Anmerkung zu den Ergebnissen von Doppelblindprüfungen.

Ein objektiver Parameter für die Beurteilung des Therapieerfolgs ist der Rückgang der prostaglandinabhängigen Vasodilatation mittels Thermographie. Weitere objektive Parameter sind der Gelenkumfang mit Rückgang der synovialitischen Schwellung und der Exsudation.

Demgegenüber können Messungen der Greifkraft, der Gehstrecke, der Gelenkbeweglichkeit oder komplexe Indizes, die sich aus mehreren Parametern zusammensetzen, nicht allgemein als objektive Parameter des Therapieerfolgs gewertet werden. Sie unterliegen einerseits sehr vielen subjektiven Einflüssen auf seiten des Patienten und sind andererseits nicht einheitlich standardisiert.

3.1.2 Analgetika

Definition und Wirkprinzip Als Analgetika werden alle Substanzen bezeichnet, die hemmend auf die Schmerzverarbeitung und bewußte Schmerzwahrnehmung im zentralen Nervensystem wirken. Zu unterscheiden ist zwischen 2 Gruppen von Medikamenten, die wahrscheinlich auch unterschiedliche Wirkprinzipien besitzen:

1. Opiate

Zu den Opiaten zählen Morphin und seine Derivate. Diese Substanzen unterbinden die Projektion der im Thalamus eintreffenden Schmerzimpulse auf die Hirnrinde und unterdrücken damit die sensorisch-diskriminatorische Komponente der Schmerzwahrnehmung. Außerdem haben sie bereits auf der Ebene des Rückenmarks angreifende Einflüsse auf die Schmerzweiterleitung. Die Wirksamkeit der Opiate beruht auf einer chemischen Strukturverwandtschaft mit körpereigenen Substanzen, den Endorphinen, die durch Reaktion mit spezifischen Rezeptoren der Nervenzellen die Schmerzschwelle zu modifizieren vermögen.

2. Nichtmorphinähnliche, antipyretisch wirkende Analgetika

Diese Substanzen greifen ebenfalls im zentralen Nervensystem an, wo sie neben der Hemmung der Schmerzwahrnehmung vor allem auch einen Einfluß auf das Zentrum der Thermoregulation im Hypothalamus ausüben. Dieser Gruppe sind im Grunde auch alle nichtsteroidalen Antirheumatika zuzurechnen, die außer ihrer peripheren antiphlogistischen und damit indirekt analgetischen Wirkung auch alle mehr oder minder eine zentral analgetisch-antipyretische Komponente besitzen. Sehr deutlich wird dies am Beispiel der Azetylsalizylsäure, die bereits bei relativ niedriger Dosierung von 0,5–1,0 g eine sehr gute analgetische, aber nahezu keine antiphlogistische Wirkung aufweist. Der Wirkmechanismus der nichtmorphinartigen Analgetika ist noch weitgehend unbekannt.

Mit ca. 13 % aller Verschreibungen sind Analgetika die am häufigsten verordnete Arzneimittelgruppe. Es überwiegen in dieser Gruppe die Kombinationspräparate mit 70 %! **Obwohl der Schmerz das Zielsymptom der Rheumatherapie darstellt, ist die Indikation zur reinen Analgetikatherapie in der Rheumatologie sehr kritisch zu sehen.**

Indikation Für den Einsatz von Analgetika vom Morphintyp gibt es in der Rheumatherapie so gut wie keine Indikation. Die Chronizität der meisten rheumatischen Krankheiten erhöht die Gefahr der Suchtentstehung, die bei Morphin und Morphinderivaten bekanntlich sehr hoch ist. Daher können solche Präparate allenfalls zur kurzfristigen Überbrückung extremster Schmerzsituationen indiziert sein.

Für nichtmorphinartige, antipyretisch wirkende Analgetika, wie die Salizylate in niedriger Dosierung, Paracetamol und Metamizol gibt es dagegen zahlreiche Indikationen in der Rheumatherapie. Ist aus diagnostischen Gründen vorübergehend ein antiphlogistischer Effekt unerwünscht, der Patient aber aus ethischen Gründen nicht ohne Schmerztherapie zu lassen, werden diese Substanzen eingesetzt. Eine weitere Indikation besteht bei Umstellungsphasen der medikamentösen Therapie, wenn sich die analgetische Komponente der entzündungshemmenden Behandlung erst langsam einstellt. Eine weitere Indikation besteht bei Patienten mit schweren Magen-Darm-Komplikationen, bei denen eine Therapie mit prostaglandinsynthesehemmenden Antiphlogistika kontraindiziert ist. In diesem Fall dürfen allerdings keine Salizylate eingesetzt werden!

Für die in der allgemeinen Praxis zur Schmerztherapie häufig verordneten Analgetika in Form von Kombinationspräparaten gibt es in der Rheumatherapie **keine** Indikation. Mehrere, z. T. noch antagonistisch wirkende Stoffe in einem Präparat erhöhen die Gefahr unerwünschter Wirkungen. Bei Langzeiteinnahme besteht eine ausgesprochene Gefährdung des Patienten durch Abhängigkeit oder Nephropathie. Nur in Ausnahmefällen kann bei schwersten Schmerzzuständen eine Kombinationstherapie peripher und zentral wirkender Analgetika indiziert sein.

Kontraindikationen Für den – äußerst selten indizierten – Einsatz von Morphinen gelten folgende relative Kontraindikationen:

- Pulmonale Gasaustauschstörungen
- Erhöhung des Hirndrucks
- Zentrale Atemdepression bei gleichzeitiger Gabe von Hypnotika
- Prostatahypertrophie

Bei den nichtmorphinartigen, antipyretisch wirkenden Analgetika bestehen folgende Kontraindikationen:

Azetylsalizylsäure
- Ulcus ventriculi
- Ulcus duodeni
- Asthma bronchiale

Anilinderivate
- Schwere Anämie
- Nierenfunktionsstörungen
- Schwere Leberfunktionsstörungen

Pyrazolderivate
- Störungen der Hämatopoese
- Nierenfunktionsstörungen

Applikation und Dosierung Zahlreiche Präparate und Darreichungsformen stehen für die analgetische Therapie zur Verfügung.

Bei den **Morphinen und morphinähnlichen Analgetika** gibt es sowohl orale als auch parenterale Darreichungsformen. In der Regel wird man für die Rheumatherapie die perorale Applikationsform wählen. Die Dosierung richtet sich nach der Intensität der Schmerzen. Sie muß selbstverständlich immer so gering wie möglich gehalten werden. Die Dauer der Therapie ist auf ein absolutes Minimum zu beschränken, um bei den chronischen Krankheitsverläufen keine Abhängigkeit zu erzeugen.

Für die **nichtmorphinähnlich antipyretisch wirkenden Analgetika** stehen ebenfalls orale, rektale und parenterale Applikationsformen zu Verfügung. In der Rheumatherapie werden auch diese Präparate überwiegend peroral verabreicht. Die Dosierung richtet sich nach der als glaubhaft angegebenen Schmerzintensität des Patienten, Applikationshäufigkeit und zeitlicher Abstand nach der individuellen Schmerzrhythmik. Dabei ist es oft nützlich, dem Patienten klarzumachen, daß diese Art von Medikamenten nichts zur Änderung der krankhaften Veränderungen beiträgt, die seinen Schmerzen zugrunde liegen. In vielen Fällen ist dadurch ein Verzicht oder zumindest eine Dosisreduktion oder eine nur kurzzeitige Einnahme dieser Präparate zu erreichen.

Nur selten gibt es eine Indikation für die parenterale Applikation in Form von intravenösen oder intramuskulären Injektionen dieser Analgetika. Allenfalls bei ganz akut aufgetretenen Schmerzzuständen kann die intravenöse Verabreichung gewählt werden. Die häufig geübte Praxis der intramuskulären Injektion bringt keine objektiv meßbaren Vorteile gegenüber der oralen oder rektalen Darreichungsform, allerdings ist die intramuskuläre Injektion mit einer großen Plazebowirkung auf den Patienten behaftet. Aus diesem Grunde wird in der ärztlichen Praxis häufig genug auf diese Applikationsform zurückgegriffen, auch wenn objektivierbare Vorteile fehlen.

Tabelle 3.10 Zusammenstellung vorwiegend peripher wirkender Analgetika, die in der Rheumatherapie eingesetzt werden können, sofern eine zwingende Indikation zur analgetischen Therapie vorliegt

Wirksubstanzen mittlere Tagesdosis	Handelsname, Hersteller	Handelsform
1. Dragées, Kapseln, Tabletten, Brausetabletten und Pulver		
Salizylsäurederivate		
Azetylsalizylsäure 2000 mg	**Aspirin Junior** Bayer	Tbl. 100 mg
	Halgon Togal-Werk	Tbl. 250 mg
	Apyron[2] Taeschner	Tbl. 262,5 mg
	Aspro Nicholas	Tbl. 320 mg
	Acetylin Heyden	Tbl. 500 mg
	Acidum Acetylosalicylicum Hagedabletten Hageda	Tbl. 500 mg
	Acidum Acetylosalicylicum Engelhard Engelhard	Tbl. 500 mg
	Acidum Acetylosalicylicum Woelm Woelm	Tbl. 500 mg
	Aspirin Bayer	Tbl. 500 mg
	Ass-Dura Durachemie	Tbl. 500 mg
	Ass-Fridetten Pharmafrid	20 Tbl. 500 mg
	Ass-Ratiopharm Ratiopharm	Tbl. 500 mg
	Delgesic 500 Karlspharma	Btl. 500 mg
	Godamed Pfleger	Tbl. 500 mg
	Solpyron Beecham-Wülfing	Tbl. 600 mg

Fortsetzung der Tabelle siehe nächste Seite

Fortsetzung Tabelle 3.10 Vorwiegend peripher wirkende Analgetika

Wirksubstanzen mittlere Tagesdosis	Handelsname, Hersteller	Handelsform
Azetylsalizylsäure 2000 mg	**Temagin 600** Beiersdorf	Tbl. 600 mg
	Trineral 600 Beiersdorf	Tbl. 600 mg
	Contrheuma Retard Spitzner	Tbl. 650 mg
	Delgesic 1000 Karlspharma	Btl. 1000 mg
	Iromin Omegin	Tbl. 500 mg
	Fluniget ISD/Frosst Pharma	Tbl. 500 mg
Pyrazolinonderivate		
Novaminsulfon 2000 mg	**Novaminsulfon Dragées** Pohl Boskamp	Drg. 250 mg
	Novalgin Hoechst	Tbl. 500 mg
	Novaminsulfon Drobena Petzold	Tbl. 500 mg
	Novaminsulfon Tabletten Pohl Boskamp	Tbl. 500 mg
	Novaminsulfon Ratiopharm Ratiopharm	Tbl. 500 mg
Paracetamol 2000 mg	**Alacetan N** Maiss	Tbl. 500 mg
	Anaflon B Winthrop	Brausetbl. 500 mg
	Anaflon Winthrop	Tbl. 500 mg
	Ben-u-ron Bene-Chemie	Tbl. 500 mg
	Enelfa Dolorgiet	Tbl. 500 mg

Fortsetzung der Tabelle siehe nächste Seite

Fortsetzung Tabelle 3.10 Vorwiegend peripher wirkende Analgetika

Wirksubstanzen mittlere Tagesdosis	Handelsname, Hersteller	Handelsform
Paracetamol 2000 mg	**Momentum Kapseln** Much	Kps. 500 mg
	Momentum Tabletten Much	Tbl. 500 mg
	Tylenol Kapseln Hahn-Pharma	Kps. 500 mg
	Tylenol Tabletten Hahn-Pharma	Tbl. 500 mg
	Paracetamol Ratiopharm Ratiopharm	Tbl. 500 mg
Floctafenin 800 mg	**Idarac** Albert-Roussel	Tbl. 200 mg
Glafenin 800 mg	**Glifanan** Albert-Roussel	Tbl. 200 mg Tbl. 200 mg
2. Sirup, Tropfen		
Novaminsulfon 2000 mg	**Novalgin-Sirup** Hoechst	100 ml mit 5000 mg
	Novalgin-Tropfen Hoechst	20 ml mit 10.000 mg 50 ml mit 25.000 mg 250 ml mit 125.000 mg
Paracetamol 2000 mg	**Ben-u-ron Saft** Bene-Chemie	100 ml mit 4000 mg
	Enelfa-Saft Dolorgiet	100 ml mit 2000 mg
	Kinder-Finiweh Sirup Dentinox	100 ml mit 2400 mg
	Kinder-Tylenol Hahn-Pharma	15 ml mit 1500 mg (1 ml = 20 Tr. = 100 mg)

Fortsetzung der Tabelle siehe nächste Seite

Fortsetzung Tabelle 3.10 Vorwiegend peripher wirkende Analgetika

Wirksubstanzen mittlere Tagesdosis	Handelsname, Hersteller	Handelsform
3. Suppositorien		
Carbasalat-Ca	**Iromin** Omegin	Supp. 1000 mg
Novaminsulfon (Metamizol)	**Novalgin 1,0** Hoechst	Supp. 1000 mg
	Novaminsulfon Ratiopharm Ratiopharm	Supp. 1000 mg
Paracetamol	**Ben-u-ron** Bene-Chemie	Supp. 1000 mg
	Paracetamol Selz Pharma Selz	Supp. 1000 mg
4. Parenterale Zubereitungen		
Azetylsalizylsäure	**Aspisol** Bayer	Amp. 500 mg
	Dolo Neurobion N Cascan	Amp. 500 mg
Novaminsulfon (Metamizol)	**Neurofortamin** Asche	Amp. 1000 mg
	Novalgin Hoechst	Amp. 1000 mg
	Novaminsulfon Drobena Petzold	Amp. 1000 mg
	Novaminsulfon 2 Ratiopharm	Amp. 1000 mg
	Novalgin Hoechst	Amp. 2500 mg
	Novaminsulfon Drobena Petzold	Amp. 2500 mg
	Novaminsulfon 5 Ratiopharm	Amp. 2500 mg

Tabelle 3.11 Opiate und vorwiegend zentral wirkende Analgetika (Auswahl), die in der Rheumatherapie nur in besonderen Ausnahmefällen indiziert sind

Wirksubstanzen **Tageshöchstmenge**[1)] Einzeldosis	Handelsname Hersteller	Handelsform
1. Opiatanalgetika (dem BTM-Gesetz unterstellt, Verschreibung nur auf dem amtlichen dreiteiligen Betäubungsmittelformblatt)		
Opiumgesamtalkaloide		
Papaveretum **400 mg** 20 mg	**Pantopon** Roche	Amp. 20,0 mg
Morphinderivate		
Morphin **200 mg** 10–20 mg	**Morphinum Hydrochloricum** Merck	Amp. 10,0 mg
	Morphinum Hydrochloricum Thilo	Amp. 20,0 mg
Morphinsulfatpentahydrat **200 mg** 30 mg	**MST 30** Mundipharma	Ret. Tbl. 30 mg
Hydromorphon **30 mg** 1–2 mg	**Dilaudid** Knoll	Amp. 2,0 mg Supp. 2,5 mg Tbl. 2,5 mg
Oxycodon **200 mg** 5–10 mg	**Eukodal** Merck	Amp. 10,0 mg / 20,0 mg Tbl. 5,0 mg
Methadon-Gruppe		
Levomethadon **60 mg** 2,5–5 mg	**L-Polamidon** Hoechst	Amp. 2,5 mg / 5,0 mg Inj. Fl. 10 ml 2,5 mg/ml 10 ml Tropf. 2,5 mg/0,5 ml
Dextromoramid **100 mg** 3,5–6,9 mg	**Jetrium** HEK	Tbl. 6,9 mg

1) Tageshöchstmenge für einen Patienten kann im begründeten Einzelfall bis zum Vierfachen erhöht und mit dem Zusatz „Menge ärztlich begründet" verschrieben werden

Fortsetzung der Tabelle siehe nächste Seite

Fortsetzung Tabelle 3.11 Opiate und vorwiegend zentral wirkende Analgetika (Auswahl), die in der Rheumatherapie nur in besonderen Ausnahmefällen indiziert sind

Wirksubstanzen **Tageshöchstmenge**[1)] Einzeldosis	Handelsname Hersteller	Handelsform
Pethidin-Gruppe		
Pethidin **1000 mg** 50–100 mg	**Dolantin** Hoechst	Amp. 100 mg 10 ml Tropf. 25 mg/0,5 ml Supp. 100 mg
Ketobemidon **100 mg** 5–10 mg	**Cliradon** Ciba	Amp. 7,5 mg Tbl. 5,0 mg 10 ml Tropf. 5,0 mg/0,5 ml Supp. 10 mg
Benzomorphane		
Pentazocin **200 mg** 25–50 mg	**Fortral** Winthrop	Amp. 30,0 mg Tbl. 25 mg Kps. 50 mg Supp. 50 mg
Thebain-Gruppe		
Buprenorphin **16 mg** 0,2–0,6 mg	**Temgesic** Boehringer Mannheim	Amp. 0,3 mg Tbl. 0,2 mg
Sonstige		
Piritramid **220 mg** 15–30 mg	**Dipidolor** Janssen Düsseldorf	Amp. 22 mg
Tilidin **1050 mg** 50–100 mg	**Gödecke Tilidin** Gödecke	Amp. 100 mg

1) Tageshöchstmenge für einen Patienten kann im begründeten Einzelfall bis zum Vierfachen erhöht und mit dem Zusatz „Menge ärztlich begründet" verschrieben werden

Fortsetzung der Tabelle siehe nächste Seite

Fortsetzung Tabelle 3.11 Opiate und vorwiegend zentral wirkende Analgetika (Auswahl), die in der Rheumatherapie nur in besonderen Ausnahmefällen indiziert sind

Wirksubstanzen **Tageshöchstmenge**[1)] Einzeldosis	Handelsname Hersteller	Handelsform
2. Opiatersatzstoffe (normal rezeptierbar)		
Methadon-Gruppe		
Dextropropoxyphen 150 mg	**Develin Ret** Gödecke	10 Kps. 150 mg
Zyclohexanole, Zyclohexene		
Tramadol-HCl 50–100 mg	**Tramal** Grünenthal	Amp. 50 mg / 100 mg Kps. 50 mg Supp. 100 mg 10 ml Tr. 50 mg/0,5 ml (0,5 ml = 20 Tr. = 50 mg)
Tilidin-HCl 50 mg + Naloxon-HCl 4 mg 50–100 mg	**Valoron N** Gödecke	Kps. 50 mg 10 ml Tr. (0,72 ml = 20 Tr. = 50 mg)
Benzocazocine		
Nefopam 30–90 mg	**Ajan** Kettelhack Riker	Amp. 20 mg Tbl. 30 mg Supp. 60 mg Kd. Supp 30 mg
	Ajan mite Kettelhack Riker	Supp. 30 mg

Kontrolle und Überwachung Nur selten werden in der Rheumatherapie Analgetika über einen längeren Zeitraum eingesetzt werden. Daher sind Kontrollen und Überwachung von untergeordneter Bedeutung. Dennoch sollte sorgfältig auf das Auftreten substanzbedingter unerwünschter Wirkungen geachtet und entsprechende Untersuchungen zur Kontrolle durchgeführt werden. Besonders zu überwachen ist die Nierenfunktion! Ein besonderes Augenmerk sollte auf die Interaktion mit parallel verabreichten Arzneimitteln gerichtet werden.

Folgende Laborparameter sollten bei länger dauernder Anwendung überwacht werden:

- Blutbild
- Urinstatus (Eiweiß, Zellen)
- Leberwerte

Unerwünschte Wirkungen und Abbruch der Therapie Die Palette unerwünschter Wirkungen ist bei den Analgetika sehr breit. Den größten Raum nehmen wiederum wie bei den nichtsteroidalen Antirheumatika die Befindensstörungen ein. Da alle diese analgetischen Substanzen am zentralen Nervensystem angreifen, sind unerwünschte Wirkungen von seiten des ZNS in Form von Übelkeit, Schwindel, Benommenheit und anderen zentralnervösen Reaktionen nicht selten. Hierauf sind die Patienten hinzuweisen (z. B. Beeinträchtigung des Reaktionsvermögens). Hinzu kommen unerwünschte Wirkungen an inneren Organen, vor allem an der Niere, die über den Metabolismus und die Ausscheidung der jeweiligen Substanz erklärbar sind. Über die substanzbedingten unerwünschten Wirkungen geben nachfolgende Tabellen Auskunft. Dort sind auch die Interaktionen mit anderen Arzneimitteln im Detail aufgeführt (Tabellen 3.12, 3.13).

Therapieerfolg und Beurteilung Bei Analgetika ist der Therapieerfolg einfach zu messen. Er besteht in der deutlichen Schmerzminderung oder Schmerzfreiheit des behandelten Patienten.

Tabelle 3.12 Kontraindikationen für Analgetika

Internationale Freinamen	Kontraindikationen
Azetylsalizylsäure	Ulcus ventriculi und duodeni Asthma bronchiale
Anilinderivate	Schwere Anämie, Nierenfunktionsstörungen, schwere Lebererkrankungen
Pyrazolderivate	Störungen der Hämatopoese, Nierenfunktionsstörungen

Tabelle 3.13 Mögliche medikamentenspezifische Nebenwirkungen und Interaktionen der Analgetika

Internationaler Freiname	Mögliche unerwünschte Wirkungen	Interaktionen
a) Zentral wirksame, morphinähnliche Analgetika		
Nefopam	Übelkeit Schwindel Mundtrockenheit Erbrechen Einschlafstörungen	Bei Kombinatin mit Paracetamol Lebertoxizität
Pentazocin	Blutdruckschwankungen Kopfschmerz Schwindel Halluzination Lokale Gewebsreaktion	MAO-Hemmer (Wirkungsverstärkung)
Buprenorphin	Schwindel Schweißausbruch Minderung des Reaktionsvermögens	Zentraldämpfende Pharmaka und Alkohol
Tramadol-HCl	Schwitzen Schwindel Übelkeit Erbrechen Benommenheit Minderung des Reaktionsvermögens	MAO-Hemmer Alkohol Zentraldämpfende Pharmaka
Naloxon-HCl	Reaktionsvermögen vermindert Schwindel	Zentraldämpfende Pharmaka Alkohol
b) Nichtmorphinähnliche, antipyretisch wirkende Analgetika		
Azetylsalizylsäure	Magenblutung Magen-, Darmulzera Asthmaanfall Verzögerung der Blutgerinnung	Cumanrinwirkung verstärkt Urikosurika Wirkungsminderung Sulfonylharnstoff Hypoglykämiegefahr
Paracetamol	Nierenfunktionsstörungen Leberschädigung (Leberzellnekrosen)	Nefopam erhöht Lebertoxizität
Metamizol	Allergie Knochenmarkschädigung Schock Hypotonie	

3.1.3 Myotonolytika

Definition und Wirkprinzip Als Myotonolytika werden Substanzen bezeichnet, die den Tonus der Muskulatur herabsetzen, indem die tonussteigernden, psychomuskulären Einwirkungen des limbischen Systems und der Formatio reticularis gedämpft werden. Es handelt sich in der Regel um zentral wirkende Pharmaka mit entsprechenden generalisierten Wirkungen nicht nur auf die Skelettmuskulatur, sondern auch auf andere Funktionen des limbischen Systems. Daher muß neben der Änderung des Muskeltonus stets auch mit einer Beeinträchtigung des Reaktionsvermögens gerechnet werden.

Indikationen Die Indikation zur Therapie mit Myotonolytika ist ausgesprochen eng zu stellen, insbesondere wegen der unerwünschten zentralnervösen Wirkungen.

Vor Behandlungsbeginn mit Myotonolytika ist immer nach primären, meist statischen oder degenerativen Veränderungen im Bereich des Skeletts der Wirbelsäule oder des peripheren Gelenks zu fahnden und eine kausale Therapie des erhöhten Muskeltonus anzustreben.

Es empfiehlt sich auch eine Analyse des Arbeitsplatzes und der Freizeitgewohnheiten. Eine Exploration der psychischen Situation kann wichtig sein, weil die Muskulatur Erfolgsorgan psychopathologischer Situationen ist und der Tonus der Muskulatur von psychischen Spannungszuständen beeinflußt wird. Dies alles führt dazu, daß eine Indikation für Muskelrelaxanzien in der Rheumatherapie erst dann zu stellen ist, wenn andere in die Pathogenese des rheumatischen Krankheitsprozesses kausal eingreifende Maßnahmen keinen ausreichenden Erfolg gezeigt haben.

Eine primäre Indikation zum einmaligen oder kurzfristigen Einsatz von Myotonolytika ist nur gegeben bei schwersten Schmerzen und Muskelverspannungen im Rahmen eines akuten Diskusprolapses oder funktioneller Störungen der Bewegungssegmente der Wirbelsäule.

Grundsätzlich ist die Indikation für den Einsatz von Muskelrelaxanzien nur adjuvant zu Ruhe, physikalischen Maßnahmen und möglichst kausaler Therapie zu sehen.

Lokalisierte Myosen und Tenodmyosen sowie Insertionstendopathien und Ligamentosen sind primär keine Indikation zum Einsatz von systemisch wirksamen Myotonolytika.

Kontraindikationen Für die Muskelrelaxanzien gibt es zahlreiche Kontraindikationen:

- Überempfindlichkeit gegen die jeweilige Substanz
- Akute Alkohol-, Analgetika-, Schlafmittel- und Tranquilizerintoxikationen
- Myasthenia gravis
- Schwangerschaft und Stillzeit

Einzelne Substanzen sind außerdem kontraindiziert bei:

- Engwinkelglaukom
- Mechanischen Stenosen im Magen-Darm-Bereich
- Tachyarrhythmie

Wichtiger als die Kontraindikationen sind jedoch **die falschen Indikationen:**

- Myose/Tendomyose (lokalisiert)
- Insertionstendopathie
- Ligamentose
- Periarthropathie

Grundsätzlich kontraindiziert bei Skelettmuskelaffektionen rheumatischer Krankheiten sind die Substanzen:

- Baclofen
- Dantrolen

Methoden Für die adjuvante muskelrelaxierende Therapie stehen zahlreiche Substanzen zur Verfügung bis hin zu Neuroleptika und Tranquilizern. Nachfolgend sind nur die für den Einsatz in der Rheumatologie unter gegebener Indikation empfehlenswerten Myotonolytika aufgeführt (Tabelle 3.14).

Applikation und Dosierung Myotonolytika werden in der Regel oral oder rektal verabreicht und einschleichend dosiert, um die zentralnervösen Wirkungen möglichst gering zu halten. Nur in ganz akuten Fällen schwerster Muskelverspannungen und dadurch bedingter Schmerzsteigerung ist eine parenterale Applikation erforderlich.

Man sollte Myotonolytika nicht wahllos und mehrfach wechselnd verordnen. Vielmehr empfiehlt es sich, mit ein oder 2 Substanzen ausreichend Erfahrung zu sammeln, um Indikation und Dosierung gut im Griff zu haben.

Kontrolle und Überwachung Der Patient ist grundsätzlich bei der Verordnung von Myotonolytika auf die zentrale Wirkung dieser Präparate hinzuweisen, die mit einer Einschränkung des Reaktionsvermögens einhergeht.

Tabelle 3.14 Myotonolytika

Wirksubstanz	Handelspräparat	Max. Tages-dosis	Dosierung
Carisoprodol	**Sanoma** Heilit	2,1 g	3mal 350 mg
Chlormezanon	**Muskel Trancopal**	1,2 g	2–3mal 200 mg
+ Paracetamol	**Muskel Trancopal comp.**		1–2 Tbl. / 1 Supp.
+ Kodeinphosphat	**Muskel Trancopal cum codeino** Winthrop		1 Supp.
Fenyramidol	**Cabral** Kali-Chemie	2,4 g	3mal 400 mg
Mephenesin	**Rhex „Hobein"** Hobein		4mal 0,25–0,75 mg
Methocarbamol	**Traumacut** Brenner		Initial 4mal 2 Tbl. dann 3mal 2 Tbl. - 10 ml i. v. langsam (3 ml/min) - 5 ml i. m.
+ Azetylsalizylsäure	**Robaxisal** Brenner		Initial 4mal 2 Tbl. dann 3mal 2 Tbl.
Orphenadrin	**Orphenadrin-ratiopharm** ratiop	250 mg	Einschleichend 1–10 Drg.
	Norflex Kettelhack-Riker		- 2 ml langsam (3–5 min) i. v. oder tief intraglutäal - 2mal 1 Tbl./1–3mal 1 Supp.
+ Metamizol	**Norgesic** Amp.	150 mg	1 Amp. i.m.
+ Propyphenazon	**Norgesic** Drg./Supp.		2–3mal 1 Drg./1–3mal 1 Supp.
+ Koffein	Kettelhack-Riker		
Phenprobamat	**Gamaquil** Siegfried	2,4 g	3mal 400 mg
Pyrindinolmesilat	**Lyseen-Hommel** Hommel		Einschleichend 3mal 1/2 bis 3mal 2–4 mg - 2–3 Amp. (2,2 mg) i. m.
Tetrazepam	**Musaril** Midy	400 mg	Einschleichend 1/2–1 Tbl. (50 mg) täglich steigernd um 1/2 Tbl.
Diazepam	**Valium** Roche **Diazepam-ratiopharm** **Diazepam Stada** **Diazepam Woelm** **Duradiazepam**		5–15 mg Tbl./Supp., einschleichend steigern oder 10 mg langsam i. v.
	Diazepam Desitin rectal tube		1 Klysma (10 mg)

Kombinationspräparate mit Steroiden sind abzulehnen,
Kombinationen mit nichtsteroidalen Antirheumatika sind kritisch abzuwägen!

Zur Überwachung der Therapie ist eine Befragung des Patienten auf unerwünschte Wirkungen in der Regel ausreichend. Besonders zu fragen ist nach:

- Tachykardie
- Orthostatischer Hypotonie
- Synkopen
- Allergischen Reaktionen
- Fieber
- Blasen-Darm-Entleerungsstörungen
- Sehstörungen
- Psychischen Veränderungen

Folgende Laborparameter sollten ggf. bei der Therapie mit Myotonolytika überprüft werden:

- Blutbild
- GOT
- GPT
- γ-GT
- Serumelektrolyte

Unerwünschte Wirkungen und Abbruch der Therapie Aufgrund des zentralnervösen pharmakologischen Angriffspunkts der Myotonolytika stehen zentralnervöse Nebenwirkungen im Vordergrund unerwünschter Wirkungen:

- Einschränkung des Reaktionsvermögens
- Benommenheit, Sedierung
- Kopfschmerzen
- Agitiertheit
- Schlaflosigkeit
- Depressive Reaktionen
- Übelkeit/Erbrechen
- Tachykardie
- Orthostatische Hypotonie
- Synkopen
- Mundtrockenheit
- Miktions- und Defäkationsbeschwerden
- Allergische Reaktionen
- Störungen der Blutbildung
- Agranoluzytose
- Cholestatischer Ikterus

Grundsätzliche Wechselwirkungen bestehen mit:

- Alkohol
- ZNS-dämpfenden Stoffen
- Hypnotika
- Sedativa
- Antidepressiva

Ein Abbruch der Therapie ist beim Auftreten schwerer unerwünschter Wirkungen immer angezeigt. Auch das Ausbleiben der erwünschten myotonolytischen Wirkung ist ein Grund zum Abbruch der Therapie. **Bei Langzeittherapie mit Myotonolytika ist keine Wirkungssteigerung zu erwarten!**

Therapieerfolg und Beurteilung Eine ausreichende Myotonolyse sowie ein Nachlassen oder ein Verschwinden der durch den gesteigerten Muskeltonus hervorgerufenen oder verstärkten Schmerzen ist das sicherste Zeichen des Therapieerfolgs. Man sollte sich jedoch vor Augen halten, daß Myotonolytika keine kausale Therapie darstellen und somit Rezidive häufig sind, wenn es nicht gelingt, mit anderen physikalischen und mechanischen Maßnahmen oder einer möglichst kausalen Therapie den krankheitsauslösenden Zustand zu beseitigen. Die Beurteilung des Therapieerfolgs beruht einerseits auf den subjektiven Angaben des Patienten, andererseits auf der palpatorischen Exploration des Muskeltonus sowie der Besserung des vorher durch muskuläre Verspannung eingeschränkten Bewegungsumfangs.

3.1.4 Psychopharmaka

Definition und Wirkprinzip Unter dem Sammelbegriff Psychopharmaka werden alle Arzneimittel zusammengefaßt, die eine unmittelbare und primäre Wirkung auf die psychische Situation des Patienten besitzen. Der Angriffspunkt ist grundsätzlich das zentrale Nervensystem. Entsprechend ihrer Wirkung unterscheidet man Neuroleptika, Antidepressiva und Tranquilizer. Das biochemische Wirkprinzip der einzelnen Substanzen ist weitgehend unbekannt, weil nur wenig Kenntnisse über die polysynaptischen Verschaltungen der Schmerzbahnen im Thalamus mit unspezifischen Kerngebieten im Hypothalamus und im limbischen System vorliegen. Sicher ist nur, daß dort die Schmerzperzeption ihre emotional-affektive Komponente erfährt.

Indikation Bei zahlreichen Krankheitsbildern des rheumatischen Formenkreises kann der Einsatz von Psychopharmaka bisweilen sinnvoll sein. Dies gilt insbesondere für psychosomatische Störungen und depressive Verstimmungen mit sekundärer Organmanifestation im Bereich des Bewegungssystems, z. B. bei weichteilrheumatischen Affektionen. **Je unbestimmter, häufiger und länger der vom Patienten geklagte Schmerz auftritt, desto eher kann er Symptom einer schmerzhaften Persönlichkeitsproblematik sein.** Dies gilt zumindest dann, wenn dem Schmerz auch bei subtiler klinischer Untersuchung kein erklärender objektivierbarer Befund entspricht. Ein lange dauernder, nicht progredienter Krankheitsverlauf, über dessen Ursache keine klaren Vorstellungen vorhanden sind, deutet ebenfalls auf hintergründige emotionale Störungen hin. In solchen Fällen findet sich auch meist ein umfangreicher „Ärztekonsum". Am deutlichsten treten derartige Zustände in diffusen, weichteilrheumatischen Syndromen zutage.

Aber auch ein manifester organischer Befund schließt eine teilweise emotionale Genese des Schmerzzustands nicht aus. Außerdem kann es bei nachweisbarem krankhaftem Organbefund, z. B. Gelenkmanifestation einer chronischen Polyarthritis, möglicherweise aufgrund einer entsprechenden prämorbiden Persönlichkeitsstruktur zu einer offenkundig unzureichenden Schmerzadaptation kommen. Durch die Gabe von Psychopharmaka gelingt es in diesen Fällen häufig, eine gewisse Distanzierung des Patienten von seinen Schmerzen zu erzielen, die eine Dosisminderung der analgetischen und antiphlogistischen Medikamente ermöglicht.

Grundsätzlich sollte der Einsatz von Psychopharmaka gut überlegt werden. Eine Indikation für Psychopharmaka ist immer sehr streng zu stellen. Dies gilt nicht so sehr wegen der möglichen unerwünschten Wirkungen, sondern wegen der möglichen Verschleierung der Symptomatik und Verzögerung einer kausal orientierten Therapie. Allerdings besteht bei allen Patienten, bei denen der Schmerz Ausdruck eines depressiven Zustands ist, eine absolute Indikation für eine entsprechende antidepressive Therapie.

Immer sollte der Psychopharmakotherapie eine Evaluation des psychischen Hintergrunds der Krankheit vorausgehen. Dies geschieht am besten im Rahmen einer psychiatrischen Konsiliaruntersuchung. Je nach Bedeutung eines Symptoms als Angst-, Erregungs- oder Depressionsäquivalent sollten dann Tranquilizer, Neuroleptika oder Antidepressiva zum Einsatz kommen. Bei vielen weichteilrheumatischen Affektionen ist auch eine Kombination von Antidepressiva mit Neuroleptika indiziert, um die depressive Komponente und das Schmerzerleben günstig zu beeinflussen (Tabelle 3.15).

Kontraindikationen Bei schweren psychischen Krankheitsbildern bestehen kaum absolute Kontraindikationen für den Einsatz von Psychopharmaka. Werden diese Medikamente jedoch als additive „Antirheumatika" eingesetzt, sollten sie beim Vorliegen von Risikofaktoren generell vermieden werden.

Tabelle 3.15 Differentialindikaton der Psychopharmaka

Indikation	Geeignetes Pharmakon
Gehemmte, apathische Verstimmung	Bipolare Antidepressiva
Agitierte, unruhige Verstimmung	Antidepressiva mit eher dämpfender Komponente
Ängstliche Verstimmung	Antidepressivum mit dämpfender Komponente, zusätzlich Tranquilizer (z. B. Kombinationspräparat **Limbatril**)
Vermehrte, emotionale Erregbarkeit	Tranquilizer oder niedrig dosierte Neuroleptika
Schlafstörung	Neuroleptika (Einschlafstörung) Tranquilizer (Durchschlafstörung)
Verspannung durch Angst	Tranquilizer oder Neuroloeptika

Es bestehen folgende Kontraindikationen:

Antidepressiva
- Glaukom
- Prostatahypertrophie
- Koronare Herzkrankheit
- Schwere Formen von Leber- und Niereninsuffizienz
- Medikamentös schwer einstellbare Anfallsleiden
- Leichte hirnorganische Psychosyndrome

Neuroleptika
- Schwere Leber- und Nierenkrankheiten
- Thromboseneigung
- Medikamentös schwer einstellbare Anfallsleiden
- Leichte hirnorganische Psychosyndrome

Tranquilizer
- Myasthenia gravis
- Zerebelläre oder spinale Ataxie
- Suchtgefahr

Methoden Für die Psychopharmakotherapie rheumatischer Krankheiten stehen der Indikation entsprechend viele Präparate zur Verfügung, die sich in 3 große Gruppen einteilen lassen (Tabellen 3.16–3.18):

- Neuroleptika
- Antidepressiva
- Tranquilizer

Tabelle 3.16 Neuroleptika (Auswahl): Präparate, Dosierung, Wirkung

Internationaler Freiname	Handels-präparat	Dosierung [mg] Gering	Mittel	Hoch	Wirkung Schlaf-anbahnend	Anti-psychotisch
Promacin	**Protactyl**	50	300	500		
Lävomepromazin	**Neurocil**	25	100	200		
Trifluopromazin	**Psyquil**	20	100	200		
Promethazin	**Atosil**	20	150	400		
Chlorprothixen	**Taractan** **Truxal**	15	50	150		
Chlorpromazin	**Megaphen**	50	100	200		
Prothipendyl	**Dominal**	40	120	400		
Haloperidol	**Haldol**	1	3	6		
Trifluoperazin	**Jatroneural**	2	4	6		
Fluphenazin	**Dapotum** **Lyogen** **Omca**	1	2	6		
Periciazin	**Aolept**	10	30	100		
Sulpirid	**Dogmatil**	200	500	800		
Pimozide	**Orap**	4	8	12		

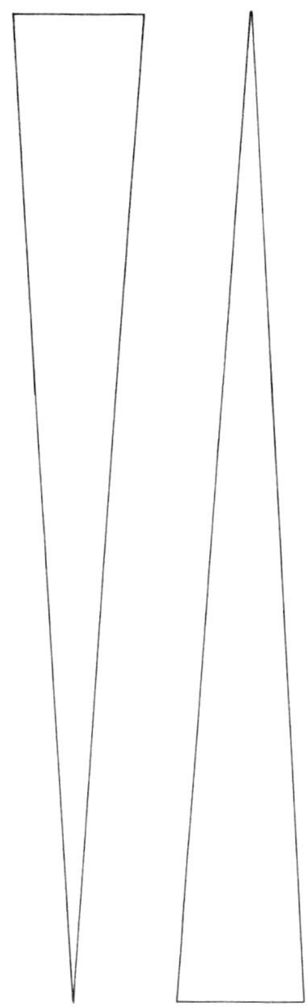

Tabelle 3.17 Antidepressiva (Auswahl): Präparate, Dosierung, Wirkung

Internationaler Freiname	Handelspräparat	Dosierung [mg] Gering	Mittel	Hoch	Stark antriebssteigernd	Stark antidepressiv	Stark thymoleptisch, anxiolytisch
Amitriptylin	**Laroxyl**	20	60	100			×
Clomipramin	**Anafranil**	25	50	100		×	
Dibenzepin	**Noveril**	80	240	480		×	
Desipramin	**Pertofran**	25	50	100	×		
Doxepin	**Aponal**	10	60	100			×
Imipramin	**Tofranil**	50	100	200		×	
Maprotilin	**Ludiomil**	30	75	150		×	×
Mianserin	**Tolvin**	20	60	100		×	
Nomifensin	**Alival**	50	100	200		×	
Nortriptylin	**Nortrilen**	20	75	200		×	
Tranylcypromin	**Parnate**	5	10	15	×		

Tabelle 3.18 Tranquilizer (Auswahl): Präparate, Dosierung, Wirkung

Internationaler Freiname	Handels-präparat	Dosierung [mg] Gering	Mittel	Hoch	Wirkung Entspannend	Sedierend
Medazepam	**Nobrium**	10	20	30		
Chlordiazepoxid	**Librium**	10	30	50		
Clobazam	**Frisium**	10	30	50		
Bromazepam	**Lexotanil**	3	10	18		
Opipramol	**Insidon**	50	100	150		
Dikalium-Chlorazepat	**Tacitin**	10	20	40		
Diazepam	**Valium**	5	10	50		
Nitrazepam	**Mogadan**	5	7,5	10		
Flurazepam	**Dalmadorm**	15	30	30		

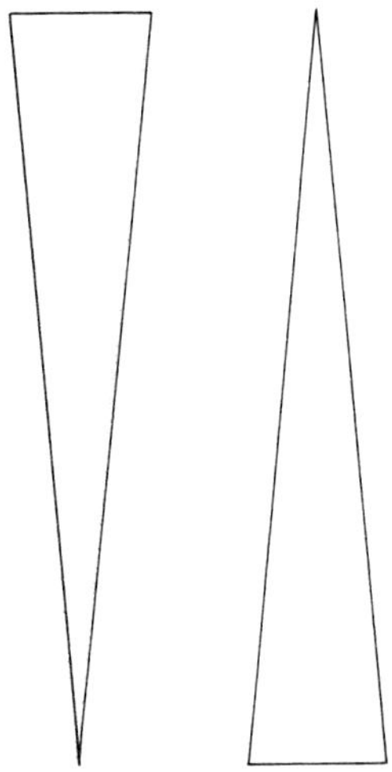

Vor allem bei weichteilrheumatischen Syndromen deckt häufig erst der Erfolg oder Mißerfolg einer Psychopharmakotherapie den eigentlichen Sachverhalt auf. Spezielle Laboruntersuchungen zur Überwachung der Therapie mit Psychopharmaka sind in der Regel überflüssig, weil die begleitende antirheumatische Therapie ohnehin zur regelmäßigen Kontrolle wichtiger Laborparameter zwingt.

Dosierung In der Rheumatologie werden Psychopharmaka in der Regel peroral appliziert. Nur in seltenen Fällen ist eine intravenöse oder intramuskuläre Injektion erforderlich.

Die Dosierung der Psychopharmaka erfolgt grundsätzlich einschleichend. Der erhoffte Therapieerfolg sollte sich in der Regel schon bei mittlerer Dosierung einstellen. Bei Wirkungseintritt ist zu versuchen, die Dosis wieder langsam zu reduzieren, bis eine für den Patienten und sein Krankheitsbild optimal niedrige Dosierung erreicht wird. Psychopharmaka sollten nach Möglichkeit niemals abrupt abgesetzt werden.

Als Richtlinie für die tageszeitliche Applikation kann gelten, daß alle agitierend wirksamen Pharmaka zunächst nur am Morgen, eher sedierend wirkende Psychopharmaka vorwiegend am Abend verabreicht werden sollen. Erst später, wenn dies keinen ausreichenden Erfolg bringt, sollte eine zusätzliche Dosis zu anderen Tageszeiten gegeben werden.

Kontrolle und Überwachung Die Beobachtung des Verhaltens des Patienten und die kritische Bewertung seiner Angaben zum Befinden ist bei der Therapie mit Psychopharmaka besonders wichtig. Dies gilt weniger, um unerwünschte Wirkungen rechtzeitig zu entdecken, als vielmehr um die Wirkung der Psychopharmaka auf den rheumatischen Krankheitsprozeß überwachen zu können.

Unerwünschte Wirkungen und Abbruch der Therapie Bei subjektiv als störend empfundenen Symptomen bei erkennbarer erwünschter Therapiewirkung kann zunächst eine Dosisreduzierung des gewählten Präparats versucht werden. Gegebenenfalls kann auch eine zusätzliche symptomatische Therapie zur Behandlung der unerwünschten Wirkungen erfolgen. Tritt keine Besserung ein, muß das Präparat abgesetzt werden (Tabelle 3.19).

Therapieerfolg und Beurteilung Ein Erfolg der Therapie mit Psychopharmaka ist nahezu ausschließlich an den Äußerungen und im Verhalten des Patienten erkennbar. Meist nimmt die Klage über den Schmerz deutlich ab. Das Verlangen nach zusätzlicher antirheumatischer Medikation wird geringer. Der Patient wird adaptionsfähiger, d. h. auch zugänglicher für begleitende Therapiemaßnahmen wie physikalische Therapie und Ergotherapie. Primär somatisch begründete Krankheiten werden durch die Therapie mit Psychopharmaka nicht unmittelbar beeinflußt.

Ein Therapieerfolg besteht hier bereits in der geschilderten besseren Akzeptanz der Krankheitssituation und damit in einer aktiveren Mitarbeit an den therapeutisch am Ort des Krankheitsgeschehens angreifenden Maßnahmen.

Nur bei primär psychisch bedingten Krankheiten des Bewegungssystems ist mit einem unmittelbaren therapeutischen Erfolg der Psychopharmakotherapie zu rechnen, der sich dann in einer völligen Aufhebung der rheumatischen Symptome nachweisen und beurteilen läßt.

Tabelle 3.19 Unerwünsche Wirkungen der Neuroleptika (N), der Antidepressiva (A) und der Tranquilizer (T)

Dosisreduktion oder symptomatische Therapie ausreichend	
Parkinson-Syndrom	N
Paroxysmale dyskinetische Syndrome	N
Hypotone Kreislaufregulationsstörung	N, A, T
Akkomodationsstörung	N, A
Miktionsstörung	N, A
Obstipation	N, A
Mundtrockenheit	N, A
Galaktorrhöe	N
Gynäkomastie	N
Potenzstörung	N, A
Gewichtszunahme	N, A
Schläfrigkeit	N, A, T
Psychomotorische Verlangsamung	N, A, T
Abbruch der Therapie bei	
Knochenmarksdepression	N, A, T
Thrombosen	N
Intrahepatischer Cholestase	N
Exogenen Psychosyndromen	N, A

3.2 Kortisonoide und ACTH

Definition und Wirkprinzip In der Form des Hydrokortisons sind Glukokortikoide Teil einer großen Zahl von lebenswichtigen Hormonen, die einer endogenen Tagesrhythmik folgend unter dem Einfluß des adrenokortikotropen Hormons (ACTH) aus dem Hypophysenvorderlappen in der Nebennierenrinde gebildet werden. Der Hypophysenvorderlappen wiederum steht über ein niedermolekulares Releasing-Hormon unter dem regulatorischen Einfluß des Hypothalamus. Der gesamte Regelkreis der Kortikosteroidproduktion unterliegt einem negativen Rückkoppelungsmechanismus, d. h. erhöhte Kortisonspiegel im Blut hemmen die ACTH-Produktion und umgekehrt.

Die biologische Aktivität der Glukokortikoide ist an die Hydroxylgruppe am Kohlenstoffatom 11 des Steroidmoleküls gebunden. Die Umwandlung vom biologisch unwirksamen Kortison in das glukokortikoidwirksame Kortisol erfolgt überwiegend in der Leber. **Reine Kortisonpräparate sind daher bei lokaler Anwendung unwirksam.**

Exogen zugeführte Glukokortikoide haben zahlreiche Wirkungen auf das Immunsystem. Gebunden an ein spezifisches Rezeptorprotein erreichen die Glukokortikoide als Proteinkomplex den Zellkern. Dort modifizieren sie die Transskription der RNA aus DNA-Templates. Dadurch wird die Synthese verschiedener Proteine beeinflußt, was wiederum mannigfaltige Wirkungen auf die Entzündungsvorgänge und das Immunsystem zur Folge hat:

1. Einflüsse auf Leukozytenbewegungen:

- Lymphozyten
  - Verminderung der vorwiegend zirkulierenden T-Lymphozyten
- Monozyten-Makrophagen
  - Verminderung der zirkulierenden Monozyten und Anreicherung von mononukleären Zellen in Entzündungsherden
- Neutrophile
  - Beschleunigte Ausschwemmung reifer neutrophiler Granulozyten aus dem Knochenmark bei gleichzeitiger Blockierung der Anreicherung von neutrophilen Granulozyten im Entzündungsgebiet
- Eosinophile
  - Verminderung der Zahl zirkulierender eosinophiler Granulozyten, wahrscheinlich durch Änderung der Verteilung auf die verschiedenen Kompartimente
  - Verminderung der eosinophilen Wanderung an Reaktionsorte

2. Einflüsse auf die Leukozytenfunktionen:

- Lymphozyten
  - Minderung der Anlockung von Monozyten und Makrophagen
  - Unterdrückung der Lymphozytenproliferation auf antigene Reize
  - Unterdrückung der durch T-Lymphozyten vermittelten Zytotoxizität und der spontanen, natürlichen Zytotoxizität
  - Regulatorische Effekte auf Helfer- und Suppressorlymphozyten
- Monozyten-Makrophagen
  - Wahrscheinlich Blockierung der Fc-Rezeptorenregion und ihrer Bindungsmöglichkeiten
  - Möglicherweise Minderung der Monozytenchemotaxis
- Neutrophile
  - Verstärkung der antikörperabhängigen, zellvermittelten Zytotoxizität
  - Möglicherweise Minderung der Freisetzung lysosomaler Enzyme, jedoch in pharmakologischen Konzentrationen kein nennenswerter stabilisierender Einfluß auf die Lysosomenmembranen

3. Einflüsse auf humorale Faktoren:

- Geringe Minderung der Immunglobulinspiegel ohne Einfluß auf die spezifische Antikörperbildung
- Verminderte retikuloendotheliale Clearance von antikörperbeladenen Zellen
- Verminderte Prostaglandinsynthese
- Inhibition der Plasminogenaktivatorfreisetzung
- Potenzierung der Katecholaminwirkung
- Möglicherweise antagonistische Wirkung auf die histamininduzierte Vasodilatation

Angesichts dieser Fülle gesicherter oder als sicher zu vermutender Einflüsse der Glukokortikoidtherapie auf das Immunsystem und auf die Entzündungsreaktionen und die sie tragenden Zellformationen ist es verständlich, daß eine Glukokortikoidtherapie nicht als rein symptomatisch angesehen werden kann.

> Die Erfahrung lehrt, daß bis heute keine wirksameren antirheumatischen Substanzen als die Glukokortikoide gefunden wurden. Nur die bei Anwendung des Glukokortikoids unausweichliche, von Dosis und Dauer der Applikation abhängige Häufigkeit und Schwere der Nebenwirkungen verbietet, Glukokortikoide als Antirheumatika erster Wahl zu betrachten.

Indikationen Wegen ihrer schnellen und häufig verblüffend starken Wirkung auf Schmerz und Entzündungsphänomene sind die Glukokortikoide die große Versuchung für Arzt und Patient. Andererseits löst allein der Name Kortison auch bei medizinischen Laien heutzutage häufig eine Aversion aus, die wohl auf der bekannten Häufigkeit und Schwere der unerwünschten Wirkungen beruht und einen rationalen Einsatz dieser Präparate sehr erschwert. Es ist Aufgabe des Arztes, einerseits dem Patienten dort den Verzicht auf Kortikoide akzeptabel zu machen, wo es sinnvoll und notwendig ist - auch auf die Gefahr hin, einmal einen Patienten zu verlieren -, andererseits aber den Patienten dort zur Akzeptanz von Kortikosteroiden zu bewegen, wo die Prognose des Leidens nach heutigem Wissen keine Alternative zur Glukokortikoidtherapie zuläßt.

Eine absolute Indikation für den Einsatz von Glukokortikoiden besteht bei folgenden Krankheiten und Krankheitsstadien:

- Aktiver Systemischer Lupus erythematodes disseminatus
- Panarteriitis nodosa
- Wegener-Granulomatose
- Akute Polymyalgia rheumatica
- Maligne Verlaufsform der chronischen Polyarthritis mit viszeraler Beteiligung (Iritis, Skleritis, Perikarditis, Pleuritis, Vaskulitis)
- Akutes Still-Syndrom
- Akutes Felty-Syndrom
- Akuter Schub einer Myositis oder Dermatomyositis
- Akuter Schub einer Mischkollagenose
- Eosinophile Fasziitis

Bei allen weiteren systemisch-entzündlichen Krankheiten des Bewegungssystems lassen sich keine streng umrissenen Indikationen nennen. Auch bei blanden Verlaufsformen der oben genannten Krankheiten sind Glukokortikoide höchstens relativ indiziert. Dies gilt auch für die sozialen Indikationen:

- Drohende komplette Abhängigkeit von Fremdhilfe
- Verlust der Arbeitsfähigkeit

Bei fehlender primärer Kontraindikation können Glukokortikoide - ganz allgemein - immer dann eingesetzt werden, wenn andere therapeutische Maßnahmen nicht ausreichen oder noch nicht greifen (Tabelle 3.20). Wegen der ohnehin meist zweifelhaften Wirkung ist eine Zurückhaltung bei der Sklerodermie und bei ankylosierender Spondylitis geboten. Dies gilt allerdings nicht bei den relativ seltenen Fällen von Spondylitis ankylosans mit ausgeprägter viszeraler Beteiligung und polyartikulärem Befall.

Bei degenerativen Gelenk- und Wirbelsäulenkrankheiten sowie bei weichteilrheumatischen Affektionen besteht keine Indikation für den systemischen Einsatz von Glukokortikoiden. Ausgenommen von dieser Regel sind allenfalls Glukokortikoidinjektionen bei ausgesuchten Fällen eines sonst nicht beherrschbaren lokalisierten Schmerzsyndroms und gesicherter unzureichender Wirkung anderer Therapiemaßnahmen.

Kontraindikationen Sofern es sich im Verlauf von Kollagenosen um lebensbedrohliche Phasen des Krankheitsbilds handelt, gibt es keine absolute Kontraindikation für den Einsatz von Glukokortikoiden, vor allem wenn andere Therapiemaßnahmen, z. B. Zytostatika oder die Plasmaphorese, nicht zum Ziel führen.

Bei allen anderen Indikationen sind als Kontraindikationen anzusehen:

- Akute Magen-Darm-Blutungen
- Florides Ulcus ventriculi
- Florides Ulcus duodeni
- M. Cushing
- Glaukom
- Frühschwangerschaft
- Aktive Tuberkulose und andere floride Infektionskrankheiten
- Hochgradige Osteoporose
- Schwere Leberkrankheiten
- Akute Psychosen und zerebrale Krampfanfälle
- Dekompensierte Herzinsuffizienz
- Manifester Diabetes mellitus
- Schwere Hypertonie

Auch diese Kontraindikationen können sich in Abwägung des Krankheitszustands relativieren. Stets muß bei den Kontraindikationen eine Risikoabwägung getroffen werden.

Methoden Nachfolgende Tabellen geben eine Übersicht über die internationalen Freinamen, die Namen der Handelspräparate, die Wirkdauer, die Äquivalenzdosen und die charakteristischen Eigenschaften der einzelnen Glukokortikoide (Tabelle 3.20).

Applikation und Dosierung Glukokortikoide werden für die orale, rektale und parenterale Anwendung angeboten. Daneben gibt es für die Rheumatherapie auch spezielle topische Kortikoidpräparationen (z. B. Rheumasit), bei denen die in der Dermatologie eher unerwünschte perkutane Resorption als therapeutisches Prin-

Tabelle 3.20 Glukokortikoide zur oralen und rektalen Anwendung (Auswahl)

Internationaler Freiname	Handeslpräparat	Wirkdauer	Äquivalenzdosis (mg)	Grenzdosis bei Langzeittherapie (mg/Tag)	Charakteristische Eigenschaften
Cortison	**Cortison** Ciba	Kurz	20	40	
Hydrokortison	**Hydrokortison** Hoechst	Kurz	20	30	Starke Na-Retention
Prednison	**Decortin** **Hostacortin** **Prednison Dorsch** **Prednison Ferring** **Rectodelt** **Ultracorten**	Kurz	5	7,5	Kaum Na-Retention, gute Verträglichkeit; geeignet für die tägliche Praxis
Prednisolon	**Deltacortril** **Hostacortin H** **Prednisolon Ferring** **Prednisolon „Lentia"** **Scherisolon** **Ultracorten H**	Kurz	5	7,5	Kaum Na-Retention, gute Verträglichkeit; geeignet für die tägliche Praxis
6-Methylprednisolon	**Medrate** **Urbason**	Kurz	4	6	Gut verträglich, wenig diabetogen
16-Methylenprednisolon	**Decortilen**	Kurz	6	9	Etwas psychisch stimulierend, gut verträglich, wenig diabetogen
Fluocortolon	**Ultralan**	Kurz	5	7,5	Gute Verträglichkeit, wenig diabetogen, kaum psychisch stimulierend
Triamcinolon	**Delphicort** **Volon**	Mittel	4	6	Kaum Na-Retention, gelegentlich stammnahe Muskelatrophie
Paramethason	**Monocortin**	Lang	2	3	Vermehrt katabole Wirkung
Dexamethason	**Auxiloson** **Decadron** **Dexamed** **Dexa-Scheroson** **Fortecortin** **Millicorten**	Lang	0,75	1,5	Starke psychische Stimulierung, Appetitanregung, verstärkte Osteoporosegefahr, starke katabole Wirkung

Fortsetzung der Tabelle siehe nächste Seite

Fortsetzung Tabelle 3.20 Glukokortikoide zur oralen und rektalen Anwendung (Auswahl)

Internationaler Freiname	Handeslpräparat	Wirk-dauer	Äqui-valenz-dosis (mg)	Grenz-dosis bei Langzeit-therapie (mg)	Charakteristische Eigenheiten
Betamethason	**Betnesol** **Celestan**	Lang	0,60	1	Starke psychische Stimulierung, Appetitanregung, verstärkte Osteoporosegefahr, starke katabole Wirkung

zip genutzt wird. Wegen der Unsicherheiten in der Steuerung der perkutanen Resorption und den bei längerer Anwendung nachteiligen Effekten auf die Haut der Applikationsstelle (Atrophie, Striae, Teleangiektasien, Steroidakne) haben topische Kortikoidpräparationen keinen Platz in der Rheumatherapie. Für die systemische Behandlung der primär entzündlich-rheumatischen Krankheiten eignet sich am ehesten die perorale Applikationsform. Im Hinblick auf die Schwere und Häufigkeit zu erwartender Nebenwirkungen ist bei Verabreichung von Glukokortikoiden auf die frühmorgendliche zirkardiane Gabe einer einzigen Tagesdosis zu achten. Dabei muß die Gesamtmenge des verordneten Glukokortikosteroids möglichst vor 7 Uhr morgens eingenommen werden.

Durch eine der natürlichen Ausschüttung von Glukokortikoiden angepaßte zirkadiane Applikation wird die Achse Hypothalamus-Hypophyse-Nebenniere durch die exogene Glukokortikoidzufuhr am wenigsten gestört. Dies gilt zumindest im Hinblick auf die Reaktion der Nebennierenrinde. Bei Verteilung der jeweiligen Tagesmenge an Glukokortikoiden auf mehrere Einzeldosen treten schon nach wenigen Tagen deutliche Zeichen einer beginnenden Nebenniereninsuffizienz auf.

Noch günstiger für die normale Funktion der Nebennierenrinde ist die alternierende Glukokortikoidtherapie. Hierbei werden die Steroide nur an jedem 2. Tag verabreicht, dann allerdings in einer Dosierung, die der doppelten der für den Patienten bei täglicher Gabe erforderlichen Tagesdosis entspricht. Unter dieser alternierenden Applikation kann die Ausbildung eines Cushing-Syndroms bei Langzeittherapie vermieden werden. Allerdings gelingt die Umstellung von der täglichen auf die alternierende Verabreichung bei chronisch-entzündlichen Krankheiten des Bewegungssystems nicht immer. Besondere Schwierigkeiten ergeben sich bei der chronischen Polyarthritis und bei der Polymyalgia rheumatica.

Wegen ihrer dem endogenen Tagesrhythmus der Kortisolbildung entgegengesetzten Einflüsse sind Retardpräparate und injizierbare Glukokortikosteroide für die mehr als einmalige Anwendung ungeeignet.

Die Dosierung der Glukokortikoide richtet sich nach der biologischen Wirksamkeit der einzelnen Präparate, wobei es kurz-, mittel- und langfristig wirksame Substanzen gibt. Der Einzelvergleich der biologischen Wirksamkeit - beispielsweise im ATCH-Suppressionstest - erlaubt empirisch einen Vergleich der chemisch unterschiedlichen Glukokortikoidverbindungen und das Aufstellen sog. Prednisolon-Äquivalenzdosen.

Die biologischen Wirkungen - Suppression der endogenen ACTH-Produktion oder die entzündungshemmende Wirkung - sind nicht auf die Dauer der Nachweisbarkeit der Glukokortikoide im Serum beschränkt. Das erklärt auch, warum trotz relativ kurzer Eliminationshalbwertszeit im Plasma bei allen Glukokortikoiden die zirkardiane und insbesondere auch die alternierende Verabreichung therapeutisch wirksam ist. Grundsätzlich richtet sich die Dosierung des ausgewählten Glukokortikoids nach der Indikation, nach der Diagnose und der Schwere der zu behandelnden Symptome. Darüber darf die vermutliche Dauer der einzuleitenden Glukokortikoidtherapie bei der Dosierung jedoch nicht vergessen werden, weil Schwere und Häufigkeit von Nebenwirkungen untrennbar mit der verabreichten Dosis pro Zeiteinheit gekoppelt sind.

Allgemein wird die Glukokortikoidtherapie mit einer relativ hohen Dosis eingeleitet und dann im 3tägigen Rhythmus schrittweise soweit reduziert, bis das erstrebte therapeutische Ziel gerade eben noch gehalten werden kann. Alternativ kann eine dreitägige iv-Stoßtherapie mit 1 g Methylprednisolon in 500 ml Kurzinfusion über 30 min durchgeführt werden.

Besteht eine Notwendigkeit zur Dauertherapie mit Kortikosteroiden, sollte bei zirkardianer Verabreichung eine Dosis von 7,5 mg Prednison-Äquivalent/Tag nicht überschritten werden. Mit dieser Dosierung bewegt sich das Risiko unerwünschter Wirkungen in einem tolerierbaren Rahmen (Cushing-Schwellendosis).

Kinder brauchen allerdings erfahrungsgemäß eine höhere Dosierung von ca. 0,2–0,3 mg/kg Körpergewicht.

Während der Kortikosteroidtherapie sollte stets eine suffiziente Magenschutztherapie durchgeführt werden mit oraler Gabe von Antazida (4–6mal täglich) und H_2-Antagonisten (Cimetidin, Ranitidin).

Kontrolle und Überwachung Aus der relativ hohen Rate an möglichen unerwünschten Wirkungen ergibt sich die Notwendigkeit einer sehr sorgfältigen Überwachung aller Patienten, die unter einer Glukokortikoidtherapie stehen. Hierzu sollte auch der Patient beitragen, dem die Besonderheiten der Kortikosteroidtherapie in einem Merkblatt erklärt werden können (Tabelle 3.21).

Bei einer längerfristigen Therapie, wie sie in der Rheumatologie manchmal unvermeidlich ist, empfiehlt sich folgendes Vorgehen zur Therapieüberwachung:

Klinische Untersuchungen – Befragen des Patienten:
- Im 1. Monat wöchentlich
- Im 2. und 3. Monat 2wöchentlich, dann einmal monatlich

Dabei ist zu achten auf:
- Ödeme, Hypertonie, kardiale Dekompensation
- Muskelkrämpfe, Muskelschwäche
- Durstgefühl, Polyurie
- Hautveränderungen
- Thrombosen, Embolien
- „Vollmondgesicht", Stammfettsucht
- Infektanfälligkeit
- Magenschmerzen, Teerstühle, Erbrechen
- Vermehrte Rückenschmerzen
- Wachstumsrückstand
- Zyklusstörungen
- Hirsutismus
- Kopfschmerzen, Krämpfe, Bradykardie
- Sehstörungen
- Augenschmerzen

Laboruntersuchungen, zunächst monatlich, dann alle 2 Monate:
- Blutsenkungsgeschwindigkeit
- Hämatokrit
- Kalium
- Natrium
- Kalzium
- Urinstatus
- Blutzucker
- Suchtest auf okkultes Blut im Stuhl

Sonstige Untersuchungen:
- Augenärztliche Kontrolle alle 2–3 Monate
- Röntgenaufnahme des Thorax einmal pro Jahr
- Gastroskopie/Röntgen des Magens einmal pro Jahr

Vor geplanten Operationen ist ein ACTH-Test zur Überprüfung der Nebennierenrindenfunktion unerläßlich.

Tabelle 3.21 Information für den Patienten über die Behandlung mit Nebennierenrindenhormonen (Kortison)

Nebennierenrindenhormone sind keine Schmerzmittel, sondern hochwirksame entzündungshemmende Medikamente.

Wegen möglicher unerwünschter Wirkungen ist eine regelmäßige Überwachung der Kortisontherapie durch Ihren Arzt erforderlich. Dies gilt vor allem bei einer Langzeitbehandlung.
Die von Ihrem Arzt festgelegte Dosis (Anzahl, Tabletten) darf keinesfalls eigenmächtig geändert, sondern muß unbedingt genau eingehalten werden. **Keinesfalls darf die Behandlung mit Kortison plötzlich abgebrochen werden.** Man muß stufenweise ausschleichen. Eine Dosiserhöhung, z. B. bei Zunahme der Gelenkbeschwerden, darf nur nach Rücksprache mit Ihrem Arzt erfolgen.

Die gesamte Tagesdosis sollte unbedingt auf einmal, morgens **vor 8 Uhr** eingenommen werden, außer Ihr Arzt hat Ihnen ausdrücklich eine andere Anweisung gegeben.

Bei allen Änderungen im Befinden müssen Sie Ihren Arzt aufsuchen. Dies gilt vor allem bei Auftreten von Magenbeschwerden, Rückenschmerzen, Infektionen.

Bei Unfällen, Operationen und schweren Infektionskrankheiten muß die Kortisondosis evtl. vorübergehend erhöht werden. Daher muß Ihr behandelnder Arzt unbedingt wissen, daß Sie mit Nebennierenrindenhormonen behandelt werden.

Schema des ACTH-Tests

- Morgendliche Bestimmung des Nüchternplasmakortisolspiegels
- Intravenöse Applikation von 0,25 mg Synacthen
- Bestimmung des Kortisolanstiegs nach 30–60 min

Normal: Nüchternplasmakortisolspiegel um 8 Uhr: 150–180 ng/ml, Anstieg nach 30 min auf den doppelten Wert.

In Notfällen und bei Notoperationen ist dieser Test zu zeitaufwendig und nicht mehr durchführbar. In diesem Fall muß blind eine hochdosierte Kortisonsubtitution durchgeführt werden (s. Kapitel 6) unter der Annahme einer Nebennierenrindeninsuffizienz bei Langzeitkortisontherapie.

Unerwünschte Wirkungen und Abbruch der Therapie Die unerwünschten Wirkungen einer Glukokortikoidtherapie bestehen einerseits in der therapeutisch unerwünschten Wirkung der Glukokortikoide selbst und andererseits in den Folgen der Nebennierenrindenatrophie und der Suppression des hypotalamisch-hypophysären Systems.

Ein Teil der unerwünschten Wirkungen wie

- Myalgie
- Nausea
- Erbrechen
- Lethargie
- Kopfschmerzen
- Fieber
- Arthralgien
- Gewichtsverlust

können dabei aber auch bei normaler Ansprechbarkeit der Nebennierenrinde im ACTH-Test auftreten. Offensichtlich spielen auch bei der Verträglichkeit einer Glukokortikoidtherapie individuelle Faktoren eine wesentliche Rolle.

Grundsätzlich muß mit folgenden unerwünschten Wirkungen einer Glukokortikoidtherapie gerechnet werden:

Auge

- Katarakt
- Vermehrter Augendruck
- Glaukom
- Exophthalmus

Kardiovaskuläre Komplikationen

- Hochdruck
- Kongestive Kardiomyopathie (bei prädisponierten Personen)

Magen-Darm-Trakt

- Peptische Ulzerationen (erhöhtes Risiko nur bei hochdosierter Langzeittherapie gesichert)
- Pankreatitis

Endokrines System und Stoffwechsel

- Cushing-Syndrom
- Hepatomegalie
- Akne
- Hirsutismus
- Impotenz
- Menstruationsstörungen
- Wachstumshemmung
- Negative Stickstoffbilanz
- Hyperkalzämie
- Hypokaliämie

- Hypernatriämie
- Metabolische Alkalose
- Diabetische Ketoazidose
- Hypoosmolares, nicht ketotisches Coma diabeticum
- Hyperlipidämie
- Sekundäre Nebennierenrindeninsuffizienz

Stütz- und Bewegungsapparat
- Myopathie
- Osteoporose
- Aseptische Knochennekrose (besonders Femur- und Humeruskopf)

ZNS und Psyche
- Krampfneigung
- Benigner Hirndruck (Pseudotumor cerebri)
- Persönlichkeitsveränderungen
- Psychosen

Haut
- Gesichtsrötung
- Dünne, brüchige Haut (Atrophie)
- Ekchymosen
- Striae
- Verminderte Wundheilung
- Pannikulitis
- Vaskulitis

Immunsystem
- Unterdrückung der Immunreaktion vom verzögerten Typ
- Neutrophilie
- Monozytopenie
- Lymphozytopenie
- Minderung der Entzündungsreaktion
- Infektanfälligkeit
- Exazerbation vorbestehender latenter Infektionen

Daneben bestehen zahlreiche Wechselwirkungen der Kortikosteroide mit anderen Medikamenten (Tabelle 3.22)

Nach Langzeitanwendung von Glukokortikoiden darf ein Therapieabbruch immer nur sehr behutsam und nur nach Kontrolle der Nebennierenrindenfunktion (ACTH-Test) erfolgen. Anderenfalls drohen u. U. tödliche Komplikationen durch eine akute Nebennierenrindeninsuffizienz und ein Kortisonentzugssyndrom. Nicht selten treten bei zu rascher Reduzierung der Steroiddosis vaskulitische und myopathische Komplikationen auf, verbunden mit einem Rezidiv der Grundkrankheit.

Tabelle 3.22 Wechselwirkungen der Kortikosteroide mit anderen Arzneimitteln

- Beschleunigte Metabolisierung von
  - Phenobarbital
  - Phenytoin
  - Rifampicin
  - Salizylaten
- Hemmung der Wirkung von
  - Insulin
  - Oralen Antidiatika
  - Gold (?)
- Verstärkung der Wirkung von
  - Thiaziden und anderen Diuretika ($K^+\downarrow$)
  - NSAID
  - Immunsuppresiva
  - Analgetika
- Hemmung allergischer/toxischer Wirkungen von zahlreichen Medikamenten
  - Phenylbutazon
  - Immunsuppressiva
  - Antimetaboliten

  u. a.

Aus einer Langzeittherapie mit Glukokortikoiden muß immer langsam ausgeschlichen werden (Tabelle 3.23).

Therapieerfolg und Beurteilung Eine erfolgreiche Glukokortikoidtherapie kann in ihrem therapeutischen Effekt sowohl aus den Angaben des Patienten über die Abnahme von Schmerz und Morgensteifigkeit sowie die Zunahme der Beweglichkeit als auch aus objektivierbaren Parametern einer verminderten klinischen Aktivität der rheumatischen Krankheit abgelesen werden. Die Abnahme humoraler Entzündungszeichen ist dagegen mit Vorsicht zu bewerten. Eine drastische Senkung der Blutsenkungsgeschwindigkeit und anderer humoraler Entzündungsparameter tritt zwar regelmäßig ein, doch scheinen hierbei auch direkte physikalisch-chemische Einflüsse der Steroidkonzentration im Plasma auf Blutbestandteile eine Rolle zu spielen.

Eine Minderung der humoralen Entzündungsaktivität ist daher nicht in jedem Fall mit einem Therapieerfolg gleichzusetzen.

Maßgeblich für die Beurteilung des Therapieerfolgs bleiben die subjektiven und objektiven Parameter des klinischen Bilds.

Tabelle 3.23 Vorgehen beim Absetzen einer Kortikosteroidtherapie

Allgemeine Hinweise

- Keine Kristallsuspensionen mehr i. m. injizieren
- Keine Präparate mit langer Halbwertszeit mehr verabreichen
  Triamcinolon, Dexamethason, Betamethason
- Umsetzen auf kurzwirkende Präparate
  - Prednison
  - Prednisolon
  - 6-Methylprednisolon
  - 16-Methylenprednisolon
- Einmalige morgendliche Gabe (6–8 Uhr)

Spezielle Hinweise

- Absetzen einer nur wenige Tage durchgeführten Therapie (auch bei hohen Dosen)
  - Sofort absetzen
- Absetzen einer hochdosierten i. v. Therapie von 1–2 Wochen
  - Injektionsintervalle verlängern 4-6-8-12-24 h
  - Letzte Injektionen morgens zwischen 6.00 und 8.00 Uhr
  - Umsetzen auf orale Therapie und Abbau wie bei Behandlung über 3–4 Wochen
- Absetzen nach einer (oralen) Behandlung über 3–4 Wochen
  - Dosen über 15 mg/Tag
    Täglich um 5–10 mg reduzieren bis zu 15 mg/Tag
  - Dosen von 15 mg/Tag
    Alle 2–3 Tage um 2,5 mg reduzieren
- Absetzen einer Langzeittherapie (Wochen, Monate, Jahre)
  Wenn möglich Überprüfung der CRF-ACTH-Cortisol-Bildung:
  - Cortisol-Tagesprofil,
  - ACTH-Test,
  - Insulin-Hypoglykämie-Test
- Bei nicht wesentlich gestörter endokriner Funktion (zirkadiane Therapie mit nicht mehr als 7,5 mg Prednison-Äquivalent und kurzwirkendem Steroid)
  - Dosen über 15 mg/Tag
    Reduktion um 5 mg alle 2–3 Tage bis auf 15 mg
  - Dosen von 15 mg/Tag
    Reduktion um 2,5 mg alle 2–3 Tage
- Bei erheblich gestörtem Endokrinium (Behandlung mit Dosen über 7,5 mg/Tag, Mißachtung des zirkadianen Rhythmus, Verabreichung langwirkender Steroide).
  - Abbruch der Therapie und Substitutionsbehandlung mit Hydrocortison (morgens 15–20 mg, mittags 5–10 mg) solange bis Endokrinium voll erholt.
- Bei Krankheitsrezidiv während oder nach Absetzen der Kortikosteroidtherapie
  - Bei intakter NNR-Funktion: ACTH-Therapie
  - Bei gestörter NNR-Funktion: Hydrocortison-Substitution (bis zur Normalisierung des Endokriniums) und Einleitung einer schnellwirkenden Basistherapie (z. B. mit Zytostatika).

ACTH

Eine, wenn auch begrenzte Alternative zur Glukokortikoidbehandlung ist die Stimulation der Nebennierenrinde durch das synthetische Polypeptid ACTH. Dieses hat neben der glukokortikotropen Wirkung auch einen stimulierenden Einfluß auf andere Hormone der Nebennierenrinde, z. B. auf Kortikosteron, Aldosteron und andere schwach wirkende androgene Hormone. Daraus resultieren die teilweise unterschiedlichen erwünschten und unerwünschten Wirkungen der ACTH-Therapie gegenüber der Glukokortikoidbehandlung.

Vorteile der ACTH-Therapie:
- Keine Nebennierenrindenathrophie und damit kein Entzugssyndrom
- Osteoporose, Myopathie und Wundheilungsstörungen treten seltener auf als bei direkter Glukokortikoidbehandlung
- Keine Wachstumshemmung bei Kindern
- Geringe Nebenwirkungen am Magen-Darm-Trakt
- Allgemein stimulierender Effekt
- Patienten bleiben streßfähig

Nachteile der ACTH-Therapie:
- Durch die gleichzeitige mineralokortikoide Stimulation
  - Stärkere Natrium- und Wasserretention
  - Kaliumverlust
  - Hypertonie
- Durch androgene Wirkung
  - Menstruationsstörungen
  - Hirsutismus
  - Akne
- Gefahr der Hyperpigmentierung der Haut
- Allergische Reaktionen bei Verwendung von natürlichem, weniger bei Verwendung von synthetischem ACTH
- Euphorisierende Wirkung bis zu psychotischen Syndromen
- Nur parenteral applizierbar

Indikationen Generelle Unterschiede in der Indikation zur ACTH-Therapie gegenüber der Glukokortikoidtherapie gibt es nicht. Gelegentlich ist bei Steroidbedürftigkeit infolge einer entzündlich-rheumatischen Krankheit und gleichzeitiger hochgradiger Osteoporose, bei floridem Magen- und Duodenalulkus, bei entzündungsbedingter Kachexie, aber auch bei Kindern eine ACTH-Behandlung unter strenger Beachtung der spezifischen Nebenwirkungen gerechtfertigt. In der Regel eignet sich die nur parenteral durchführbare Verabreichung von ACTH aber nicht für eine Langzeittherapie. Voraussetzung ist außerdem eine spezielle Erfahrung im Umgang mit dieser Form der Therapie.

Kontraindikationen Eine ACTH-Therapie ist grundsätzlich kontraindiziert bei

- Primärer Nebennierenrindeninsuffizienz
- Sekundärer (steroidbedingter) Nebennierenrindeninsuffizienz
- Erwiesener Allergie gegen ACTH
- Manifester oder latenter Herzinsuffizienz
- Frauen mit vorbestehenden Virilisierungserscheinungen

Methoden Für die intravenöse und die intramuskuläre Applikation steht synthetisches ACTH als

- Synacthen 0,25 mg (i.v.)
- Synacthen Depot 0,5 mg und 1,0 mg (i.m.)

zur Verfügung.

Für die therapeutische Anwendung eignet sich ausschließlich das Depotpräparat!

Applikation und Dosierung Es wird für die Behandlung in der Rheumatologie folgendes Dosierungsschema empfohlen:

An 3 aufeinanderfolgenden Tagen
jeweils morgens
0,5 mg Synacthen Depot i.m.

Dann jeden 2. Tag (2–3mal wöchentlich)
0,5 mg Synacthen Depot i.m.

Anschließend als Erhaltungsdosis
2mal wöchentlich
0,5 mg Synacthen Depot i.m.

Häufig läßt sich die Erhaltungsdosis sogar auf einmal wöchentliche Injektionen von 0,5 mg Synacthen Depot i.m. verringern.

Nur in Ausnahmefällen hoher Krankheitsaktivität muß initial mit der doppelten Dosis (1 mg Synacthen Depot i.m.) nach gleichem Schema therapiert werden.

Reicht eine Erhaltungsdosis von 2mal 0,5 mg Synacthen Depot i.m./Woche nicht aus, um den rheumatischen Krankheitsprozeß ausreichend zu beeinflussen, muß die ACTH Therapie zugunsten einer Kortikosteroidtherapie verlassen werden, weil mit einer höheren Erhaltungsdosis das Risiko unerwünschter Wirkungen unverhältnismäßig ansteigt.

ACTH-Therapie nie mit Kortikosteroidtherapie kombinieren!

Eine Dauertherapie mit ACTH ist nicht anzustreben. Daher sollten nichtsteroidale Antirheumatika grundsätzlich gleichzeitig verabreicht werden, um die ACTH-Therapie so früh als möglich wieder beenden zu können.

Wie bei der Kortikosteroidtherapie ist für die Dauer der ACTH-Behandlung ein Magenschutz mit Antazida und Säureblockern erforderlich.

Kontrolle und Überwachung Neben einer sorgfältigen klinischen Überwachung ist das tägliche Wiegen des Patienten unerläßlich, um eine beginnende Wassereinlagerung frühzeitig zu erkennen. Eine Kontrolle der Serumelektrolyte (Natrium, Kalium) ist in kurzen Abständen, initial vor jeder erneuten Injektion, erforderlich.

Unerwünschte Wirkungen und Abbruch der Therapie Die unerwünschten Wirkungen des ACTH beruhen vor allem auf der mineralokortikoiden Wirkung. Ein Abbruch der Therapie mit ACTH ist erforderlich bei:

- Allergie
- Virilisierung
- Akne fulminans
- Ausbleibender klinischer Wirkung
- Durch parallele Therapie mit kaliumsparenden Diuretika nicht beherrschbare unerwünschte Wirkungen:
  Wasserretention
  Herzinsuffizienz
  Kaliumverlust

Therapieerfolg und Beurteilung Da die ACTH-Therapie die körpereigene Kortisonproduktion stimuliert, ist der Therapieerfolg dem einer exogenen Kortisontherapie vergleichbar. Der besondere Vorteil liegt darin, daß bei der ACTH-Therapie keine Absetzprobleme auftreten und bei Kindern im Wachstumsalter keine wesentliche Wachstumsbeeinträchtigung auftritt. Außerdem ist das Risiko gastrointestinaler Ulzerationen unter ACTH deutlich geringer als bei einer Kortisontherapie. Daher kann bei gegebener Steroidbedürftigkeit auch eine ACTH-Therapie bei vorbestehenden Läsionen oder Risikofaktoren eines Magengeschwürs durchgeführt werden.

3.3 Langfristig wirkende Antirheumatika

Zahlreiche Substanzen besitzen einen antiphlogistischen Langzeiteffekt, der vor allem bei der Behandlung der chronischen Polyarthritis ausgenutzt wird. Für eine kleine Gruppe völlig verschiedener chemischer Substanzen (Chloroquin, Goldsalze, D-Penicillamin) wurde diese Wirkung rein empirisch gefunden. Bei einer weiteren Gruppe zytostatisch und immunsuppressiv wirkender Pharmaka (Azathioprin, Cyklophosphamid, Chlorambucil) wurde eine gezielte Suche und klinische Erprobung erfolgreich durchgeführt.

Die langfristig krankheitsmodifizierenden Pharmaka werden im rheumatologischen Sprachgebrauch als Basistherapeutika, die Behandlung mit diesen Pharmaka als Basistherapie bezeichnet. Diese Namensgebung darf aber nicht darüber hinwegtäuschen, daß das pharmakologisch entscheidende Wirkprinzip dieser Substanzen bis heute unbekannt ist. Dies gilt auch angesichts der Fülle der in vitro nachgewiesenen Einzeleffekte dieser Medikamente. Diese Gruppe antiphlogistischer Pharmaka sollte daher auch in Deutschland in Anlehnung an den angloamerikanischen Ausdruck „disease modifying antirheumatic drugs" besser als krankheitsmodifizierende Therapie bezeichnet werden.

Die für alle Substanzen dieser Gruppe in kontrollierten Studien nachgewiesene klinische Wirksamkeit zeigt sich bei der chronischen Polyarthritis vor allem in einer

- Abschwächung der klinischen Aktivität
- Einer Minderung der Häufigkeit von Schüben
- Einer Abnahme der humoralen Entzündungsaktivität

Keineswegs ist dagegen zweifelsfrei bewiesen, daß diese Substanzen auch die Progredienz der ossären Destruktion verhindern können. Somit ist nicht ausgeschlossen, daß Basistherapeutika nichts anderes sind als symptomatisch wirkende Langzeitantiphlogistika. Der Gruppe dieser Substanzen ist gemeinsam, daß sie einen verzögerten Wirkungseintritt und einen über ihre aktuelle Anwendung hinausreichenden Einfluß auf den Krankheitsverlauf besitzen.

3.3.1 Antimalariamittel

Definition und Wirkprinzip Schon seit über 30 Jahren werden Antimalariamittel vom Typ des Chloroquins für die Behandlung der chronischen Polyarthritis eingesetzt. Chloroquinphosphat wird aus dem Darm nahezu vollständig und sehr schnell resorbiert. Es ist nur in geringem Umfang an Plasmaproteine gebunden. Die Ausscheidung erfolgt sehr langsam: 30 % über die Niere, 10 % im Stuhl. Chloroquinphosphat hat eine sehr starke Affinität zu Nukleoproteinen in Leber, Milz und Lunge sowie zu allen pigmenthaltigen Geweben (Iris, Retina) über Bindung an Melanin. Wegen der geringen Plasmaeiweißbindung wird auch bei täglicher Einnahme von 400 mg Chloroquinphosphat erst nach ca. 4 Wochen ein maximaler Blutspiegel erreicht. Im Gewebe sind nach Gabe einer Einzeldosis auch noch nach 4 Wochen meßbare Substanzmengen nachweisbar. Aus diesen Gründen erklärt sich der langsame Wirkungseintritt und die über die Applikation hinausreichende Wirkung dieser Substanzgruppe.

Für Chloroquinderivate sind zahlreiche In-vitro- und In-vivo-Einzeleffekte bekannt:

- Inhibition von Proteasen
- Stabilisierung von Lyosomenmembranen
- Hemmung der Leukozytenmigration
- Hemmung der Phagozytoseaktivität von Leukozyten
- Hemmung des Fibroblastenwachstums
- Hemmung der DNA- und RNA-Synthese
- Verminderung der Stimulierbarkeit von T-Lymphozyten

Bis heute ist jedoch unbekannt, auf welchem dieser Effekte die klinische Wirksamkeit bei chronischen Entzündungen beruht.

Indikationen Antimalariamittel werden zur Basistherapie einer chronischen Polyarthritis vorwiegend eingesetzt bei:

- Frühfällen der chronischen Polyarthritis mit geringer Aktivität, wenn man ohne Risiko für den Patienten längere Zeit auf den Therapieerfolg warten bzw. ein mögliches Therapieversagen in Kauf nehmen kann
- Höherer Krankheitsaktivität bei Patienten im fortgeschrittenen Lebensalter
- Aktiven Fällen chronischer Polyarthritis, bei denen andere Basistherapeutika kontraindiziert sind oder unwirksam waren
- Lupoiden Verlaufsformen der chronischen Polyarthritis, besonders bei jugendlichen Patienten
- Spezieller Indikation des Lupus erythematodes

Über die Wirksamkeit von Chloroquin bei Psoriasisarthritis und HLA-B27-assoziierten Spondylarthritiden liegen bis heute keine gesicherten Erkenntnisse vor. Die bislang beschriebenen Resultate lassen einen Therapieversuch bei fehlender medikamentöser Alternative auch bei diesen Krankheiten durchaus zu.

Kontraindikationen Zu den Kontraindikationen für Antimalariamittel zählen:
- Schwere Augenerkrankungen (Makulopathien)
- Knochenmarkinsuffizienz
- Höhergradige Niereninsuffizienz
- Gravidität
- Schwere Lebererkrankung

Applikation und Dosierung Antimalariamittel stehen nur als Tabletten zur peroralen Therapie zur Verfügung.

Chloroquindiphosphat (Resochin, Bayer)
Hydroxychloroquindiphosphat (Quensyl, Winthrop)

Als Dosierung gilt für beide Präparate 4 mg/kg Körpergewicht pro Tag.

Dies bedeutet für beide Präparate die Gabe von 1 Tablette je Tag sowohl bei der Einleitung der Therapie als auch zur Dauertherapie.

Die Gesamtdosis sollte 150 g Chloroquinbase nicht übersteigen. Spätestens nach einem Jahr Therapie mit Chloroquinderivaten sollte zumindest eine Behandlungspause von 3–4 Monaten eingelegt werden.

Kontrolle und Überwachung Unter einer Chloroquintherapie muß unter regelmäßiger klinischer Kontrolle auf das Auftreten folgender Symptome geachtet werden:
- Magenbeschwerden
- Hautallergie
- Kopfschmerzen, Schwindel
- Sehverschlechterung, Augenflimmern, Rotsehen
- Lähmungserscheinungen
- Entfärbung der Haare
- Größerer Gewichtsverlust

Regelmäßige Laborkontrollen sind initial monatlich erforderlich. Hierzu zählt ein großes Blutbild einschließlich der Thrombozyten. Bei Dauertherapie ist eine Laborkontrolle alle 2 Monate angezeigt.

Augenärztliche Kontrollen sollten jeweils vor Behandlungsbeginn zum Ausschluß von Augenkrankheiten und dann in vierteljährlichen Abständen erfolgen.

Unerwünschte Wirkungen und Abbruch der Therapie Unter Behandlung mit Chloroquin liegt die Gesamthäufigkeit unerwünschter Wirkungen, die früher oder später zu einem Abbruch der Therapie zwingen, zwischen 10 und 20 %.

Augenschäden Die häufigste unerwünschte Wirkung ist die Einlagerung von Chloroquin in die Kornea. Die Häufigkeit liegt zwischen 30 und 70 % bezogen auf alle Patienten. Bei einer täglichen Dosis von mehr als 100 mg Chloroquin werden nach mehrmonatiger Therapie bei allen Patienten Einlagerungen in der Hornhaut gefunden, die nach Absetzen der Therapie wieder voll rückbildungsfähig sind.

Akkommodationsstörungen können schon 30 min bis 2 h nach Einnahme von Chloroquin auftreten. Diese Störung ist in ihrer Häufigkeit eindeutig dosisabhängig und jeweils voll reversibel. Macula-lutea-Ablagerungen zeigen sich im Frühstadium durch Verschwinden des Makulareflexes mit feiner Pigmenttüpfelung. Diese Veränderungen sind zunächst noch untypisch und können nur bei Kenntnis des Augenhintergrundbefunds vor Therapiebeginn gewertet werden. Später gehen die Einlagerungen in das typische Bild der „bull's eye retinopathy" über, die stets bilateral symmetrisch auftritt. Folgen sind langsamer Visusverlust und Gesichtsfeldausfälle. Diese Veränderungen sind meist irreversibel und müssen durch augenärztliche Kontrollen und rechtzeitigen Abbruch der Therapie vermieden werden!

Hautveränderungen können auftreten als:

- Allergien
- Photosensibilität
- Pigmentverschiebungen
- Entfärbung der Haare

Blutbildveränderungen können auftreten als:

- Leukopenie bis zur Agranulozytose
- Thrombopenie, thrombozytopenische Purpura
- Hämolytische Anämie

Neuromyopathie kann auftreten als:

- Schmerz und Schwäche in Oberarm- und Oberschenkelmuskulatur
- Abschwächung bis Verlust der Sehnenreflexe ohne gleichzeitig sensorische Störung

Am **zentralen Nervensystem** können folgende unerwünschte Wirkungen auftreten:

- Vertigo
- Psychosen (Depersonalisation)
- Agitationen
- Verwirrtheit

Außer bei leichten Formen von Befindlichkeitsstörungen allgemeiner Art und leichten Formen der Pigmentverschiebung sowie bei Ablagerungen von Chloroquin in der Kornea sollte bei allen übrigen unerwünschten Wirkungen die Chloroquinbehandlung unmittelbar abgebrochen werden.

Therapieerfolg und Beurteilung Zahlreiche Studien haben in den letzten 25 Jahren die Wirksamkeit einer Chloroquinbehandlung der chronischen Polyarthritis nachgewiesen, wenngleich nur selten alle statistischen Kriterien für klinische Prüfungen voll erfüllt waren. Die Erfolgsrate der Chloroquintherapie dürfte demnach bei 50–60 % liegen. Aufgrund eigener Erfahrungen wird dieser Prozentsatz dauerhafter Therapieerfolge eher niedriger anzusetzen sein, etwa bei 20–30 % aller Patienten, bei denen eine volle Chloroquintherapie durchführbar war.

Die Effektivität der Behandlung wird üblicherweise an folgenden Parametern gemessen:

- Subjektive Beschwerdebesserung mit Abnahme von Schmerz und Morgensteife
- Besserung der Gelenkfunktionen
- Abnahme von Schwellung und Ergußbildung
- Abnahme von Häufigkeit und Schwere der Krankheitsschübe
- Verminderter Verbrauch an Schmerzmitteln und symptomatischen, nichtsteroidalen Antirheumatika

Zu beachten ist, daß wegen des verzögerten Wirkbeginns die Beurteilung der Wirksamkeit einer Chloroquintherapie erst nach 5–6 Monaten Therapiedauer möglich ist.

3.3.2 D-Penicillamin

Definition und Wirkprinzip 1943 wurde das D-Penicillamin von Abraham als ein allen Penizillinen gemeinsames Spaltprodukt identifiziert und in seiner Struktur als β-dimethyl-D-Cystein beschrieben. Das Molekül unterscheidet sich von der natürlich vorkommenden Aminosäure Cystein nur durch eine Methylsubstitution des Wasserstoffatoms in β-Stellung. Für die vielfältigen pharmakologischen Wirkungen dieses Moleküls dürften die der natürlichen Degradierung im Stoffwechsel widerstehenden reagiblen CH_3-Substitute verantwortlich sein.

Nach oraler Gabe wird D-Penicillamin innerhalb von 2–3 h zu rund 60 % resorbiert. 40 % des resorbierten D-Penicillamin ist an Plasmaeiweiß gebunden und hat eine Eliminationshalbwertszeit von 70–90 h. Die Exkretion erfolgt hauptsächlich über die Nieren, in einem kleineren Teil über den Stuhl.

Als pharmakologische Angriffspunkte des D-Penicillamins werden diskutiert:

- Chelatbildung mit Schwermetallionen (in der Therapie des M. Wilson)
- Einfluß auf den Mesenchymstoffwechsel (Minderung der Kollagenvernetzung)
- Hemmung der Immunglobulinsynthese
- Spaltung intermolekularer Disulfidbrücken makromolekularer und polymerer Proteine
- Einfluß auf den Stoffwechsel von Cystein
- Vitamin-B_2-Antagonismus
- Stabilisierung der Lysosomenmembranen
- Hemmung der Virusreplikation

Welche dieser Effekte für die therapeutische Wirksamkeit des D-Penicillamins bei der chronischen Polyarthritis und anderen entzündlich-rheumatischen Krankheiten verantwortlich sind, kann bisher nicht beantwortet werden.

Indikationen In erster Linie ist die Indikation zu einer D-Penicillamin-Therapie bei einer nach ARA-Kriterien gesicherten, klinisch eindeutig aktiven chronischen Polyarthritis gegeben, sofern keine speziellen Kontraindikationen bestehen.

Zwischen D-Penicillamin und Goldverbindungen bestehen keine nennenswerten Unterschiede in den Indikationen.

D-Penicillamin kann auch beim Versagen einer vorausgegangenen Goldbehandlung versucht werden, wie auch andererseits ein Versuch der Goldtherapie möglich ist, wenn die Therapie mit D-Penicillamin keine Erfolge zeigt.

Da sich die Wirksamkeit, die Häufigkeit und Schwere der Nebenwirkungen sowie der Indikationsbereich und die Kontraindikationen von D-Penicillamin und Gold sehr überschneiden, ist es fast schon eine Glaubensfrage, welcher Substanzgruppe bei der Erstbehandlung der Vorzug gegeben wird. Während manche Rheumatologen eine D-Penicillamin-Therapie bei lupoider Verlaufsform der rheumatoiden Arthritis mit vaskulitischer, extraartikulärer Beteiligung als kontraindiziert ansehen, gibt es andererseits Erfahrungsberichte über eine besonders günstige Wirkung von D-Penicillamin bei dieser Indikation.

In großen Studien erwies sich D-Penicillamin bei der juvenilen chronischen Polyarthritis ebenso wirksam wie Gold und Azathioprin.

Bei der Psoriasisarthritis, der Spondylitis ankylosans und den HLA-B27-assoziierten Spondylarthritiden soll D-Penicillamin nach bisher vorliegenden Berichten unwirksam sein.

Kontraindikationen Zu den Kontraindikationen einer D-Penicillamin-Therapie zählen:
- Bekannte Penizillinallergien
- Leukopenie
- Thrombopenie
- Nierenerkrankungen aller Art, auch anamnestisch, soweit eine vollständige Ausheilung nicht bewiesen werden kann
- Überlagernde Autoimmunerkrankung (z. B. Lupus erythematodes, Myasthenia gravis, hämolytische Anämie)
- Hochtritige antinukleäre Antikörper
- Begleitende maligne Erkrankungen und schwere chronische Infektionen (z. B. Tuberkulose)
- Gravidität oder aktueller Kinderwunsch
- Unzureichende Compliance des Patienten/oder nicht sichergestellte regelmäßige ärztliche und laborchemische Kontrolluntersuchungen

Methoden D-Penicillamin steht in folgenden Handelspräparaten und Einzeldosen zur Verfügung:

Metalcaptase	Kapseln zu 150 mg
	Tabletten zu 300 mg
Trolovol	Tabletten zu 300 mg

Applikation und Dosierung D-Penicillamin steht nur zur oralen Applikation zur Verfügung. Die synthetisch und halbsynthetisch hergestellten Präparate unterscheiden sich nicht hinsichtlich therapeutischer Wirkung und unerwünschter Wirkungen.

D-Penicillamin sollte ca. 1,5 h nach den Mahlzeiten und in zeitlichem Abstand von einer Stunde von anderen Medikamenten eingenommen werden.

Inzwischen hat sich in zahlreichen klinischen Langzeitstudien herausgestellt, daß die früher gebräuchlichen hohen Dosierungen mit relativ rascher Steigerung der täglichen Einzeldosis lediglich zu einer erhöhten Rate unerwünschter Wirkungen, nicht jedoch zu besseren therapeutischen Ergebnissen führen.

Die erforderliche Dosis für maximale Wirksamkeit wird heute allgemein bei 600 mg D-Penicillamin/Tag gesehen.

> Die klinische Erfahrung hat dazu geführt, daß D-Penicillamin heute langfristig eher niedrig dosiert und die Dosis langsamer gesteigert wird als früher.

Initial wird eine Dosis von 150 mg D-Penicillamin täglich über 2 Wochen verabreicht. In der Regel wird dann in weiteren Stufen von 14 Tagen um je 150 mg bis zum Erreichen der Höchstdosis von 600 mg gesteigert.

Entsprechend der jeweiligen Krankheitsaktivität kann auf eine Dosis von 300–600 mg/Tag als Langzeittherapie übergegangen werden. Bei guter Verträglichkeit, aber noch nicht befriedigender Wirksamkeit nach Ablauf von 3 Monaten kann in Ausnahmefällen eine vorübergehende Steigerung der Tagesdosis auf 900 mg D-Penicillamin versucht werden. Diese Therapie sollte aber nicht länger als 1–2 Monate beibehalten werden. Danach ist auf eine Erhaltungsdosis zwischen 600 und 300 mg zurückzugehen.

Kontrolle und Überwachung Grundsätzlich sind während der gesamten Behandlungsdauer mit D-Penicillamin regelmäßige klinische und laborchemische Kontrolluntersuchungen durchzuführen. **Sind regelmäßige Kontrollen nicht möglich, ist eine Therapie mit D-Penicillamin zu unterlassen bzw. abzubrechen.**

Anamnestische Befragung In den ersten 3 Monaten ist sie alle 2 Wochen, später monatlich erforderlich:

- Hautjucken, Hautveränderungen
- Geschmackstörungen
- Muskelschwäche
- Sehstörungen

Klinische Untersuchung Während der ersten 3 Monate ist sie alle 2 Wochen, später monatlich erforderlich:

- Inspektion von Haut und Schleimhäuten
- Prüfung der Muskelkraft
- Sorgfältige Untersuchung auf okuläre Frühformen einer Myasthenia gravis
- Orientierende Prüfung des Sehvermögens
- Alle 8 Wochen gezielte augenärztliche Kontrolle

Während der gesamten Dauer der D-Penicillamin-Behandlung muß der Patient einmal wöchentlich selbst mit Hilfe von Teststreifen den Urin auf Eiweiß und Erythrozyten prüfen.

Laborkontrollen Während der ersten 3 Monate der Behandlung sind sie alle 14 Tage, später monatlich notwendig:

- Urinstatus
- Großes Blutbild, einschließlich Thrombozyten
- GOT
- GPT
- γ-GT
- Alkalische Phosphatase
- Kreatinin
- ANA

Vor Behandlungsbeginn ist eine quantitative Immunglobulinbestimmung durchzuführen. Weitere Kontrollen sind in Abständen von 3 Monaten wünschenswert.

Neben diesen auf unerwünschte Wirkungen gerichteten Untersuchungen werden selbstverständlich gleichzeitig auch die klinische Prozeßaktivität und Laborparameter der humoralen Entzündungsaktivität kontrolliert mit Bestimmung von:

- Gelenkstatus
- Schmerz, Morgensteife
- BSG
- α-1-saures Glykoprotein

Unerwünschte Wirkungen und Abbruch der Therapie Unter der heute üblichen, oben beschriebenen niedrigen Dosierung und der einschleichenden Therapie mit langsam steigender Dosierung liegt das Risiko unerwünschter Wirkungen einer Behandlung mit D-Penicillamin bei ca. 30 %. Bei rechtzeitigem Erkennen und nachfolgendem Absetzen der Therapie sind die unerwünschten Wirkungen nahezu immer reversibel. Nach aktuellen Untersuchungen ist die Rate unerwünschter Wirkungen mit einem besonderen genetischen Muster assoziiert: HLA B8/HLA DR3. Eine prätherapeutische, prospektive HLA-Typisierung könnte daher die differentialtherapeutische Entscheidung für oder gegen D-Penicillamin (und Gold!) erleichtern.

Häufige unerwünschte Wirkungen:

- Proteinurie bis zur Ausbildung eines nephrotischen Syndroms durch eine Immunkomplexnephritis
- Fieberreaktionen
- Pruritus
- Exanthem
- Urtikaria
- Störung des Geschmackempfindens bis zur Ageusie (Neuritis N.hypoglossi)
- Sehstörungen bis zur Amaurose
- Myasthenia gravis
- Polymyositis
- Pemphigus vulgaris

Seltene unerwünschte Wirkungen:

- Agranulozytose
- Aplastische Anämie
- Thrombozytopenie

Sehr seltene unerwünschte Wirkungen:

- Lupus-erythematodus-disseminatus-Syndrom (LED-Syndrom/Pseudo-LE)
- Thrombozytopenische Mikroangiopathie
- Lyell-Syndrom
- Goodpasture-Syndrom

Nur bei wenigen der oben angegebenen unerwünschten Wirkungen kann versucht werden, mit einer reduzierten Dosis die Therapie weiterzuführen, z. B. bei einer leichten Störung des Geschmackempfindens. **In allen übrigen Fällen ist es sicherer, bereits beim bloßen Verdacht eines Zusammenhangs zwischen den oben geschilderten Symptomen und unerwünschten Wirkungen einer D-Penicillamin-Behandlung die Therapie sofort abzubrechen.**

Grundsätzlich überwiegt in diesen Fällen die Möglichkeit einer schwerwiegenden, dauerhaften Schädigung den therapeutischen Vorteil einer Fortführung der D-Penicillamin-Therapie.

Zu Beginn der therapeutischen Ära des D-Penicillamins in der Rheumatologie waren die Fähigkeiten dieser Substanz zur Komplexbildung mit Schwermetallionen sowie seine Vitamin B_6 antagonisierende Wirkung Anlaß zur Substitution mit Zink und Vitamin B_6. Inzwischen hat sich diese Interaktion als klinisch nicht oder nur in seltenen Fällen relevant erwiesen. Eine Substitution von Zink und Vitamin B_6 ist nur noch dann notwendig, wenn sich eindeutige Zeichen entsprechender Mangelzustände zeigen sollten.

Wegen der Fähigkeit des D-Penicillamins zur Herabsetzung der Quervernetzungen des Kollagens bestanden ursprünglich auch Bedenken im Hinblick auf die Wundheilung nach Operationen. Auch diese Befürchtungen haben sich inzwischen als gegenstandslos erwiesen. Ein Absetzen von D-Penicillamin in der perioperativen Phase wird lediglich deshalb empfohlen, weil eventuell auftretende unerwünschte Wirkungen des D-Penicillamins das Operationsrisiko erhöhen könnten.

Bei interkurrenten Infekten sollte die D-Penicillamin-Therapie so lange unterbrochen werden, wie der Infekt das Risiko unerwünschter Wirkungen erhöht, z. B. durch die knochenmarkdepressorische Wirkung von Infekten.

Therapieerfolg und Beurteilung Unter der laufenden D-Penicillamin-Therapie sollte durch kontinuierliche klinische Überwachung des Patienten das Eintreten eines therapeutischen Erfolgs kontrolliert werden. Ein schneller Erfolg ist dabei grundsätzlich nicht zu erwarten. Vielmehr kommt es erst im Verlauf von einigen Wochen bis Monaten zum Auftreten der gewünschten Wirkung:

- Abnahme von Schmerz- und Morgensteife
- Zunahme der Beweglichkeit
- Abnahme von Schwellung und Ergußbildung
- Größenabnahme von Rheumaknoten
- Rückgang humoraler Entzündungsparameter (BSG)
- Abfall der Rheumafaktortiter (selten!)
- Verminderter Verbrauch sofort wirksamer, nichtsteroidaler Antirheumatika

Stellt sich nach spätestens 4 Monaten unter volldosierter D-Penicillamin-Therapie (600 mg, ausnahmsweise 900 mg/Tag) keine meßbare Besserung des Krankheitszustands ein oder kommt es unter laufender Therapie rezidivierend zu arthritischen Schüben und Neubefall einzelner Gelenke, muß die D-Penicillamin-Therapie als wirkungslos angesehen und die Behandlung beendet werden.

Während dieser Zeit des Wartens auf den therapeutischen Erfolg dürfen aber weder Arzt noch Patient die Geduld verlieren. Krankheitsmodifizierende Wirkungen der D-Penicillamin-Therapie treten grundsätzlich erst langsam und allmählich ein. Schlagartige therapeutische Erfolge, insbesondere der Schmerzfreiheit, sind aufgrund des Wirkprinzips nicht zu erwarten.

Auch bei erfolgreicher Therapie und weitgehender Remission der chronischen Polyarthritis muß die D-Penicillamin-Therapie zur Verhinderung von Rezidiven in verminderter Dosierung (300 oder 150 mg/Tag) für mindestens 12 Monate fortgeführt werden. Erst wenn in dieser Zeit keine erneuten Krankheitserscheinungen und keine Progredienz der vorbestehenden entzündlichen Veränderungen eintreten, kann die D-Penicillamin-Therapie beendet werden. Bei einem erneuten Auftreten arthritischer Erscheinungen nach früher erfolgreicher, aber inzwischen abgeschlossener D-Penicillamin-Therapie kann ein erneuter Therapieversuch unternommen werden.

3.3.3 Goldsalze

Definition und Wirkprinzip Für die Behandlung der chronischen Polyarthritis mit Goldsalzen stehen verschiedene Verbindungen zur Verfügung, die sich in Applikationsform und Goldanteil unterscheiden. Obwohl das für die therapeutische Wirksamkeit des Golds letztlich verantwortliche Prinzip bis heute unbekannt ist, konnten doch zahlreiche Effekte der Goldverbindungen in vitro und in vivo nachgewiesen werden, unter anderem:

- Hemmung von saurer Phosphatase, β-Glukuronidase und Kathepsin in menschlichen Synovialzellen
- Minderung der Phagozytoseaktivität von Makrophagen und polymorphkernigen Leukozyten aus Entzündungsherden
- Reduktion des Serumspiegels verschiedener Schwermetalle, die im Serum von Rheumapatienten erhöht gefunden werden können (Molybdän, Mangan, Barium, Zäsium)
- Minderung der Komplementaktivierung
- Blockierung freier Sulfhydrylgruppen zellulärer Proteine
- Blockierung thymusabhängiger Lymphozytenaktivierung durch Interferenz mit Monozytenfunktionen
- Hemmung der Blastentransformation stimulierter Lymphozyten
- Zunahme der Quervernetzung von Kollagenfasern bei gleichzeitiger Verschiebung des Verhältnisses von löslichem zum unlöslichem Kollagen

Bei **parenteraler** Verabreichung von Goldpräparaten in Form intramuskulärer Injektionen wird nach ca. 2 h ein maximaler Blutspiegel erreicht, der für mehrere Stunden erhalten bleibt. Erst nach einer Woche geht der Blutspiegel auf 40–60 % des Höchstwerts zurück. Daraus resultiert bei regelmäßiger Injektion gleichbleibender Dosen ein konstanter Goldspiegel unabhängig von der Therapiedauer. Über 90 % des intramuskulär injizierten Golds wird an Serumalbumin gebunden. Von der applizierten Goldmenge werden nur 40 % wieder ausgeschieden, davon 70 % im Urin und 30 % über den Stuhl. Der verbleibende Rest wird im retikuloendothelialen System in kovalenter Bindung gespeichert.

Bei der **oral applizierbaren** Triäthyl-Phosphin-Gold-Verbindung, einer fettlöslichen Substanz mit größerer Affinität zu zellulären Blutkomponenten, erfolgt die Ausscheidung vorwiegend über den Stuhl (bis 95 %). Die Gesamtkörperhalbwertszeit beträgt 60–70 Tage. Bei dieser Applikationsform liegen die Serumgoldspiegel niedriger als bei der parenteralen Goldtherapie. Die bisher bekannten biologischen Effekte dieses Präparats scheinen sich von denen der parenteral zu verabreichenden Präparationen nicht wesentlich zu unterscheiden.

Indikationen Goldverbindungen sind die weltweit am häufigsten zur Basistherapie der chronischen Polyarthritis eingesetzten Medikamente der 1. Wahl. Die Indikation besteht bei einer nach ARA-Kriterien gesicherten chronischen Polyarthritis mit eindeutiger Krankheitsaktivität.

> Grundsätzlich sollte das Gold als Basistherapeutikum schon in der Frühphase der chronischen Polyarthritis eingesetzt werden, noch bevor irreparable Sekundärschäden an den Gelenken eingetreten sind.

Eine Goldtherapie kann auch bei Vorliegen bereits irreparabler Folgezustände in einzelnen Gelenken indiziert sein, wenn eine anhaltend hohe klinische und humorale Krankheitsaktivität noch weitere Destruktionen an schon betroffenen Gelenken und einen weiteren Gelenkbefall bisher entzündungsfreier Gelenke befürchten läßt.

Abgesehen von den speziellen Kontraindikationen gibt es bei den unterschiedlichen Stadien und Verlaufsformen der chronischen Polyarthritis aufgrund des unterschiedlichen Verhältnisses zwischen zu erwartender Wirkung und möglichen unerwünschten Wirkungen Schwerpunkte der Indikation für die Goldtherapie. Diese beruhen allerdings weniger auf verläßlichen Vergleichsstudien als auf allgemeiner Konvention und klinischer Erfahrung.

Außer bei der chronischen Polyarthritis wird eine Goldtherapie vielfach auch bei folgenden entzündlich-rheumatischen Krankheiten versucht, obwohl sich in Langzeitstudien noch keine zuverlässige Wirksamkeit sichern ließ:

- Chronischer M. Reiter
- Psoriasisarthritis (**ohne** floride Hauterscheinungen)
- Spondylitis ankylosans **mit** peripherer Gelenkbeteiligung

Die bisher vorliegenden Studien lassen den Schluß zu, daß die **orale Goldtherapie** eine eigene Indikationsstellung innerhalb der krankheitsmodifizierenden Langzeitmedikamente bei der Behandlung der chronischen Polyarthritis einnimmt. Die therapeutische Wirksamkeit ist der einer parenteralen Gold- und der D-Penicillaminbehandlung gleichwertig. Schwere und Häufigkeit von unerwünschten Wirkungen (Diarrhöe, Exantheme) ist seltener als bei den vorgenannten Medikamenten und liegt größenordnungsmäßig kaum über der des Chloroquins. Der Wirkungseintritt stellt sich aber offenbar erst sehr verzögert ein (Mindesttherapiedauer 6 Monate), so daß sich die Frage nach einem unterschiedlichen Wirkmechanismus gegenüber der parenteralen Goldtherapie stellt. Dies um so mehr, als nach den bisher vorliegenden Studien die vermutliche Wirksamkeit und das Auftreten unerwünschter Begleitreaktionen kaum aus den Resultaten einer vorausgegangenen parenteralen Goldtherapie abzuleiten ist.

Sowohl nach einer wirkungslosen parenteralen als auch nach einer wegen unerwünschter Wirkungen abgebrochenen Goldinjektionsbehandlung ist ein Versuch mit einer oralen Goldtherapie vertretbar, sofern man den verzögerten Wirkungseintritt in Kauf nehmen kann.

Bezüglich des Wirkmechanismus der oralen Goldtherapie muß ernsthaft diskutiert werden, ob es sich hier nicht um eine Beeinflussung enteral resorptiver bzw. immunologischer Vorgänge in der Darmwand handelt. Vorbehaltlich weiterer

Langzeitstudien käme der oralen Goldbehandlung aus der Relation erwünschter und unerwünschter Wirkungen eine Indikationsstellung zu, die übergreifend sowohl die bisherigen Indikationsbereiche des Chloroquins, als auch der parenteralen Gold- bzw. D-Penicillaminbehandlung umfassen würde.

Angesichts des gegenwärtigen Erkenntnisstandes und bis zum Vorliegen aufschlußreicherer Langzeitstudien wird aber wohl weiterhin allgemein oral zu verabreichendes Gold dort eingesetzt, wo aufgrund der klinischen Situation Chloroquin nicht bzw. nicht mehr in Frage kommt (Kontraindikationen, zu hohe Prozeßaktivität) und andererseits die Abwägung der Nutzen-Risiko-Relation eine parenterale Goldbehandlung nicht ratsam erscheinen läßt.

Kontraindikationen Als relative Kontraindikationen einer Goldtherapie gelten:

- Inaktive und „ausgebrannte" chronische Polyarthritis
- Insulinbedürftiger Diabetes mellitus
- Psoriasisarthritis **mit** hoch floriden Hauterscheinungen der Psoriasis
- Spondarthritiden **ohne** periphere Gelenkbeteiligung

Absolute Kontraindikationen der Goldbehandlung sind:

- Goldallergie
- Kollagenosen im engeren Sinne
  - Systemischer Lupus erythematodes
  - Sklerodermie
  - Polymyositis
  - Dermatomyositis
  - Systemische Arteriitiden
- Schwere chronische Nieren- und Leberschäden
- Aktive Tuberkulose
- Neoplasmen und Kachexie
- Schwangerschaft (obwohl fetale Schädigungen bisher nicht sicher bewiesen sind)

Vielfach werden als weitere Kontraindikationen genannt:

- Präexistente Leukopenie
- Thrombopenie
- Neben einer chronischen Polyarthritis bestehendes Sjögren-Syndrom

Neuere Studien lassen jedoch keine erhöhte Rate unerwünschter Wirkungen bei einer derartigen Konstellation erkennen, so daß bei gegebener Indikation eine Goldtherapie unter sorgfältiger Kontrolle vertretbar ist.

Methoden Bislang standen für die Goldtherapie nur parenteral zu verabreichende Goldpräparate zur Verfügung. Seit 1983 ist auch ein orales Goldpräparat (Auranofin) verfügbar (Tabelle 3.24). Während mit der parenteralen Goldtherapie schon jahrzehntelange Erfahrungen vorliegen, sind die Erfahrungen mit dem oralen Goldpräparat sehr begrenzt. In der Diskussion um die orale oder parenterale Goldtherapie ist das letzte Wort heute sicher noch nicht gesprochen. Für die parenterale Applikation spricht neben der längeren Erfahrung mit diesen Präparaten die Tatsache, daß der Patient, zumindest für die Dauer der Therapie, an die Praxis des Arztes gebunden wird. Dadurch sind die unter Goldtherapie unbedingt erforderlichen Kontrolluntersuchungen gewährleistet. Gleichzeitig ist die verabreichte Golddosis zuverlässig bestimmbar. Demgegenüber stellt die orale Goldtherapie höhere Ansprüche an die Therapietreue des Patienten und seine Zuverlässigkeit, zu den Kontrolluntersuchungen regelmäßig beim Arzt zu erscheinen.

Aufgrund der bisher vorliegenden Erfahrungen kann bei gegebener Indikation einer Goldtherapie sowohl die parenterale als auch die orale Therapie zum Einsatz kommen. **Auf eine parenterale Goldtherapie eingestellte Patienten sollten nicht auf die orale Therapie umgestellt werden, auch wenn nach ersten Untersuchungen keine unmittelbaren negativen Wirkungen zu befürchten sind.**

Parenterale Goldtherapie

Applikation und Dosierung Die parenterale Goldtherapie wird grundsätzlich einschleichend mit der jeweils geringsten verfügbaren Einzeldosis begonnen. Ein verbindliches Dosierungsschema gibt es bis heute nicht. Jedoch wird i. allg. eine langsame Aufsättigung auf ca. 500–800 mg reinen Golds innerhalb von 15–25 Wochen angestrebt. Die Goldtherapie kann dann mit einer Erhaltungsdosis von 50 mg reinem Gold in monatlichem Abstand weitergeführt werden.

Die Goldinjektionen sollen unter strenger Beachtung der Asepsis tief intraglutеal erfolgen. Aufgrund des unterschiedlichen Goldgehalts der verschiedenen Präparate ergeben sich folgende Dosierungsschemata (Tabelle 3.25):

Falls bei Erreichen der Aufsättigungsdosis von 800 mg reinen Golds noch keine eindeutige klinische Wirkung eingetreten ist, kann bis auf 1000 mg Gold weiter aufgesättigt werden. Allerdings steigt die Wahrscheinlichkeit eines Wirkungseintritts der Goldtherapie nicht mit der Dosis. Daher wird man bei Erreichen der Aufsättigungsdosis die Goldtherapie beenden und sich – falls erforderlich und möglich – zu einer alternativen langfristig wirksamen Therapie entschließen.

Hat sich jedoch während der Aufsättigungsphase eine klinische Wirkung ergeben, wird die Goldbehandlung nach Erreichen der Aufsättigungsdosis mit 50 mg reinem Gold in einer Einzeldosis/Monat bzw. 2 Injektionen zu 25 mg reinem Gold/Monat fortgesetzt (Tabelle 3.26).

Tabelle 3.24 Präparate für die Goldtherapie

Chemische Bezeichnung	Handelspräparat Hersteller	Goldgehalt	
Parenteral			Ampullen zu
Aurothiopolypeptid	**Auro-Detoxin** Beecham-Wülfing	13%	20 mg, 100 mg, 200 mg, 500 mg
Aurothioglukose	**Aureotan** Byk Gulden	50%	10 mg, 25 mg, 50 mg, 100 mg
Natriumaurothiomalat	**Tauredon** Byk Gulden	46%	10 mg, 20 mg, 50 mg
Oral			Tabletten zu
Auranofin	**Ridaura** Smith Kline	29%	3 mg

Tabelle 3.25 Einschleichende Dosierung der parenteralen Goldtherapie

Präparat	Woche 1	Woche 2	Woche 3	Folgende Wochen
Aureo-Detoxin [mg]	10 und 20	50 und 100	100 und 100	4. bis 29. Woche 2mal 200 mg/Woche
Aureotan [mg]	10 und 10	10 und 25	25 und 25	4. bis 19. Woche 2mal 50 mg/Woche
Tauredon [mg]	10 und 10	10 und 20	20 und 20	4. bis 20. Woche 2mal 50 mg/Woche

Tabelle 3.26 Langzeittherapie mit parenteralem Gold

Aurothiopolypeptid (**Auro-Detoxin**)	1mal 50 mg / Monat
Aurothioglukose (**Aureotan**)	1mal 100 mg / Monat
Natriumaurothiomalat (**Tauredon**)	2mal 50 mg / Monat

Es besteht noch keine Einigkeit darüber, wie lange eine „Dauertherapie" mit Goldinjektionen fortgesetzt werden soll.

Generell kann eine Gesamtdosis von 1,5–2 g reinen Golds als Grenzwert gelten, der nicht überschritten werden sollte.

Danach ist zunächst abzuwarten, ob es zu einem erneuten Schub mit Anstieg der humoralen und klinischen Aktivität kommt. Eine spätere Wiederaufnahme der Goldtherapie, z. B. nach einigen Jahren, mit erneuter Aufsättigung ist durchaus vertretbar.

Dagegen sollten nicht mehr – wie früher empfohlen – mehrere „Goldkuren" in mehrmonatigen Abständen durchgeführt werden. Therapieschema der Wahl ist heute die Aufsättigung auf 500–800 mg Gold (in Ausnahmefällen bis 1000 mg Gold), wobei nach Eintreten des deutlichen klinischen Erfolgs oder nach Erreichen dieser Grenzdosis auf eine Erhaltungsdosis mit monatlich 50 mg Gold übergegangen wird.

Orale Goldtherapie

Für die orale Goldtherapie steht z. Z. nur ein Präparat, Auranofin (Ridaura), zur Verfügung. Eine Tablette zu 3 mg hat einen Goldgehalt von 29 % (≈ 0,87 mg Gold).

Im Gegensatz zur parenteralen Goldtherapie wird die orale Behandlung mit Auranofin **nicht einschleichend** dosiert.

Vielmehr wird direkt mit der vollen Dosis von 2–3 Tabletten/Tag für 4–6 Monate begonnen. Danach kann bei guter Wirkung und Verträglichkeit die Therapie auch länger fortgeführt werden. Die Tagesdosis von 6–9 mg Auranofin kann morgens auf einmal eingenommen werden. Möglich ist auch eine Verteilung auf 2–3 Einzelgaben/Tag durch Einnahme von jeweils 1 Tablette zu 3 mg.

Kontrolle und Überwachung Die Goldtherapie birgt eine nicht geringe Gefahr früh auftretender, z. T. schwerer, unerwünschter Wirkungen. Das zwingt zu einer engmaschigen Kontrolle des Patienten unter jeder Chrysotherapie. Die Einleitung einer Goldtherapie sollte daher unter stationären Bedingungen erfolgen, auch wenn die Verfügbarkeit des oralen Goldpräparats Auranofin eine ambulante Ersteinstellung möglich macht.

Auf nachstehende Symptome sollte anfangs möglichst täglich, zumindest aber vor jeder neuen Goldinjektion geachtet werden:

- Haut- und Schleimhautveränderungen
- Haarausfall
- Durchfall
- Magen-Darm-Schmerzen
- Neuritische Erscheinungen
- Vasomotorische Beschwerden
- Ikterus
- Hautjucken

Der Patient ist anzuweisen, auf diese Symptome auch selbst zu achten und bei ihrem Auftreten unmittelbar den behandelnden Arzt zu verständigen.

Bei allen Patienten, die mit Goldsalzen behandelt werden, muß sichergestellt sein, daß regelmäßige Kontrolluntersuchungen durchgeführt werden können.

In den ersten 3 Monaten sind folgende Laborkontrollen vor Einleitung der Behandlung und dann in 14tägigen Abständen erforderlich:

- Großes Blutbild einschließlich Thrombozyten
- Urinstatus
- Serumkreatinin
- GPT
- γ-GT
- Alkalische Phosphatase

Während der Langzeittherapie können diese Kontrolluntersuchungen dann in größeren Abständen von etwa 1–2 Monaten durchgeführt werden.

Diese Laborkontrollen gelten sowohl für die parenterale als auch für die orale Goldbehandlung.

Die methodisch aufwendige Messung der Plasmagoldspiegel hat sich bei kritischer Prüfung als wenig aussagekräftig erwiesen.

Eine Bestimmung der Plasmagoldspiegel ist daher überflüssig.

Anhand des Plasmagoldspiegels lassen sich keine Erkenntnisse im Hinblick auf die therapeutische Wirksamkeit oder auf die Schwere und Häufigkeit unerwünschter Wirkungen gewinnen.

Wechselwirkungen der parenteralen und oralen Goldpräparate mit anderen Pharmaka sind nicht bekannt. Die früher beschriebene Wirkungsminderung bei gleichzeitiger Glukokortikoidtherapie hat sich nicht bestätigen lassen. Da eine parallele Behandlung mit Gold und D-Penicillamin nicht empfohlen wird, ist eine mögliche gegenseitige Wirkungsverstärkung oder eine Verstärkung unerwünschter Wirkungen nicht relevant.

Unerwünschte Wirkungen und Abbruch der Therapie Die Gesamthäufigkeit unerwünschter Wirkungen unter einer Goldtherapie liegt bei durchschnittlich 30 %, wobei einzelne Arbeitsgruppen Nebenwirkungen bei bis zu 50 % der Patienten fanden. Die Häufigkeit schwerwiegender Nebenwirkungen ist mit 5–10 % anzusetzen. Damit liegt die Nebenwirkungsrate der Goldtherapie deutlich über der von Chloroquin, aber etwa in der gleichen Größenordnung wie bei einer Behandlung mit D-Penicillamin.

Das Auftreten unerwünschter Wirkungen unter Goldtherapie ist im Einzelfall weder nach Art noch nach Häufigkeit noch nach Schwere vorherzusehen. Erste Untersuchungen lassen aber den Schluß zu, daß die Antigenkonstellation HLA B8/HLA DR3 zu Nebenwirkungen unter Goldtherapie prädisponiert. Insbesondere das Risiko einer Thrombozytopenie und einer Goldnephropathie ist erhöht. Die prospektive HLA-Typisierung könnte daher die differentialtherapeutischen Überlegungen für und wider eine Goldtherapie beeinflussen.

Mit folgenden unerwünschten Wirkungen einer Goldtherapie muß gerechnet werden:

Haut
- Pruritus
- Dermatitis
- Lokalisierte Ekzeme (ähnlich Lichen ruber planus)
- Onycholyse und Nageldystrophie
- Haarausfall
- Hyperpigmentierung

Schleimhäute
- Metallgeschmack
- Stomatitis
- Gingivitis
- Enanthem
- Tracheitis/Tracheobronchitis

Auge
- Korneale Goldablagerung (reversibel), diese Goldablagerungen sind selten, allerdings dosisabhängig mit einer deutlichen Zunahme des Auftretens bei Überschreiten von 1500 mg Gold Gesamtdosis
- Augenentzündungen, Konjunktivitis
- Kornealulzera

Lunge

- Diffuse Infiltrationen (sehr selten!)

Blutgefäße

- Flush
- Übelkeit, Benommenheit
- Kollapsneigung

Diese Reaktionen sind insgesamt selten. Sie treten etwas häufiger auf bei Gabe von Natriumthiomalat.

Magen-Darm

- Enterokolitis
- Erbrechen
- Abdominelle Krämpfe
- Durchfall

Bei parenteraler Therapie sind Magen-Darm-Affektionen sehr selten. Bei oraler Goldbehandlung tritt häufig Durchfall auf.

Leber

- Allergische cholestatische Hepatose

Nervensystem

- Neuropathie
- Guillain-Barré-Syndrom

Niere

- Albuminurie
- Hämaturie
- Immunkomplexvermittelte membranöse Glomerulonephritis (1–3 % der Fälle)

Hämatopoetisches System

- Eosinophilie
- Granolozytopenie
- Thrombozytopenie
- Aggranulozytose
- Aplastische Anämie

  Störungen der Hämatopoese sind selten, aber oft schwerwiegend.

Ein Abbruch der Goldtherapie ist bei Auftreten unerwünschter Wirkungen grundsätzlich sofort zu erwägen. Nur bei wenigen der beschriebenen unerwünschten Wirkungen ist es ratsam, die Goldtherapie, und sei es in verminderter Dosis, fortzusetzen. Dies ist allenfalls zulässig für leichtere Formen einer Vasomotorenreaktion oder bei leichter Diarrhöe.

Bei der oralen Goldtherapie werden Diarrhöen bzw. weiche Stühle (26 %) und gastrointestinale Beschwerden (16 %) als wichtigste unerwünschte Wirkungen beobachtet. Das ist vielleicht dadurch zu erklären, daß Auranofin zu 95 % über den Darm ausgeschieden wird. Nur in wenigen Fällen muß wegen dieser Unverträglichkeitsreaktion die Behandlung abgebrochen werden.

Wegen der extrem langen Verweildauer der Goldsalze im Körper - auch nach Absetzen der Therapie - ergeben sich große Schwierigkeiten in der Behandlung unerwünschter Wirkungen, insbesondere solcher allergisch-toxischer Genese. Hierzu zählen auch die Haut- und Schleimhautveränderungen sowie die unerwünschten Wirkungen auf das hämatopoetische System. Insbesondere Hautveränderungen können sehr hartnäckig sein. Sind die morphologischen Veränderungen der Haut uncharakteristisch, kann gelegentlich eine Biopsie darüber entscheiden helfen, ob es sich tatsächlich um eine Goldallergie oder um ein therapieunabhängiges Ereignis handelt.

> Bei vorbestehenden Hautkrankheiten ist von einer Goldtherapie nach Möglichkeit abzusehen.

Therapieerfolg und Beurteilung Durch zahlreiche randomisierte Doppelblindstudien konnte nachgewiesen werden, daß die Goldtherapie bei bis zu 60 % der Patienten mit chronischer Polyarthritis zu einer Besserung führt. Eine Remission wird für etwa 30 % der behandelten Patienten angegeben. Wie bei anderen langfristig wirksamen Basistherapien stellt sich der Erfolg einer Goldtherapie ebenfalls erst nach einigen Monaten der Behandlung ein. Frühestens nach etwa 3 Monaten ist im Vergleich zu einer Plazebogruppe mit einer Besserung folgender Parameter zu rechnen:

- Besserung des subjektiven Befindens
- Abnahme der Morgensteife
- Zunahme der Griffstärke
- Verbesserung der funktionellen Kapazität
- Rückgang der klinischen Aktivität der befallenen Gelenke bis zur völligen Remission an einzelnen Gelenken
- Verminderung der zusätzlich benötigten analgetisch wirkenden Medikamente

- Besserung der Anämie
- Abnahme des 19-S-Rheumafaktortiters
- Abnahme der Blutsenkungsgeschwindigkeit

Ob durch eine konsequente Langzeitbehandlung mit Gold auch das Fortschreiten der radiologisch nachweisbaren ossären Destruktionen beeinflußt werden kann, ist aufgrund der Ergebnisse bisheriger Studien nicht eindeutig zu entscheiden. Einzelne Untersucher haben zwar den Rückgang knöcherner Destruktionen beschrieben. Es ist jedoch anzunehmen, daß mit der langfristigen antiphlogistischen Wirkung und einer kompletten Remission der chronischen Polyarthritis durch die Goldtherapie eine Reparation von Destruktionen nur in begrenztem Umfang und bei geringen Ausgangsveränderungen möglich ist. Größere knöcherne Destruktionen bleiben sicher durch eine Goldtherapie unbeeinflußt. Aus diesem Grund soll mit der Goldtherapie auch so früh wie möglich im Verlauf einer chronischen Polyarthritis begonnen werden, also noch bevor größere Destruktionen vorliegen.

3.3.4 Immunsuppressiva

Definition und Wirkprinzip Unter der Annahme, daß bei chronisch entzündlichen rheumatischen Krankheiten eine überschießende Fehlfunktion des Immunsystems in der Pathogenese eine gewichtige Rolle spielt, werden Immunsuppressiva ganz gezielt in der Behandlung der chronischen Polyarthritis und der Kollagenosen eingesetzt.

Immunsuppressive zytostatische Pharmaka beeinflussen den Zellteilungszyklus auf unterschiedliche Weise. Bei den entzündlich rheumatischen Krankheiten hemmen diese Pharmaka einerseits die Proliferationsschritte der Immunzellen, andererseits besitzen sie eine hemmende Wirkung auf die Proliferation mesenchymaler Zellen im Entzündungsgebiet.

Die Immunsuppressiva unterscheiden sich in ihrer chemischen Struktur und Wirkweise ganz erheblich.

- **Alkylanzien:** Stickstofflost und Derivate alkylieren – besonders im sauren Milieu, wie es in Tumoren und Entzündungsgebieten herrscht – lebenswichtige Zellbausteine und Enzymsysteme.
- **Antimetabolite:** Purin- und Folsäureantagonisten werden als Analoge kompetitiv an Stelle der Nukleinsäurevorstufen eingebaut oder hemmen deren Synthese. Dadurch haben diese Substanzen eine Wirkung über die DNA-Synthese der Zellen.
- **Antimitotika:** Pflanzenalkaloide haben eine mitosehemmende Wirkung, deren Mechanismus noch nicht aufgeklärt ist.

Indikationen Die Indikation zum Einsatz immunsuppressiver Pharmaka in der Rheumatologie ist ausgesprochen eng zu stellen. Dies gilt vor allem wegen der bislang noch nicht sicher abschätzbaren Folgen der Therapie, besonders im Hinblick auf eine mögliche Kanzerogenität dieser Substanzen. Immunsuppressiva sind nur indiziert bei folgenden Krankheitsbildern:

- Hochaktive, steroidbedürftige, mit anderen Mitteln nicht beherrschbare chronische Polyarthritis
- Chronische Polyarthritis mit Vaskulitis und extraartikulären Entzündungszuständen
- Mischkollagenosen
- Lupus erythematodes disseminatus
- Wegener-Granulomatose
- Myositis/Dermatomyositis
- Panarteriitis
- Schwerste Verlaufsformen einer Psoriasisarthritis

Eine klinische Wirksamkeit der immunsuppressiven Therapie ist durch relevante Studien nur für die chronische Polyarthritis eindeutig gesichert. Bei den übrigen Indikationen liegen z. T. widersprüchliche Ergebnisse vor. Der dennoch immer wieder unternommene Therapieversuch mit Immunsuppressiva ist weitgehend durch das Fehlen überzeugender therapeutischer Alternativen bestimmt. Bis zum Beweis des Gegenteils kann daher die Indikationsliste für Immunsuppressiva noch erweitert werden um:

- Die maligne verlaufende Spondylitis ankylopoetica
- M. Reiter
- Seronegative Spondarthritiden

Kontraindikationen Alle Organsysteme mit hoher Zellteilungsrate sind durch die antiproliferative, zytostatische Wirkung der Immunsuppressiva besonders gefährdet. Eine absolute Kontraindikation für den Einsatz von Immunsuppressiva besteht daher bei:

- Leukopenie
- Thrombopenie (falls nicht Folge der entzündlichen Systemerkrankung)
- Hypo- oder Agammaglobulinämie
- Schwere Nierenschädigung
- Florides Magen- oder Duodenalulkus
- Floride Infektionskrankheiten
- Hämorrhagische Diathese
- Gravidität

Methoden Theoretisch können alle für die Karzinomtherapie erprobten zytostatischen Substanzen mit hemmendem Einfluß auf die Funktionen des Zellkerns in der Therapie hochakuter, systemischer entzündlich-rheumatischer Krankheiten eingesetzt werden. Aufgrund des besonders günstigen Verhältnisses zwischen erwünschter und unerwünschter Wirkungen werden in der Rheumatherapie im wesentlichen nur 6 Präparate eingesetzt (Tabelle 3.27).

Dabei ist Azathioprin wegen seiner guten Verträglichkeit das Mittel der ersten Wahl.

Tabelle 3.27 Immunsuppressiva für die Rheumatherapie

Internationaler Freiname	Handelspräparat Hersteller	Wirkprinzip
Azathioprin	**Imurek** Wellcome	Purinantagonist
Cyclophosphamid	**Endoxan** Degussa/Asta	Alkylantium
Ifosfamid	**Holoxan** Degussa/Asta	Alkylantium
Chlorambucil	**Leukeran** Wellcome	N-Lost-Derivat
Amethopterin	**Methotrexat** Lederle Rhône-Poulenc	Folsäureantagonist

Tabelle 3.28 Dosierungsrichtlinien für immunsuppressive Therapie

Azathiophrin (**Imurek**)	1–2 mg/kg/Tag oral
Cyclophosphamid (**Endoxan**)	1–2 mg/kg/Tag bis zur Gesamtdosis von 8–10 g Alternativ: 1 g Infusion 1 mal wöchentlich
Chlorambucil (**Leukeran**)	0,05–0,2 mg/kg/Tag in 3 Einzeldosen alle 8 h
Amethopterin (**Methotrexat**)	**Keine tägliche Gabe kleiner Dosen!** (Lebertoxizität) Psoriasisarthritis 2,5–7,5 mg 3mal alle 12 h 1mal wöchentlich Chronische Polyarthritis (c.P./rheumatoide Arthritis (RA)) 25 mg 1mal wöchentlich i.v. für 4 Wochen dann oral 3mal 5 mg im 12-h-Abstand 1mal wöchentlich

Applikation und Dosierung In der Regel werden die Immunsuppressiva zur antirheumatischen Therapie nur mit einem Bruchteil der in der Krebstherapie üblichen Dosierungen eingesetzt. Nur so überwiegen die antiphlogistischen, den entzündlich-rheumatischen Krankheitsprozeß hemmenden zytostatischen Wirkungen, ohne die bei der Krebstherapie üblichen schweren und nur dort in Kauf zu nehmenden unerwünschten systemischen Wirkungen (Tabelle 3.28).

Verschiedentlich wurden besondere Therapieschemata mit höherer Dosierung der Immunsuppressiva erprobt. Hier zeigte sich allerdings nur in Ausnahmefällen eine bessere antirheumatische Wirkung.

Bei jeder Therapie mit Immunsuppressiva gilt:
Frauen im gebährfähigen Alter müssen gleichzeitig kontrazeptiv behandelt werden.
Männer müssen auf die Notwendigkeit schwangerschaftsverhütender Maßnahmen hingewiesen werden.

Zu beachten sind auch die Interaktionen immunsuppressiver Pharmaka mit anderen in der Rheumatherapie eingesetzten Medikamenten (z. B. potenzierende knochenmarkdepressorische Wirkung bei gleichzeitiger Gabe von Azathioprin und Xanthinoxidasehemmern).

Bei der Notwendigkeit einer gleichzeitigen Azathioprintherapie und einer harnsäuresenkenden Therapie sollte daher eine urikosurische Behandlung der urikostatischen Therapie vorgezogen werden.

Kontrolle und Überwachung Regelmäßige klinische Untersuchung und laborchemische Kontrollen sind bei jeder immunsuppressiven Therapie erforderlich.

Befragung und klinische Untersuchung Sie sollte initial wöchentlich, bei Langzeitbehandlung alle 3–4 Wochen erfolgen:

- Übelkeit, Erbrechen
- Durchfälle und Teerstuhl
- Exantheme, Enantheme
- Haarausfall
- Infektanfälligkeit

Laborkontrollen sollen alle 14 Tage durchgeführt werden:

- Großes Blutbild einschließlich Thrombozyten
- Urinstatus
- Kreatinin
- GOT
- GPT
- γ-GT
- Alkalische Phosphatase

Zu Behandlungsbeginn, dann alle 2 Monate sollten die Immunglobuline IgG, IgM, IgA bestimmt werden.

Noch in der Erprobung sind Hauttests zum Nachweis der zellulären Immunitätslage (Multitest Mérieux), die zur Indikation und Kontrolle immunsuppressiver Therapie herangezogen werden können.

Unerwünschte Wirkungen und Abbruch der Therapie Unter den in der Rheumatologie üblichen Dosierungen ist die Gesamthäufigkeit unerwünschter Wirkungen der Immunsuppressiva kaum höher und auch nicht schwerwiegender als bei anderen in der Basistherapie eingesetzten Substanzen wie Gold oder D-Penicillamin. Zumindest für die alkylierenden Substanzen müssen dennoch die geltenden Restriktionen der Indikation beibehalten werden. Nach den bis heute vorliegenden Langzeitbeobachtungen konnte lediglich für den Purinantagonisten Azathioprin die Befürchtung widerlegt werden, daß mit einem Anstieg der Malignomrate zu rechnen ist.

Mit unterschiedlicher Häufigkeit im Einzelfall muß mit folgenden unerwünschten Wirkungen der Immunsuppressiva gerechnet werden (Tabelle 3.29):

Ein Abbruch der immunsuppressiven Therapie ist immer erforderlich, sobald ein Zusammenhang zwischen der laufenden Therapie und dem Auftreten einer der sog. unerwünschten Wirkungen auch nur als möglich angenommen werden muß. In diesen Fällen ist die Therapie zumindest sofort zu unterbrechen. Bei leichteren Störungen kann u. U. später nochmals ein Therapieversuch mit einer geringeren Dosis unternommen werden.

Therapieerfolg und Beurteilung Der Erfolg einer immunsuppressiven Therapie zeigt sich in einer Minderung der humoralen Entzündungsaktivität und im Nachlassen der klinischen Krankheitsaktivität. Der Eintritt der Wirkung sollte bei Therapie mit alkylierenden Substanzen (Cyclophosphamid, Chlorambucil) spätestens nach 6–8 Wochen, bei Therapie mit Azathioprin nach etwa 12 Wochen erkennbar sein. Sofern unerwünschte Wirkungen nicht zu einer Dosisreduktion oder einem Abbruch der Therapie zwingen, kann mit der initialen Dosierung unter weiterer klinischer Überwachung des Patienten solange weiterbehandelt werden, bis ein überzeugender Therapieerfolg, im besten Fall eine vollständige Remission der klinischen und humoralen Entzündungsaktivität, eintritt.

Tabelle 3.29 Mögliche unerwünschte Wirkungen bei der immunsuppressiven Therapie

Allgemeinsymptome	Appetitlosigkeit Schwindel, Übelkeit Erbrechen
Knochenmarksuppression	Anämie (nach Wochen) Agranulozytose (nach Tagen) Thrombopenie Leukopenie Panzytopenie
Verzögerte Regeneration in Haut und Schleimhäuten	Dermatitis Alopezie Enteritis
Organtoxische Wirkungen	Nieren Leber Nerven/ZNS Herz Lunge Hämorrhagische Zystitis
Geschwächte physiologische Infektabwehr	Sekundäre Infektionen durch: - Viren - Bakterielle Erreger (auch gramnegative Erreger, Anaerobier) - Pilze - Protozoen
Geschwächte zelluläre Tumorabwehr	Gefahr der Sekundärneoplasie
Keimschädigung	Mutagenität Teratogenität

Zeigt sich ein solcher Erfolg der immunsuppressiven Therapie in Form einer kompletten Remission oder eines auf niedrigerem Entzündungsniveau stationären Krankheitszustands, kann die immunsuppressive Behandlung zunächst beendet oder auf eine minimale Dosierung zurückgenommen werden. Erwiesenermaßen hält auch nach Absetzen der immunsuppressiven Therapie die Wirkung noch über Wochen und Monate an. Patienten, die auf Immunsuppression in ihrer Krankheitsaktivität ansprechen, zeigen eigentlich immer den beschriebenen Rückgang der humoralen und klinischen Entzündungsaktivität. Ein Einfluß auf die ossären Destruktionen ist dagegen selten zu beobachten. Hier muß bereits eine ausbleibende Progredienz der Knochenzerstörung als Therapieerfolg der immunsuppressiven Behandlung gewertet werden (Tabelle 3.30).

Tabelle 3.30 Erfolgskriterien der immunsuppressiven Therapie bei rheumatologischen Krankheitsbildern

Minderung der humoralen Entzündungsaktivität:

- Rückgang der BSG
- Normalisierung des α-1-sauren Glykoproteins
- Ansteigen des Serumeisens
- Rückgang der Anämie

Nachlassen der klinischen Krankheitsaktivität:

- Rückgang der Morgensteife
- Nachlassen des Schmerzes
- Geringerer Verbrauch an nichtsteroidalen Antirheumatika
- Rückgang der Synovialitis
- Besserung des Bewegungsausmaßes der Gelenke

3.3.5 Andere Basistherapeutika

Bis heute gibt es keine kausal wirksamen Therapeutika gegen die chronisch entzündlichen rheumatischen Krankheiten. Daraus resultiert eine letztlich noch nicht befriedigende therapeutische Situation, wenngleich durch die vorhandenen und bis heute entwickelten Therapieformen bereits bedeutende therapeutische Fortschritte erzielt werden konnten. Es ist nur selbstverständlich, daß ständig nach neuen Ansatzmöglichkeiten einer medikamentösen Therapie gesucht wird. Oftmals werden bei Präparaten, die zu anderen therapeutischen Zwecken entwickelt wurden, günstige Effekte auf den Verlauf einer gleichzeitig bestehenden chronischen Polyarthritis beobachtet. Es dauert dann nicht lange, bis erste klinische Untersuchungen zu diesem „neuen Antirheumatikum" durchgeführt werden, zumeist an Patienten, bei denen andere Therapieformen nicht den gewünschten Effekt hatten. **Es ist nicht auszuschließen, daß dann bei diesen Patienten allein das Prinzip Hoffnung einen gewissen krankheitsmodifizierenden Effekt besitzt.** Aber auch bei einer den üblichen Kriterien entsprechenden klinischen Prüfung dieser langfristig krankheitsmodifizierenden antirheumatischen Substanzen bleiben die Schwierigkeiten einer stadiengerechten Auswahl der Patienten, also die Festlegung der Eingangskriterien und der Beurteilungskriterien für den therapeutischen Erfolg. Neben dieser diagnostischen Problematik stellt sich noch das Problem der notwendigen Langzeitbeobachtung. Das alles macht methodisch einwandfreie klinische Prüfungen außerordentlich aufwendig und schwierig.

Es würde den Rahmen dieses Buchs sprengen, alle als krankheitsmodifizierend für die entzündlich-rheumatischen Krankheiten beschriebenen medikamentösen Therapien detailliert zu beschreiben. Weil keines dieser Präparate einen gesicherten Platz im Repertoire der antirheumatischen Therapie besitzt, kann eine breite Anwendung nicht empfohlen werden. Der behandelnde Arzt ist in jedem Fall verpflichtet, sich über den Wirkmechanismus, die Dosierung und Dauer der Anwendung sowie mögliche unerwünschte Wirkungen und Wechselwirkungen ausführlich und sehr detailliert zu informieren, bevor er diese Präparate als Antirheumatika verordnet. Trotz aller den therapeutischen Erfolg betreffenden Vorbehalte und des manchmal problematischen Verhältnisses zwischen Wirkung und unerwünschter Wirkung soll nachfolgend ein kurzer Überblick über die weiteren in der Behandlung entzündlich-rheumatischer Krankheiten eingesetzten Präparate gegeben werden. **Dabei ist aber zu beachten, daß nicht alle der nachfolgend erwähnten Präparate eine entsprechende Zulassung bzw. deklarierte Indikation besitzen.**

Inosiplex (delimmun) ist eine primär antivirale sowie immunstimulierende Substanz mit Wirkung auf die zellulären und humoralen Abwehrmechanismen. Die bisher in der Rheumatherapie verwandte Dosierung beträgt 3 g/Tag. In dieser Dosierung soll Inosiplex bei der chronischen Polyarthritis einen krankheitsmodifizierenden Effekt besitzen, der sich frühestens nach 2–4 Wochen zeigt. Auch gegen Lupus erythematodes soll diese Substanz wirksam sein. Toxische Wirkungen wurden nicht beobachtet. Wegen der Möglichkeit der Erhöhung des Harnsäurespiegels im Blut sollte Inosiplex bei Patienten mit Gicht, Hyperurikämie, Harn- und Nierensteinleiden, Niereninsuffizienz, Neigung zu Extrasystolie, zerebralen Anfallsleiden oder Magenkrankheiten nur mit besonderer Vorsicht eingesetzt werden. Eine Kontraindikation stellen vorerst auch Schwangerschaft und Stillzeit dar.

Levamisol (Tetramisol) ist ein Breitspektrumantihelminthikum, bei dem 1971 entdeckt wurde, daß es eine Brucellenvakzine in ihrer protektiven Aktivität verstärken kann, also immunstimulierende Eigenschaften besitzt. Seit dieser Zeit gab es zahlreiche Mitteilungen über erfolgreiche Therapieversuche mit Levamisol bei verschiedenen Autoimmunerkrankungen. Bei der Behandlung der chronischen Polyarthritis wurde Levamisol mit gutem Ergebnis eingesetzt. Allerdings kam das Medikament zunächst wegen der hohen Rate und der Schwere seiner Nebenwirkungen in Verruf. Inzwischen liegt das Ergebnis einer durch die europäische Liga gegen den Rheumatismus (EULAR) organisierten Multicenterstudie vor. In dieser Studie hat sich herausgestellt, daß durch die Verabreichung des Präparats nur **einmal wöchentlich in einer Dosis von 150 mg** die Nebenwirkungsrate besonders im Hinblick auf die gefürchtete Agranulozytose stark gesenkt werden kann.

Nach den Ergebnissen dieser Studie darf nach 3 Monaten Behandlung in ca. 60 % der behandelten Fälle mit einer globalen klinischen Besserung, nach 6 Monaten bei ca. 75 % mit einer Besserung gerechnet werden. Die Gesamtnebenwirkungsrate liegt bei 18 %, wobei es sich vorwiegend um vorübergehend leichte Befindlichkeitsstörungen handelt.

Mögliche Nebenwirkungen einer Levamisol-Behandlung sind:

- Störungen der Hämatopoese, bis hin zur Agranulozytose
- Haut- und Schleimhautveränderungen als urtikarielles, schuppiges, diffuses oder lokalisiertes Exanthem
- Stomatitis
- Grippeähnliches Bild mit Fieber, Kopfschmerzen, Arthralgien, Apathie und Schwindel, Myalgien und Kältegefühl
- Gastrointestinale Nebenwirkungen wie Nausea, Unverträglichkeit, Anorexie, Völlegefühl, Diarrhöe

Es ist derzeit fraglich, ob vom Hersteller die Zulassung des Präparats mit der Indikationsstellung einer Autoimmunerkrankung überhaupt angestrebt wird. Vorläufig bleibt Levamisol der klinischen Erprobung in ausgewählten Fällen vorbehalten.

Thymusextrakte Im Tierexperiment haben sich zweifellos immunstimulatorische Wirkungen verschiedener Thymuspräparationen nachweisen lassen. War man bislang noch weitgehend auf wenig standardisierte Extrakte angewiesen, so ist es in jüngster Zeit gelungen, ein Pentapeptid (Arg-Lys-Asp-Val-Thy) synthetisch herzustellen, welches eine biologische Wirkung auf die Reifung von reaktionsfähigen T-Lymphozyten hat. Dieses Präparat zeigte in ersten klinischen Studien auch bei der chronischen Polyarthritis eine gute Wirkung nach 3wöchiger täglicher **intravenöser Injektion von 10–100 mg/Thymuspentapeptid TP_5.** Es ist allerdings nur bei intravenöser Gabe wirksam. Orale Gabe oder intramuskuläre Injektion sind wirkungslos.

Zweifellos eröffnen sich hiermit interessante therapeutische Möglichkeiten, deren weitere Erforschung große Aufmerksamkeit verdient; für die rheumatologische Praxis sind diese Präparate noch nicht angezeigt. Mehr als problematisch ist hingegen der Einsatz der bis heute auf dem Markt angebotenen Thymusextrakte, weil diese Mischungen sicher neben den erwünschten Substanzen auch potentielle Antagonisten enthalten, so daß entweder keine Wirkungen oder u. U. sogar unkontrollierbare unerwünschte Effekte möglich sind.

Inwieweit **andere Immunstimulatoren,** wie z. B. bakterielle Endotoxine, das Immuninterferon oder die Interleukine zu einer brauchbaren Waffe gegen autoimmunologische Erkrankungen werden können, ist bis heute nicht absehbar.

Enzymtherapie Mulsal ist ein Enzymgemisch aus 24 mg Trypsin, 10 mg Lipase, 10 mg Amylase, 1 mg Chymotrypsin, 60 mg Papain, 45 mg Bromelaine, 100 mg Pankreatin. Es unterscheidet sich von dem Präparat Wobenzym durch das Fehlen des Rutins. Außerdem besitzt es eine neue galenische Form, die eine nachweisbare Resorption bereits im oberen Duodenum ermöglicht. Diese Enzymkombination soll in der Lage sein, in vitro und in vivo Immunkomplexe zu spalten, die unter bestimmten physiologischen und pathophysiologischen Voraussetzungen im Serum oder in einer Körperflüssigkeit vorhanden sind und zur Perpetuierung des Entzündungsvorgangs beitragen. Die Auflösung dieser Immunkomplexe ist offensichtlich konzentrationsabhängig. Eine Untersuchung der Einzelenzyme zeigte zunächst, daß lediglich Papain und Pankreatin einen deutlich faßbaren Abbaueffekt auf die verschiedenen Immunkomplextypen ausüben. Allerdings sind beide Enzyme einzeln in gleicher Konzentration weniger immunkomplexspaltend als im Enzymgemisch.

Die Dosierung beträgt 3mal 3 Dragees/Tag, die jeweils 30 min vor oder ca. 1 h nach den Mahlzeiten eingenommen werden. Initial und bei hoher Entzündungsaktivität kann die Dosierung bis zum Dreifachen erhöht werden. Unerwünschte Wirkungen wurden, selbst bei hoher Dosierung und bei Langzeitbehandlung, nicht beobachtet. Überzeugende klinische Studien zur Wirksamkeit der Enzymgemische liegen bis heute noch nicht vor.

β-Sitosterin ist eine Sitosterin-Fraktion aus der afrikanischen Heilpflanze Hypoxis rooperi. Es senkt bei Langzeitapplikation die Konzentration von Prostaglandin E_2 in entzündlich veränderten Geweben. Prostaglandin E_2 spielt sicher eine wichtige Rolle im Entzündungsprozeß. Es wirkt vasodilatatorisch und permeabilitätssteigernd. Experimentell lassen sich mit Applikationen von Prostaglandinen E_2 typische Entzündungsreaktionen auslösen.

Der Wirkmechanismus von β-Sitosterin auf die lokale Freisetzung von Prostaglandin E_2 ist noch nicht geklärt; er scheint jedoch sicher anders zu sein als bei den nichtsteroidalen Antirheumatika. β-Sitosterin hemmt die Prostaglandinsynthese nicht direkt über Enzymblockierung der Zyklooxygenase. Außerdem weist β-Sitosterin keine unmittelbar analgetische Wirkkomponente auf.

β-Sitosterin-Handelspräparate:
- Flemun
- Sitosterin Delalande
- Sito-Lande
- Harzol
- Sitosterin-Prostata Kaps.
- Triastonal

Zur Beachtung: Nur Flemun hat eine zugelassene Indikation zur Behandlung entzündlich rheumatischer Krankheiten. Alle übrigen Präparate sind primär zugelassen zur Behandlung des Prostataadenoms oder als Lipidsenker.

In klinischen Studien wurde für eine Therapie mit **3mal täglich 10 mg β-Sitosterin** nach 1- bis 2monatiger Therapie eine deutliche Abnahme der Entzündungs- und Schmerzparameter festgestellt. Die Quote der subjektiven und objektiven Besserung stieg noch bis zu einer Therapiedauer von bis zu 6 Monaten an. Die Verträglichkeit von β-Sitosterin ist ausnahmslos gut. Unerwünschte Wirkungen wurden nicht beobachtet. Nachteilig ist jedoch das Fehlen eines Soforteffekts sowie einer analgetischen Komponente. Aus diesem Grund müssen in den ersten Behandlungswochen immer zusätzlich nichtsteroidale Antirheumatika oder Analgetika parallel verabreicht werden.

Aufgrund des Wirkmechanismus über die Verminderung der Prostaglandin-E_2-Konzentration im Entzündungsgewebe hat das β-Sitosterin eine Mittelstellung zwischen den nichtsteroidalen sofort wirksamen Antirheumatika und den langfristig krankheitsmodifizierend wirkenden Pharmaka. Es kann als adjuvante Therapie parallel zu einer konventionellen Pharmakotherapie entzündlich-rheumatischer Krankheiten gegeben werden. Sinnvoll ist ein Einsatz des β-Sitosterin auch bei Patienten, bei denen Kontraindikationen gegen eine Basistherapie mit Chloroquin, Gold, D-Penicillamin oder Zytostatika bestehen.

Salazosulfapyridin (Azulfidine, Colo-Pleon) ist eine in der Behandlung der Colitis ulcerosa bewährte Substanz, über deren erfolgreichen Einsatz bei entzündlichen Gelenkkrankheiten, insbesondere bei der chronischen Polyarthritis, bereits vor 35 Jahren erstmals berichtet wurde. Es handelt sich um ein schwer resorbierbares Sulfonamid, für das alle Kontraindikationen einer Sulfonamidtherapie gelten. Auch die Wechselwirkungen mit zahlreichen Pharmaka sind ähnlich denen der Sulfonamide. Im Vergleich zur Therapie bei Colitis ulcerosa werden zur Behandlung der chronischen Polyarthritis jedoch erheblich niedrigere Dosierungen eingesetzt:

1. Woche: 500 mg täglich,
dann Steigerung um 500 mg
bis zur **Erhaltungsdosis von 1 g täglich**

Im Gegensatz dazu werden zur Behandlung der Colitis ulcerosa 3–4 g Salazosulfapyridin/Tag empfohlen.

In klinischen Prüfungen gegen D-Penicillamin und Gold erwies sich das Salazosulfapyridin in der Wirkung auf den entzündlich-rheumatischen Krankheitsprozeß als ebenbürtig. Bis zu einem überzeugenden Wirkungseintritt vergingen – wie auch bei den anderen langfristig wirksamen krankheitsmodifizierenden Pharmaka – mindestens 3–6 Monate. Art und Rate der unerwünschten Wirkungen der Salazosulfapyridintherapie waren jedoch geringer als bei D-Penicillamin oder Gold.

Beobachtet wurden lediglich Übelkeit und Erbrechen, obwohl die Substanz an sich viele unerwünschte Wirkungen zeitigen kann, wie aus der Therapie der Colitis ulcerosa bekannt ist. Aus diesem Grund sollte beim Einsatz von Salazosulfapyridin ebenso eine engmaschige Kontrolle der klinischen und laborchemischen Parameter durchgeführt werden, wie sie für die Basistherapie allgemein empfohlen wird.

Pyrithioxin (Encephabol) ist wie D-Penicillamin eine den Sulfhydrilverbindungen verwandte Substanz, die sich jedoch durch das Fehlen einer SH-Gruppe grundsätzlich unterscheidet. Es enthält eine Disulfidbrücke, wobei die molekulare Struktur einem Dimer des 5-Thiopyridoxin entspricht, das sich in einer früheren Untersuchung bereits als ähnlich wirksam bei der Behandlung der chronischen Polyarthritis erwiesen hat wie das D-Penicillamin. **Pyrithioxin wird in einer Dosierung von 600 mg/Tag** verabreicht, wobei die Dosis je nach Verträglichkeit zwischen 200 und 1000 mg variiert werden kann. In dieser Dosierung wird in ersten klinischen Studien über eine Besserung der chronischen Polyarthritis bei einem Drittel der Patienten berichtet. Bei einem Drittel der Patienten war dagegen kein Behandlungserfolg zu erzielen. Bei dem verbleibenden Drittel der Patienten mußte die Therapie wegen unerwünschter Wirkungen abgebrochen werden. Diese Nebenwirkungen waren denen des D-Penicillamin ähnlich, aber weniger gravierend.

Aufgrund dieser ersten, offenen Studien läßt sich eine antirheumatische Langzeitwirkung des Pyrithioxins zumindest bei einem Teil der Patienten bestätigen, darunter auch bei solchen Patienten, die unter D-Penicillamin keinen Behandlungserfolg aufwiesen. Allerdings müssen noch weitere Erfahrungen in klinischen Studien gesammelt werden, ehe man dem Pyrithioxin einen festen Platz in der Liste der langfristig gegen die chronische Polyarthritis wirksamen Medikamente zuweisen kann. Dazu zwingt vor allem die Tatsache, daß Unverträglichkeitserscheinungen unter Pyrithioxintherapie nicht selten und z. T. durchaus schwerwiegend sind und dieses Präparat außerdem von Patienten mit chronischer Polyarthritis offensichtlich schlechter vertragen wird als von Patienten mit anderen Krankheiten. Die gute Verträglichkeit des Pyrithioxins bei Patienten mit zerebraler Insuffizienz ist gut bekannt und hinlänglich belegt. Bei Patienten mit chronischer Polyarthritis kommt es aber offenbar durch die veränderte Immunitätslage zu einer größeren Rate von Unverträglichkeitserscheinungen. Auch dieses Medikament muß daher trotz seiner guten Verträglichkeit bei anderen Indikationen erst in seiner klinischen Validität für die Therapie der chronischen Polyarthritis in klinischen Studien weiter geprüft werden, ehe eine allgemeine Anwendung empfohlen werden kann.

Andere Pharmaka: Eine langfristige krankheitsmodifizierende Wirkung wurde anhand von Einzelstudien auch für folgende Substanzen behauptet:

- Zinksulfat
- Kupfersalyzilatkomplex
- Haloperidol
- Aromatische Retinoide
- Vitamin E
- Dapson (ein Antileprosum)
- Captopril

Für diese Präparate wird man weitere kontrollierte klinische Studien abwarten müssen, ehe eine allgemeine Empfehlung zum Einsatz in der Therapie entzündlich-rheumatischer Krankheiten gegeben werden kann.

Zu besonderen Hoffnungen Anlaß gibt auch die Erforschung neuartiger entzündungshemmender Substanzen wie z. B. **Makrokortin,** ein aus 400 Aminosäuren aufgebautes Polypeptid. Makrokortin besitzt nach ersten Beobachtungen die biologische Wirksamkeit der Glukokortikoide, ohne mit deren Nebenwirkungen einherzugehen. Geforscht wird auch an Hemmsubstanzen der Leukotriensynthese. Leukotriene entstehen wie die Prostaglandine als Abbauprodukte der Achidonsäure. Sie spielen ebenfalls eine wichtige Rolle im Entzündungsvorgang, vor allem mit ihrer hohen chemotaktischen Aktivität auf Leukozyten. Eine potente Hemmung der Leukotriensynthese läßt wesentliche entzündungsmodifizierte Effekte erhoffen.

Diese neuartigen Therapieansätze geben zu optimistischen Hoffnungen Anlaß, daß in nächster Zeit unser therapeutisches Arsenal zur medikamentösen Behandlung entzündlich-rheumatischer Erkrankungen merklich erweitert werden kann. Ein Durchbruch in der medikamentösen Therapie der entzündlich rheumatischen Krankheiten kann jedoch erst dann erwartet werden, wenn die Grundlagenforschung die pathogenetischen Mechanismen weiter erhellt oder gar aufgeklärt hat.

Biologische Organpräparate, Frischzellen, Eigenblutbehandlung und Ozontherapie sind weitere Formen der Basistherapie, die sich überwiegend empirisch und auch in ersten Doppelblindstudien bewährt haben sollen. Die Wirkmechanismen dieser Verfahren sind bis heute nicht aufgeklärt. Eine schlüssige klinische oder experimentielle Beweisführung für die Wirksamkeit steht ebenfalls noch aus. Die oft angeführte immunmodifizierende Wirkung dieser biologischen Therapie ist noch nicht ausreichend belegt, um als bewiesen zu gelten. Da außerdem zu wenig wissenschaftlich gesicherte Erkenntnisse über den Spontanverlauf entzündlich-rheumatischer Krankheiten vorliegen, ist die Beweisführung einer klinischen Wirksamkeit auch nachgerade schwierig, wenn nicht durchschlagende therapeutische Erfolge evident sind.

Für die praktische Rheumatherapie spielen diese Behandlungsverfahren auch weiterhin eine Außenseiterrolle, wenngleich sich die klinische Forschung weiterhin mit diesen Verfahren beschäftigen soll. Für die Praxis der täglichen Rheumatherapie sind diese Behandlungsverfahren bis zum schlüssigen wissenschaftlichen Beweis des Gegenteils strikt abzulehnen. Dies gilt auch wegen der möglichen unerwünschten Wirkungen dieser Therapieverfahren.

Diese Aussage gilt auch für alle Pflanzenextrakte, Meeresalgen und andere Präparate tierischer, pflanzlicher, mineralischer, kurz „exotischer" Provenienz.

3.4 Langfristig wirkende Antiarthrotika

In der Therapieforschung der Arthrose nehmen die Chondrozyten eine besondere Stellung ein. Einerseits vollbringen diese Knorpelzellen mit der Produktion der Interzellulärsubstanz eine hohe Stoffwechselleistung, andererseits werden diese Zellen aufgrund der anatomischen Besonderheiten des Gelenkaufbaus weitgehend durch Diffusion aus der Synovialflüssigkeit ernährt. Der Untergang der Chondrozyten in einer bandförmigen Zone in unmittelbarer Nähe der Gelenkoberfläche ist eine der frühesten Veränderungen bei der Arthrose. Gleichzeitig besteht eine reduzierte metachromatische Anfärbbarkeit oberflächennaher Knorpelmatrix als Zeichen eines Verlusts an Proteoglykanen. Mit Fortschreiten des arthrotischen Prozesses werden die Chondrozyten nekrotisch, die Knorpelmatrix schwindet, feinste Fissuren der Knorpeloberfläche treten auf.

In diesen frühen Stadien der Arthrose besitzen offenbar einige Pharmaka eine chondroprotektive Wirkung. Allerdings ist die Basisbehandlung der Arthrosen mit Chondroprotektiva noch nicht allgemein anerkannt, obwohl in zahlreichen Tierversuchen nachgewiesen werden konnte, daß verschiedene Substanzen nach intraartikulärer, aber auch nach intramuskulärer Verabreichung diese antiarthrotische Wirkung mit Knorpelschutz erzielen. Dabei werden folgende Wirkmechanismen diskutiert:

- Normalisierung des Stoffwechsels von Hyaluronat, Proteoglykanen und Kollagen im synovialen System
- Hemmung des Abbaus von Hyaluronsäure und des Kollagens durch Hemmung der abbauenden Enzyme

Knorpelknochenextrakt (Arumalon) und Mukopolysaccharidschwefelsäureester (Arteparon) gehören zu den bisher experimentell und klinisch am besten geprüften Substanzen, deren bioaktive eutrophische Wirkung zumindest experimentell in vitro und in vivo als gesichert angesehen werden kann. Gelatine wird ebenfalls eine chondroprotektive Wirkung nachgesagt. Bis heute liegen jedoch noch keinerlei wissenschaftliche Beweise über die chondroprotektive Wirkung vor. Rein theoretisch müssen auch enorme Mengen Gelatine enteral zugeführt werden, um einen ausreichenden Knorpelschutz zu erzielen.

Definition und Wirkprinzip Als Knorpelschutzsubstanz werden Präparate bezeichnet, die experimentell in vitro und vivo in der Lage sind, den Abbauprozeß des Knorpels bei der Arthrose zu hemmen. Für die in die Therapie eingeführten Präparate (Knorpel-, Knochenmarkextrakt, Mukopolysaccharidschwefelsäureester, Glukosaminverbindungen) ist das genaue Wirkprinzip bis heute nicht bekannt. Es kann sein, daß diese Substanzen über den Stoffwechsel der Chondrozyten in den Knorpel eingebaut werden, also fehlende körpereigene Bausteine der Knorpelmatrix ersetzen. Wahrscheinlicher ist jedoch die kompetitive Hemmung knorpelabbauender Enzyme in der Weise, daß die exogen zugeführten Substanzen von diesen Enzymen abgebaut werden und die verbleibende Enzymaktivität zu einem Angriff auf körpereigenen Knorpel nicht mehr ausreicht.

Indikationen Bestehen über die Wirkprinzipien der Chondroprotektiva noch erhebliche wissenschaftliche Differenzen, herrscht über die Indikationen allerdings weitgehend Einigkeit unter den Befürwortern dieser Therapie.

Ein Einsatz von Chondroprotektiva ist nur dann sinnvoll, wenn es sich um Frühstadien der Arthrose handelt, weil die therapeutische Wirksamkeit regenerationsfähige Chondrozyten voraussetzt.
Wenn der Knorpelbelag erst völlig abgeschliffen ist („Knochenglatze"), sind Chondroprotektiva nicht mehr indiziert.

Ein Behandlungsversuch mit Chondroprotektiva ist bei folgenden Krankheitsbildern indiziert:

- Frühformen der Interphalangealarthrose (Heberden-Bouchard-Arthrose)
- Frühformen von Arthrosen großer Gelenke (Koxarthrose/Gonarthrose)

Eine Indikation besteht vornehmlich bei den primären Formen der Arthrose (Arthrosekrankheit).

In Fällen einer sekundären Arthrose einzelner großer Gelenke kann aber ebenfalls ein Behandlungsversuch unternommen werden, wenngleich mit weniger Aussicht auf dauerhaften Erfolg. Zumeist liegt hier eine mechanische Störung vor, die medikamentös nicht zu beseitigen ist. Operative oder mechanisch korrigierende Maßnahmen sind hier die Therapie der Wahl. Sekundäre Arthrosen bei primär entzündlicher rheumatischer Grundkrankheit werden von Chondroprotektiva nicht beeinflußt.

Kontraindikationen Für chondroprotektive Antiarthrotika besteht eine absolute Kontraindikation lediglich bei allergischen Reaktionen gegen diese Substanzen. Mukopolysaccharidschwefelsäureester (Arteparon) hat eine absolute Kontraindikation zusätzlich bei schweren Leber-, Nieren- und Pankreaserkrankungen. Eine intramuskuläre Injektionstherapie mit Chondroprotektiva ist unter Antikoagulanzientherapie kontraindiziert.

Eine relative Kontraindikation besteht bei allen Patienten mit allergischer Diathese. Es kann unter Beachtung entsprechender Vorsichtsmaßnahmen und in Abwägung des klinischen Schweregrads der zu behandelnden Arthrose jedoch auch in diesen Fällen ein Behandlungsversuch unternommen werden.

Bei Patienten mit Neigung zu allergischen Reaktionen kommt der initial immer zu verabreichenden Testdosis des jeweiligen Präparats eine besondere Bedeutung zu.

Keine Kontraindikation, aber eine ungesicherte Indikation ist die Verabreichung von chondroprotektiven Antiarthrotika bei isolierten primären oder sekundären Arthrosen kleiner Gelenke wie z. B. bei der Rhizarthrose oder der Arthrose des Großzehengrundgelenks.

Methoden Für die chondroprotektive antiarthrotische Therapie stehen im wesentlichen 3 Präparate unterschiedlicher Substanzgruppen zur Verfügung (Tabelle 3.31):

- Knorpelknochenmarkextrakt (Arumalon)
- Mukopolysaccharidschwefelsäureester (Arteparon)
- Glukosaminverbindungen (Dona 200-S)

Applikation und Dosierung Die chondroprotektiven, langfristig wirksamen Antiarthrotika werden in erster Linie intramuskulär appliziert. Mukopolysaccharidschwefelsäureester und Glukosaminverbindungen können aber auch intraarti-

Tabelle 3.31 Chondropotektive Antiarthrolika

Substanz	Handelspräparat Hersteller	Applikation	Mögliche unerwünschte Wirkungen	Vorsichtsmaßnahmen Kontrollen
Knorpelknochenmarkextrakt	**Arumalon** Robapharm	i. m.	Allergie	Klinische Untersuchung Bei Unverträglichkeit absetzen
Mukopolysaccharidschwefelsäureester	**Arteparon** Luitpold	i. m. intraartikulär	Allergie. Heparinoide Nebenwirkungen: Sensibilisierung, Thrombozytenabfall, Übelkeit, Schweißausbruch, Tachykardie. Selten: Haarausfall	Wegen möglicher Interaktionen Vorsicht bei Antikoagulantientherapie, hämorrhagischer Diathese, schwerer Hypertonie Klinische Untersuchung, Anamnese, Gerinnungsparameter, Thrombozyten. Bei Unverträglichkeit absetzen
Glukosaminverbindungen	**Dona-200 S** Opfermann	i. m. intraartikulär oral	Allergie	Klinische Untersuchung. Bei Unverträglichkeit absetzen

kulär verabreicht werden. Glukosaminverbindungen können darüber hinaus auch oral gegeben werden. Diese Applikationsform ist besonders zur Intervalltherapie zwischen den intraartikulären oder intramuskulären Injektionsserien gedacht.

Für alle Präparate gilt, daß eine Wiederholung der Injektionsserie nach 4–6 Monaten empfohlen wird. Die Gesamtdauer der Therapie muß entsprechend dem Verlauf der Grundkrankheit stets mehrere Jahre betragen.

Grundsätzlich sollte eine chondroprotektive antiarthrotische Therapie mit physikalischer Therapie kombiniert werden. Aufgrund der multifaktoriellen Genese der Arthrose ist eine alleinige chondroprotektive medikamentöse Therapie wenig sinnvoll.

Dosierung der Antiarthrotika

Intramuskuläre Applikation:
Zunächst Injektion einer Testdosis (0,1–0,5 ml)
2mal wöchentliche Injektion in steigender Dosis bis 2 ml/Injektion über 4–8 Wochen (Arumalon, Arteparon)
3mal pro Woche 3–6 ml über 4 Wochen (Dona 200 S)

Intraartikuläre Applikation:
2mal pro Woche 50 mg über 2–4 Wochen (Arteparon)
2mal pro Woche 1,5–3 ml über 4 Wochen (Dona 200 S)

Orale Therapie:
3mal täglich 1–2 Dragees (Dona 200 S)

Eine Kombination der chondroprotektiven medikamentösen Therapie mit nichtsteroidalen Antirheumatika kann vor allem bei aktivierten Arthrosen mit sekundärer Entzündungsreaktion sinnvoll sein. Die initiale parallele Gabe nichtsteroidaler Antirheumatika nutzt die entzündungshemmenden und schmerzstillenden Eigenschaften der NSAID zur Kupierung der entzündlichen Komponente aktivierter Arthrosen. Gleichzeitig schützt das parallel applizierte Antiarthrotikum vor den katabolen Eigenschaften der nichtsteroidalen Antirheumatika (Tabelle 3.32).

Bei intraartikulärer Injektion von Glukokortikoiden zur Therapie der aktivierten Arthrose sollen die Antiarthrotika die arthrosefördernden katabolen Eigenschaften der Glukokortikoide abmildern oder aufheben. Ein Beweis hierfür ist jedoch noch nicht erbracht.

Bei der aktivierten Arthrose kann die intraartikuläre Injektion von Orgotein und Antiarthrotika eine sinnvolle Kombination zur Entzündungshemmung einerseits (Orgotein) und zur Chondroprotektion andererseits (Antiarthrotika) sein.

Bei allen Formen der Arthrose kann eine Kombination der Antiarthrotika mit Tribenosid (Glyvenol, Ciba) in einer Dosierung von 2 x 1 Kps (400 mg) pro Tag eingesetzt werden. Dadurch ergibt sich ein Synergismus von Chondroprotektion und positiv vasotroper Wirkung.

Kontrolle und Überwachung Die Therapie mit Antiarthrotika hat kaum unerwünschte Wirkungen. Aus diesem Grund sind besondere Laborkontrollen auch in keinem Fall erforderlich.

Tabelle 3.32 Mögliche antiarthrotische Wirkung einer Kombinationstherapie

Kombination	Indikation	Mögliche Wirkmechanismen
Antiarthrotika + nichtsteroidale Antirheumatika	Arthrose, aktivierte Arthrose	Hemmung der katabolen Eigenschaften nichtsteroidaler Antirheumatika durch gleichzeitig applizierte Antiarthrotika
Antiarthrotika + Orgotein (intraartikulär)	Aktivierte Arthrose	Glukokortikoidfreie Entzündungshemmung und chrondroprotektive Eigenschaften der Antiarthrotika
Antiarthrotika + Tribenosid (Glyvenol) intraartikulär/oral	Arthrose	Synergismus von chondroprotektiven und positiv vasotropen Wirkungen
Nicht zur antiarthrotischen Therapie zu empfehlen:		
Antiarthrotika + Glukokortikoide (intraartikulär)		Hemmung der „arthrosefördernden" (katabolen) Eigenschaften der Glukokortikoide durch Antiarthrotika umstritten

Bei **intramuskulären** Injektionen ist nach Injektion der Testdosis auf lokale allergische Hautreaktionen und systemische allergische Symptome zu achten, bevor die nächste Dosis appliziert wird.

Bei einer Antikoagulanzientherapie sind intramuskuläre Injektionen generell nur bei strenger Indikation zulässig. Aus diesem Grund sollen Antiarthrotika bei Patienten mit schweren Blutungsstörungen oder Antikoagulanzientherapie besser ganz unterlassen werden. In jedem Fall ist bei Patienten mit relativer Blutungsneigung aber sorgfältig auf lokale Blutungen an der Injektionsstelle zu achten.

Bei **intraartikulärer** Injektion ist ebenfalls auf Zeichen einer lokalen und generalisierten allergischen Reaktion zu achten. Hierzu zählen Allgemeinsymptome wie Fieber, allgemeines Krankheitsgefühl oder Exantheme.

Ein besonderes Augenmerk ist auf die Zeichen einer möglichen iatrogenen Gelenkinfektion zu richten, bevor die nächste Injektion intraartikulär erfolgt.

Unerwünschte Wirkungen und Abbruch der Therapie Wenn auch nicht sehr häufig, sind allergische Lokal- oder auch Allgemeinreaktionen bei der Therapie mit Antiarthrotika die einzige unerwünschte Wirkung. Alle übrigen unerwünschten Wirkungen sind weitgehend medikamentenunabhängig, wie Nachblutungen bei intramuskulärer Injektion oder iatrogene Gelenkinfektionen bei intraartikulärer Injektion. Lediglich bei der Behandlung mit Arteparon soll es gelegentlich auch zu Haarausfall kommen.

Diese wenigen unerwünschten Wirkungen zwingen allerdings in nahezu allen Fällen zu einem Abbruch der Therapie. Es versteht sich von selbst, daß bei jedem Anzeichen einer allergischen Reaktion ein sofortiger Abbruch der Therapie erfolgt. Tritt durch Begleiterkrankungen die Notwendigkeit einer Antikoagulanzientherapie ein, sollte die Therapie mit Antiarthrotika beendet werden. Gleiches gilt bei Auftreten schwerer Leber-, Nieren- und Pankreaserkrankungen.

Therapieerfolg und Beurteilung Die Beurteilung des therapeutischen Erfolgs einer chondroprotektiven Basistherapie der Arthrose ist außerordentlich schwierig. Das Zielorgan der Therapie, nämlich der Knorpel selbst, ist allenfalls durch eine Arthroskopie oder eine gezielte Biopsie beurteilbar. Beide Untersuchungen wird man zur Erfolgskontrolle einer chondroprotektiven Therapie wohl kaum durchführen. Da die Arthrose auch keine Veränderung von Laborparametern verursacht, ist eine Objektivierung des Therapieerfolgs über laborchemische Untersuchungen nicht möglich. Allein im Röntgenbild könnte die Möglichkeit gegeben sein, den Therapieerfolg zu beurteilen. Allerdings sind bei Frühfällen der Arthrose, bei denen eine chondroprotektive Therapie ihre spezielle Indikation hat, auch die Röntgenzeichen der Arthrose allenfalls diskret ausgeprägt.

Daher stehen zur Beurteilung des therapeutischen Erfolgs lediglich subjektive Angaben des Patienten zur Verfügung, die nachgerade problematisch sind. Dies gilt nicht nur wegen der möglichen Unzuverlässigkeit und mangelnden Reproduzierbarkeit der Angaben des Patienten, sondern vor allem deshalb, weil der arthrotische Schmerz nicht im Knorpel, sondern im peri- und paraartikulären Gewebe entsteht. Änderungen der Schmerzangabe erlauben daher keinen zuverlässigen Rückschluß auf den Zustand des Knorpels. Untersuchungen zur funktionellen Kapazität des arthrotisch veränderten Gelenks vor, während und nach einer chondroprotektiven Therapie stoßen ebenfalls auf methodische Schwierigkeiten. Hinzu kommt, daß der Spontanverlauf der Arthrose im speziellen Fall des einzelnen Patienten kaum vorhersagbar ist. Außerdem wird die chondroprotektive medikamentöse Therapie immer mit physikalischen Maßnahmen kombiniert werden (müssen), die ebenfalls einen positiven Einfluß auf die Gelenkfunktion haben.

Aus diesen Gründen sind sowohl klinische Untersuchungen als auch die individuelle Beurteilung des Therapieerfolgs außerordentlich schwierig und problematisch. In dieser Situation bleibt nichts anderes, als dem Patienten eine von ihm spontan geäußerte Besserung von Gelenkfunktion und Schmerz zu glauben. Diese durchaus subjektiv eingefärbte klinische Empirie sollte jedoch nicht primär an der Wirksamkeit der antiarthrotischen chondroprotektiven Therapie zweifeln lassen. Zu übereinstimmend sind die positiven Äußerungen der vorher durch Frühstadien von Arthrosen geplagter Patienten etwa ab der 2. bis 3. Woche der Behandlung. Da außerdem therapeutische Alternativen fehlen und die Therapie mit Antiarthrotika weitgehend nebenwirkungsfrei ist, von den wenigen, seltenen Fällen allergischer Reaktionen abgesehen, wird der Entschluß zu einer antiarthrotischen Therapie sicherlich erleichtert, auch wenn objektive Kriterien zur Erfolgsbeurteilung fehlen.

3.5 Spezifisch wirkende Pharmaka

3.5.1 Urikosurika, Urikostatika

Definition und Wirkprinzip Bei Körpertemperatur beträgt die Löslichkeit von Natriumurat im Plasma 6,4 mg/dl. Jede höhere Konzentration - sei sie hervorgerufen durch erhöhte Produktion einerseits oder durch verminderte renale Elimination andererseits - führt zur Ausfällung von Harnsäurekristallen im Gewebe. Mit steigendem Harnsäurespiegel im Plasma und zunehmender Dauer dieser Stoffwechselbelastung nimmt die Häufigkeit der Arthritis urica zu, von der Ausfällung in der Niere und anderen Körpergeweben ganz abgesehen. Bei der Ausfällung übersättigter Natriummonouratlösungen entsteht im Gewebe amorphes Natriumurat, welches teils extra- und teils intrazellulär abgelagert wird. Es ist dann polarisationsoptisch als einachsige Kristallnadel, z. B. im Synovialpunktat, nachweisbar. Bei Phagozytose dieser Kristalle werden aus der Membran der phagozytierenden Zellen Entzündungsmediatoren freigesetzt, die zur synovialitischen Form der Arthritis urica führen.

Klinische Manifestationen von Natriumuratablagerungen im Gewebe sind:

- Akute Arthritis (Gichtanfall)
- Tophusbildung
- Nephrolithiasis
- Chronischer Nierenschaden (Gichtniere)

Für die Behandlung der unterschiedlichen Manifestationen der Hyperurikämie bzw. der Arthritis urica stehen verschiedene Wirksubstanzen zur Verfügung, die jeweils unterschiedliche Wirkmechanismen aufweisen.

Nichtsteroidale Antirheumatika und Glukokortikoide

Ist es durch Kristallphagozytose und Freisetzung von Entzündungsmediatoren zur akuten Entzündung, dem Gichtanfall, gekommen, greifen Antiphlogistika vom Typ der nichtsteroidalen Antirheumatika oder Glukokortikoide bzw. ACTH unspezifisch in die Entzündungsabläufe ein, wie in anderen Kapiteln beschrieben wurde.

Kolchizin

Der Mitosehemmer Kolchizin, ein pflanzliches Alkaloid, blockiert durch Bindung an mikrotubuläres Protein der Zelle die Aktivität der Makrophagen und polymorphkernigen Leukozyten und verhindert damit die kaskadenartigen Entzündungsreaktionen in der Pathogenese der Arthritis urica. Kolchizin verhindert die weitere Unterhaltung der Entzündung über die Hemmung einer weiteren Freisetzung von Entzündungsmediatoren auf zellulärer Ebene. Es wirkt daher besonders gut in der Frühphase des Gichtanfalls sowie bei der Anfallsprophylaxe in der Einstellungsphase einer harnsäuresenkenden Dauertherapie.

Kolchizin selbst hat keinerlei harnsäuresenkende Wirkung!

Daher wird Kolchizin im Kapitel nichtsteroidale Antirheumatika abgehandelt.

Urikostatika

Pharmaka mit einer chemischen Analogie zu Glutamin, Folsäure und Purinbasen können die Xanthinoxidase hemmen. Sie verhindern dadurch den Abbau von Purinen zu Xanthin und Harnsäure.

Urikostatika hemmen also die Entstehung von Harnsäure im Stoffwechsel.

Naturgemäß stellt sich diese Wirkung erst nach einiger Zeit ein. Daher eignen sich Urikostatika nur zur Langzeitprophylaxe der Hyperurikämie und der Arthritis urica.

Urikostatika sind keinesfalls zur Behandlung des akuten Gichtanfalls geeignet.

Urikosurika

Als Urikosurika werden Substanzen bezeichnet, die die tubuläre Rückresorption von Harnsäure in der Niere hemmen. Durch diese Substanzen kann die Harnsäureelimination deutlich gesteigert werden. Diese Mittel eignen sich daher ebenfalls zur Langzeitprophylaxe.

Urikosurika sind durchaus auch zur initialen komplementären Therapie des akuten Gichtanfalls geeignet, um den Harnsäure-Serumspiegel zu senken und ein Konzentrationsgefälle in Richtung Serum zu schaffen.

Mit gleichzeitiger oraler Gabe von Hexakaliumhexanatriumpentacitrathydratkomplex läßt sich eine Neutralisierung des Harn-pH erreichen. Damit wird die Gefahr einer weiteren Ausfällung von Uratkristallen in der Niere und den ableitenden Harnwegen unter urikosurischer Therapie verringert.

Indikationen Für eine entzündungshemmende Behandlung und eine urikosurische oder urikostatische Therapie gibt es folgende Indikationen:

- Akuter Gichtanfall
- Nichtakute Arthritis urica
- Alle Patienten mit gesicherter Hyperurikämie und Harnsäurewerten über 7,5 mg% bei mindestens 3maliger Bestimmung an 3 verschiedenen Tagen ohne vorausgegangene besondere Ernährung

Eine besondere Indikation zum Einsatz von **Urikostatika** besteht bei der Hyperurikämie und Arthritis urica mit gesichertem oder vermutetem Nierenschaden sowie bei gesicherter Überproduktion von Harnsäure.

Eine besondere Differentialindikation für **Urikosurika** besteht bei der unkomplizierten Gicht ohne Nierenschaden, bei sekundärer Gicht und Hyperurikämie.

pH-neutralisierende Substanzen haben ihre Indikation bei bekannter Harnsteinanamnese. Sie sollten jedoch prinzipiell während der ersten 3 Monate einer Behandlung mit Urikosurika zusätzlich eingesetzt werden.

Einen Hinweis für die Differentialindikation Urikosurikum oder Urikostatikum gibt neben der Beurteilung der Nierenfunktion und der Anamnese eines Harnsteinleidens insbesondere die Harnsäureclearance über 24 h. Ist die Harnsäureausscheidung deutlich unter der Norm vermindert, sollte ein Urikosurikum eingesetzt werden, sofern keine Kontraindikationen vorliegen. Bei Werten über 4 mmol Harnsäure/24 h im Urin sollte besser ein Urikostatikum eingesetzt werden.

Kontraindikationen Für den Einsatz von Urikosurika oder Urikostatika gibt es absolute Kontraindikationen:

- Magen-Darm-Ulzera, zumindest im floriden Stadium
- Schwere Leberschäden und Hepatitis
- Störungen der Hämatopoese

Eine spezielle Kontraindikation für Urikostatika besteht bei gleichzeitiger Azathioprin-Therapie.

Relative Kontraindikation einer urikostatischen Therapie mit Allopurinol ist die Niereninsuffizienz.

Eine besondere Kontraindikation für Urikosurika besteht bei schweren Nierenfunktionsstörungen und Harnsteinleiden.

pH-neutralisierende Substanzen sind bei schweren Elektrolytstörungen kontraindiziert.

Methoden Mit zunehmenden Wohlstand und verbesserter bzw. überguter Ernährung hat die Häufigkeit der Hyperurikämie und damit auch der Gicht in den letzten Jahrzehnten deutlich zugenommen. Entsprechend viele Präparate stehen innerhalb der Wirkungsgruppen Urikostatika/Urikosurika zur Verfügung (Tabelle 3.33).

Urikostatikum der ersten Wahl ist heute das Allopurinol, das selbst und durch seinen Metaboliten Oxypurinol eine suffiziente Hemmung der Xanthinoxidase bewirkt. Purinkörper werden dadurch nur bis zum Hypoxanthin oder Xanthin abgebaut, und nur noch ein kleiner Teil wird zur Harnsäure verstoffwechselt. Allopurinol hat nur eine kurze Halbwertszeit von 1–2 h. Der Hauptmetabolit Oxypurinol wirkt durch eine Eliminationshalbwertszeit von 18–20 h jedoch wesentlich länger. **Daher ist Allopurinol in einer einzigen Tagesdosis applizierbar. Die Gabe von Retardpräparaten ist ohne therapeutischen Vorteil.** Im französischen Sprachraum ist als Urikostatikum noch Thiopurinol gebräuchlich, ein Allopurinolderivat, das direkt die De-novo-Synthese von Harnsäure vermindert durch Hemmung der Phosphoribosylpyrophosphatamidotransferase. Die urikostatische Wirkung beträgt jedoch nur 2/3 der Wirkung von Allopurinol, dem daher der Vorzug zu geben ist.

Urikosurika sind den Urikostatika therapeutisch prinzipiell gleichwertig, sind aber grundsätzlich an eine normale Nierenfunktion gebunden. Die klassischen Substanzen Probenecid und Sulfinpyrazon müssen einschleichend dosiert werden; sie haben nach Einführung des Benzbromaron weitgehend an Bedeutung verloren. Benzjodaron ist wegen der Gefahr einer Hyperthyreose heute aus der urikosurischen Therapie verschwunden.

Kombinationspräparate mit 100 mg Allopurinol und 20 mg Benzbromaron scheinen bei Nierengesunden therapeutische Vorteile zu besitzen: Ursache ist ein noch nicht aufgeklärter Synergismus, der es erlaubt, beide Substanzen relativ niedrig zu dosieren. Das verringert bei gleicher Wirksamkeit die Quote unerwünschter Wirkungen. Allerdings muß bei Auftreten unerwünschter Wirkungen dieser Kombinationspräparate eine Einstellung auf eine Monotherapie mit entsprechender Vorsicht erfolgen, weil die die Unverträglichkeit auslösende Substanz der Kombination naturgemäß nicht bestimmt werden kann.

Applikation und Dosierung Urikosurisch oder urikostatisch wirkende Medikamente werden grundsätzlich nie parenteral verabreicht. Die orale Medikation ist immer ausreichend. Über die Notwendigkeit einer primären Kombinationstherapie urikostatisch und urikosurisch wirksamer Präparate als Einzelpräparat oder als Kombinationspräparat soll an dieser Stelle nicht das letzte Wort gesprochen werden. Grundsätzlich gilt, daß Kombinationspräparate schlechter zu steuern sind, was die Wirksamkeit der Einzelsubstanzen betrifft. Außerdem ist bei Auftreten unerwünschter Wirkungen die auslösende Substanz nicht unmittelbar zu identifizieren.

Aus diesen Gründen wird einer primären Monotherapie mit einem Urikosurikum oder einem Urikostatikum je nach Differentialindikation grundsätzlich der Vorzug gegeben. Das jeweils ausgewählte Präparat sollte unter Kontrolle des Harnsäurespiegels und ggf. der Harnsäureausscheidung im Urin optimal ausdosiert werden. Erst wenn dann kein ausreichender Effekt zu erzielen ist, muß die Indikation überprüft und ggf. eine Kombinationstherapie eines Urikosurikums mit einem Urikostatikum eingeleitet werden.

Außerdem ist grundsätzlich anzustreben, daß der Patient seine Ernährung umstellt und eine purinarme Diät einhält. Nur dann ist gewährleistet, daß eine möglichst niedrig dosierte urikostatische oder urikosurische Therapie durchgeführt werden kann.

Urikostatika

Die Tagesdosis für Urikostatika liegt je nach Ansprechen des Harnsäurewerts im Serum zwischen 100 und 800 mg. Die erforderliche Tagesdosis sollte nicht unter klinischen Bedingungen, sondern unter den Alltagsbedingungen eingestellt und anhand des Harnsäurewerts im Serum ständig kontrolliert und ggf. reduziert werden.

Anzustreben ist eine ständige Senkung des Harnsäurespiegels unter 5 mg/dl.

Bei urikostatischer Therapie mit Allopurinol ist die Dosis der Nierenfunktion (Serumkreatinin und/oder Kreatininclearance) anzupassen:

Serumkreatinin	Allopurinol
normal	200–800 mg/Tag
<2 mg/dl	150 mg
<4 mg/dl	100 mg
$\leqslant 8$ mg/dl	100 mg/jeden 2. Tag

Tabelle 3.33 Präparate für die urikostatische und urikosurische Therapie

Allopurinol 100 mg

Allopurinol Dorsch	**Allopurinol** Tempelhof	**Remid 100** TAD
Allopurinol Efeka	**Bleminol** Desitin	**Urbol 100** Heilit
Allopurinol Gerax-Pharma	**Cellidrin 100 mg** Hennig	**Uripurinol 100** Azupharma
AL 100 IPG	**Dabroson** Hoyer	**Urobenyl 100** Endopharm
Allopurinol 100 R.A.N. R.A.N.-Pharma	**Embarin** Merckle	**Urosin** Boehringer Mannheim
Allopurinol Ratiopharm	**Epidropal 100** Fresenius	**Uritas** Sagitta
Allopurinol Siegfried	**Foligan** Henning	**Zyloric** Wellcome

Allopurinol 200 mg

Allopurinol Efeka	**Bleminol 200** Desitin	

Allopurinol 300 mg

AL 300 IPG	**Allopurinol 300 Stada** Stada	**Uripurinol 300** Azupharma
Allo-300 Tablinen Sanorania	**Allopurinol** Tempelhof	**Urobenyl 300** Endopharm
Allopurinol 300 mg Chephasaar	**Dura AL 300** Durachemie	**Urosin 300** Boehringer Mannheim
Allopurinol Dorsch	**Cellidrin 300 mg** Hennig	**Uritas 300** Sagitta
Allopurinol Efeka	**Dabroson 300** Hoyer	**Xanturat** Grünenthal
Allopurinol 300 mg Gry-Pharma	**Epidropal 300** Fresenius	**Zyloric 300** Wellcome
Allopurinol 300 R.A.N. R.A.N.-Pharma	**Foligan 300** Henning	**Zyloric U Granulat** Wellcome
Allopurinol Ratiopharm	**Remid 300** TAD	
Allopurinol Sanorania	**Suspendol** Merckle	

Fortsetzung Tabelle 3.33 Präparate für die urikostatische und urikosurische Therapie

Benzbromaron

Harolan Brausegranulat 50 mg Merz	**Benzbromaron** 100 mg Chephasaar	**Benzbromaron 100 Stada** 100 mg Stada
Narcaricin mite 50 mg Heumann	**Benzbromaron** 100 mg IPG	**Narcaricin** 100 mg Heumann
Uricovac M mite* 40 mg Labaz	**Benzbromaron** 100 mg Ratiopharm	**Normurat** 100 mg Grünenthal
Uricovac M 80 mg Labaz	**Benzbromaron R.A.N.** 100 mg R.A.N.-Pharma	
Azubromaron 100 mg Azupharma	**Benzbromaron** 100 mg Sanorania	* mikronisiert

Probenecid

Benemid 500 mg
MSD Pharma

Sulfinpyrazon

Anturano 100 mg
Geigy

Kombination (100 mg Allopurinol + 20 mg Benzbromaron)

Acifugan
Henning Berlin

Urikosurika

Für die Urikosurika gelten unterschiedliche Tagesdosen:

- Benzbromaron 50–100 mg, initial 100 mg/Tag, dann 50–100 mg
- Benzbromaron mikronisiert 40–80 mg, initial 80 mg/Tag, dann 40–80 mg
- Probenezid 500–2 000 mg, initial 3mal 250 mg/Tag steigern
- Sulfinpyrazon 200–600 mg, initial 2–3mal 100 mg/Tag steigern

Unter regelmäßiger Bestimmung der Harnsäurewerte im Serum ist die jeweils erforderliche Tagesdosis anzupassen. **Auch mit Urikosurika ist eine Senkung des Serumharnsäurespiegels unter 5 mg/dl anzustreben.** Heute ist Benzbromaron das Mittel der Wahl, wird aber häufig überdosiert. In der Regel sind 40–80 mg/Tag ausreichend.

Benzjodaron ist wegen der Gefahr der Auslösung von Hyperthyreosen nicht mehr zu verwenden. Bei Therapie mit Urikosurika ist auf eine ausreichende Flüssigkeitszufuhr von mindestens 2 l/Tag zu achten!

Harn-pH-neutralisierende Mittel

Als gängiges Fertigpräparat steht Uralyt-U zur Verfügung, von dem initial zwischen 1–3 Meßlöffel des Granulats verordnet werden. Mit dem der Einzelpackung beiliegenden Indikatorpapier wird der Urin-pH auf neutrale Werte von 6,5–7,0 eingestellt. Dies muß der Patient selbst erlernen und die Dosierung des Präparats entsprechend variieren.

Für die Verordnung von Urikosurika und Harn-pH-neutralisierende Mittel gilt, daß neben der Umstellung der Ernährung auf eine purinarme Kost stets auch eine ausreichende Flüssigkeitszufuhr (> 2 l/Tag) sichergestellt sein muß. Dies kann gerade bei älteren Patienten gelegentlich Probleme bereiten, weil ältere Patienten eher eine Tendenz zu einer zu geringen Flüssigkeitszufuhr haben.

> Bei der Verordnung von Urikosurika ist darauf zu achten, daß der Harnfluß mindestens 1500 ml/Tag beträgt.

Kontrolle und Überwachung Unter einer Therapie mit **Urikostatika** sind in den ersten 3 Monaten alle 2 Wochen, später alle 6–8 Wochen Laborkontrollen erforderlich:

- Serumharnsäure
- Blutbild (einschließlich Differenzierung)
- Leberenzyme (GOT, GPT, γ-GT, CHE, alkalische Phosphatase)
- Urinstatus (besonders pH, Kristalle im Sediment, Erythrozyten/Hämoglobin)
- Harnsäure im Urin
- Kreatinin

Bei der klinischen Untersuchung ist auf Allergien, Übelkeit und Kopfschmerzen zu achten. Bei gleichzeitiger Gabe von Antikoagulanzien ist eine Wirkungsverstärkung möglich. Interaktionen mit Azathioprin können zu einer erheblichen Störung der Granulopoese führen.

Bei verminderter Nierenfunktion kann es durch Ausscheidungsstörungen von Oxypurinol, dem Hauptmetaboliten des Allopurinols, zu einem toxischen Syndrom kommen mit:

- Exanthem (toxische, epidermale Nekrolyse)
- Fieber
- Weiterer Abnahme der Nierenfunktion
- Eosinophilie, Hepatitis
- Leukozytose

Bei der Therapie mit **Urikosurika** sind folgende Laborkontrollen in den ersten 3 Monaten alle 2 Wochen, später alle 6–8 Wochen erforderlich:

- Serumharnsäure
- Blutbild
- Leberenzyme
- Urinstatus (besonders pH, Kristalle im Sediment, Erythrozyten/Hämoglobin)
- Harnsäure im Urin
- Kreatinin

Bei der klinischen Untersuchung ist auf Allergien, Magenbeschwerden und Kopfschmerz zu achten. Unter Sulfinpyrazon sind wirkungsverstärkende Interaktionen mit Antikoagulanzien und Antidiabetika mit unerwünschter Wirkungsverstärkung möglich. Ursache ist eine Ausscheidungshemmung dieser Substanzen.

> Bei Therapie mit Urikostatika und Urikosurika sind anfänglich kurzfristige und wiederholte Kontrollen des Serumharnsäurespiegels erforderlich, um die einsetzende harnsäuresenkende Wirkung zu verfolgen und die Dosis optimal anpassen zu können.

Harn-pH-neutralisierende Substanzen erfordern eine tägliche pH-Kontrolle des Urins mittels Indikatorpapier durch den Patienten.

Unerwünschte Wirkungen und Abbruch der Therapie Urikostatika und Urikosurika können Magen- und Darmunverträglichkeiten hervorrufen (Völlegefühl, Übelkeit, Erbrechen, Durchfall, Blähungen). Ein Abbruch der Therapie ist nur bei starker Symptomatik erforderlich. Treten als unerwünschte Wirkungen Allergien, Leukopenien und/oder Thrombopenien, Hepatitis oder Anstieg der Leberenzyme unter der Therapie auf, müssen Urikostatika und Urikosurika abgesetzt werden. Der unerwünschten Verstärkung der Antikoagulanzienwirkung ist durch eine Dosisreduktion der Antikoagulanzien zu begegnen. Gleiches gilt für die Interaktion von Sulfinpyrazon mit Antidiabetika (Tabelle 3.34).

Urikosurika können als unerwünschte Wirkung eine Nierenschädigung oder ein latentes Harnsteinleiden auslösen bzw. verstärken. In diesen Fällen ist die Therapie ebenfalls abzubrechen. Man muß dann auf Urikostatika einstellen, allerdings unter Dosisanpassung gemäß Kreatininclearance/Serumkreatinin.

Therapieerfolg und Beurteilung Bei wohl keiner medikamentösen Therapie in der Rheumatologie ist der Therapieerfolg so augenfällig zu beurteilen wie beim Einsatz von Urkosurika und Urikostatika. Die dauerhafte Senkung des Serumharnsäurespiegels unter 5 mg/dl ist der beste Beweis für eine erfolgreiche Therapie. Bei diesen Werten kommt es auch zu keinem Rezidiv eines akuten Gichtanfalls.

> Bei der Therapie des akuten Gichtanfalls sollte man jedoch beachten, daß Schmerzen des betroffenen Gelenks auftreten, wenn dort Uratkristalle ausgefällt werden, aber auch dann, wenn Uratkristalle aus dem Gelenk wieder aufgelöst werden. Ein erneuter, leichterer Schmerzanfall nach Einleitung der Therapie ist also kein Zeichen eines Mißerfolgs, sondern ein Zeichen des sich anbahnenden Therapieerfolgs.

Konsequente Senkung des Harnsäurespiegels unter 5 mg/dl durch die Ernährung und eine urikosurische und/oder urikostatische Therapie führen zu einer kompletten Prävention von Harnsäureausfällungen im Gewebe.

Der beste Therapieerfolg liegt dann vor, wenn der erste Gichtanfall gleichzeitig auch der letzte war. Dies ist allerdings nicht in allen Fällen zu erreichen, weil die langfristige Senkung des Serumharnsäurespiegels eine konsequente medikamentöse Therapie ohne Einnahmefehler und „Diätsünden" erfordert. Dies wird von den wenigsten Patienten über Jahre durchgehalten. Durch regelmäßige Kontrollen der Serumharnsäure (2–4mal jährlich) sowie durch begleitende Informationsmaßnahmen soll versucht werden, die Compliance der Patienten hochzuhalten.

3.5.2 Antibiotika

Definition und Wirkprinzip Antibiotika sind Arzneimittel bakteriostatischer oder bakterizider Wirkung. Bei der infektiösen (septischen) Arthritis sollten gut synovialis- und knochengängige Antibiotika mit bakterizider Wirkung eingesetzt werden, um den Entzündungsherd dauerhaft zu sanieren und Rezidive zu vermeiden.

In jedem Fall stellt die septische Arthritis ein schweres Krankheitsbild dar, welches einer stationären klinischen Behandlung bedarf, gleichgültig auf welchem Weg die Gelenkinfektion entstanden ist.

Vor der ersten Gabe von Antibiotika ist eine Gelenkpunktion zum Nachweis der septischen Arthritis und zur bakteriologischen Keimbestimmung mit Resistenztestung erforderlich.

Die systemische Gabe von Antibiotika ist die Therapie der Wahl bei jeder Gelenkinfektion. Die antibiotische Behandlung ist um so erfolgreicher, je spezifischer sie ausgewählt und je eher sie eingesetzt wird. Die besten Ergebnisse lassen sich erzielen, wenn innerhalb kürzester Frist eine erregerspezifische Therapie beginnt. Dann lassen sich in etwa 70 % der Fälle bleibende Zerstörungen des betroffenen Gelenks vermeiden, wenngleich gewisse reaktive Veränderungen mit nachfolgender präarthrotischer Deformität nicht immer auszuschließen sind. Bei verzögertem Therapiebeginn kann die Erfolgsrate unter 30 % sinken.

Indikationen Eine Indikation zur Antibiotikatherapie stellt in der Rheumatologie primär nur die infektiöse Arthritis oder Gelenkinfektion dar, bei der durch Eindringen von Bakterien, Viren und Pilzen in Form lebender Mikroorganismen in ein Gelenk eine entsprechende Infektion ausgelöst oder unterhalten wird.

Von diesen echten Gelenkinfektionen sind die para- und postinfektiösen Arthritiden symptomatischer oder infektionsallergischer Art unbedingt abzugrenzen. Sie stellen nur dann eine Indikation zur Antibiotikatherapie dar, wenn die an einem anderen Ort im Körper ablaufende Entzündung noch andauert.

Eine weitere Indikation zur Antibiotikatherapie in der Rheumatologie ist die Prophylaxe von Infektionen bei Behandlung primär nichtbakterieller oder viral bedingter Arthritiden mit hochdosierten Kortikosteroiden oder Immunsuppressiva sowie bei einer allgemeinen Abwehrschwäche des Rheumapatienten und damit besonderer Krankheitsdisposition für Infektionskrankheiten.

Tabelle 3.34 Wechselwirkungen der Urikosurika / Urikostatika mit anderen Medikamenten

Substanz	Wechselwirkung mit	Mögliche Folgen
Benzbromaron	! Azetylsalizylsäure	Verminderte Benzbromaron-Wirkung
Probenecid	Allopurinol	Erhöhte urikosurische Wirkung
	p-Aminosalizylsäure	Wirkungsverstärkung der PAS
	Antiarrhythmika	Kardiale Überleitungszeit verlängert
	Orale Antidiabetika	Wirkungsverstärkung der Antidiabetika
	Antihypertonika	Verstärkte Blutdrucksenkung
	Orale Antikoagulanzien	Wirkungsverstärkung der Antikoagulanzien
	Betarezeptorenblocker	Kardiale Überleitungszeit verlängert
	Cephalosporine	Erhöhung der Antibiotikaspiegel im Serum und Wirkungsverstärkung
	Chloroquin	Erhöhtes Risiko einer Retinopathie
	Indometazin	Wirkungsverstärkung von Indometazin
	Methotrexat	Verstärkte Methotrexat-Toxizität
	Nalidixinsäure	Verminderte renale Ausscheidung von Nalidixinsäure, erhöhte Toxizität
	Nitrofurantoin	Wirkungsverstärkung von Nitrofurantoin
	Penizilline	Erhöhung der Antibiotikaspiegel im Serum und Wirkungsverstärkung
	Salizylate	Verminderte Probenecid-Wirkung
	Saluretika	Ventrikuläre Tachyarrhythmien, Kammerflimmern durch Kaliummangel bei Wirkungsverstärkung der Saluretika
	Sulfinpyrazon	Wirkungsverstärkung von Sulfinpyrazon
	Sulfonamide	Wirkungsverstärkung der Sulfonamide
	! Thiazid-Diuretika	Wirkungsverstärkung der Diuretika
	! Tranquilizer	Verstärkter zentraldämpfender Effekt
Sulfinpyrazon	Orale Antidiabetika	Wirkungsverstärkung der Antidiabetika
	orale Antikoagulanzien	Wirkungsverstärkung der Antikoagulanzien,
	! Azetylsalizylsäure	Verminderte urikosurische Wirkung
	Penizilline	Wirkungsverstärkung der Penizilline

! = wichtige Interaktion

Fortsetzung der Tabelle siehe nächste Seite

Fortsetzung Tabelle 3.34 Wechselwirkungen der Urikosurika / Urikostatika mit anderen Medikamenten

Substanz	Wechselwirkung mit	Mögliche Folgen
Sulfinpyrazon	Probenezid	Wirkungsverstärkung von Sulfinpyrazon
	Salizylate	Hemmung der Sulfinpyrazon-Wirkung, Begünstigung der Hyperurikämie, erhöhte Salizylat-Toxizität
	Sulfonamide	Wirkungsverstärkung der Sulfonamide
	! Thiazid-Diuretika	Erhöhte Harnsäurespiegel im Plasma
Allopurinol	Orale Antidiabetika	Verstärkte Blutzuckersenkung
	! Orale Anitkoagulanzien	Erhöhte Antikoagulanzienwirkung
	Ampicillin	Erhöhtes Risiko von Hautausschlag
	! Azathioprin	Erhöhte Azathioprin-Toxizität
	! Cyclophosphamid	Erhöhte Cyclophosphamid-Wirkung
	Eisenverbindungen	**Kontraindiziert;** gestörte Eisenverwertung
	Etacrynsäure	Verminderte Allopurinol-Wirkung
	Mercaptopurin	Erhöhte Mercaptopurin-Toxizität
	Probenezid	Erhöhte urikosurische Wirkung, verminderte Allopurinol-Wirkung
	Theophyllin	Verlängerte Theophyllin-Wirkung
	! Thiazid-Diuretika	Erhöhte Allopurinol-Toxizität
	Captopril	Erhöhtes Risiko einer Leukozytendepression

! = wichtige Interaktion

Nachfolgend werden nur die Antibiotika besprochen, die für die Behandlung einer infektiösen, septischen Arthritis eingesetzt werden. Für die Infektionsprophylaxe gelten die allgemeinen Grundsätze der Antibiotikatherapie.

Kontraindikationen Bei richtiger Indikation und Nachweis einer septischen Arthritis gibt es wegen der Schwere des Krankheitsbilds und der bedrohlichen Situation für das betroffene Gelenk eigentlich keine Kontraindikationen für den Einsatz von Antibiotika.

Relative Kontraindikationen für einzelne Antibiotika können sein:

- Partielle Resistenz des Erregers
- Allergische Reaktion des Patienten
- Schwere Leberfunktionsstörungen
- Schwere Nierenfunktionsstörungen
- Substanzspezifische, schwerwiegende unerwünschte Wirkungen
- Substanzspezifische, negative Wechselwirkungen mit anderen, gleichzeitig verabreichten Medikamenten

Auch wenn es keine absoluten Kontraindikationen der Antibiotikatherapie als solcher für die Behandlung der infektiösen Arthritis gibt, bestehen doch zahlreiche Kontraindikationen für einzelne Präparate oder Gruppen von Antibiotika, die in den nachfolgenden Tabellen aufgeführt sind. Außerdem gibt es selbstverständlich zahlreiche falsche Indikationen. Hierzu zählt eine unkritische systemische Antibiotikaprophylaxe bei nicht infektiös bedingten Gelenkentzündungen.

Methoden Für die Antibiotikatherapie bei Gelenkinfektionen steht je nach der Natur des nachgewiesenen oder vermuteten Erregers die ganze Palette der Antibiotika zur Verfügung. Dieses Arsenal von Antibiotika läßt sich – erregerspezifisch – in Antibiotika der 1. und 2. Wahl einteilen. Aus diesem Grund ist eine mikroskopische Untersuchung und Gramfärbung des vor der ersten Antibiotikagabe gewonnenen Gelenkpunktats von besonderer Bedeutung. Nur wenn sich bei lebensbedrohlichen Infektionen keine Vermutungen über die Art des Erregers anstellen lassen, wird die Wahl auf ein Breitspektrumantibiotikum (z. B. Cephalosporine) fallen. Alternativ läßt sich auch eine Kombination zweier Antibiotika einsetzen (Tabelle 3.35).

> Bei der Auswahl der Antibiotika steht die Natur des Erregers ganz im Vordergrund der therapeutischen Auswahl. Die Synovialis- oder Knochengängigkeit der Antibiotika ist dagegen erst ein Kriterium zweiter Ordnung.

Tabelle 3.35 Grundzüge der antibiotischen Therapie bei septischer Arthritis

Möglichst keine Antibiotikatherapie vor diagnostischer Gelenkpunktion

Nach Punktat und/oder Biopsie entsprechend dem mikroskopischen Sofortbefund einschließlich Gramfärbung bereits vor der mikrobiologischen Keimbestimmung therapieren

Bei Verdacht auf Infektion mit	Häufigkeit [%] Erwachsene/ Kinder	Therapie	Alternativ
• Grampositiven Keimen	45/60	Oxacillin oder Flucloxacillin	Cephalosporine / Vancomycin / Clindamycin / Erythromycin
• Gramnegativen Kokken	45/35	Penicillin G oder Piperacillin (ggf. + Probenezid)	Amoxicillin / Erythromycin Ampicillin
• Gonokokken		Penicillin G (evtl. + Probenezid)	Amoxicillin / Tetracyclin / Spectinomycin
• Gramnegativen Stäbchen		Gentamycin + Ticarcillin	Betalaktamasestabiles Cephalosporin
• Anaerobiern	5/1	Ampicillin	
• Mykobakterien	$<1/<1$	Streptomycin, Isoniazid, Rifampicin Pyrazinamid	+ Tuberkulostatika 2. Ordnung (z. B. PAS)
• Pilzen	$<1/<1$	Amphotericin B	

Ein spezielles Antibiotikum wird stets nach Erhalt der Keimbestimmung und Resistenzprüfung ausgewählt

Applikation der Antibiotika parenteral in möglichst hohen Dosen

Lokale intraartikuläre Applikation kann bei komplizierten Fällen und schweren Verläufen erforderlich werden

Bei Therapieresistenz sind wiederholte Punktion und Keimbestimmung mit Resistenzprüfung unumgänglich. Die Gefahr sekundärer, iatrogener Keimeinschleppung muß dann in Kauf genommen werden. Antibiotikum gemäß Erregerspektrum und Antibiogramm umsetzen oder kombinieren.

Penizilline

Penicillin G ist auch heute noch als wirksames Antibiotikum mit großer therapeutischer Breite einzustufen. Bei Infektionen mit grampositiven Keimen und gramnegativen Kokken sind mit Penizillin therapeutisch wirksame, bakterizide Konzentrationen rasch und zuverlässig zu erreichen. Dies gilt allerdings nur für die parenterale Gabe. Oral wird Penicillin G kaum resorbiert.

Eine spezielle Indikation hat Penicillin G bei der Gonokokkenarthritis sowie bei allen Infektionen mit Penicillin-G-empfindlichen Erregern.

Partialsynthetische Penizilline

Die penizillinasefesten halbsynthetischen Breitspektrumpenizilline eignen sich besonders für die Initialtherapie noch ohne exakten Erregernachweis bei allen Arthritiden, die mutmaßlich durch grampositive Kokken oder gramnegative Stäbchen sowie unbekannte Erreger hervorgerufen sind, die außerhalb des Krankenhauses erworben wurden.

Neue Entwicklungen wie das Piperacillin scheinen dem Carbenicillin und Ticarcillin überlegen oder sind mindestens gleichwertig wie im Fall des Mezlocillin.

Breitspektrumpenizilline sollten aber grundsätzlich nicht gegen grampositive Keime, vor allem nicht gegen Staphylococcus aureus eingesetzt werden.

Cephalosporine

Cephalosporine haben ein Wirkspektrum, das zwischen dem der Penizilline und dem der Aminoglykoside liegt. Sie wirken gut gegen grampositive, weniger gut gegen gramnegative Keime. Dies gilt vor allem für die älteren der inzwischen über 20 auf dem Markt erhältlichen Cephalosporine.

Neuere Cephalosporine sind auch sehr gut wirksam gegen gramnegative Keime, einige auch gegen Anaerobier. Wegen ihres hohen Preises und der nicht unbeträchtlichen Gefahr unerwünschter Wirkungen, vor allem auf die Blutgerinnung, sind sie jedoch nur bei strenger Indikation zu verabreichen, zumal dann, wenn noch keine Überlegenheit im direkten Vergleich zu etablierten Substanzen nachgewiesen wurde.

Cephalosporine sind als Mittel der Reserve oder Alternative anzusehen.

Cephalosporine werden immer dann eingesetzt, wenn der auslösende Erreger völlig unbekannt ist oder die zunächst eingesetzten Antibiotika der ersten Wahl nicht greifen.

Lincomycine, Makrolid- und Steroidantibiotika

Diese Antibiotika sind für die Therapie der septischen Arthritis ebenfalls Präparate der zweiten Wahl bzw. sind nur bei speziellem Erregernachweis sinnvoll einzusetzen. Von einer leichtfertigen Verabreichung ist dringend abzuraten. **Diese Antibiotika sollten den schweren oder lebensbedrohlichen Infektionen mit Sepsis vorbehalten bleiben.**

Aminoglykoside

Wegen schwerer unerwünschter oto- und nephrotoxischer Wirkungen sind die Aminoglykosidantibiotika Mittel der Reserve. Sie haben immer dann ihre klinische Indikation, wenn die nachgewiesenen Erreger eine Resistenz gegen andere, weniger toxische Antibiotika aufweisen.

Eine Kombination eines Aminoglykosids in Form des altbewährten Gentamicin mit einem halbsynthetischen Breitspektrumantibiotikum kann sinnvoll sein, wenn die infektiöse Arthritis möglicherweise durch Hospitalkeime hervorgerufen wurde. **Fehlindiziert sind Aminoglykosidantibiotika als Monotherapie bei lebensbedrohlichen Infektionen, wie sie die schwere infektiöse Arthritis in der Regel darstellt.**

Tetrazyclin

Tetrazykline haben ein breites antibakterielles Spektrum, welches außer Proteus und Pseudomonas aeruginosa von Viren über Mykoplasmen bis zu Bakterien reicht. Grundsätzlich sollte der Einsatz von Tetrazyklinen immer dann vermieden werden, wenn ein Antibiotikum mit begrenztem Wirkungsbereich eingesetzt werden kann. **Daher sind Tetrazykline für die infektiöse Arthritis stets Mittel der zweiten oder dritten Wahl.** Ihre größtenteils sehr hohe Plasmaeiweißbindung verhindert zudem das schnelle Erreichen therapeutisch wirksamer Konzentrationen in der Synovia. Für die Behandlung der infektiösen Arthritis sollten die Indikationen zur Tetrazyklintherapie daher grundsätzlich sehr eng gestellt werden.

Spezielle Kontraindikation sind: Schwangere, Kinder unter 10 Jahren wegen der Einlagerung in Knochen, Nägel und Zähne.

Andere Antibiotika

Mit den obengenannten Antibiotika steht bereits eine breite Palette wirksamer Präparate zur Verfügung, so daß andere Antibiotika, insbesondere solche mit hoher Quote unerwünschter Wirkungen, hoher Plasmaeiweißbindung und schlechter Knochen- und Gelenkgängigkeit grundsätzlich Präparate der zweiten Wahl darstellen.

Tuberkulostatika

Die am besten wirksamen Tuberkulostatika – sog. Tuberkulostatika 1. Ordnung – sind Isonikotinsäurehydrazid (INH), Rifampicin (RMP) und Streptomycin (SM), die zur Vermeidung von Resistenzentwicklungen und zur Wirkungssteigerung bereits initial kombiniert eingesetzt werden. Bewährt hat sich ein Tuberkulostatikum 2. Ordnung [z. B. Pyrazinamid (PZA), Paraaminosalizylsäure (PAS), Ethambutol (EB) oder andere] initial zusätzlich zu geben, um möglichst zuverlässig zu therapieren. Die Gelenktuberkulose ist ein seltenes, aber therapeutisch problematisches Ereignis, das die volle Aufmerksamkeit des Arztes erfordert. An dieser Stelle können nur allgemeine Hinweise gegeben werden. **Bei der Arthritis tuberculosa ist von einer Monotherapie grundsätzlich abzuraten.** Eine Kombinationstherapie mit

- INH (5–10 mg/kg Körpergewicht)
- RMP (10–15 mg/kg Körpergewicht)
- SM (1–2 g/Tag)
- Initial kombiniert mit PZA (1,5–2,5 g/Tag in 3 Einzeldosen)

ist heute als Therapie der Wahl anzusehen. Die tuberkulostatische Therapie der Gelenktuberkulose wird parenteral begonnen und später oral fortgeführt, mindestens über 9–12 Monate, ggf. dann als Zweifachkombination (INH + RMP).

Antimykotika

Antimykotika zur lokalen und systemischen Anwendung stehen heute in breiter Palette zur Verfügung. Diese Substanzen haben ihre spezielle Indikation bei Organ- und Systemmykosen. Wegen der zahlreichen unerwünschten Wirkungen und des sehr engen Wirkspektrums gegen Pilze und Hefen ist eine Indikation zum Einsatz dieser Substanzen nur dann gegeben, wenn eine entsprechende Infektion im Gelenkpunktat sicher nachgewiesen wurde.

Applikation und Dosierung Bei der Behandlung der infektiösen Arthritis ist das ausgewählte Antibiotikum parenteral in hoher Dosierung und in kurzen Zeitabständen zu verabreichen, um adäquate Spiegel im Serum und in der Synovia zu erzielen. Es empfehlen sich Kurzinfusionen in 6stündigem Abstand.

> Eine **orale,** antibiotische Initialtherapie in der Akutphase der infektiösen Arthritis ist immer kontraindiziert.

Die **intraartikuläre** Gabe von Antibiotika ist nahezu immer überflüssig, weil die meisten parenteral verabreichten Antibiotika eine gute Synoviagängigkeit besitzen. Die Konzentrationen in der Synovia gehen mit den Serumspiegeln weitgehend parallel, hängen zeitlich jedoch etwas nach. Allerdings ist die Passage der Synovialis abhängig von der Serumproteinbindung des Antibiotikums. Präparate wie das Ampicillin mit geringerer Bindung an Serumproteine erreichen daher schneller therapeutische Konzentration in der Synovia (etwa nach 2 h) als Antibiotika mit hoher Proteinbindung (etwa nach 4 h).

Eine lokale, intraartikuläre Applikation von Antibiotika ist nur für Antimykotika bei nachgewiesener Pilzinfektion des Gelenks erforderlich. Mit Antimykotika läßt sich bei oraler oder parenteraler Gabe kaum ein adäquater Wirkspiegel am oder im befallenen Gewebe erreichen. Aus diesem Grund sind Antimykotika in erster Linie lokal intraartikulär zu applizieren.

Die **Dosierung** des ausgewählten Antibiotikums richtet sich in erster Linie nach den für das Präparat angegebenen Höchstmengen, ggf. unter Berücksichtigung der Nierenfunktion, sowie an dem klinisch meßbaren Erfolg der Therapie.

Sinnvoll ist eine Einstellung einer adäquaten antibiotischen Therapie durch serienmäßige Kontrollen des Gelenkpunktats und Bestimmung der minimalen Hemmkonzentration zum Nachweis der bakteriziden Wirkung der verabreichten Antibiotika. Alleinige Konzentrationsmessungen des Antibiotikums in der Synovia sind dagegen weniger gut zur Einstellung einer adäquaten Dosierung geeignet.

Die orale Applikation von Antibiotika ist nur nach Abklingen der klinisch meßbaren Entzündungserscheinungen zur Sicherung des erreichten therapeutischen Erfolgs und zur Rezidivprophylaxe sinnvoll.

Bei allen Gelenkinfektionen muß die klinische, parenterale antibiotische Therapie bis mindestens 14 Tage nach dem vollständigen Abklingen aller lokalen und systemischen Entzündungszeichen fortgeführt werden. Nur so ist ein Übergang in eine chronische Gelenkinfektion oder ein Wiederaufflackern der Infektion zu verhindern.

Bei Infektionen mit Problemkeimen, mit Staphylokokken und mit gramnegativen Erregern, ist zu empfehlen, die antibiotische Therapie für 4–6 Wochen über das völlige Verschwinden der klinischen Symptome hinaus fortzuführen. In diesen Fällen kann dann zur Rezidivprophylaxe auch auf eine orale Gabe des Antibiotikums übergegangen werden. Bei tuberkulöser Arthritis muß für 9–12 Monate weiterbehandelt werden.

Bei Gelenk- und Knocheninfektionen gilt die Grundregel jeder antibiotischen Therapie in besonderem Maße: Es ist stets ausreichend hoch und ausreichend lange zu behandeln. Nur dadurch läßt sich vermeiden, resistente Keime in schwer erreichbarer Lokalisation zu züchten.

Kontrolle und Überwachung Die Therapie mit differenten Pharmaka, wie sie die Antibiotika darstellen, erfordert stets eine breit angelegte sorgfältige klinische und laborchemische Überwachung.

Maßnahmen vor Einleitung der Therapie Vor Einleiten einer Antibiotikatherapie nach klinisch gestellter Diagnose einer Gelenkinfektion ist stets eine diagnostische Gelenkpunktion mit sofortigem mikroskopischem Ausstrich und Gramfärbung des Präparats durchzuführen, um einerseits die Diagnose zu sichern und andererseits den auslösenden Keim isolieren zu können. Durch einen schnellen Transport mit geeigneten, möglichst optimal angepaßten Transportmedien (z. B. für Gonokokken und Anaerobier) ist die bakteriologische Diagnostik zu unterstützen.

Bei schweren Gelenkinfektionen mit septischem Krankheitsbild ist neben der bakteriologischen Untersuchung des Gelenkpunktats auch eine Blutkultur zu untersuchen.

Vor Beginn der antibiotischen Therapie sollten weiterhin serologische Untersuchungen auf bakterielle und virale Antigene sowie hämatologische und biochemische Infektionsparameter durchgeführt bzw. eingeleitet werden.

Bevor Antibiotika mit bestimmten Unverträglichkeiten verordnet werden, muß anhand klinischer und laborchemischer Daten geprüft werden, ob der Patient Einschränkungen bestimmter Organfunktionen aufweist.

Kontrolle unter der Therapie Die wichtigsten Kontrollen unter antibiotischer Therapie beziehen sich auf den Nachweis des Erfolgs, der sich am besten in einem Rückgang der klinischen Infektionszeichen und Symptome ausdrückt, die sorgfältig beobachtet werden müssen. Allerdings sei angemerkt, daß bei septischer Arthritis trotz erfolgreicher Therapie die Lokal- und Allgemeinreaktionen wie Fieber etc. nur sehr langsam zurückgehen. Solange sich das Befinden des Patienten fortlaufend bessert, wäre ein rascher Wechsel des Antibiotikums eine vorschnelle Entscheidung. Erst wenn sich das Fieber nicht zurückbildet, Lokalerscheinungen persistieren oder sich der Lokalbefund gar verschlechtert, ist an ein Wechsel des Antibiotikums zu denken.

Unter der Antibiotikatherapie können laborchemisch die Konzentrationen der Antibiotika im Blut und in der Synovia bestimmt werden. Wegen der unterschiedlich starken Eiweißbindung ist die Bestimmung der Gesamtkonzentration des eingesetzten Antibiotikums im Serum und in der Synovia zur Beurteilung der Effektivität jedoch nutzlos. Nur die Konzentration der freien zirkulierenden Fraktion wäre von Bedeutung. Diese kann jedoch in den meisten Labors nicht bestimmt werden. Daher empfiehlt sich die Prüfung der mittleren Hemmkonzentration bzw. der minimalen letalen Hemmkonzentration zum Nachweis der bakteriziden Wirkung

Tabelle 3.36 Notwendige Prüfung von Organfunktionen bei Verabreichung spezieller Antibiotika

• Nierenfunktion	Aminoglykoside, Kombination von Aminoglykosiden mit Cephalosporinen, hochdosierten Cephalosporinen, Cholestyramin, Co-Trimoxazol
• Leberfunktion	Chephamycin, Isoniazid, Erythromycinestolat, Paryzinamid
• Hämatopoetische Funktionen	Chloramphenicol, Co-Trimoxazol
• Gerinnung	Cephalosporine
• Funktionen des 8. Hirnnervs	Wiederholte Gaben von Aminoglykosiden

des Antibiotikums im Gelenkpunktat. Im allgemeinen wird man jedoch ohne diese aufwendigen Untersuchungen auskommen.

Je nach dem Spektrum unerwünschter Wirkungen des eingesetzten Antibiotikums oder seiner möglichen Wechselwirkungen mit anderen gleichzeitig verabreichten für diesen Patienten unverzichtbaren Medikamenten ist eine laborchemische Überwachung der Leber- und Nierenfunktion sowie des Blutbilds erforderlich. Die unerwünschten Wirkungen einiger Antibiotika erfordern auch engmaschige Kontrollen anderer Organfunktionen (Tabelle 3.36).

Unerwünschte Wirkungen und Abbruch der Therapie Neben den substanzspezifischen unerwünschten Wirkungen, die sehr unterschiedlich sein können, stehen folgende allgemeine unerwünschte Wirkungen der Antibiotikatherapie im Vordergrund:

- Unverträglichkeitsreaktionen, Allergie
- Sekundäre Infektionen mit anderen Erregern
- Magen-Darm-Störungen
- Übelkeit, Brechreiz, Erbrechen
- Störungen der Blutgerinnung
- Störungen der Leberfunktion
- Störungen der Nierenfunktion
- Störungen der Funktion von Sinnesorganen

Eine besondere unerwünschte Wirkung stellen Wechselwirkungen mit anderen Medikamenten dar, die auch während der Antibiotikatherapie für den Patienten unverzichtbar sind. Hierzu zählen vor allem auch nichtsteroidale Antirheumatika mit hoher Plasmaeiweißbindung.

Therapieerfolg und Beurteilung Der Erfolg der antibiotischen Therapie einer infektiösen Arthritis ist durch das Verschwinden aller klinischen Symptome gut zu beurteilen. Allerdings muß, wie oben schon erwähnt, die antibiotische Therapie auch über diesen Zeitpunkt hinaus fortgeführt werden, um den therapeutischen Erfolg zu sichern.

Als therapeutischer Erfolg gilt die vollständige Wiederherstellung der Gelenkfunktion ohne jede Einschränkung. Dies ist auch bei früh einsetzender, sachgerecht durchgeführter antibiotischer Therapie nicht immer zu erreichen.

Zum Therapieerfolg und seiner Beurteilung muß auch die Funktion der benachbarten Gelenke der Bewegungskette herangezogen werden. Ein voller Therapieerfolg ist dann erreicht, wenn auch keine sekundären Schäden an benachbarten Gelenken oder Strukturen des Bewegungsapparats zurückbleiben.

Um einen solchen vollen therapeutischen Erfolg zu erreichen, ist eine alleinige antibiotische Therapie bei Gelenkinfektionen nicht ausreichend. Grundsätzlich muß das Gelenk durch mehrfache Punktionen mechanisch entlastet werden. Das bei dieser Gelegenheit gewonnene Punktat kann gleichzeitig für die Therapieüberwachung untersucht werden. Neben diesem diagnostischen Zweck dient die wiederholte Punktion der intraartikulären Druckentlastung, der Entleerung knorpelschädigender Leukozytenzerfallsprodukte sowie der Erniedrigung des Eiweißgehalts der Synovia, durch den der Übertritt parenteral verabreichter Antibiotika in das Gelenk behindert wird. In besonders schweren Fällen akuter Gelenkinfektionen ist eine Saug-Spül-Drainage rechtzeitig zu erwägen. Bei Infektionen des Hüftgelenks, insbesondere bei Säuglingen und Kleinkindern, ist die Indikation zur Saug-Spül-Drainage grundsätzlich großzügig zu stellen.

Um den Therapieerfolg der antibiotischen Therapie bei Gelenkinfektionen sicherzustellen, sind begleitende therapeutische Maßnahmen unerläßlich. **Zum Erhalt und zur Wiederherstellung der vollen Gelenkfunktion hat die physikalische Therapie den gleichen Stellenwert wie die antibiotische Medikation.** Während des akuten Stadiums der Entzündung muß das Gelenk durch sachgerechte Lagerung ruhiggestellt werden. Dabei sind Extremitätengelenke aber mindestens einmal täglich passiv voll zu bewegen. Lokale Maßnahmen durch kalte Umschläge/Kompressen sowie Kryotherapie besitzen einen zusätzlichen antiphlogistischen und einen deutlichen analgetischen Effekt. Mit fortschreitendem Abklingen der Infektion kann zunehmend von passiven auf aktive Übungsbehandlungen übergegangen werden. Zur vollen Wiederherstellung der Gelenkfunktion steht dann die ganze Palette physikalischer und krankengymnastischer Maßnahmen zur Verfügung, die sich auch auf die anderen Gelenke erstrecken müssen, die sekundär durch den Allgemeinzustand des Patienten, die Immobilisation und die Lagerung in Mitleidenschaft gezogen sein können.

3.5.3 Osteoporosehemmende Therapeutika

Definition und Wirkprinzip Pathogenetisches Korrelat der primären idiopatischen Osteoporose ist generell eine verminderte Bildung von Knochensubstanz. Dabei liegt einerseits ein gesteigerter Knochenabbau vor, andererseits ist der Knochenanbau reduziert. Daher haben Vitamin-D-Präparate, Anabolika und Kalziumgaben allenfalls eine symptomatische Wirkung auf den Osteoporoseschmerz und die schmerzbedingte vermehrte Anspannung der Muskulatur. Bei normaler Ernährung liegt **kein** Kalziummangel vor; es ist also keine Substitution erforderlich. **Eine gegen die Osteoporose gerichtete Therapie muß in die funktionelle Koppelung der Osteoblastenaktivität eingreifen.** Osteoblasten entstehen aus einer

Tabelle 3.37 Formen der Osteoporose

Primäre Osteoporose	• Idiopathisch • Postklimakterisch • Juvenil • Senil
Sekundäre Osteoporose	• Endokrin M. Cushing, Hyperthyrose, Hypogonadismus nach Hypoparathyroidismus, Akromegalie, Diabetes mellitus • Immobilisation • Gastrointestinal Mangelernährung, Malabsorption, Hepatopathie • Maligne Diffuses Plasmozytom, diffuse Skelettmetastasierung • Iatrogen Kortikoidlangzeittherapie, Heparin • Renal

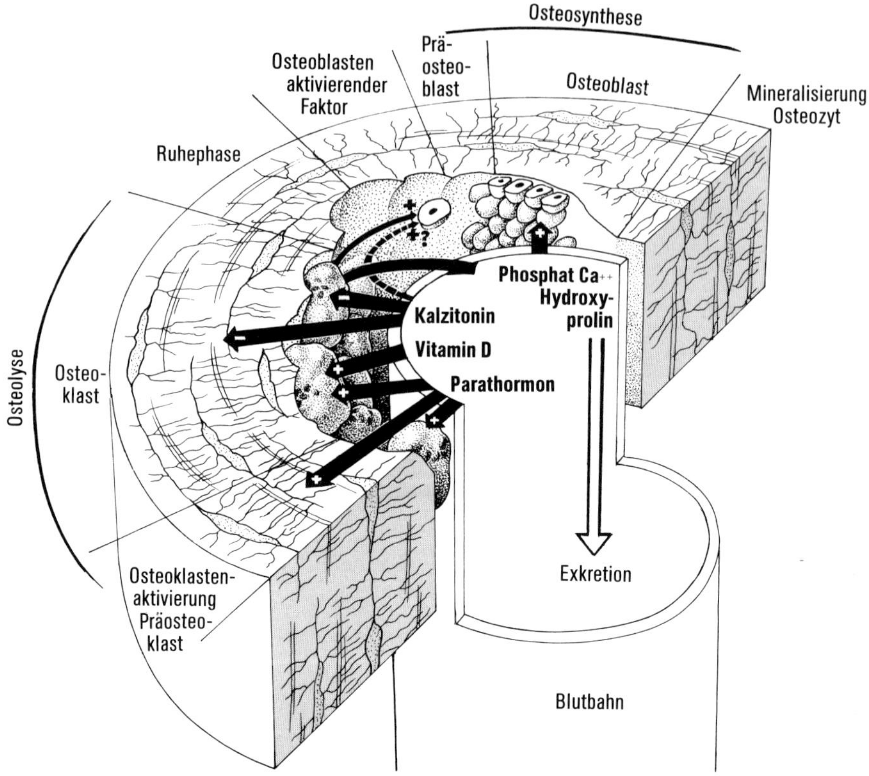

Abb. 3.4 Regulation des Knochenstoffwechsels durch Parathormon, Kalzitonin und Vitamin D auf zellulärer Ebene. Fördernde (+) und hemmende (−) Einflüsse auf die Aktivität der Osteoblasten und Osteoklasten geraten bei der Osteoporose aus dem Gleichgewicht

Vorläuferform, die aus mesenchymalen Zellverbänden stammt, während sich die Osteoklasten wohl aus Monozyten entwickeln. Beide Zellformationen stehen unter dem Einfluß komplexer, mehrfach vermaschter Regelkreise. Daher ist die Osteoporose kein uniformes Krankheitsbild sondern ein komplexes Geschehen multifaktorieller Genese (Tabelle 3.37, Abb. 3.4).

Therapeutische Ansätze der Osteoporose können an vielen Stellen dieser Regelung des Knochenstoffwechsels angreifen (Abb. 3.5). Praktische klinische Bedeutung haben bis heute nur Östrogene, Kalzitonin und Natriumfluorid. Der Einsatz von Parathormon, Wachstumshormon und Phosphonaten befindet sich noch im Stadium der klinischen Prüfung. Diese Substanzen können zu einer allgemeinen Anwendung noch nicht empfohlen werden.

Östrogene stimulieren bei der Osteoporosetherapie nicht den Knochenanbau, wie früher angenommen wurde, sondern hemmen lediglich den Knochenabbau.

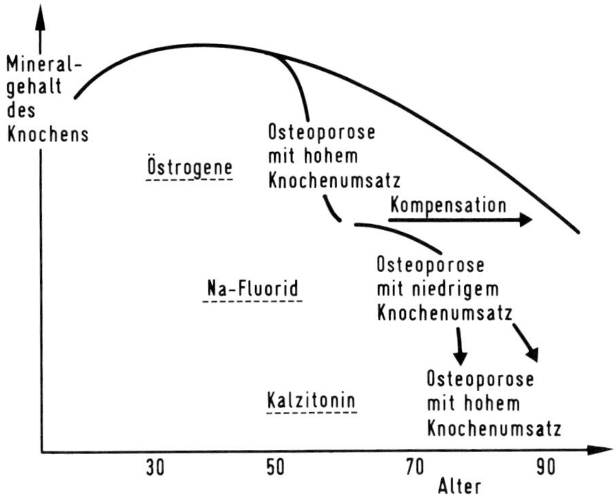

Abb. 3.5 Pathophysiologie der Osteoporose und differentialtherapeutische Ansätze. (Nach Dornbacher)

Ihr Einsatz ist daher bei Patientinnen mit einer Osteoporose auf der Basis eines verminderten Knochenstoffwechsel im fortgeschrittenen Alter wenig sinnvoll (Low-turnover-Osteoporose). Die Östrogentherapie ist nur bei gesteigertem Knochenabbau in der Menopause (High-turnover-Osteoporose) therapeutisch wirksam.

Natriumfluorid eignet sich zur Behandlung beider Osteoporoseformen, weil es neben einer Hemmung des Knochenabbaus auch zu einer gewissen Stimulation des Knochenanbaus beiträgt.

Kalzitonin ist bei akuten Osteoporosen mit hoher Progredienz und schnellem Knochenumbau mit dem Risiko von Frakturen sinnvoll, weil es den Knochenabbau deutlich verhindert und zu einem geringen Zuwachs der gesamten Knochenmasse führt.

Vitamin D wirkt indirekt über die Kalziumresorption und weniger über die Synthese der Proteinmatrix auf Knochenanbau und Knochenneubildung. Eine Therapie mit Vitamin D ist daher nur bei Mangelzuständen (Osteomalazie) indiziert. In der Osteoporosetherapie hat Vitamin D nur dann einen Platz, wenn eine Hypokalziämie vorliegt.

Indikationen Die Indikation zur medikamentösen Therapie der Osteoporose ist ausgesprochen eng zu stellen, wenn Enttäuschungen bei Patient und Therapeut vermieden werden sollen. Grundsätzlich ist die Osteoporosetherapie eine Kombinationstherapie medikamentöser und physikalischer Maßnahmen einschließlich der aktiven Bewegungsübungen.

Nach wie vor hat die dosierte mechanische Belastung des Skelettsystems bei Osteoporose den besten therapeutischen Erfolg.

Eine Indikation zur medikamentösen Therapie ist gegeben bei:

- Primärer, generalisierter Osteoporose
- Sudeck-Syndrom

Sekundäre und lokalisierte Osteoporosen wie Inaktivitätsosteoporose oder gelenknahe Osteoporose bei entzündlichen Gelenkerkrankungen stellen **keine** Indikation zur medikamentösen antiosteoporotischen Therapie dar.

Kontraindikationen Neben den geltenden Gegenanzeigen der für die einzelnen zur Antiosteoporosetherapie eingesetzten Substanzen ist die medikamentöse Osteoporosetherapie immer dann kontraindiziert, wenn keine zuverlässig gesicherte Differentialdiagnostik der Osteoporose durchgeführt wurde.

Eine medikamentöse Osteoporosetherapie auf Verdacht oder bei alleiniger Altersosteoporose ist grundsätzlich kontraindiziert.

Gleiches gilt für eine prophylaktische osteoporosehemmende Medikation. Einzige Ausnahme ist die Östrogensubstitution bei Risikopatientinnen, bei denen sich bereits zu Beginn der Menopause eine Osteoporose zu entwickeln beginnt, jedoch radiologisch noch nicht sicher erkennbar ist. Unbestritten ist auch der Einsatz der Östrogentherapie zur Osteoporoseprophylaxe nach Frühovarektomie.

Methoden Um den zur Osteoporose führenden pathologischen Prozeß am Skelettsystem aufzuhalten und die noch verbliebenen spongiösen Strukturen zu verstärken, stehen je nach Stadium der Osteoporose verschiedene Substanzgruppen zur Verfügung (Tabelle 3.38).

Östrogene

Östrogene hemmen den Knochenabbau wahrscheinlich indirekt über Kalzitonin oder Vitamin D. Sie sind nur zur Frühtherapie der mit der Menopause oder nach Ovarektomie auftretenden Knochendemineralisation geeignet.

Die osteoporesehemmende Östrogentherapie wird bevorzugt mit konjugierten Östrogenen durchgeführt:

- 1,25 mg konjugiertes Östrogen/Tag über 3 Wochen oral, 1 Woche Pause; Dauer der Therapie 5–10 Jahre

Tabelle 3.38 In der Osteoporosetherapie eingesetzte Präparate (Auswahl)

• Östrogensubstitutionstherapie	Konjugierte Östrogene	
	Oestro-Feminal Mack	1,25 mg/Tag für 3 Wochen, 1 Woche Pause
	Presomen Kali-Chemie	
	Transannon Heyden	
• Natriumfluoridtherapie	**Chemifluor 40** Chemipharm	40 mg NaF
	Ossin Grünenthal	40 mg NaF
	Natriumfluorid Drobena Baer	50 mg NaF
	Tridin Opfermann	38 mg NaF + Ca
• Kalzitonintherapie	**Karil** Sandoz	100 IE Kalzitoninazetat

Spezielle Kontraindikationen für die Östrogensubstitutionstherapie sind alle Krankheiten, bei denen Östrogene eine Verschlimmerung oder einen Rückfall bewirken können:

- Brust- und Gebärmutterkrebs
- Endometriose
- Schwere Herzkrankheiten
- Venenthrombose, Lungenembolie
- Hyperlipidämie
- Hypertonie
- Porphyrie
- Cholestasen
- Aktive Leberkrankheiten

Spezielle unerwünschte Wirkungen sind:

- Übelkeit
- Schmerzen und Spannungen der Brust
- Völlegefühl im Becken
- Abnorme Uterusblutungen
- Schmerzen in den Beinen

Spezielle Kontrollen und Vorsichtsmaßnahmen:

- Sorgfältige Erhebung der Anamnese und gynäkologische Untersuchung einschließlich eines Vaginalabstrichs vor Therapiebeginn
- Monatliche Selbstuntersuchung der Brust
- Alle 3 Monate zu Beginn, später alle 6 Monate gynäkologische Untersuchung der Brust (ggf. einschließlich Thermographie und Mammographie)
- Bei jeder ärztlichen Konsultation Körpergewicht kontrollieren, Blutdruck messen und Tastbefund der Brust erheben

Natriumfluorid stimuliert den osteoplastären Knochenanbau. Spezielle Indikation ist die klinisch manifeste Osteoporose, vor allem bei älteren Patientinnen.

Die Therapie mit Natriumfluorid wird oral durchgeführt:
40–80 mg NaF/Tag bis zu 4 Jahre.

Der Eintritt des therapeutischen Effekts ist dosisabhängig um so schneller, je höher die tägliche Dosis. Gleichzeitig steigt damit aber das Risiko unerwünschter Wirkungen.

Wegen der bekannten Interaktion zwischen Kalzium und Fluor sind Natriumfluoridpräparate grundsätzlich auf nüchternen Magen einzunehmen, um eine 100%ige Bioverfügbarkeit zu erzielen. Die gleichzeitige Einnahme von Antazida, die Magnesium oder Aluminium enthalten, ist zu vermeiden.

Spezielle Kontraindikationen sind:

- Schwangerschaft, Stillzeit
- Frauen im gebärfähigen Alter
- Schwere Leber- und Nierenfunktionsstörungen
- Akute Gelenkentzündungen
- Magen- und Darmulzera
- Osteomalazie
- Fluorose

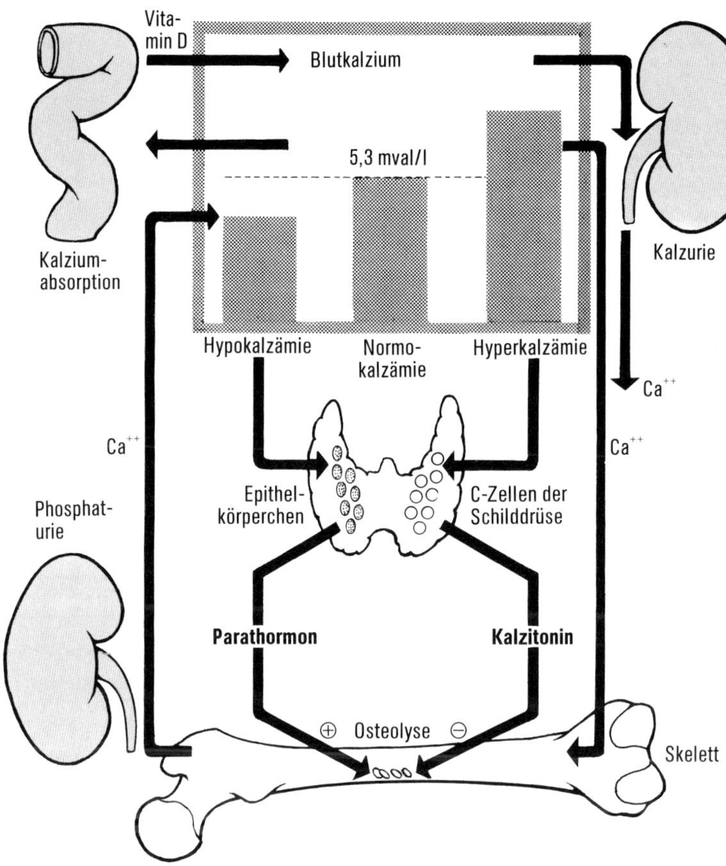

Abb. 3.6 Schematische Darstellung des Mineralstoffwechsels unter dem Einfluß des Parathormons und des Kalzitonins

Spezielle unerwünschte Wirkungen sind:

- Allergische Reaktionen (sehr selten)
- Ulzerationen der Schleimhäute
- Dentalfluorose
- Magenunverträglichkeit
- Osteomalazie
- Gelenk- und Gliederschmerzen
- Synovialitis
- Anstieg der alkalischen Serumphosphatase
- Fluorose bei Langzeittherapie (> 2 Jahre)

Als Folge der osteoplastären Stimulation unter Natriumfluorid steigt die alkalische Serumphosphatase an. Dies ist zunächst kein Grund, die begonnene NaF-Therapie vorzeitig zu beenden, sofern keine zusätzlichen klinische Symptome auftreten. Histologisch können verbreiterte Osteoidsäume auftreten. Dabei handelt es sich nicht um eine Mineralisationsstörung im Sinne einer Osteomalazie, sondern um das Nachhinken der Mineralisation bei schneller Knochenneubildung. Im zweiten Behandlungsjahr wird dieses neu gebildete Osteoid regelrecht mineralisiert. Eine Beschleunigung der Mineralisation ist durch gleichzeitige Gabe von Vitamin D nicht zu erreichen. Treten als unerwünschte Wirkung Gelenk- und Gliederschmerzen auf, meist im Bereich beider Sprunggelenke, muß bei etwa 20 % der Patienten die Natriumfluoridmedikation unterbrochen werden. Die Schmerzen sind nach 4–6 Wochen voll reversibel. Parallel erfolgt meist ein Rückgang der erhöhten alkalischen Phosphatase. Bei diesen Patienten empfiehlt sich ein intermittierendes Behandlungsschema:

- 2 Monate Natriumfluoridtherapie
- 1 Monat Pause

Spezielle Kontrollen:

- Alkalische Phosphatase im Serum
- Kalzium im Serum
- Einmal jährlich Röntgenaufnahme der LWS im seitlichen Strahlengang, um eine Fluorose rechtzeitig zu erkennen. Ein Stadium Roholm I der Fluorose mit Verbreiterung und Verdichtung der Spongiosastruktur der Wirbelkörper ohne Verkalkung der Längsbänder ist jedoch erwünscht

Eine grundsätzliche Indikation zur parallelen Gabe von Kalziumpräparaten besteht nicht, wenn eine ausreichende Kalziumzufuhr über die Nahrung sichergestellt ist. Zu beachten ist, daß kalziumhaltige Nahrungsmittel oder kalziumhaltige Präparate nicht gleichzeitig mit Natriumfluorid eingenommen werden dürfen!

Diese Einschränkung gilt nicht für ein Kombinationspräparat, das in einer Kautablette 38 mg Natriummonofluorphosphat, 500 mg Kalziumglukonat und 500 mg Kalziumzitrat enthält. Für dieses Präparat konnte nachgewiesen werden, daß Natriummonofluorphosphat auch bei Anwesenheit von Kalziumsalzen eine hohe Bioverfügbarkeit aufweist. Von diesem Präparat werden 3 Kautabletten/Tag verabreicht. Das entspricht einer Gabe von 15 mg Fluorid und 450 mg Kalzium pro Tag.

Kalzitonin, ein Hormon aus den C-Zellen der Schilddrüse, besitzt eine antiosteolytische Wirkung. Hauptindikation ist daher die Osteodystrophia deformans Paget. Nachdem nicht nur im Skelett, sondern auch im menschlichen Gehirn Kalzitoninrezeptoren nachgewiesen wurden, scheint Kalzitonin auch Neurotransmitterfunktionen zu besitzen mit analgetischer Wirkung. Eine spezielle Indikation für eine Kalzitonintherapie besteht bei der akuten Osteoporose mit schneller Progredienz und schmerzhaften Wirbelzusammensinterungen verbunden mit einem hohen Knochenumsatz. Positive Wirkungen der Kalzitonintherapie wurden auch für das Sudeck-Syndrom berichtet.

Dosierung:
5mal wöchentlich 1 Amp. Kalzitonin (100 IE) s.c. über 4–6 Wochen

Dieser Behandlungszyklus kann ggf. wiederholt werden. Über eine Langzeit- und Dauertherapie mit Kalzitonin liegen noch keine ausreichenden Erfahrungen vor.

Spezielle unerwünschte Wirkungen sind:

- Brechreiz
- Wärmegefühl im Kopf
- Flush
- Lokale oder allgemeine Überempfindlichkeitsreaktionen
- Erhöhung der alkalischen Phosphatase im Serum
- Erhöhung der Hydroxyprolinausscheidung im Urin

Spezielle Laborkontrollen bei Kalzitonintherapie:

- Alkalische Phosphatase im Serum
- Kalzium im Serum
- Hydroxyprolin im Urin

Kontrolle und Überwachung Unter osteoporosehemmender Therapie sind folgende Laborparameter zu überwachen:

- Alkalische Phosphatase
- Serumkalzium
- Serumphosphat
- GOT
- γ-GT
- Blutbild
- Urinstatus, ggf. einschließlich der Kalzium- und Hydroxyprolinausscheidung im Urin, anfänglich alle 4 Wochen, später in 3monatigen Abständen
- Eine radiologische Überwachung empfiehlt sich mindestens einmal jährlich. Durchzuführen sind seitliche Aufnahmen der BWS und LWS. **Bei Auftreten lokalisierter Knochen- oder Wirbelsäulenschmerzen sind unmittelbar Röntgenaufnahmen zum Frakturausschluß anzufertigen**

Unerwünschte Wirkungen und Abbruch der Therapie Die osteoporosehemmende Therapie ist bei der selten lebensbedrohlichen Grundkrankheit der Osteoporose stets nur relativ indiziert. Beim Auftreten substanzbedingter unerwünschter Wirkungen sollte daher die Therapie abgebrochen oder zumindest unterbrochen werden. Dies gilt allerdings nicht bei einem alleinigen, mäßigen Anstieg der alkalischen Phosphatase im Serum.

Therapieerfolg und Beurteilung Die Erfolgsbeurteilung der osteoporosehemmenden Therapie anhand des Röntgenbilds der Wirbelsäule ist nur mit größeren Vorbehalten möglich. Bis heute stehen außer dem Nachweis der Progredienz der Wirbelkörperzusammensinterung und der Frakturen keine sicheren radiologischen Kriterien zur Verlaufsbeobachtung zur Verfügung. Auch die Skelettszintigraphie liefert zur Erfolgsbeurteilung der osteoporosehemmenden Therapie keinen wesentlichen Beitrag. Die Laborparameter – einschließlich der alkalischen Phosphatase im Serum und Verminderung der Kalziumausscheidung im Urin – liefern auch nur indirekte Hinweise und können durchaus täuschen.

Die häufig enttäuschenden Ergebnisse der medikamentösen Osteoporosetherapie sind meist darauf zurückzuführen, daß nicht zwischen den therapeutischen Zielen Behandlung der Schmerzen einerseits und des osteoporotischen Prozesses andererseits unterschieden wird.

Die medikamentöse osteoporosehemmende Therapie hat primär **keinen** unmittelbaren analgetischen Effekt. Einzige Ausnahme bildet allenfalls das Kalzitonin.

Linderung der Osteoporoseschmerzen wird nur durch Analgetika, aktive und passive physikalische Therapie sowie orthopädische Maßnahmen erzielt, die stets parallel zur osteoporosehemmenden Therapie durchgeführt werden müssen. Häufig wird auch der phasenhafte Verlauf der Osteoporose und die darauf abzustimmende medikamentöse Behandlung außer acht gelassen. Berücksichtigt wird oft auch nicht, daß eine medikamentöse osteoporosehemmende Therapie von nur 1–2 Monaten Dauer sicher nicht in der Lage ist, das weitere Auftreten von Wirbelkörperfrakturen zu verhindern. Hierzu ist eine Langzeitbehandlung über Jahre erforderlich, für die spezielle Therapieschemata erst in den letzten Jahren klinisch erforscht werden. Die Zukunft wird hier ganz neue Formen der medikamentösen Therapie bringen. Vorstellbar sind Kombinationen von osteoporosehemmenden Medikamenten dergestalt, daß zuerst der Knochenumsatz, z. B. mit Wachstumshormon, Parathormon und Phosphaten beschleunigt wird, um dann in einer nächsten Phase den Knochenabbau zu bremsen, z. B. mit Östrogen, Phosphonaten oder Kalzitonin. Erst eine rhythmische Intervalltherapie, deren Zykluszeiten jedoch bis heute noch unbekannt sind, wird den entscheidenden Durchbruch zu einer positiven Skelettbilanz bei der Osteoporosetherapie bringen.

4 Operative Therapie

Definition und Wirkprinzip Die operative Therapie ist heute eine unverzichtbare Routinemaßnahme in der Behandlung chronischer Polyarthritiden und destruierender degenerativer Krankheiten der Gelenke. Gelenkoperationen bei rheumatischen Krankheiten lassen sich in 3 große Gruppen einteilen:

- **Präventive Operationen**
  - Frühsynovialektomie
- **Palliative Operationen**
  - Spätsynovialektomie
- **Rekonstruktive Eingriffe**
  - Korrektur von Deformierungen
  - Osteoarthrotomien
  - Arthroplastik mit und ohne Fremdmaterial
  - Arthrodesen

Die mit chronisch-entzündlichen rheumatischen Krankheiten einhergehende Polysynovialitis kann sich anatomisch an 3 verschiedenen Strukturen manifestieren:

- Gelenken
- Sehnenscheiden
- Bursen

Destruktive, regenerative und reparative Prozesse können dementsprechend die tragenden und funktionell steuernden Strukturen der Gelenke betreffen:

- Knorpel/Knochen
- Bänder/Kapsel
- Sehnen/Muskeln

Mit den modernen Operationsverfahren steht ein breites Spektrum präventiver und rekonstruktiver Verfahren zur Verfügung (Tabelle 4.1).

Tabelle 4.1 Entzündliche Gelenkveränderungen und Möglichkeiten der operativen Therapie

Proliferation mit Synovialitis und beginnendem Pannus
→ Frühsynovialektomie

Destruktion mit Synovialitis und Arrosion von Knorpel und Knochen
→ Spätsynovialektomie mit Debridement
→ Kombinationseingriffe

Degeneration mit Sekundärarthrose, Instabilität und Fehlstellung
→ Spätsynovialektomie mit Debridement
→ Osteotomie, Resektion, Arthroplastik
→ Alloarthroplastik, Arthrodese

Stabilisierung mit Reparationsvorgängen
→ Arthrolyse, Resektion, Arthroplastik
→ Arthrodose in Funktionsstellung
→ Alloarthroplastik

Der Zeitpunkt und die Reihenfolge operativer Maßnahmen im Verlauf des rheumatischen Krankheitsgeschehens muß im Hinblick auf eine ganzheitliche Behandlung des Rheumapatienten in interdisziplinärer Zusammenarbeit zwischen internistischem und orthopädischem Rheumatologen konsiliarisch abgestimmt werden.

Indikation Eine **dringliche** Indikation zu operativen Eingriffen besteht nur bei der Gefahr akuter Funktionsverschlechterung oder erheblicher irreversibler Funktionsverluste. Eine **relative** Indikation besteht bei kontinuierlicher Verschlechterung von Funktionen und Operationschancen. Dies kann sich auch auf den Allgemeinzustand des Patienten beziehen. Entsprechend den heutigen operativtechnischen Möglichkeiten sind die Indikationen zu orthopädisch-rheumatologischen Operationen eher großzügig zu stellen. Dies gilt vor allem für präventive Eingriffe bei allen entzündlich-rheumatischen Krankheiten, die mit einer Synovialitis einhergehen.

Bei fortgeschrittenen entzündlich-rheumatischen Krankheiten mit multiplem Gelenkbefall ist ein allgemeiner Behandlungsplan aufzustellen, der auch die Art, den Umfang und die anatomische und die zeitliche Reihenfolge der Operationen einschließt.

Hier kann grundsätzlich gelten, daß Operationen an der oberen Extremität von proximal nach distal erfolgen sollten, an der unteren Extremität dagegen von distal nach proximal (Tabellen 4.2–4.5).

Bei Arthrosen, die meist nur an wenigen Gelenken und dann stets ohne Tendenz zur Generalisierung und zum Befall weiterer Gelenke auftreten, relativieren sich die Operationsindikationen entsprechend der Gesamtsituation des Patienten.

Die Indikation zu einem operativen Eingriff sollte immer dann gestellt werden, wenn sich durch eine konsequente konservative physikalische, orthetische und medikamentöse Therapie in einem für den Patienten annehmbaren Zeitraum kein ausreichender Erfolg einstellt (Tabelle 4.6).

Die Indikation zu einem operativen Eingriff schließt immer auch die Indikation zur postoperativen Weiterbehandlung ein.

Kontraindikationen Die Möglichkeiten der Anästhesie und Intensivmedizin haben heute die Zahl der Kontraindikationen operativer Eingriffe am Bewegungssystem deutlich verringert. Eine **absolute** Kontraindikation operativer Eingriffe besteht nur noch bei Patienten mit:

- Kardialer und pulmonaler Dekompensation
- Ausgesprochen schlechtem Allgemeinzustand

Schwere Einschränkungen der Leber- und Nierenfunktion, wie sie im Rahmen einer Amyloidose oder einer maligne verlaufenden chronischen Polyarthritis vorkommen, können ebenfalls eine Kontraindikation darstellen.

Relative Kontraindikationen bestehen bei allen Patienten, bei denen postoperativ nicht mit einer genügenden Eigeninitiative zur Nachbehandlung gerechnet werden kann. Eine ausgeprägte Vaskulitis kann ebenfalls eine relative Kontraindikation darstellen.

Keine Kontraindikation stellt die hohe humorale Aktivität einer entzündlich-rheumatischen Krankheit dar. Auch eine langjährige Vorbehandlung mit Kortison, selbst in höheren Dosierungen, stellt heute keine Kontraindikation mehr dar, sofern die Regeln zur prä-, intra- und postoperativen Kortisonsubstitution beachtet werden (Tabelle 4.9).

Tabelle 4.2 Operative Therapie mit großer Erfolgsrate (> 80 %)

Obere Extremität	• Gelenkerhaltende Operationen: Handgelenksoperationen nach Straub Neurolyse des N. medianus Ellbogensynovektomie mit Radiusköpfchenresektion Tenosynovialektomien
	• Stabilisierende Operationen: Handgelenksarthrodesen
	• Arthroplastische Operationen: MCP-Implantationsarthroplastiken
Untere Extremität	• Gelenkerhaltende Operationen: Frühsynovialektomien Tenosynovialektomien
	• Resektionsarthroplastiken des PCP-Vorfußes
	• Arthroplastische Operationen: Hüftgelenksendoprothetik Kniegelenksendoprothetik

Tabelle 4.3 Operative Therapie mit guter Erfolgsrate (50–80 %)

Obere Extremität	• Gelenkerhaltende Operationen: Synovialektomie der PIP-Gelenke der MCP-Gelenke des Schultergelenks
	• Arthroplastische Operationen: Handgelenksarthroplastik Damensattelgelenksarthroplastik Ellbogenendoprothetik Hemiarthroplastik des Schultergelenks
Untere Extremität	• Gelenkerhaltende Operationen: Kniegelenkssynovialektomie Sprunggelenkssynovialektomie
	• Stabilisierende Operationen: Arthrodese des oberen Sprunggelenks des unteren Sprunggelenks

Tabelle 4.4 Operative Therapie mit mäßiger Erfolgsrate (< 50 %)

Obere Extremität	• Gelenkerhaltende Operationen: Rekonstruktion des Streckapparats bei Knopflochdeformität der Langfinger Schwanenhalsoperationen • Arthroplastische Operationen: Totalendoprothese des Schultergelenks
Untere Extremität	• Gelenkerhaltende Operationen: Spätsynovialektomie des Kniegelenks Synovialektomie des Hüftgelenks • Arthroplastische Operationen: Endoprothese des oberen Sprunggelenks

Tabelle 4.5 Topographisches Vorgehen bei operativer Therapie des polyartikulären Gelenkbefalls bei schwerstbehinderten Patienten

Obere Extremität	↓ Handgelenk, Daumen Schulter Ellbogen Finger
Untere Extremität	↓ Zehen, Vorfuß Hüftgelenke 1. Knie - Pause 2. Knie Sprunggelenk

Tabelle 4.6 Operationsindikationen

Eindeutige Operationsindikationen

- Drohende/manifeste Sehnenruptur
- Drohende/manifeste Nervenkompression
- Instabile HWS mit unmittelbar drohenden oder vorhandenen neurologischen Störungen
- Extreme Gelenkfehlstellungen, die zur Behinderung der Pflege geführt haben
- Ankylose des Kiefergelenks
- Mechanisch störende oder rezidivierend entzündete Rheumaknoten

Relative Operationsindikationen

- Persistierende Synovialitis
- Persistierende Tenosynovialitis
- Persistierende Bursitis
- Störender Ausfall von Gelenkfunktionen
- Störende Gelenkfehlstellungen
- Instabile HWS ohne neurologische Störungen
- Chronische, ständig anhaltende Schmerzen in einem Gelenk

Tabelle 4.7 Besonderheiten bei operativen Eingriffen an Patienten mit chronischer Polyarthritis

- Erhöhte Schockgefahr (Hypovolämie, Anämie, Hypalbuminämie)
- Erhöhte Blutungsneigung (Therapie mit Antiphlogistika)
- Geringere Thrombosegefahr (Therapie mit Antiphlogistika)
- Keine vermehrte Rate an Wundinfektionen von außen
- Erhöhte Gefahr hämatogener Infektionen (z. B. aus dem Harntrakt)
- Schlechtere/verzögerte Wundheilung
- Schwierigere Anästhesiebedingungen (Intubationshindernisse, höhere Dosen Anästhetika)
- Schwierigere Lagerung zur Operation
- Schwierigere Nachbehandlung durch multiplen Gelenkbefall
- Erschwerte intraoperative Bedingungen (entzündetes Gewebe, Osteoporose)
- Keine Auslösung eines entzündlichen Schubs durch die Operation

Tabelle 4.8 Medikamentöse Therapie bei Operationen an Rheumapatienten

Fortführung der bisherigen antirheumatischen Therapie

- Nichtsteroidale Antirheumatika:
  Keine für den Patienten neue Substanz einsetzen
  Postoperative Applikation als Injektion (i. m./i. v.)
  oder als Suppositorium, falls orale Gabe vorübergehend nicht möglich
- Langfristig wirksame Substanzen (Basistherapie):
  Chloroquin/Gold: unverändert weiterführen
  D-Penicillamin: Dosisreduktion oder für 8 Tage absetzen
  Immunsuppressiva: Dosisreduktion oder für 8–14 Tage absetzen
- Kortison:
  Keinesfalls unterbrechen
  Bei früherer Behandlung mit Kortikosteroiden mit Nebennierenrindeninsuffizienz rechnen, daher Substitution mit Hydrokortison oder Prednisolon prä-, peri- und postoperativ – auch bei Kurznarkosen bei Bagatelleingriffen

Thromboseprophylaxe

- Heparinprophylaxe niedrig dosieren wegen additiver Effekte mit nichtsteroidalen Antirheumatika
- Möglichst physikalische Thromboseprophylaxe

Volumensubstitution

- Anämie und Hypalbuminämie präoperativ ausgleichen
- Häufig labile Kreislaufsituation beachten

Pharmaka der Allgemeinnarkose niedrig einschleichend dosieren

Lokalanästhetika zur Regionalanästhesie müssen häufig hoch dosiert werden
(Interaktion mit Analgetika, Antirheumatika, Psychopharmaka an Nervenmembranen)

Tabelle 4.9 Perioperative Kortisontherapie bei Patienten mit Langzeitkortisonbehandlung

- Diagnostische Eingriffe/Bagatelloperationen:

  Vor dem Eingriff morgens 50 mg Hydrokortison oral
  oder
  kurz vor dem Eingriff 50–100 mg Hydrokortison i. v.

- Größere Operationen:

Op-Tag:	200 mg Hydrokortison/24 h Dauerinfusion, davon 75–100 mg während der Operation, beginnend mit Einleitung der Narkose
Postoperativ 1. und 2. Tag:	100 mg Hydrokortison/24 h Dauerinfusion
3. Tag:	Umsetzen auf orale Kortisonmedikation (z. B. 25 mg Decortin) und Reduktion auf präoperative Erhaltungsdosis innerhalb von 8–10 Tagen

Tabelle 4.10 Präoperative Untersuchungen bei Rheumapatienten

- Vollständige körperliche Untersuchung
- Kompletter Laborstatus, bei Vorbehandlung mit Kortikosteroiden einschließlich ACTH-Test
- Röntgenaufnahme Thorax p. a. und seitlich
- Röntgenaufnahme der HWS, ggf. in mehreren Ebenen einschließlich Tomographie
- EKG
- Lungenfunktionsprüfung, ggf. einschließlich Blutgasanalyse
- Untersuchung auf Intubationshindernisse:
  - Arthritis der Temporomandibulargelenke
  - Entzündliche Veränderung der HWS:
    axiale Luxation/Subluxation
    basiläre Impression
    Ankylosen
  - Degenerative HWS-Veränderungen
  - Glottisverengung
    Affektionen des N. laryngeus recurrens
    Ankylose der Aryknorpel (klin. Symptom: geringe Heiserkeit!)
- Untersuchung auf Lagerungshindernisse bei der Operation

Methoden Die Auswahl des Operationsverfahrens richtet sich nach der Erfahrung des Operateurs und der speziellen Situation des Patienten. Gleiches gilt für die Auswahl des Anästhesieverfahrens. Größere rheumachirurgische Eingriffe müssen in Intubationsnarkose unter völliger Relaxation vorgenommen werden. Hier können sich gelegentlich größere Schwierigkeiten ergeben durch:

- Mikrognathie bei Patienten mit juveniler rheumatoider Arthritis
- Kehlkopfbefall
- Entzündliche Destruktion der oberen HWS-Segmente
- Entzündlich versteifte Veränderungen an den oberen HWS-Segmenten

Bei vielen Patienten können rheumachirurgische Eingriffe jedoch auch in Leitungs- oder Lokalanästhesie vorgenommen werden. Dies gilt vor allem für Eingriffe an den Extremitäten, besonders an Händen, Sprunggelenken und Vorfüßen. An der unteren Extremität lassen sich auch größere Eingriffe in Peridural- oder Spinalanästhesie durchführen. In den folgenden Tabellen sind die Besonderheiten bei operativen Eingriffen an Rheumapatienten zusammengestellt (Tabellen 4.7–4.10).

Unerwünschte Wirkungen Postoperative Komplikationen können je nach Art und Umfang des Eingriffs bis zu 25 % betragen. Allerdings wird in den seltensten Fällen der angestrebte Operationserfolg durch die postoperativen Komplikationen langfristig in Frage gestellt. Zu den schwerwiegenden Komplikationen zählen postoperative Gelenkinfektionen, die trotz aller Sorgfalt je nach Lokalisation des Eingriffs 0,5–2 % betragen können und eine intensive Nachbehandlung erforderlich machen. Gelegentlich können diese Infektionen auch den Erfolg des Eingriffs gefährden. Gleiches gilt für Unverträglichkeitsreaktionen bei Implantation alloplastischen Materials.

Häufiger sind postoperative Wundheilungsstörungen und Nahtdehiszenzen sowie Hautnekrosen oder Schrumpfungen bindegewebiger Strukturen, die die Möglichkeiten der postoperativen Nachbehandlung einschränken und damit gelegentlich auch den Operationserfolg gefährden können.

Viel häufiger als unerwünschte Wirkungen ist ein fehlender oder nicht voll erreichter Therapieerfolg, bedingt durch eine unzureichende oder gar ganz unterlassene funktionelle Nachbehandlung.

Therapieerfolg Der Erfolg operativer Eingriffe ist abhängig von der Indikation zur Operation und der Auswahl des geeigneten Operationsverfahrens. In besonderer Weise wird der Erfolg operativer Eingriffe jedoch von der präoperativen krankengymnastischen Vorbehandlung und der Konsequenz der postoperativen Nachbehandlung bestimmt (Tabellen 4.11, 4.12).

Tabelle 4.11 Präoperative krankengymnastische Therapie

Vor präventiven Eingriffen	
	• Umlagerung
	• Nur vorsichtige Bewegungsübungen (bei entzündlicher Aktivität)
	• Übung komplexer Bewegungsabläufe mit Schulung der postoperativen Situation (vorbereitendes Gehtraining)
	• Gymnastische Übungen zur Thromboseprophylaxe
	• Bürstenmassage
	• Atemübungen
Vor rekonstruktiven Eingriffen	
	• Aktives Muskeltraining mit isometrischen Übungen und Übungen gegen Widerstand
	• Übung der Gelenkfunktion soweit möglich
	• Bewegungsübungen im Wasser
	• Muskeldetonisierende Maßnahmen
	• Übung komplexer Bewegungsabläufe mit Schulung der postoperativen Situation (vorbereitendes Gehtraining)
	• Gymnastische Übungen zur Thromboseprophylaxe
	• Bürstenmassage
	• Atemübungen

Lokal besteht der Operationserfolg in einer:

- Minderung der Schmerzen oder völliger Schmerzfreiheit
- Erhaltung und Verbesserung der Funktion und Belastbarkeit
- Verzögerung oder Aufhebung des destruktiven Prozesses

Der allgemeine Erfolg operativer Eingriffe besteht in einer:

- Besserung des Allgemeinbefindens
- Rehabilitation im beruflichen und sozialen Umfeld
- Minderung der Aktivität entzündlich-rheumatischer Krankheiten

Generell wird der Therapieerfolg eines operativen Eingriffs an der Zufriedenheit des Patienten zu messen sein. Besonders bei polyartikulärem Gelenkbefall wird objektiv am operierten Gelenk oft ein Therapieerfolg erreicht, der vom Patienten wegen einer überzogenen Erwartungshaltung jedoch nicht in gleicher Form bestätigt wird. Das erschwert in vielen Fällen die Beurteilung des Therapieerfolgs. Oftmals stellt sich der volle Therapieerfolg aber auch erst nach Abschluß des Gesamtbehandlungsplans ein, der je nach individueller Situation mehrere operative Eingriffe in zeitlicher Abfolge umfassen kann.

Tabelle 4.12 Methoden der postoperativen physikalischen Therapie

Nach präventiven Eingriffen:

- Kryotherapie lokal
- Kühle Peloidpackungen (< 30 °C)
- Prießnitz-Wickel
- Diadynamischer Strom (CP 1–5 min)
- Isometrische Spannungsübungen
- Übungen gegen Widerstand
- Bewegungsübungen im Wasser
- Passive, dann aktive Bewegungsübungen zur Wiederherstellung der vollen Gelenkfunktion

Nach rekonstruktiven Eingriffen:

- Milde Kryotherapie
- Prießnitz-Wickel
- Isometrische Spannungsübungen
- Übungen gegen Widerstand
- Übungen unter Druckentlastung
- Vorsichtige passive, später aktive Bewegungsübungen

Grundsätzlich immer:

- Behandlung der Grundkrankheit im Bereich der nichtoperierten Gelenke (wird häufig vergessen!)
- Behandlung weichteilrheumatischer Beschwerden durch Immobilisation oder ungewohnte Bewegungsabläufe (Ersatzbewegungen/Gehhilfen)
- Fortsetzung der physikalischen Thromboseprophylaxe bis zur völligen Mobilisation

4.1 Synovialektomie

Definition und Wirkprinzip Die **Synovialektomie,** oft fälschlich auch als „Synovektomie" bezeichnet, ist die operative Ausräumung der bei chronischen Polyarthritiden überschießend wuchernden Synovialmembran der Gelenke. Diese Wucherungen überdehnen das Kapsel-Band-System des Gelenks und destruieren den überwucherten Knorpel und Knochen (Abb. 4.1).

Die **Tenosynovialektomie** ist eine Sonderform der Synovialektomie mit Resektion der Sehnenscheidensynovialis. Auch die innere Membran der Sehnenscheiden kann im Rahmen chronischer Polyarthritiden Wucherungen aufweisen, die zu einer Zerstörung der umhüllten Sehne führen können.

Unter **Frühsynovialektomie** wird eine Synovialektomie in der proliferativen Phase der Erkrankung verstanden, bei der destruktive oder degenerative Veränderungen an Knorpel und Knochen röntgenologisch oder intraoperativ noch nicht oder in nur sehr geringem Umfang nachweisbar sind.

Unter **Spätsynovialektomie** mit Ausräumung des Gelenks und Glättung des Knorpels und Knochens ist eine Synovialektomie in der destruktiven, degenerativen oder ausgebrannten Phase der Entzündung zu verstehen. Hierbei wird zusätzlich zur Entfernung der Synovialmembran stets auch eine Entfernung aller die Gelenkmechanik beeinträchtigender Strukturen durchgeführt. Es werden kontrakte Strukturen wie Gelenkkapsel, Bänder und Sehnen durchtrennt und insuffiziente Strukturen des Kapsel-Band-Systems oder der Aponeurosen stabilisiert.

Ziele der Synovialektomie sind lokal:

- Die Verinderung weiterer Zerstörung tragender und funktioneller Gelenkstrukturen
- Aufhebung oder Verminderung von Schmerzen durch lokale Entzündung
- Verbesserung oder Erhaltung der Bewegungsfunktion
- Totale oder teilweise Inaktivierung des lokal destruierenden Prozesses

Indikation Eine **Frühsynovialektomie** ist stets indiziert bei:

- Monarthritis, die durch eine mindestens 6monatige konsequente medikamentöse antirheumatische Therapie unbeeinflußt bleibt
- Hervorstechendem Befall eines oder weniger Gelenke, die als Schrittmacher des entzündlichen Prozesses imponieren
- Drohender oder manifester Sehnenruptur
- Kompression peripherer Nerven

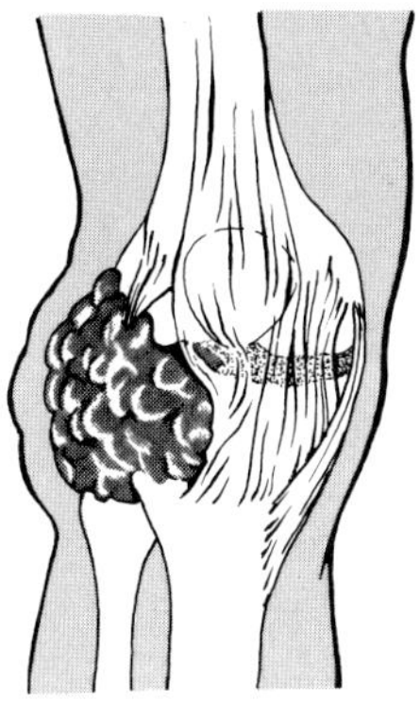

Abb. 4.1 Schematische Darstellung der Gelenkdestruktion (Synovialis → Kapsel → Bänder → Knorpel → Knochen) durch die akute und chronische Synovialitis

Die Indikation zur Synovialektomie sollte zu einem möglichst frühen Zeitpunkt im Konsil zwischen internistischem und orthopädischem Rheumatologen gestellt werden. **Bei Ausbleiben des Erfolgs einer exakt durchgeführten konservativen lokalen und medikamentösen Behandlung und drohenden Zerstörungen der für die Gelenkmechanik wichtigen Strukturen sollte stets eine Frühsynovialektomie angestrebt werden.**

Eine Indikation zur **Spätsynovialektomie** besteht bei:

- Ständigen Gelenkschmerzen
- Therapieresistenter Synovialitis im Gelenk, der Sehnenscheide oder Bursa mit beginnenden oder manifesten Deformitäten funktionell wichtiger Strukturen
- Drohender Fraktur großer, gelenknaher Knochenzysten
- Behindernder Gelenksteife als Folge reparativer Vorgänge nach abgelaufener Entzündung

Besonders die Spätsynovektomie bedarf einer sorgfältigen Indikationsstellung, weil es sich meist um Patienten mit multiplem, polyartikulärem Gelenkbefall handelt. Hier müssen die zur Synovialektomie vorgesehenen Gelenke im Rahmen eines Gesamtbehandlungsplans sorgfältig ausgewählt werden. Dabei sind vor allem auch die Fragen der begleitenden operativen Eingriffe und der postoperativen Nachbehandlung zu klären.

Die Indikation zur **Tenosyovialektomie** sollte wie die Indikation zur Frühsynovialektomie der Gelenke frühzeitig und eher großzügig gestellt werden. Jedes Persistieren der Synovialitis in der Sehnenscheide gefährdet die Sehne mit allen

Folgen einer möglichen Sehnenruptur. Gelingt es mit systemischer Therapie und lokalen antiphlogistischen Maßnahmen nicht, die Tenosynovialitis innerhalb von 3–6 Monaten zum Abklingen zu bringen, sollte immer eine Tenosynovialektomie erwogen werden.

Zu unterscheiden ist zwischen exsudativer und proliferativer Tenosynovialitis. Besonders die synovialitischen Wucherungen der proliferativen Synovialitis gefährden die Sehne und hindern mechanisch die Funktion. Durch die straffe Führung der Sehnen unter Bändern und Retinakula kann eine persistierende proliferative Synovialitis Kompressionserscheinungen benachbarter neuraler und vaskulärer Struktur hervorrufen. Die wichtigen Lokalisationen einer Tenosynovialitis mit der Gefahr von Nervenkompressionsschäden sind in Tabelle 4.13 zusammengestellt. Jede proliferative Tenosynovialitis in diesen Lokalisationen sollte aufmerksam beobachtet und im (hand)chirurgischen Konsil diskutiert werden. Bei einer exsudativen Tenosynovialitis kann eine lokale Punktion mit nachfolgender Injektion antiphlogistischer Medikamente versucht werden. (Cave: Injektion von Kortikoid-Kristallsuspensionen mit nachfolgender Degeneration der Sehne. Gefahr der Sehnenruptur!)

Tabelle 4.13 Praktisch wichtige Lokalisationen der Tenosynovialitis

Beugesehnen	• Karpaltunnel	(Lig. carpi transversum)
	• Hohlhand	(Ligg. anularia)
	• Fingerbeuger	(Ligg. anularia, Ligg. cruciformia)
	• Tarsaltunnel	(Lig. laciniatum)
Strecksehnen	• Handgelenk	(Retinaculum dorsale)
	• Fußrücken	(Ligg. cruciformia, Lig. transversum cruris)

Nicht alle Gelenke sind nach den bisherigen Erfahrungen einer Synovialektomie gleichermaßen gut zugänglich. Bei einigen Gelenken sind auch die postoperativen Ergebnisse so ungünstig, daß eine Synovialektomie hier selten durchgeführt wird (Tabelle 4.14).

Kontraindikation Neben den allgemeinen Kontraindikationen operativer Eingriffe gibt es für die Synovialektomie keine absoluten Kontraindikationen. Relative Kontraindikationen bestehen vor allem bei der Spätsynovialektomie, wenn kein sicherer Therapieerfolg zu erwarten ist oder der Patient an die begleitenden Deformitäten und Fehlstellungen des Gelenks gut adaptiert ist. Funktionsstörungen benachbarter Gelenke können ebenfalls eine relative Kontraindikation darstellen.

Methoden Für die Synovialektomie wählt der Operateur der anatomischen Situation und seiner persönlichen Erfahrung entsprechend den Zugangsweg aus. Haut und Unterhautgewebe sowie Retinacula werden durchtrennt, die Gelenkkapsel präpariert und dann eröffnet. Die entzündlich veränderte Synovialmembran wird möglichst vollständig bis in alle Winkel des Gelenks entfernt, um Rezidive zu vermeiden. Je nach operativer Situation werden dann eine Gelenktoilette mit Glättung des arrodierten Knorpels sowie eine Straffung oder Lockerung des Kapsel-Band-Systems vorgenommen. Es erfolgt dann ein schichtweiser Wundverschluß, bei dem ebenfalls noch korrigierende Nahtführungen vorgenommen werden können.

Mindestens genauso wichtig wie die Operationstechnik ist die postoperative Nachbehandlung (oder besser: Weiterbehandlung) nach Synovialektomie. Sie muß als integraler Bestandteil der Operation angesehen werden und sollte daher schon unmittelbar postoperativ beginnen (Tabelle 4.15). Auch wenn sich das Interesse und die Aufmerksamkeit von Patient und Therapeut immer auf den Operationsbereich konzentrieren, dürfen vor allem bei systemisch entzündlichen Krankheiten des Bewegungssystems die übrigen Gelenke und Strukturen nicht in Vergessenheit geraten. Sie müssen ebenfalls in die Weiterbehandlung einbezogen werden.

Kontrolle und Überwachung Postoperativ ist eine sorgfältige Überwachung des lokalen Befunds auf Zeichen einer Nahtdehiszens, einer Einblutung in das Gelenk oder einer Infektion zu achten. **Eine sorgfältige Lagerung des Gelenks und eine postoperative Kompression sind unerläßlich. Mit einer vorsichtigen Mobilisation sollte so früh wie möglich begonnen werden.** Wichtig ist ein isometrisches Training der das operierte Gelenk umgebenden Muskeln, um in der postoperativen Phase den Muskelschwund so gering wie möglich zu halten und die Mobilisation und Wiederherstellung der vollen Gelenkfunktion möglichst rasch zu erreichen. Hochlagerung, Entstauungsübungen und Lymphdrainage begünstigen die Blutzirkulation und führen in Verbindung mit den postoperativ zu verabreichenden symptomatisch wirkenden Antiphlogistika zu einem Rückgang von Hämatom und postoperativer Schwellung. Passive Maßnahmen wie Quengelverbände oder Anlegen von Schienen mit Federzügen sind der jeweiligen speziellen präoperativen Situation und dem Therapieziel entsprechend auszuwählen.

Unerwünschte Wirkungen und Abbruch der Therapie Bei sorgfältiger Indikationsstellung, Operationstechnik und postoperativer Nachbehandlung sind unerwünschte Wirkungen der Synovialektomie ausgesprochen selten. Auch die Rate postoperativer Komplikationen ist als gering einzustufen. Gelegentlich kann die Wundheilung verzögert ablaufen. Besonders nach Langzeitkortisontherapie ist die Haut nicht selten äußerst dünn, so daß schon unter dem leichten Druck verkrusteter Verbandkompressen Nekrosen auftreten können. Auch eine im Rahmen der

Tabelle 4.14 Indikation zur Synovialektomie (nach Gelenken geordnet)

Häufig	Kniegelenk
	Handgelenk (mit Resectio capitis ulnae)
	Fingergrundgelenk
	Fingermittelgelenk
Selten	Schultergelenk
	Oberes Sprunggelenk
	Ellbogengelenk (mit Resectio capitis radii)
	Daumengrundgelenk
Fast nie	Hüftgelenk
	Zehengelenk
	Unteres Sprunggelenk

Die Reihung erfolgte einerseits nach der klinischen Notwendigkeit, andererseits nach dem zu erwartenden Operationserfolg und den möglichen alternativen Eingriffen.

Die Indikation zur Synovialektomie ist eine Konsiliarentscheidung zwischen internistischem und operativ-orthopädischem Rheumatologen

Tabelle 4.15 Schematisches, individuell abzuwandelndes postoperatives Trainingsprogramm operierter Gelenke

Nach Synovialektomie:

Op-Tag	Aktiv geführtes Durchbewegen, Lagerung, Kompression
1. Tag	Beginn isometrischer Muskelübungen, aktives Üben der Gelenkbewegung
3. Tag	Nach Entfernung der Redon-Dränage Beginn isotonischer Übungen
4. Tag	Langsam beginnende Belastung
8. bis 10. Tag	Volle Belastung

Nach rekonstruktiven Eingriffen:

	Lagerung
	Isometrische Muskelübungen
	Isotonische Übungen
	Individuell dosierte Belastung

Zeitliche Abfolge und Dosierung sind nach Art des Eingriffs und der individuellen Situation zu gestalten und mit dem Operateur abzustimmen rheumatischen Grundkrankheit bestehende Angiopathie kann Wundheilungsstörungen bzw. Hautnekrosen hervorrufen. Lokale postoperative Komplikationen einschließlich der seltenen Gelenkinfektionen sind meist ohne Einfluß auf das Operationsergebnis (weniger als 10 % der Operationen). Ernsthafte Komplikationen sind nur bei ca. 1 % der Synovialektomien zu erwarten.

Therapieerfolg und Beurteilung Je früher und sorgfältiger die Indikation zur Synovialektomie/Tenosynovialektomie gestellt wird, desto besser ist der Operationserfolg hinsichtlich der lokalen Gelenkfunktion und dem allgemeinen Krankheitsverlauf. Durch die Synovialektomie wird am operierten Gelenk ein deutlicher Schmerzrückgang und eine Besserung der Beweglichkeit erzielt. Der entzündlich-proliferative Prozeß wird lokal gebremst, meist für einige Jahre sogar völlig zum Stillstand gebracht. Frührezidive sind bei sorgfältiger Ausräumung des Stratum synoviale eher selten. Dabei ist streng zu unterscheiden, ob es sich um ein echtes Rezidiv, also eine erneute Synovialitis handelt oder um eine aktivierte postarthritische Arthrose.

Die meisten Rezidive treten im ersten Jahr nach der Synovialektomie auf und beruhen wahrscheinlich auf einer nicht vollständigen Entfernung der Gelenkinnenhaut, deren Reste unter dem Einfluß des allgemeinen entzündlichen Krankheitsgeschehens erneut entzündlich wuchern.

Dies kann am ehesten durch eine konsequente medikamentöse Weiterbehandlung verhindert werden. Man sollte sich aber auch nicht scheuen, die Indikation zu einer Resynovialektomie großzügig zu stellen, wenn dies der Lokalbefund erfordert. Etwa 18 % der Gelenke erfordern eine Zweitoperation innerhalb von 3–9 Jahren nach der ersten Synovialektomie.

Neben den lokalen Effekten kann die Synovialektomie, insbesondere der großen Gelenke, auch einen hemmenden Einfluß auf die entzündliche Aktivität des allgemeinen Krankheitsprozesses haben. Mit einer temporären Reduzierung der humoralen Entzündungszeichen ist in etwa 50 % der Fälle zu rechnen. Oft tritt auch ein Rückgang der entzündlichen Erscheinungen an nichtoperierten Gelenken ein. Selbst wenn binnen 5 Jahre postoperativ bei vielen Patienten mit chronischen Polyarthritiden eine erneute Zunahme der entzündlichen Aktivität auftritt, kommt es durch die Synovialektomie insgesamt zu einer günstigen Beeinflussung oder zumindest zu einer Verzögerung im natürlichen Verlauf der Polyarthritis.

4.2 Rekonstruktive Operationen

Definition und Wirkprinzip Bei vielen Patienten mit chronisch-entzündlichen und degenerativen Gelenkkrankheiten liegen bereits vor Stellung der Indikation zur Operation derart schwere Schäden der Gelenke oder Sehnen vor, daß rekonstruktive Eingriffe indiziert und unumgänglich sind.

Zu den rekonstruktiven Operationen zählen:

- Korrektur von Deformierungen
  am Knochen
  am Kapsel- und Bandapparat
  an Sehnen
- Plastische Eingriffe mit und ohne Fremdmaterial
  an Gelenken
  an Sehnen
- Arthrodesen

Therapeutisches Ziel der rekonstruktiven Eingriffe ist die Wiederherstellung der funktionellen Gebrauchsfähigkeit des Gelenks. Unter diesem therapeutischem Prinzip werden

- Deformierungen durch Resektionen korrigiert
- Umstellungsoperationen durchgeführt
- Schmerzhafte, instabile Funktionen ausgeschaltet (Arthrodesen)
- Ein autologer, heterologer oder alloplastischer Ersatz vorgenommen

Indikationen In erster Linie ergibt sich die Operationsindikation aus der Beurteilung von Schmerz und Funktionsstörung der befallenen Struktur des Bewegungssystems. Erst in zweiter Linie werden Wünsche des Patienten nach kosmetischer Korrektur und soziale Probleme die Operationsindikation herbeiführen. Bei dem Befall einzelner Gelenke werden Art und Umfang der Operation, bei multiplem Gelenkbefall die Vorrangigkeit des operativen Vorgehens und die Art der geplanten Eingriffe im gemeinsamen Konsil zwischen Internisten und Orthopäden sowie ggf. auch Physio- und Ergotherapeuten festgelegt.

Operationsindikation und Operationsplan sind mit dem Patienten unbedingt ausführlich zu besprechen und abzustimmen!

> Trotz moderner Operations- und Nachsorgetechniken ist eine planlos durchgeführte „Runderneuerung" aller betroffenen Gelenke in keinem Fall indiziert.

Kontraindikationen Für rekonstruktive Eingriffe gibt es nur wenige **absolute** Kontraindikationen:

- Kardiale und pulmonale Dekompensation
- Ausgesprochen schlechter Allgemeinzustand
- Schwere Einschränkungen der Leber- und Nierenfunktion
- Fehlender Leidensdruck des Patienten

Relative Kontraindikationen sind:

- Probleme bei der postoperativen Nachbehandlung
- Ausreichende Kompensationsmöglichkeiten
- Adaptation des Patienten an die Behinderung
- Ausgeprägte Vaskulitis
- Schwere Osteoporose
- Entzündliche Destruktion der oberen HWS-Segmente (ohne vorherige operative Sanierung)
- Kehlkopfbefall bei chronischer Polyarthritis
- Mikrognathie bei Patienten mit juveniler rheumatoider Arthritis

Letztgenannte relative Kontraindikationen beziehen sich lediglich auf das Anästhesieverfahren, weniger auf die Operation selbst.

Methoden Ganz allgemein gesehen ist das operativ-therapeutische Spektrum für rekonstruktive Eingriffe am Bewegungssystem sehr groß. Der Einsatz der einzelnen Verfahren richtet sich in erster Linie nach den Gegebenheiten des Patienten und der persönlichen Erfahrung des Operateurs.

Operationen am Schultergelenk

Operative Eingriffe am Schultergelenk halten sich noch in einem bescheidenen Rahmen, da trotz hoher Mitbeteiligung des Gelenks im Verlauf der chronischen Polyarthritis die Funktionsfähigkeit sehr lange erhalten bleibt. Folgende Eingriffe sind möglich:

- Akromioplastik: Teilentfernung des Akromions mit Resektion der Bursa subacromialis, Abtragung von Exophyten und Synovialektomie, ggf. einschließlich Denervierung
- Alloplastischer Gelenkersatz und Arthrodese sind auch in fortgeschrittenen Fällen von Schultergelenkdestruktionen nicht zu empfehlen. Die Mitschädigung der periartikulären Strukturen durch die Krankheit und den operativen Eingriff stellen den Operationserfolg sehr in Frage. Außerdem ist eine über sehr lange Zeit gehende intensive Mitarbeit des Kranken eine wesentliche Voraussetzung für ein gutes Operationsergebnis im Schulterbereich

Operationen am Ellbogengelenk

Das Ellbogengelenk hat in der Bewegungskette des Arms eine wichtige Stellung. Primär kommen Früh- und Spätsynovialektomien als operative Verfahren in Frage. Rekonstruktive Operationen der Wahl sind:

- Resektionsarthroplastik des Radiusköpfchens
- Modellierende Resektion der gelenknahen Abschnitte des Humerus und des Olekranons mit Resektion des Radiusköpfchens ohne oder mit Interposition eines Weichteillappens (Abb. 4.2)

Diese Operationen ergeben eine gute und schmerzfreie Beweglichkeit meist nur im Rahmen des präoperativen Bewegungsumfangs. Sie wird bei der modellierenden Resektion allerdings durch eine gewisse Instabilität erkauft.

Der alloplastische Gelenkersatz des Ellbogens ist noch nicht befriedigend gelöst. Die Indikation ist äußerst streng zu stellen. Bei einer notwendigen Entfernung der Prothese bleiben große Defektzustände zurück, die nur annäherungsweise dem Ergebnis der Resektionsarthroplastik entsprechen.

Operationen an der Hand

In jedem Stadium der chronischen Polyarthritis und auch bei degenerativen Krankheiten kommen wesentliche Schädigungen der Hand- und Fingergelenke vor. Für den Patienten ist die Erhaltung und Wiederherstellung der Handfunktion von größter Bedeutung.

In erster Linie werden an der Hand Synovialektomien durchgeführt, die allerdings meist mit Resektionsarthroplastiken kombiniert werden.

Die Synovialektomie des Handgelenks (Articulatio radiocarpea) wird mit einer distalen Ulnaresektion verbunden. Gleichzeitig werden die Strecksehnen subkutan verlagert und das dorsale Handgelenksband zwischen Sehnen und Knochen verlagert, um die Sehnen vor scharfen Knochenkanten zu schützen.

> Eine Arthrodese des Handgelenks ist nur bei extremer Instabilität, Volardislokation, Bajonettstellung und starker Beugekontraktur indiziert, weil der Erhalt einer Restbeweglichkeit des Handgelenks von großer funktioneller Bedeutung ist.

Die für die Versteifung zu wählende Stellung ist abhängig von der Funktion der anderen Gelenke des Arms und der Hand. Mit dem Ersatz des Os multangulum majus und des Os lunatum liegen noch keine ausgedehnten Erfahrungen vor. Ein

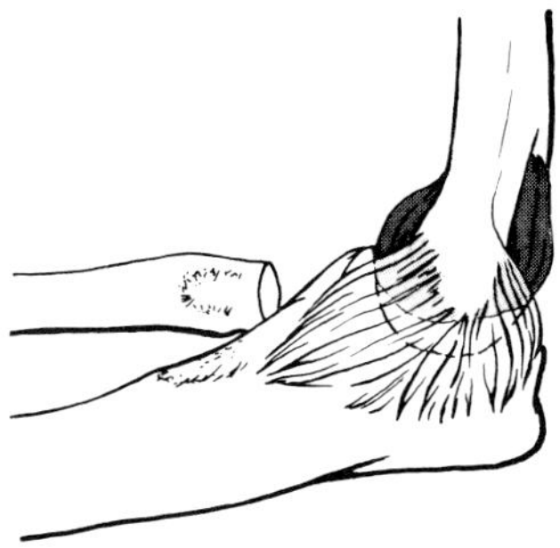

Abb. 4.2 Schematische Darstellung der modellierenden Resektionsarthroplastik des Ellbogengelenks mit Resektion des Radiusköpfchens, Resektion des distalen Humerus und Interposition eines Weichteillappens

alloplastischer Ersatz des Handgelenks ist noch nicht ausgereift und wegen der guten arthroplastischen Ergebnisse auch weitgehend entbehrlich.

Entzündlich-rheumatische **Läsionen im Radiokarpalbereich** können den N. medianus komprimieren, der unmittelbar unter dem straffen Hohlhandband auf dem Strang der Beugesehne liegt. Dieses **Karpaltunnelsyndrom** erfordert dringend die operative Befreiung des Nervs durch Längsspaltung des Hohlhandbands. Mit dieser Dekompression verbunden wird meist eine volare Handgelenkssynovialektomie mit Tenosynovialektomie der Beugesehnen, je nach Situation ausgedehnt bis auf die Hohlhand und zum Sehnenansatz an den Fingern. Gleichzeitig müssen häufig Unebenheiten und Rauhigkeiten der volaren Handgelenksknochen beseitigt werden, um Läsionen des tiefen Daumen- und des tiefen Zeigefingerbeugers vorzubeugen.

Wird eine frühzeitige operative Behandlung an den Mittel- und Grundgelenken der Langfinger versäumt, treten schwere Deformierungen und Achsenabweichungen im Rahmen der chronischen Polyarthritis auf:

- Ulnare Deviationen der Langfinger
- Knopflochdeformitäten
- Schwanenhalsdeformitäten
- Sehnenrupturen (Tabelle 4.16)

Diese **Deformierungen der Fingergelenke** können vielfach nicht durch Resektionsarthroplastiken allein behoben werden. Hier empfiehlt sich der alloplastische Ersatz der Grund- und Mittelgelenke mit Silastikplatzhaltern nach Swanson. Für die Funktion wichtig ist, daß die Silastikplatzhalter mit ihren Schäften im Knochen gleiten können. Sie werden daher nicht mit Knochenzement fixiert! Fest einzementierte Prothesen haben sich dagegen weniger bewährt. Prothesenbrüche und Perforationen des oft osteoporotischen Knochens sind unerwünschte Folgezustände.

Tabelle 4.16 Lokalisation und Funktionsausfälle bei Sehnenruptur an der Hand

Strecksehnen	**Daumen**
	• M. abductor pollicis longus Retinaculum extensorum Fach I Ausfall der Abduktion/Extension des Os metacarpale I
	• M. extensor pollicis brevis Retinaculum extensorum Fach I Ausfall der Streckung des Daumengrundglieds (teilweise durch M. extensor pollicis longus zu kompensieren)
	• M. extensor pollicis longus Retinaculum extensorum Fach III Ausfall der Streckung des Daumenendglieds
	• M. extensor pollicis longus et brevis Rentinaculum extensorum Fach III + I Ausfall der Streckung des gesamten Daumens (Grund- und Endglied in Beugestellung)
	II. Finger
	• M. extensor digitorum (II) et indicis proprius Rentinaculum extensorum Fach IV Ausfall der Streckung des gesamten Fingers
	II.–V. Finger
	• M. extensor digitorum (II–V) Retinaculum extensorum Fach IV
	• Mittelzügel der Dorsalaponeurose Streckseite/Mittelgelenk Ausfall der Streckung im Mittelgelenk/Knopflochdeformität
	V. Finger
	• M. extensor digitorum V et digiti minimi Retinaculum extensorum Fach IV, V Ausfall der Streckung des gesamten Fingers

Fortsetzung der Tabelle siehe nächste Seite

Fortsetzung Tabelle 4.16 Lokalisation und Funktionsausfälle bei Sehnenruptur an der Hand

Beugesehnen	**Daumen**
	• M. flexor pollicis longus a) Karpaltunnel b) Anularligament Ausfall der Beugung Endglied
	II.–V. Finger
	• M. flexor digitorum profundus (II–V) a) Karpaltunnel b) Anularligament Ausfall der Beugung Endglied (bei Fixierung der 2 proximalen Fingergelenke in Streckstellung)
	• M. flexor digitorum profundus et superficialis (II–V) a) Karpaltunnel b) Anularligament Ausfall der Beugung in Mittel- und Endgelenk (Grundgelenkbeugung bei gleichzeitiger Streckung in den distalen Gelenken durch Mm. interossei et lumbricales möglich)

Bei entzündlichen **Veränderungen des Daumensattelgelenks** kann eine Synovialektomie die Motilität und Stabilität des für die Greiffunktion wichtigen Gelenks erhalten. Ist das Daumensattelgelenk ligamentär instabil oder in Abduktionsstellung fixiert, muß das Os trapezium entfernt und an seiner Stelle zwischen dem I. Mittelhandknochen und dem Kahnbein der Hand ein gestieltes Stück einer benachbarten Sehne interponiert werden. Dadurch wird die Verkürzung des Daumens verhindert. Gleichzeitig sind kontrakte interossäre Muskeln im Ursprung abzulösen, um eine Abduktion des Daumens zu gewährleisten.

Das **Daumengrundgelenk** ist ebenfalls häufig von entzündlich-rheumatischen Veränderungen betroffen. Es resultiert eine sekundäre Überstreckkontraktur (Z-Deformität). Eine Frühsynovialektomie ist möglich. Meist ist das Gelenk aber so zerstört, daß nur eine Arthrodese ein befriedigendes funktionelles Ergebnis bringt. Die Arthrodese erfolgt stabil mittels innerer Fixation in voller Streckstellung unter pronierender Verdrehung des Daumens und Erhalt oder Wiederherstellung der ursprünglichen Daumenlänge. Das Daumenendgelenk sollte synovialektomiert werden, solange die Seitenbänder noch intakt sind. Bei bereits eingetretener Lockerung mit Z-Deformität des Daumens ist eine Arthrodese in leichter Beugestellung angezeigt.

Rupturierte Beuge- und Strecksehnen stellen eine unmittelbare Operationsindikation dar. Sie können durch Transferierung noch intakter Sehnen bzw. Sehnentransplantationen wieder funktionsfähig gemacht werden.

Bei lokaler **Tenosynovialitis** oder **Sehnenknoten einer Beugesehne** (Hohlhand, Bereich des Metakarpaltunnels) kommt es zu einem „schnellenden Finger". Dieser kann durch Spaltung oder partielle Resektion des Ringbands mit anschließender Tenosynovialektomie oder Exstirpation des Sehnenknotens operativ beseitigt werden.

Für operative Eingriffe an der Hand ist weniger das kosmetische Ergebnis als vielmehr der Funktionsgewinn ausschlaggebend.

Bei Patienten, die trotz erheblicher Deformitäten der Fingergelenke eine gute funktionelle Kapazität aufweisen, ist die Indikation zu operativen Eingriffen sehr streng zu stellen.

Operationen am Hüftgelenk

Radikale Synovialektomien des Hüftgelenks sind aus anatomischen Gründen technisch schwierig. Die Größe des Eingriffs steht außerdem in keinem Verhältnis zu den Erfolgsaussichten. Eine Arthrodese des Hüftgelenks verbietet sich bei allen Krankheiten mit polyartikulärem Gelenkbefall wegen der Gefahr, daß früher oder später auch das gegenseitige Hüftgelenk oder die Kniegelenke vom Krankheitsprozeß betroffen werden.

Daher dominieren am Hüftgelenk rekonstruktive Operationen:

- Entspannungsoperation mit Ablösung des M.iliopsoas am Trochanter major mit Kapseldiszision
- Intertrochantäre Umstellungsosteotomie
- Alloplastischer Gelenkersatz

Der alloplastische Gelenkersatz ist für das destruierte Hüftgelenk die Operationsmethode der Wahl, wenn brauchbare anatomische und biomechanische Voraussetzungen (Kniegelenk) vorliegen. Bei Patienten mit chronischer Polyarthritis besteht häufig gleichzeitig eine Protrusion der Hüftpfanne. In diesen Fällen muß erst eine Verstärkung des Pfannenbodens durchgeführt werden, ehe die künstliche Pfanne eingesetzt werden kann. Hauptproblem der Hüftgelenksprothetik bleibt die dauerhafte Verankerung der Implantate. Insbesondere bei Patienten mit Koxitis im

Rahmen einer chronischen Polyarthritis kommt es nicht selten zu Lockerungen auch der modernen, zementfrei implantierten Endoprothesen, begünstigt durch die krankheitsspezifische oder medikamentös verstärkte Osteoporose.

Bei jüngeren Patienten mit chronischer Polyarthritis sollte ein alloplastischer Ersatz des Hüftgelenks nur mit zementfrei zu implantierenden Prothesen durchgeführt werden, um bei einer eventuellen Lockerung nach einiger Zeit noch die Möglichkeit zur Implantation einer Endoprothese mit Zement zu haben.

Muß die Hüftgelenkendoprothese vollständig entfernt werden, resultiert eine Girdlestone-Hüfte, die einer Resektionsarthroplastik des Hüftgelenks entspricht. Sie garantiert meist noch eine Restbeweglichkeit und genügende Stabilität bei relativer Beschwerdefreiheit. Allerdings muß ein Verlust an Beinlänge von 4–6 cm in Kauf genommen werden.

Die **primäre Arthroplastik des Hüftgelenks** ist durch die guten Ergebnisse der Endoprothetik aus der Therapie der entzündlich destruierten Hüftgelenke verdrängt worden. Nur in Frühstadien von Koxarthrosen sind Umstellungsosteotomien die Methode der ersten Wahl, zumindest bei jüngeren Patienten.

Operationen am Kniegelenk

Aufgrund der Häufigkeit des Kniegelenkbefalls im Rahmen entzündlich-rheumatischer und degenerativer Krankheiten des Bewegungssystems stehen Operationen dieses Gelenks sehr im Vordergrund. Das Hauptgewicht liegt allerdings auf präventiven Eingriffen im Sinne einer Früh- und Spätsynovialektomie. Rekonstruktive Eingriffe können mit einer Spätsynovialektomie verbunden werden. Hierzu wird in Verbindung mit der Synovialektomie folgendes durchgeführt:

- Ausgedehnte Gelenktoilette
- Abtragung der Exophyten
- Glättung des Knorpelbelags
- Entfernung der Menisken
- Raffung der Quadrizepssehne mit Resektion der Patella
- Beck-Bohrungen
- Bandrekonstruktionen
- Schienbeinkopfosteotomie mit Achsenkorrektur ($< 15°$ Fehlstellung)

Diese Eingriffe können selbstverständlich auch einzeln durchgeführt werden.

Bei primären Fehlstellungen ist eine gelenkferne Osteotomie durchzuführen:

- Bei Valgusabweichung als Femurosteotomie
- Bei Varusabweichung als Tibiaostetomie

Beide können mit Keilresektion, die Tibiaostetomie auch als Pendelosteotomie mit bogenförmiger Durchtrennung der Tibia durchgeführt werden.

Angesichts der vielen Alternativen ist die **Arthrodese des Kniegelenks** ein Therapieverfahren der letzten Wahl. Je nach Lage des Einzelfalls kann jedoch die Arthrodese auch in seltenen Fällen einmal primär indiziert sein.

Der **alloplastische Kniegelenkersatz** ist heute technisch weitgehend ausgereift. Unterschieden wird zwischen folgenden Prothesen:

- Gleitflächenprothesen:
  einseitig
  doppelseitig
- Totale Kniegelenkprothesen:
  Scharnierprothesen
  physiologische Scharnierprothesen

Die Gleitflächenprothesen dienen lediglich zum Ersatz der zerstörten Gelenkflächen. Sie setzen daher einen intakten oder rekonstruierbaren Bandapparat sowie weitgehend erhaltene Beinachsen voraus.

Bei den totalen Kniegelenkprothesen haben sich die Modelle nach Blauth und Guepar bewährt, bei denen relativ wenig Knochen reseziert werden muß. Bei Lockerung dieser Prothesen mit nachfolgender Entfernung und Arthrodese des Gelenks ist dann der Beinlängenverlust nicht so groß. Die Frühergebnisse der Alloplastik des Kniegelenks sind meist gut. Allerdings wird nur die Hälfte der Patienten völlig beschwerdefrei.

Die Langzeitergebnisse der Kniegelenkprothesen sind noch nicht so befriedigend wie beim endoprothetischen Ersatz der Hüftgelenke. Daher kommt den präventiven Operationen am Kniegelenk eine besondere Bedeutung zu.

Die **Entfernung von Baker-Zysten** (Kniekehlenzysten) ist überwiegend ein präventiver Eingriff. Diese Zysten entstehen durch Ausstülpungen der Gelenkkapsel in die Kniekehle. Sie können je nach Größe bis auf die Wade reichen oder in die Wadenmuskulatur oder subkutan rupturieren. Diese Zysten können im Zusammenhang mit einer hinteren Kniegelenkssynovialektomie entfernt werden. In vielen Fällen ist eine gleichzeitige Rekonstruktion des Kapsel- und Bandapparats zu kombinieren (Abb. 4.3).

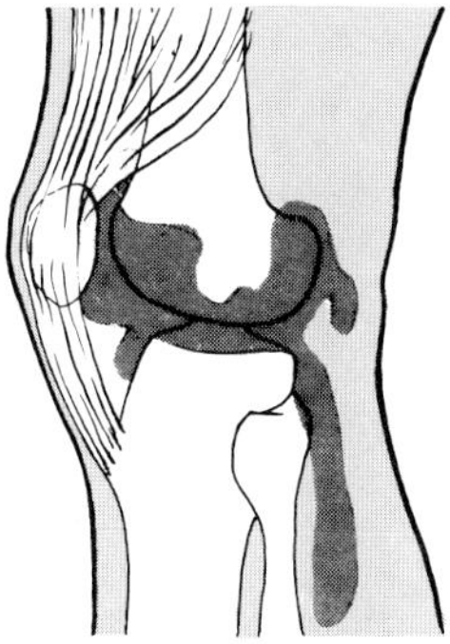

Abb. 4.3 Kniegelenkszysten stellen häufig eine Indikation zur Resektion dar, vor allem, wenn sie bis auf den Unterschenkel rupturiert sind

Operationen am Sprunggelenk

Präventive Operationen am Sprunggelenk sind technisch schwierig. Grundsätzlich sind jedoch Synovialektomien möglich. Immer sind alle Gelenke und Sehnenscheiden in diesem Bereich operativ zu revidieren, weil sich die Entzündung der Sehnenscheiden und der unteren Sprunggelenke durchaus der Palpation entziehen kann. Nur an den regionalen Sehnen und im oberen Sprunggelenk sind auch Spätsynovialektomien möglich.

Bei erfolgloser konservativer Behandlung oder bereits eingetretenen schweren Destruktionen ist die Arthrodese des oberen Sprunggelenks das Verfahren der Wahl. Ein alloplastischer Ersatz des oberen Sprunggelenks kann heute noch nicht generell empfohlen werden. Bei Arthrodese des oberen Sprunggelenks ist gleichzeitig eine Arthrodese des unteren Sprunggelenks durchzuführen. Dabei ist eine präzise Achsenstellung wichtig, um sekundäre Schäden an Kniegelenk und Metatarsalgelenken zu vermeiden.

Am unteren Sprunggelenk hat sich ebenfalls die Arthrodese besonders bewährt, wenn konservative Verfahren nicht zum Erfolg geführt haben. Zu bedenken ist allerdings, daß ein Patient mit Arthrodesen im oberen und unteren Sprunggelenk in der Abrollfunktion des Fußes erheblich behindert wird. Es ist daher zu empfehlen, vor Durchführung diese Eingriffe probatorisch eine externe Arthrodese durch entsprechende Zurichtung am Schuh durchzuführen und die Auswirkung dieser Maßnahmen auf den Patienten zu testen. In vielen Fällen führt diese temporäre externe Fixation bereits zu einer ausreichenden Schmerzlinderung, so daß auf die Operation verzichtet werden kann.

Operationen am Fuß

Da die Synoviatektomie der häufig befallenen Metatarsal- und Zehengelenke trotz verbesserter Operationstechnik die in sie gesetzten Erwartungen nicht erfüllen konnte, ist die Resektion aller Mittelfußköpfchen (Metatarsalplastik) das Therapieverfahren der Wahl, ggf. in Verbindung mit einer partiellen Resektion des Großzehengrundglieds (Abb. 4.4). Durch diese Operation wird der Fuß um einige Zentimeter kürzer. Dies ist bei der Indikationsstellung zu berücksichtigen. Ein resektionsarthroplastischer Eingriff der beschriebenen Art ist erst dann durchzuführen, wenn die konservativen Behandlungsmöglichkeiten ausgeschöpft sind oder wenn bereits primär schwerste Deformierungen vorliegen. Mit dieser Operation wird fast immer eine weitgehende Beschwerdefreiheit bei guter Funktion erzielt.

Ein alloplastischer Ersatz der Zehengrundgelenke ist angesichts der guten Ergebnisse der Resektionsarthroplastik entbehrlich.

Wirbelsäule

Vor allem bei der chronischen Polyarthritis sind Gelenke, Bänder und Schleimbeutel der oberen Halswirbelsäule nicht selten entzündlich verändert. Die lokalen neurologischen Symptome umfassen ein weites Spektrum bis hin zu Symptomen der A. vertebralis und akuten Querschnittsläsionen mit Tetraplegie oder plötzlichem Tod. Insbesondere die Lockerung des Dens axis aus seiner Bandführung mit Verschiebung nach dorsal oder kranial kann zu lebensbedrohlichen Komplikationen führen (Abb. 4.5). Aber auch Subluxationen und Luxationen der tieferen Halswirbel können schwerwiegende neurologische Komplikationen nach sich ziehen. Daher ist ein operatives Eingreifen mit Verblockung und Versteifung der betroffenen Segmente mit oder ohne Einschluß des Hinterhaupts erforderlich. Je nach Art und Ausmaß der Schädigung und der persönlichen Erfahrung des Operateurs kann eine ventrale oder dorsale Verblockung durchgeführt werden. Die Stabilisierung kann durch ventrale oder dorsale Anlagerung eines Knochenspans mit oder ohne zusätzliche Verdrahtung erfolgen.

Zählen stabilisierende und verblockende Operationen an der Halswirbelsäule noch zu den dringlichen oder notfallmäßigen Operationsindikationen, überwiegen bei anderen Wirbelsäulenabschnitten in der Regel die relativen Operationsindikationen, mit Ausnahme des Bandscheibenvorfalls mit Wurzelkompression und motorischen Ausfällen. Fehlen dieser neuralen Ausfälle, ist fast immer eine konservative Versorgung ausreichend. Das operative Vorgehen muß der Situation des Einzelfalls angepaßt werden. Die Strategie der chirurgischen Behandlung richtet sich nach der klinischen Symptomatik des Patienten und nach dem intraoperativen Befund. Zur Verfügung stehen makro- und mikrochirurgische Opera-

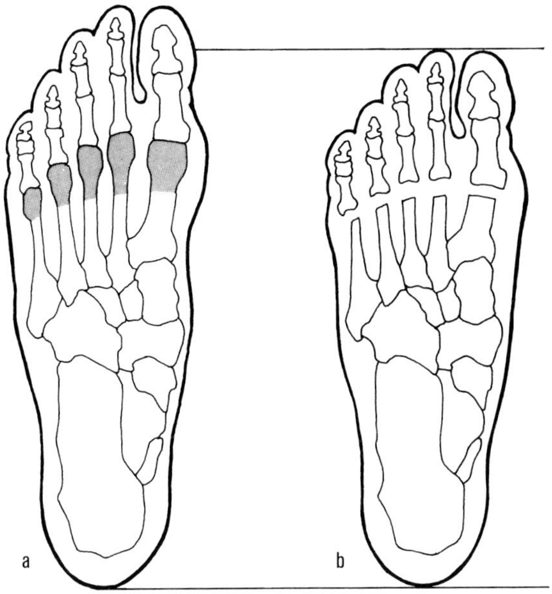

Abb. 4.4 Schema der Metatarsalplastik. **a** vor der Resektion, **b** nach der Resektion

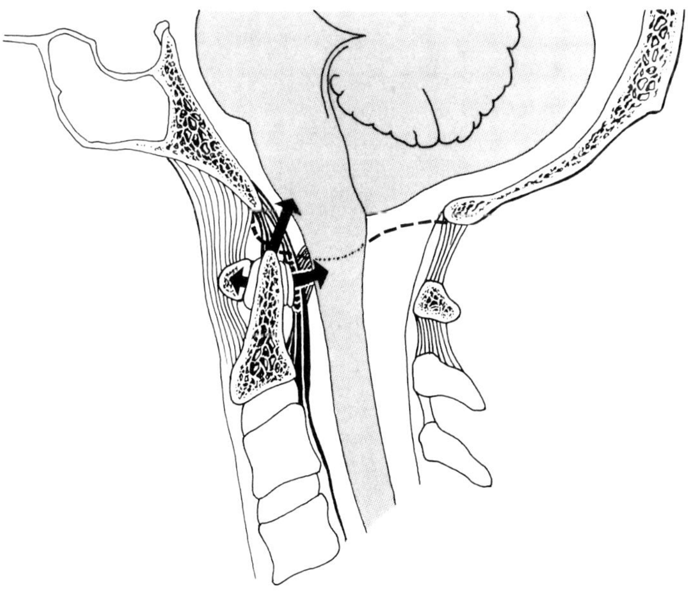

Abb. 4.5 Dislokationen im Atlantoaxialgelenk führen zu einer Gefährdung des Rückenmarks durch den Dens axis: ⟷ Atlantoaxiale Luxation, ↗ Basiläre Impression

tionsverfahren bis hin zur perkutanen Nukleotomie, die allerdings nur von wenigen, spezialisierten Kliniken durchgeführt wird. Die Dekompression von Spinalnerven kann in der Regel mit der interlaminären Fensterung erfolgen. Seltener ist der laterale Zugang nach Osgood oder die Hemilaminektomie oder Laminektomie. Für den Verschluß des Defekts kann ein freies Fettgewebstransplantat benutzt werden.

Stabilisierende und verblockende Eingriffe bei entzündlich destruierenden Veränderungen der Wirbelsäule unterhalb C_2 sind selten erforderlich. Ein relativ frühes operatives Eingreifen ist nur bei den seltenen und mit konservativen Methoden nicht beherrschbaren Infektionen mit Abszeßbildung und Einschmelzung tragender Strukturen angezeigt.

Kontrolle und Überwachung Die primäre postoperative Überwachung liegt in der Hand des Operateurs. Bereits frühzeitig - in vielen Fällen noch am Tag der Operation - soll mit einer krankengymnastischen Übungsbehandlung der operierten Gelenke begonnen werden, um den Operationserfolg zu sichern.

Wie bei allen operativen Eingriffen ist bei Patienten mit langjähriger Kortikosteroidbehandlung sorgfältig auf das Auftreten von Kortisonentzugssyndromen zu achten. Gegebenenfalls ist die Indikation zur Kortisonsubstitution großzügig zu stellen.

Postoperativ ist sorgfältig zu achten auf:

- Wundheilungsstörungen
- Gelenkinfektionen
- Funktionsverluste benachbarter Gelenke der Bewegungskette
- Akute Exzazerbationen der rheumatischen Grundkrankheit an anderen Gelenken
- Anämien (additiver Effekt des operativen Blutverlustes und der krankheitsbedingten Anämie)
- Thrombosen/Embolien

Unerwünschte Wirkungen Selbstverständlich sind intra- und postoperative Komplikationen unerwünschte, aber manchmal nicht gänzlich vermeidbare Wirkungen. Der Operationsplan, die geplante Nachbehandlung und die möglichen Operationserfolge sollten mit dem Patienten in der gebotenen Ausführlichkeit und mit der notwendigen Zurückhaltung erörtert werden, um übertriebene Erwartungen an den Operationserfolg von vornherein auszuschließen.

> Die Enttäuschung des chronisch gelenkkranken Patienten über einen erhofften, aber ausgebliebenen Operationserfolg ist eigentlich die schwerwiegendste unerwünschte Wirkung.

Wundheilungsstörungen, Infektionen und funktionelle Störungen sind daneben die gewichtigsten unerwünschten Wirkungen. Sie sind angesichts der komplexen Krankheitssituation nicht in allen Fällen vermeidbar. Unerwünschte Wirkungen sind auch Funktionsstörungen benachbarter, nicht am operativen Eingriff beteiligter Gelenke oder Elemente der Bewegungskette. Diesen negativen Einflüssen der Operation muß durch geeignete prophylaktische Maßnahmen der Lagerung und Übungsbehandlung frühzeitig begegnet werden.

Bei alloplastischem Gelenkersatz ist die Lockerung der Prothese die wichtigste unerwünschte Wirkung, die als Früh- oder Spätkomplikation auftreten kann. Auch Prothesenbrüche, Dislokationen und Knochenbrüche im Bereich der Verankerung der Prothese zählen zu den unerwünschten, aber nicht auszuschließenden Wirkungen.

Therapieerfolg und Beurteilung Die Beurteilung des Therapieerfolgs orientiert sich primär an der Funktion des operierten Abschnitts des Bewegungssystems. Allerdings muß in die Beurteilung auch die Gesamtsituation des Patienten und seine funktionelle Kapazität einbezogen werden. Meist ist der operative Eingriff ja nur ein Teil der komplexen Behandlung eines Patienten mit chronischen polyartikulärem Gelenkleiden. Die Funktionsbeurteilung muß daher komplexe Funktionen einschließen und darf sich nicht auf die unmittelbare Beurteilung der Funktion des operierten Gelenks oder der operierten Sehne beschränken.

In die Beurteilung des Therapieerfolgs ist auch der Langzeiterfolg einzubeziehen, der frühestens nach 6–12 Monaten beurteilt werden kann. Eine Beschränkung auf einen kürzeren Zeitraum zur Beurteilung des Operationserfolgs ist nicht ausrei-

Tabelle 4.17 Ergebnisse der Resektionsarthroplastik für die Gelenkfunktion

Positiv	• Zunahme der Beweglichkeit • Abnahme des Schmerzes Beide Faktoren wirken umso günstiger, je ausgedehnter die Resektion durchgeführt wird.
Negativ	• Abnahme der Bewegungskraft • Abnahme der Stabilität Beide Faktoren wirken umso schlechter, je ausgedehnter die Resektion durchgeführt wird.

chend und wird dem chronischen Verlauf der meisten Gelenkkrankheiten nicht gerecht. Um ein einzelnes Operationsverfahren beurteilen zu können, sind darüber hinaus auch noch die Spätergebnisse nach 3, 5 und 10 Jahren in die Beurteilung einzubeziehen (Tabelle 4.17).

4.3 Arthroskopische Operationen

Definition und Wirkprinzip Mit zunehmender Verbreitung endoskopischer und arthroskopischer Techniken haben sich die Möglichkeiten erweitert, neben der reinen Diagnostik mit diesem Verfahren auch kleinere operative Eingriffe durchzuführen. Dadurch können in vielen Fällen größere operative Eingriffe erspart oder aufgeschoben werden.

Die erste transarthroskopische Operation wurde 1962 von Watanabe in Tokio durchgeführt: partielle Meniskusresektion nach Korbhenkelruptur. In den USA wurde das Konzept der arthroskopischen Eingriffe weiter entwickelt. O'Connor führt bereits seit 1974 routinemäßig arthroskopische Operationen durch. Dennoch befindet sich die operative Arthroskopie derzeit noch in ihrem Anfangsstadium. Die veröffentlichten Ergebnisse sind so überzeugend, daß diese Technik immer häufiger praktiziert wird. **Allerdings eignen sich nicht alle Gelenke für arthroskopische Eingriffe. Bevorzugtes Gelenk ist das Kniegelenk.**

Indikationen Die arthroskopisch operativen Behandlungsmöglichkeiten umfassen:

- Begrenzte Eingriffe an der Synovia
  - Gezielte Resektion einzelner hypertropher und entzündlich veränderter Synovialiszotten
  - Lokalisierte noduläre Synovitis
  - Fibröse Adhäsionen
- Fremdkörperextraktion
- Extraktion freier Gelenkkörper
- Partielle Meniskektomie

Kontraindikationen Die operative Arthroskopie ist immer dann kontraindiziert, wenn nur durch die Arthrotomie ein funktionell befriedigendes Ergebnis zu erwarten ist. Daher bestehen **absolute Kontraindikationen** bei:

- Primären rheumatoiden oder sonstigen diffusen Synovialitiden
- Frischen Kreuzbandrupturen

- Peripheren Meniskuslängsrissen
- Bandinstabilitäten
- Allen Läsionen, bei denen größere rekonstruktive Eingriffe erforderlich sind:
  - Streckdefizit $> 20°$
  - Beugedefizit $> 45°$

Eine absolute Kontraindikation besteht bei oberflächlichen Infektionen im Gelenkbereich (Gefahr der Keimverschleppung).

Relativ kontraindiziert ist die operative Arthroskopie:
- Bei ungenügender Erfahrung des Operateurs
- Bei komplexeren Eingriffen wie
  - flächenhafter Synovektomie
  - größeren Knorpelläsionen
  - dislozierten Fragmenten bei Osteochondrosis dissecans
  - osteosynthetischer Versorgung einer flake fracture

Methoden Arthroskopische Operationen können durchgeführt werden in:

- Allgemeinnarkose
- Spinal- bzw. Periduralanästhesie
- Lokalanästhesie

Die Lokalanästhesie bietet die Möglichkeit zur ambulanten arthroskopischen Operation. In der Regel wird jedoch die Allgemeinnarkose bevorzugt wegen der optimalen Muskelrelaxation.

Als vorteilhaft hat sich außerdem die Anwendung einer Blutsperre bzw. Blutleere erwiesen. Sie verhindert die Eintrübung des optischen Mediums durch Einblutung und stellt eine wirksame Prophylaxe gegen ein aufsteigendes Emphysem dar.

Das Arthroskop wird lateroinferior am Kniegelenk eingeführt, nach einer Hautinzision von 1–2 cm oberhalb des lateralen Gelenkspalts. Die sowohl zur diagnostischen als auch zur therapeutischen Arthroskopie notwendige Entfaltung des Kniegelenks erfolgt durch Instillation von Ringerlösung oder durch Gasinsufflation. Der Vorteil der Gasfüllung des Kniegelenks ist die bessere Bildqualität verbunden mit günstigeren Arbeitsbedingungen bei Verwendung von Palpationssonden und arthroskopischem Instrumentarium.

Trotz des vergrößernden „Aquariumeffekts" ist eine Flüssigfüllung bei bestimmten Eingriffen wie der arthroskopischen Knorpelglättung aus technischen Gründen unabdingbar. Der Zu- und Abfluß der Spüllösung kann durch das Arthroskop aber auch durch separate Kanülen (im Recessus suprapatellaris) erfolgen. Die Operationsinstrumente werden über einen zweiten Zugang eingeführt, dessen Lage sich nach dem Ort des Eingriffs und dem Operationsablauf orientiert.

Extraktion freier Gelenkkörper

Freie Gelenkkörper entstehen:

- Nach traumatischer Knorpel- oder Knorpelknochenabsprengung
- Bei Osteochondrosis dissecans
- Bei einer Chondromalazie
  als abgetrennte Meniskusfragmente
  als abgetrennte Synovialzotten
- Bei synovialer Chondromatose

Kleinere Gelenkkörper mit einem Durchmesser bis 4 mm werden nach Instillation von Flüssigkeit durch die Trokarhülse des Arthroskops ausgespült. Größere Fragmente müssen mit Hilfe einer Extraktionszange oder einem Dormiakörbchen ggf. über eine gesonderte Inzision extrahiert werden.

Knorpelglättung

Zur Knorpelglättung gibt es ein motorbetriebenes Rotationsmesser sowie ein Absaugventil, mit dem die resezierten Knorpelfragmente sofort entfernt werden. Dabei wird das Gelenk ständig mit Ringerlösung durchspült. Zur transarthroskopischen Knorpelglättung eignen sich vorwiegend die retropatellare Fläche sowie die vorderen Kondylenanteile.

Resektion der Plica synovialis mediopatellaris

Diese Synovialduplikatur – ein bindegewebiger Strang zwischen der Plica alaris medialis und dem Hoffa-Fettkörper – kann bei ausgeprägter Fibrosierung zu Einklemmungserscheinungen und zur Arrosion des Femurknorpels führen. Die arthroskopische Therapie besteht in einer Durchtrennung oder Resektion.

Meniskusläsionen

Nahezu jede Form einer Meniskusläsion oder -degeneration kann arthroskopisch durch eine partielle oder totale Meniskektomie behandelt werden. Hierzu wurden verschiedene technische Verfahren entwickelt. Die totale Meniskektomie ist ein technisch sehr anspruchsvoller Eingriff, der eine besondere Erfahrung des Operateurs erfordert.

Synovialektomie

Der schwierigste arthroskopisch-operative Eingriff ist die Synovialektomie. Die operative Unzugänglichkeit bestimmter Synovialbezirke sowie hämorrhagische Komplikationen erschweren die flächenhafte Resektion. Daher beschränkt sich die arthroskopische Operation auf die gezielte Resektion einzelner hypertropher und entzündlich veränderter Synovialzotten. Die Blutstillung erfolgt durch Operation in Blutleere und ggf. intraartikuläre Adrenalininstillation.

Sonstige arthroskopische Operationen

Arthroskopische Operationen können auch bei Kontrolluntersuchungen nach primär operativen Eingriffen durchgeführt werden. Interartikuläres Osteosynthesematerial, das zur Fixierung einer Osteochondrosis dissecans oder einer flake fracture eingebracht wurde, kann unter arthroskopischer Sicht entfernt werden.

Kontrolle und Überwachung Die Nachbehandlung nach arthroskopischen Operationen gestaltet sich ähnlich wie bei Arthroskopien und operativen Eingriffen am Kniegelenk je nach Lage des Einzelfalls und Umfang des operativen Eingriffs. In der Regel ist eine kürzere postoperative Nachbehandlungszeit erforderlich als bei Gelenkeingriffen. Immer wird das Gelenk nach der Arthroskopie mit einer elastischen Binde versorgt und für mindestens 24 h voll entlastet.

Unerwünschte Wirkungen und Abbruch der Therapie Schwerwiegende intra- und postoperative Komplikationen wurden bisher nicht beschrieben. Eine schwere Infektion im Sinne einer septischen Arthritis ist ebenfalls nie beobachtet worden. Bei Verwendung flüssiger Medien kann es gelegentlich zu einem Synovialisödem kommen. Die Gasinsufflation kann ein umschriebenes subkutanes Emphysem zur Folge haben. Beide Erscheinungen klingen innerhalb von wenigen Stunden ohne bleibende Folgen ab.

Bei gezielter Indikation und genügender Erfahrung des Operateurs (mindestens 100 konventionelle Arthroskopien) kann ein geplanter arthroskopisch operativer Eingriff eigentlich immer ordnungsgemäß durchgeführt und beendet werden. In seltenen Fällen, oder wenn das Ausmaß der Läsionen erst bei der Arthroskopie sichtbar wird, kann eine Arthrotomie erforderlich werden. Die Arthroskopie in Verbindung mit operativen Eingriffen ist daher immer in Operationsbereitschaft durchzuführen. Der Patient ist vorher entsprechend über die mögliche notwendige Erweiterung des Eingriffs aufzuklären.

Therapieerfolg und Beurteilung Die arthroskopischen Operationen stehen heute erst am Anfang ihrer Entwicklung. Für die genannten Indikationen sind zahlreiche Erfolge beschrieben worden. Mit wachsender Erfahrung der Operateure und Weiterentwicklung der Operationstechnik und des Instrumentariums werden noch weitere Verbesserungen zu erwarten sein. Der entscheidende Vorteil der arthroskopischen Operationen gegenüber offenen Arthrotomien liegt in der geringeren Morbidität nach arthroskopischer Operation. So ist die Quadrizepshemmung nach arthroskopischen Operationen deutlich geringer ausgeprägt als nach vergleichbaren Arthrotomien des Kniegelenks. Die Vorteile der arthroskopischen Operation sind kürzere stationäre Aufenthalte und schnellere Wiederherstellung der Arbeits- und Sportfähigkeit.

4.4 Nukleolyse

Definition und Wirkprinzip In Industrieländern leiden 50–80 % der Bevölkerung unter Kreuzschmerzen. Bis zu 90 % dieser Patienten erfahren eine spontane Remission oder erholen sich unter konservativer Therapie. Allerdings ist nicht nur die Spontanremissionsrate hoch, sondern auch die Rezidivrate. Etwa 0,5 % der Patienten bedürfen einer eingreifenden Therapie, die bisher in einer operativen Entfernung des degenerierten und sequestrierten Bandscheibengewebes bestand.

Mit fortschreitender Bandscheibendegeneration kommt es zunächst zu einer Bandscheibenprotrusion, bei der der Anulus fibrosus noch dicht ist. Erst nach Rupturieren kommt es zum Bandscheibenprolaps, bei dem das degenerierte Bandscheibenmaterial teilweise ausgestoßen wird, entweder als Sequester in das hintere Längsband oder als freier Sequester in den lumbalen Wirbelkanal. Anstelle der operativen Verfahren besteht heute die Möglichkeit der Nukleolyse. Hierzu wurden bisher 2 Präparate verwandt:

- Chymopapain (Discase, Chymodiacin)
- Kollagenase (Nukleolysin)

Das Wirkprinzip beider Präparate besteht darin, daß es an bzw. in die degenerierte und partiell kollabierte Bandscheibe hineingespritzt wird und dort eine Andauung und Auflösung in Gang setzt, so daß die Kompressionserscheinungen und die dadurch verursachten neuralen Ausfälle aufgehoben werden.

Chymopapain ist ein Fremdeiweiß, das auch in kommerziellen Fleischweichmachern vorkommt. Eine Sensibilisierung ist daher möglich. Entsprechend häufig sind Überempfindlichkeitsreaktionen: 1–1,5 % der behandelten Patienten zeigten anaphylaktische Reaktionen. Andere allergische Reaktionen lagen bei immerhin 5 % der Patienten vor. Schwerwiegender - wenngleich seltener - sind die neurotoxischen Nebenwirkungen des Chymopapains, das als unspezifische Protease ein weites Spektrum von Eiweißkörpern angreift und auflöst. Allerdings wird Kollagen am wenigsten angegriffen, ein besonderer Nachteil bei der Behandlung von Bandscheibenläsionen.

Daher ist heute als Präparat der 2. Generation die **Kollagenase** (Nukleolysin) anstelle des Chymopapains getreten. Diese hochgereinigte Kollagenase hat wesentlich weniger neurotoxische und allergische Nebenwirkungen. Außerdem wirkt sie spezifischer auf den Kollagenanteil des degenerativen Bandscheibengewebes.

Nach den bisherigen Erfahrungen kann also nur noch die Nukleolyse mit Kollagenase empfohlen werden. Die Nukleolyse mit Chymopapain ist dagegen nicht mehr zu empfehlen. Wenn Chymopapain noch angewandt wird, muß die Indikation auf die lumbalen Bandscheiben begrenzt werden. Chymopapain darf nur über einen lateralen Zugang eingebracht werden.

Indikationen Die Indikation zur Nukleolyse ist dann gegeben, wenn eine klare, eindeutige Bandscheibendegeneration vorliegt, die eine Wurzelsymptomatik im Sinne eines Dolor projectus mit radikulären Ausfällen verursacht. **Neben der klinischen Untersuchung ist eine Bestätigung der Diagnose durch Myelographie und/ oder Computertomographie erforderlich.** Erst wenn eine Wurzelsymptomatik korrespondierend zu dem myelographisch diagnostizierten Diskusprolaps vorliegt, kann eine Nukleolyse indiziert sein. Folgende Voraussetzungen sollten gegeben sein:

- Subligamentärer, nicht dislozierter Bandscheibenvorfall
- Sichere radikuläre Symptomatik einschließlich leichter Paresen, Sensibilitätsstörungen und Reflexausfällen
- Nicht mehr als 2 Bandscheiben pathologisch verändert
- Eine Anamnese von mindestens 60 Tagen
- Erfolglose konservative Therapie einschließlich 2 Wochen Bettruhe
- Bandscheibenvorfall zwischen 3. Lenden- und 1. Sakralwirbel
- Kooperativer und rehabilitationsbereiter Patient
- Lebensalter zwischen 12 und 65 Jahren

Kontraindikationen Zu den absoluten Kontraindikationen der Nukleolyse gehören:

- Lumbalgie ohne Wurzelsymptomatik (ausschließlicher Kreuzschmerz)
- Bandscheibenerkrankungen höher als L 3
- Fehlende radiologische Bestätigung des Bandscheibenvorfalls
- Vorausgegangene Bandscheibenoperationen
- Ausgeprägte Paresen
- Vollständige periphere Lähmung
- Kaudalähmung
- Störung der Sphinkterfunktionen von Blase und Darm
- Ossäre Wurzelkompression
- Ausgeprägte Spondylose der betroffenen Etage
- Spondylolyse oder Spondylolisthese
- Lumbale Spinalstenose
- Raumforderungen im Spinalkanal

Folgende Kontraindikationen bestehen, solange noch keine weitergehenden Erfahrungen mit Kollagenase vorliegen:

- Tumoren
- Infektionen
- Schwangerschaft
- Ausgeprägte Spondylarthritis/Diszitis
- Vorbehandlung mit Kollagenasesalbe (Iruxol)

Methoden Die Vorbereitung zur Nukleolyse umfaßt die Vorbereitung des Patienten und seine Lagerung wie zur Operation. Auch die Prämedikation durch den Anästhesisten sollte wie zur Operation erfolgen. Ein Anästhesist sollte wegen der möglichen allergischen Reaktion während des gesamten Eingriffs anwesend sein.

Unter lokaler Infiltrationsanästhesie wird in Seitenlage des Patienten von dorsolateral unter Umgehung des Spinalkanals eine Führungsnadel bis zum Anulus fibrosus eingebracht. Dabei ist ständig eine Durchleuchtungskontrolle erforderlich. Durch diese Nadel hindurch wird die eigentliche Injektionsnadel vorgeschoben, die den Anulus fibrosus penetriert. Empfohlen wird ein dorsolateraler Zugang, um die Penetration der Dura zu vermeiden (Abb. 4.6). Der letzte diagnostische Schritt ist die Diskographie mit Infiltration von 0,5 ml Solutrast 200 M durch die dünne Punktionsnadel. Mit diesem Kontrastmittel wird die Kollagenaseaktivität des Nukleolysin am wenigsten gehemmt.

Mit der Diskographie ist nicht nur die einwandfreie Dokumentation der Stellung der Injektionsnadel gegeben, vielmehr kann auch erkannt werden, ob das hintere Längsband rupturiert ist. In diesem Fall könnte die Kollagenase u. U. in den lum-

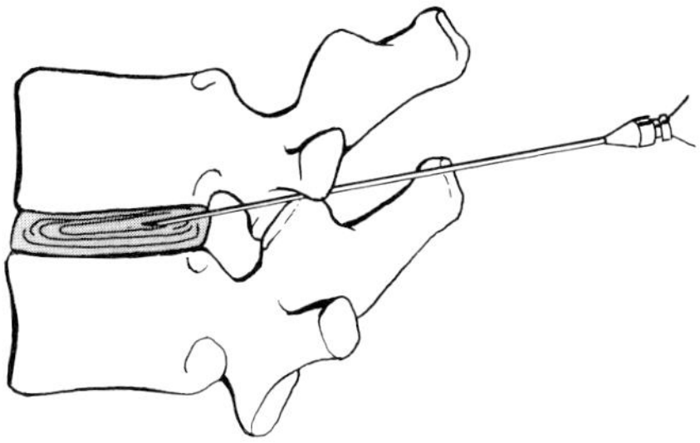

Abb. 4.6 Korrekte dorsolaterale Lage der Injektionsnadel zur Diskographie und Nukleolyse

balen Spinalraum entweichen. Außerdem ist die Wahrscheinlichkeit eines ausgestoßenen Bandscheibensequesters erhöht. Es wird empfohlen, in diesen Fällen auf eine Nukleolyse zu verzichten und konventionelle operative Verfahren anzuwenden.

Erst nach dieser Diskographie erfolgt die Instillation einer entsprechenden Menge Nukleolysin, nämlich 1 ml (600 Einheiten) über 5 min. Nach 30 min Überwachung wird der Patient auf die Station verlegt. Er darf noch am selben Tag aufstehen.

Kontrolle und Überwachung Die Überwachung des Patienten erfolgt wie nach einer lumbalen Bandscheibenoperation. Auch die Nachbehandlung ist identisch. Die Mehrzahl der Patienten erlebt innerhalb der ersten 24–48 h nach der Injektion ein beschwerdefreies Intervall mit deutlichem Rückgang der motorischen und sensiblen Paresen sowie der ausstrahlenden Beinschmerzen. Danach nehmen die Schmerzen im Lendenbereich lokal zu. Unbehandelt dauert dieser Schmerz 1–6 Wochen. Durch die Gabe von Antiphlogistika wird der Rückgang dieser Lumbalgie nach Nukleolyse deutlich beschleunigt.

In der postoperativen Phase sind die Patienten streng auf allergische Reaktionen und Hautausschläge zu beobachten. Eine sorgfältige neurologische Kontrolle innerhalb der postoperativen Tage ist erforderlich, um eine mögliche Penetration der Kollagenase in den Duralraum frühzeitig zu erkennen.

Unerwünschte Wirkungen und Abbruch der Therapie Bereits durch die intraoperative Diskographie ist die Indikation zum Abbruch der vorgesehenen Nukleolyse gegeben, wenn Läsionen des hinteren Längsbands sichtbar werden. In diesem Fall ist eine konventionelle Operation durchzuführen.

Unerwünschte Wirkungen der Nukleolyse sind:

- Allergische Reaktionen
- Bakterielle Spondylodiszitis
- Eindringen der Kollagenase in den Duralraum

Therapieerfolg und Beurteilung Bei sehr strenger Indikationsstellung besteht der therapeutische Erfolg in einer Beschwerdefreiheit des Patienten mit Verschwinden der neuralen Symptome.

Auch wenn Erfolgsquoten bis zu 80 % in der Literatur angegeben werden, muß dieser Therapieerfolg dennoch kritisch beurteilt werden. Bei vielen Patienten liegt nicht nur eine Degeneration der Bandscheibe selbst, sondern auch eine Degeneration der kleinen Wirbelgelenke vor, die auch nach erfolgreicher Nukleolyse lokale und translatorische Schmerzen auslösen können.

Im Gegensatz zu den chirurgischen Verfahren erlaubt die Nukleolyse keine Dekompression unter Sicht. Daher kann die Nukleolyse nicht als Ersatz für eine Operation angesehen werden. Sie nimmt vielmehr eine Zwischenstellung zwischen der konservativen Therapie und der chirurgischen Intervention ein.

Um die Erfolge der Nukleolyse richtig einschätzen zu können, sollte dieses Behandlungsverfahren derzeit nur an Kliniken durchgeführt werden, die auch über eine entsprechende operative Möglichkeit und Erfahrungen verfügen. Nur dann ist gewährleistet, daß der erhoffte Therapieerfolg auch tatsächlich eintritt. Allerdings wird dieser Therapieerfolg von einigen Autoren bezweifelt, weil bei den genannten Indikationen keine dauerhafte Heilung, sondern nur eine gewisse Verkürzung der konservativen Behandlungsdauer zu erwarten ist, verbunden mit einem nicht unerheblichen Risiko für den Patienten und erheblichem personellen und apparativen Aufwand.

5 Andere Therapieformen

5.1 Strahlentherapie

Definition und Wirkprinzip Ganz allgemein wird unter Strahlentherapie die Behandlung mit ionisierenden Strahlen natürlicher oder künstlicher Herkunft verstanden. Zu den ionisierenden Strahlen zählen:

- Röntgenstrahlen
- Gammastrahlen bei radioaktivem Kernzerfall
- Strahlung radioaktiver Isotope

Nach den physikalischen Reaktionen zwischen ionisierender Strahlung und biologischem Material folgen physikalisch-chemische Umsetzungen und biochemische Reaktionen. Bei der Bestrahlung des menschlichen Organismus werden wegen der Zusammensetzung der lebenden Zellen vor allem Wassermoleküle, aber auch Biomoleküle, beispielsweise DNA, durch die ionisierenden Strahlen getroffen. Aus den Wassermolekülen entstehen Ionen und Radikale, chemisch hochaktive, meist kurzlebige, valenzmäßig ungesättigte Einzelatome oder Atomgruppen. Neben den direkten Strahleneffekten auf Biomoleküle sind es diese Radikale, die einen indirekten Strahleneffekt auf Biomoleküle ausüben. Bei der Beurteilung der biologischen Wirkung ionisierender Strahlen spielen die **Ionendosis** und dic **Energiedosis** nur eine meßtechnische Rolle. Wichtigere Größe ist die **Äquivalenzdosis,** die der unterschiedlichen relativen biologischen Wertigkeit der verschiedenen Strahlenqualitäten Rechnung trägt. Die Äquivalenzdosis wird ermittelt als Produkt aus Energiedosis und Qualitätsfaktor. Die Äquivalenzdosis hat ihre besondere Bedeutung im Bereich des Strahlenschutzes. Für die therapeutische Bestrahlung ist die **Integraldosis** (Dosis mal Volumen mal Dichte) die wichtige Größe, um die geringe Toleranz des menschlichen Organismus gegenüber einer Ganzkörperbestrahlung und die große Toleranz bei Lokal- oder Teilkörperbestrahlung zu erfassen. Bei der Ganzkörperbestrahlung ist die Integraldosis hoch, bei der Teilkörperbestrahlung dagegen klein.

In der Therapie der Entzündung kann die externe therapeutische Bestrahlung mit niedrigen Dosen ionisierender Strahlen (Röntgenstrahlen, Gammastrahlen) als symptomatische Erfahrungstherapie bezeichnet werden. Durch ionisierende Strahlen lassen sich vielfältige morphologische, physikalisch-chemische und humorale Veränderungen auslösen, die reaktiven und regulativen Vorgängen entsprechen und zum Abklingen der Entzündung beitragen. Die Entzündungsbestrahlung beeinflußt dabei Zellen, Gewebe, Gefäße und neurale Elemente.

Es handelt sich bei der Strahlentherapie grundsätzlich um eine symptomatische Therapie, die nicht kausal in das Entzündungsgeschehen eingreift.

Von den in der Literatur gebräuchlichen synonymen Bezeichnungen „Schmerzbestrahlung", „funktionelle Bestrahlung", „Röntgenreizbestrahlung" oder „Schwachbestrahlung" sollte zugunsten des Begriffs **„Entzündungsbestrahlung"** abgegangen werden.

Trotz der vielfältigen Wirkung ionisierender Strahlen auf den Entzündungsprozeß sind die Behandlungserfolge zumal bei Bestrahlung peripherer Gelenke nicht so überzeugend, daß eine allgemeine Anwendung empfohlen werden könnte. Mit Ausnahme der Synoviorthese und der Teilfeldbestrahlung der Wirbelsäule bei Spondylitis ankylosans muß offen bleiben, ob die Strahlentherapie der Entzündung einen über die Plazebowirkung hinausgehenden Effekt besitzt.

Gegenüber der direkten therapeutischen Entzündungsbestrahlung ist die Behandlung mit natürlich vorkommenden, gasförmigen Radionukliden im Rahmen der Heilstollentherapie (Thermalstollen Böckstein, Badgastein) eher komplexer Natur. Neben dem Gehalt an Radium 222 (Radon) in der Stollenluft spielen sicher auch die hohe relative Luftfeuchtigkeit (90–95 %) kombiniert mit der hohen Stollentemperatur (41,4 °C) eine wichtige Rolle für den biologischen Effekt.

Indikationen Wegen der kaum über eine Plazebowirkung hinausgehenden Behandlungserfolge der **Entzündungsbestrahlung peripherer Gelenke** gibt es für diese Therapie eigentlich nur eine Indikation bei ganz verzweifelten Fällen.

Für die Synoviorthese mit Radionukliden dagegen gibt es zahlreiche Indikationen. Diese Methode ist in Kapitel „Intraartikuläre Injektionen" ausführlich beschrieben worden.

Die **Entzündungsbestrahlung des Achsenskeletts** einschließlich der Ileosakralgelenke bei der Spondylitis ankylosans konkurriert mit den medikamentösen Antiphlogistika. Besondere Indikationen für die Röntgenbestrahlung der Wirbelsäule bestehen bei der Spondylitis ankylosans im Frühstadium und/oder bei hoher entzündlicher Aktivität.

Die **totale Lymphknotenbestrahlung bei der rheumatoiden Arthritis/** chronischen Polyarthritis kann nicht mehr als Entzündungsbestrahlung bezeichnet werden. Vielmehr handelt es sich um eine hochdosierte Strahlentherapie der Lymphknotenregionen mit Zellvernichtungsdosen. Nach den bisher vorliegenden klinischen Erfahrungen ist dieses Verfahren mit einem unverhältnismäßig hohen Risiko letal verlaufender septischer Arthritiden behaftet. Daher wurde die totale Lymphknotenbestrahlung zumindest von den deutschen Rheumatologen aus dem therapeutischen Repertoire der chronischen Polyarthritis gestrichen.

Die **Radon-Heilstollen-Behandlung** hat eine (relative) Indikation bei systemischen, entzündlich-rheumatischen Krankheiten, insbesondere bei der Spondylitis ankylosans.

Kontraindikationen Absolute Kontraindikationen für eine Entzündungsbestrahlung bestehen bei:

- Schwangerschaft
- Malignen Tumoren
- Aktiver Tuberkulose

Relative Kontraindikationen bestehen bei:

- Dermatosen im Bestrahlungsfeld
- Latenten Infektionskrankheiten
- Patientinnen im gebährfähigen Alter

Methoden Für die Strahlentherapie stehen verschiedene Methoden zur Verfügung. Die Entzündungsbestrahlung wird gewöhnlich als Tiefen- oder Halbtiefenbestrahlung mit Röntgenstrahlen durchgeführt. Die totale Lmyphknotenbestrahlung mit Hochvolttherapiegeräten nach dem Hodgkin-Schema wird für die Rheumatherapie heute nicht mehr eingesetzt.

In der Regel wird die Entzündungsbestrahlung mit reziproken Reizstärken durchgeführt: Bei akuten Entzündungen wird in niedrigen Einzel- und Gesamtdosen in kurzen Intervallen bestrahlt. Bei chronischen Entzündungen liegen Einzel- und Gesamtdosis höher, während die Abstände zwischen den einzelnen Bestrahlungssitzungen größer gehalten sind und mehrere Tage bis zu einer Woche betragen.

Für die Radontherapie stehen Trink- und Badekuren sowie die Heilstollenbehandlung zur Verfügung, wobei der Inhalationsbehandlung im Rahmen der Heilstollentherapie die wohl größte Bedeutung als „Strahlentherapie" zukommt.

Applikation und Dosierung Für die Entzündungsbestrahlung mit Röntgenstrahlen als Tiefen- oder Halbtiefentherapie gibt es keine optimale Entzündungshemmdosis. Mit einer Herddosis pro Sitzung zwischen 30 und 60 rad (0,3–0,6 Gy) ist erfahrungsgemäß bereits ein Schwellenwert überschritten, der eine günstige Beeinflussung der Entzündung erwarten läßt. Diese Herddosis entspricht einer Oberflächendosis (OD) von 1–1,5 Gy. In der Regel werden 5–8 Bestrahlungen mit dieser Dosis durchgeführt. Eine Wiederholungsbestrahlung kommt frühestens nach einem Jahr in Frage (Tabelle 5.1).

Für die Bestrahlung der Wirbelsäule bei Spondylitis ankylosans hat sich folgendes Vorgehen bewährt:
Bestrahlt werden 4 Wirbelsäulenfelder

- Halswirbelsäule 8 x 10 cm
- Obere Brustwirbelsäule 8 x 10 cm
- Untere Brustwirbelsäule 10 x 15 cm
- Lendenwirbelsäule 10 x 15 cm

wobei jedes Feld auf 6 cm Breite abgedeckt und zwischen den Feldgrenzen 2 cm Abstand eingehalten wird.

Auf die Ileosakralgelenke wird ein 10 x 15 cm großes Feld gelegt, dessen Mitte durch einen 4 cm breiten Bleisteg ausgespart bleibt.

Jedes Bestrahlungsfeld erhält 2 mal 1,5 Gy OD, wobei 2mal wöchentlich je ein Feld bestrahlt wird. Daraus ergibt sich eine Dauer von 5 Wochen für die Bestrahlungsserie.

Unbestrahlt bleiben die Ileosakralgelenke:

- Bei Frauen im gebärfähigen Alter
- Bei eingetretener knöcherner Ankylose

Unabhängig vom Ausmaß der röntgenologisch erkennbaren Wirbelsäulenveränderungen wird die Bestrahlung über alle 5 Felder durchgeführt. Während der Bestrahlung erhalten die Patienten keine medikamentösen Antiphlogistika.

Gleichzeitig erkrankte, stammnahe große Gelenke können in Halbtiefentherapie über 2 gegenüberliegende Felder mitbestrahlt werden:

- Hüftgelenke 10 x 15 cm
- Schultergelenke 8 x 10 cm

Dabei wird jeweils mit 2mal 1,0 Gy OD wöchentlich ein Feld bestrahlt.

Tabelle 5.1 Entzündungsbestrahlung in der Rheumatherapie

	Röhrenspannung	Filter	Fokus-Haut-Abstand
Tiefentherapie 60–80 mm	200–300 kV	Kupfer 0,5–2,0 mm	40–50 cm
Halbtiefentherapie 30 mm	100–200 kV	Aluminium 4 mm	30–40 cm
		Kupfer 0,16 mm	
Herddosis maximal 0,3–0,6 Gy bei 1–1,5 Gy Oberflächendosis (OD)			

Höhere Dosierungen, wie sie vor allem in der englischen Literatur angegeben werden, können nicht mehr als Entzündungsbestrahlung bezeichnet werden. Die dort angegebenen totalen Oberflächendosen von 10–15 Gy in 3 Wochen oder 20–25 Gy in 2–4 Wochen liegen schon in der Größenordnung von Zellvernichtungsdosen. Die Zahl der unerwünschten Wirkungen steigt überproportional an, ohne daß ein vergleichbar besserer Behandlungserfolg zu erzielen wäre. Diese hohen Strahlendosen stellen einen Verstoß gegen das imperative „nil nocere" ärztlichen Handelns dar, wenn sie zur Therapie einer nichtneoplastischen Erkrankung wie der Spondylitis ankylosans eingesetzt werden.

Kontrolle und Überwachung Jede Strahlentherapie ist nach den für die Anwendung ionisierender Strahlen in der Medizin geltenden Grundsätzen zu überwachen. Folgende Kontrollen sind erforderlich:

- Inspektion der Haut im Bestrahlungsfeld
- Rotes Blutbild
- Weißes Blutbild
- Thrombozyten
- Befragung des Patienten auf subjektive Unverträglichkeiten

Unerwünschte Wirkungen und Abbruch der Therapie Im Vordergrund der unerwünschten Wirkungen stehen:

- Knochenmarkdepressionen
- Menstruationsstörungen (meist temporär, selten permanent)

Unterhalb von Dosen um 1 Gy ist ein Krebs- oder Leukämierisiko, das ausschließlich ionisierenden Strahlen angelastet werden kann, bisher nicht bewiesen.

Unter Beachtung der Kontraindikationen und Feldgrößen bei der Therapie der Ileosakral- und Hüftgelenke mit ionisierenden Strahlen bei Frauen im gebährfähigen Alter sind unerwünschte Wirkungen auf die Ovarien weitgehend zu vermeiden. Werden die obengenannten Dosierungen eingehalten und die Indikationen zur Strahlentherapie streng gestellt, sind unerwünschte Wirkungen weitgehend auszuschließen. Ein Abbruch der Therapie ist dann nur bei subjektiven Unverträglichkeitsreaktionen erforderlich.

Therapieerfolg und Beurteilung Der Erfolg der Entzündungsbestrahlung läßt sich aus einem Rückgang der entzündungsbedingten Schmerzen und Bewegungseinschränkungen sowie einem Rückgang der humoralen Entzündungszeichen ermitteln.

Meist kommt es jedoch nur zu einem temporären Therapieerfolg. Die Strahlentherapie kann entzündliche Schübe beeinflussen, neue Schübe jedoch nicht verhindern. Durch die Strahlentherapie lassen sich nur die entzündliche Aktivität und die Schmerzen beherrschen. Eine direkte Beeinflussung pathologischer Verknöcherungsvorgänge an der Wirbelsäule ist nicht zu erwarten.

Bei der Heilstollenbehandlung sind die Erfolge der Radontherapie nicht von den Einflüssen der gleichzeitigen hohen Temperatur und Luftfeuchtigkeit der Umgebung zu trennen. Berichtet wird über temporäre Besserungen der entzündlichen Aktivität und der Schmerzen bei ca. 80 % der Patienten. Dieser Therapieerfolg ist aber auch nur in Ausnahmefällen von Dauer.

5.2 Plasmaphorese

Definition und Wirkprinzip Die Plasmaphorese ist ein technisches Verfahren zur Trennung zellulärer Blutbestandteile vom Plasma. Dem Organismus wird fraktioniert oder kontinuierlich Blut entnommen und Plasma zurückbehalten, während die zellulären Bestandteile reinfundiert werden. Für die Blutbanken ist die Plasmaphorese eine Routinemethode zur Gewinnung von Plasmabestandteilen für Therapie und Diagnostik. Wird das Plasma nicht weiter verarbeitet, sondern aus therapeutischen Gründen zurückbehalten, wird dieser Eingriff als **therapeutische Plasmaphorese** oder Plasmaseparation bezeichnet. **Kryofiltration** und **Lymphoplasmaphorese** sind technisch methodische Varianten der Plasmaphorese.

Bei der therapeutischen Plasmaphorese ist der Entzug immunologisch aktiver Plasmabestandteile - Antikörper und Immunkomplexe - therapeutisches Ziel. Alle übrigen Blutbestandteile werden unverändert dem Patienten rücktransfundiert.

Therapeutisches Wirkprinzip ist dabei die Entfernung der Antikörper und Immunkomplexe oder anderer Plasmabestandteile aus dem Kreislauf des Patienten. Mit dem gleichen technischen Gerät läßt sich auch eine Entfernung der zellulären Blutbestandteile durchführen, während das Plasma reinfundiert wird. Dies wird als **Leukophorese** bezeichnet. Für rheumatische Krankheiten kommt die leukophoretische Entfernung von B- und T-Lymphozyten in Frage.

Das Wirkprinzip der Plasmaphorese geht von der Vorstellung aus, daß bei autoimmunologisch perpetuierten Krankheiten wie den Kollagenosen und der malignen Form der rheumatoiden Arthritis die Entfernung der Antikörper und Immunkomplexe, die den Krankheitsprozeß unterhalten, den chronisch progredienten, hochaktiven Krankheitsverlauf abmildert oder unterbricht. Allerdings ist immer mit einem Rebound-Phänomen zu rechnen, also einer überschießenden Neubildung der gerade aus dem Plasma entfernten Bestandteile.

Indikationen Die Plasmaphorese sollte ausschließlich Patienten mit maligner, durch keine andere Therapie zu beherrschender Verlaufsform folgender Krankheitsbilder vorbehalten bleiben:

- Systemischer Lupus erythematodes
- Maligne Form der chronischen Polyarthritis mit Immunvaskulitis
- Autoimmune hämolytische Anämie
- Myasthenia gravis
- Polymyositis
- Goodpasture-Syndrom
- Schnell progrediente Glomerulonephritis
- Hyperviskositätssyndrom bei Paraproteinämien (Plasmozytom, M. Waldenström)
- Kryoglobulinämie
- Pemphigus vulgaris

Die Indikation ist grundsätzlich sehr streng zu stellen nicht nur wegen des methodischen Aufwands, sondern auch wegen der Gefährdung des Patienten durch Entfernung weiterer Plasmabestandteile als der therapeutisch erwünschten.

Solange keine hinreichenden klinischen Beweise für die therapeutische Wirksamkeit und eine dauerhafte Unterbrechung des Krankheitsgeschehens vorliegen, ist die Indikation zur Plasmaphorese äußerst streng zu stellen und für kontrollierte klinische Studien vorzubehalten. Sie ist derzeit begrenzt auf akute, mit medikamentösen immunsuppressiven Maßnahmen nicht oder nicht schnell genug behandelbare akute Exazerbationen oder Erstmanifestationen der genannten Immunerkrankungen.

Kontraindikation Jede mildere oder durch andere therapeutische Maßnahmen beherrschbare Form der genannten Krankheiten stellt eine relative Kontraindikation zur Plasmaphorese dar. Absolute Kontraindikationen sind aufgrund des bisher geringen Umfangs klinischer Erfahrungen nicht bekannt. Man muß sich jedoch immer fragen, ob man dem Patienten dieses aufwendige Therapieverfahren zumuten kann.

Methoden Bei der **fraktionierten Plasmaphorese** wird per Aderlaß Blut entnommen und durch Zentrifugation in seine Bestandteile zerlegt, wobei dem Patienten die zellulären Bestandteile entweder mit frisch eingefrorenem Spenderplasma oder mit einer Elektrolyt-Albumin-Lösung reinfundiert werden.

Bei der **kontinuierlichen Plasmaphorese** wird das Blut des Patienten unmittelbar einem Hämozellseparator (z. B. Hämoprozessor, Sartorius) zugeleitet und dort über Hohlfasermembranen (z. B. Plasmaflux, Fresenius) aufgetrennt. Die zellulären Bestandteile werden unter Zugabe einer Humanalbumin-Elektrolyt-Lösung reinfundiert.

Bei der **Kryofiltration** werden je Behandlung 3–5 l Plasma entnommen und in einem aufwendigen Gefrierprozeß immunologisch wirksame Eiweißkörper (z. B. Rheumafaktoren) durch Kryopräzipitation entfernt. Das aufgetaute Restplasma wird dem Patienten retransfundiert. Vorteil dieser Methode ist, daß keine Plasmasubstitution erforderlich ist und vor allem die Albuminfraktion vollständig retransfundiert wird.

Bei der **Lymphozytaphorese** werden nur die Lymphozyten des Patienten aus dem Blut entfernt. Dieses Verfahren steht den anderen Methoden der Lymphozytenelimination (Ductus thoracicus Drainage) therapeutisch nahe. Aber auch diese Therapieform muß noch weiteren klinischen Prüfungen vorbehalten bleiben.

Applikation und Dosierung Den bisher vorliegenden klinischen Berichten zufolge wurden bei den Patienten 1,5–2,5 l Plasma wöchentlich ausgetauscht. Die Behandlungsserien umfassen nach bisherigen Erfahrungen bis zu 20 Plasmaphoresen. In der Regel sind 5–10 Plasmaphoresen ausreichend. Eine starre Festlegung auf eine Serienlänge ist nicht möglich. Es muß immer nach dem klinischen Bild des Einzelfalls über eine Fortsetzung der Plasmaphoresetherapie entschieden werden. Unabdingbar ist die gleichzeitige medikamentöse Therapie der Grundkrankheit mit Kortikosteroiden und Immunsuppressiva. Dies gilt auch für die Kryofiltration und die Lymphozytenphorese. Letztere wird heute 2mal wöchentlich durchgeführt, wobei sich ein deutlicher klinischer Effekt bereits nach einer Woche zeigen sollte.

Kontrolle und Überwachung Besonders sorgfältig und engmaschig müssen alle laborchemischen Parameter überwacht werden, ganz besonders die Elektrolyte, die Parameter der Gerinnung, Hämoglobin und Thrombozyten.

Unerwünschte Wirkungen Durch die Verschiebung großer Flüssigkeitsvolumina im Rahmen der Plasmaphorese kann es zu erheblichen Funktionsstörungen innerer Organe kommen, die vom Patienten subjektiv als sehr unangenehm empfunden werden und ihn potentiell gefährden.

Therapieerfolg Bei erfolgreicher Plasmaphorese werden die Plasmaviskosität, die Antikörper, Autoantikörper und Immunkomplexe um 40–80 % vermindert. Die humorale Aktivität der Grundkrankheit geht deutlich zurück. Unter Fortführung der medikamentösen Therapie mit Steroiden, Zytostatika, Immunsuppressiva und nichtsteroidalen Antirheumatika kann es in Einzelfällen zu einer länger anhaltenden Remission kommen. **Optimistische Erwartungen nach den ersten Publikationen haben sich bei größeren Serien jedoch bis heute nicht erfüllt.** Dennoch hat die Plasmaphorese als Ultima ratio bei akuter Exazerbation von Autoaggressionskrankheiten ihren Stellenwert als lebensrettende Sofortmaßnahme, wenn immunsuppressive Therapieschemata versagen oder nicht schnell genug greifen.

5.3 Psychotherapie, autogenes Training

Definition und Wirkprinzip Die Psychotherapie ist eine Form der Behandlung, die bei psychischen Störungen oder Begleitreaktionen versucht, kausal mit verschiedenen Verfahren in den seelischen Zustand des Patienten einzugreifen und so einen Einfluß auf die somatischen Beschwerden des Rheumapatienten zu nehmen.

Bei allen mit Entzündungszuständen einhergehenden rheumatischen Krankheiten ist nach heutiger Erkenntnis eine primär kausale psychische Störung mit Sicherheit auszuschließen.

Jedoch können durchaus psychische Störungen als Folge hirnorganischer Veränderungen im Zusammenhang mit anatomischen Läsionen zerebraler Strukturen bei rheumatischen Krankheiten auftreten. Dies gilt vor allem für die Kollagenosen, z. B. den Lupus erythematodes disseminatus, bei dem nicht selten symptomatische Psychosen sowie schizophrenieartige Zustände und schwere Depressionen auftreten können, an deren Entstehung wahrscheinlich intrazerebrale Immunkomplexvaskulitiden beteiligt sind. In solchen Fällen ist aber nicht Psychotherapie, sondern eine Behandlung der Grundkrankheit das Mittel der Wahl. Mit Beherrschung der auslösenden rheumatischen Krankheit kommt es meist zu einer Besserung oder sogar zum völligen Verschwinden der psychischen Veränderungen.

Psychoreaktive Störungen können als Folge der antirheumatischen medikamentösen Therapie, insbesondere bei Therapie mit Kortikosteroiden und Salizylaten ausgelöst werden. Im Vordergrund stehen dämmrig-delirante Zustände, gelegentlich auch psychotische, depressive und schizophrenieartige Krankheitsbilder. Hier ist ein Wechsel der medikamentösen Therapie meist in der Lage, den Zustand des Patienten zu bessern, ohne daß psychotherapeutische Maßnahmen ergriffen werden müssen.

Die Mehrzahl psychischer Veränderungen bei chronisch-rheumatischen Krankheiten sind **psychoreaktive Störungen,** die als depressive oder hypochondrische Reaktionen oder Entwicklungen auftreten. Diese Störungen sind nicht für rheumatische Prozesse an sich charakteristisch, sondern treten auch bei anderen chronischen Erkrankungen auf. Voraussetzung sind offensichtlich bestimmte Persönlichkeitsstrukturen oder belastende Ereignisse in der persönlichen Lebensgeschichte, die sich dann in Verbindung mit der chronischen Krankheit zu einer psychischen Störung entwickeln.

Im Gegensatz zu den entzündlichen und degenerativen Prozessen am Bewegungsapparat, die sekundär durch den Krankheitsverlauf bei gegebener Persönlichkeitsstruktur des Patienten zu psychischen Veränderungen führen, können psychische Syndrome, insbesondere beim Weichteilrheumatismus, Ursache der rheumatischen Schmerzzustände sein. **Bei depressiven Krankheiten reaktiver und vor allem auch endogener Art kommt es eigentlich mit konstanter Regelmäßigkeit zu Schmerzen, die sich an bestimmten Punkten oder diffus über den ganzen Bewegungsapparat manifestieren.** Hier ist die rheumatische Symptomatik sekundär. Daher sind diese weichteilrheumatischen Affektionen nur dann erfolgreich therapierbar, wenn die zugrundeliegende psychische Störung erfolgreich behandelt wird.

Weichteilrheumatische Syndrome können auch als funktionelle hysterische Konversionssymptome auftreten, wobei alle Übergänge zwischen unbewußter

Äußerung der Symptome und bewußter Simulation möglich sind. Diese Krankheitsbilder haben Appellcharakter. Hintergrund sind psychische Konflikte verschiedener Art oder eine versicherungsbedingte Begehrungstendenz.

Wegen dieser Verschmelzung emotionaler und somatischer Symptome können nahezu alle rheumatischen Störungen und Krankheiten unter einem psychosomatischen Gesichtswinkel betrachtet werden. Eine somatische Abklärung muß aber immer mit der primären emotionalen Diagnostik parallel laufen, will man den Patienten erfolgreich behandeln. Erst durch eine differenzierte, multifaktorielle Diagnostik der somatischen Befunde unter Einbezug der emotionalen und psychischen Situation sowie der Gesamtpersönlichkeit des Patienten ist ein adäquates therapeutisches Vorgehen möglich:

- Das den Rheumakranken in jeder Hinsicht ernst nimmt und ihn nicht mit oberflächlichen Erklärungen und Ratschlägen abfertigt
- Das den festgestellten somatischen Zustand weder mit unklaren, magisch wirkenden Worten umschreibt, noch in medizinisch zu detaillierten Vorstellungen dem Patienten Anlaß zu Phantasien über sein Leiden gibt, die ihrerseits psychische Veränderungen bewirken können
- Das die somatische und psychische Therapie entsprechend den vermuteten Kausalzusammenhängen einsetzt
- Das den sinnvollen Umgang mit Psychopharmaka in abgewogener Weise mit Psychotherapie kombiniert, ohne in Psychopharmakapolypragmasie zu verfallen
- Das heilgymnastische, entspannungstherapeutische (autogenes Training) und sozialmedizinische Maßnahmen auf die Gesamtpersönlichkeit des Rheumakranken und seine Umwelt abstimmt

Zur Psychotherapie gehören alle auf den seelischen Zustand des Patienten einwirkenden Maßnahmen verbaler Interaktion zwischen Patient und Therapeut. Dazu zählen im einfachsten Fall Gesprächstherapie und psychologische Krankheitserfassung einschließlich Konflikterfassung und -besprechung bis hin zu langdauernden tiefenpsychologischen Verfahren wie die Psychoanalyse. Eine weitere Behandlungsmethode sind Entspannungstherapien wie das autogene Training nach Schultz oder die progressive Muskelentspannung.

Indikationen Eine absolute Indikation zur Psychotherapie ist immer dann gegeben, wenn eine seelische Störung die auslösende Ursache der rheumatischen Symptomatik ist. Dies ist vorwiegend bei weichteilrheumatischen Krankheitsbildern der Fall.

Eine Indikation zur Psychotherapie besteht aber auch in allen Fällen, bei denen eine seelische Störung sekundär zur primär somatischen rheumatischen Krankheit auftritt und eigenständigen Krankheitswert gewinnt oder den Verlauf der Grundkrankheit oder die Ausführung der erforderlichen somatischen Therapie ungünstig beeinflußt.

Entspannungstherapie wie das autogene Training hat eigentlich eine grundsätzliche Indikation bei allen rheumatischen Krankheiten, sofern ein chronischer oder rezidivierender Verlauf vorliegt. Das autogene Training kann bei weichteilrheumatischen Krankheiten den Circulus vitiosus von Emotionen und körperlicher Spannung unterbrechen. Bei entzündlich-rheumatischen Krankheiten kann es die aus der somatischen Symptomatik und der Funktionsbehinderung entstehende seelische Spannung abbauen.

Kontraindikationen Für die Psychotherapie gibt es eigentlich keine absolute Kontraindikation. Bei psychischen Störungen als Folge hirnorganischer Veränderungen durch das Krankheitsgeschehen oder bei psychischen Störungen als Folge der antirheumatischen Therapie ist Psychotherapie in der Regel nicht indiziert und wird wirkungslos bleiben. Eine Kontraindikation stellen diese Zustandsbilder nicht dar.

Beim autogenen Training sind allenfalls manifeste Psychosen eine Kontraindikation, wenngleich selbst in solchen Fällen bei vorsichtiger Dosierung eine Indikation gegeben sein kann.

Methoden Für den niedergelassenen Arzt, der nicht speziell psychotherapeutisch ausgebildet ist, stehen als Methoden zur Verfügung:

- Einfache Gesprächstherapie
- Psychologische Krankheitserfassung
- Konfliktevualation
- Autogenes Training

Die **Gesprächstherapie** beginnt in ihrer einfachsten Form bereits in der Erhebung der erweiterten, über die somatischen Beschwerden und ihrer unmittelbaren Auswirkungen hinausgehenden Anamnese. Dabei kann der Patient auf das zu sprechen kommen, was ihn wirklich plagt. Dazu gehört von seiten des Therapeuten beides, zuhören können und doch gezielt fragen, um die Probleme ans Licht zu bringen. Ansätze für die weitere Gesprächstherapie ergeben sich dabei von selbst.

Fast nahtlos ist der Übergang zur psychologischen Krankheitserfassung und zur **Konfliktevualation.** Bei den oft nur wenig verdrängten Konflikten können bereits die Gesprächsweise, Bewußtwerdung und Besprechung eine rasche Besserung der klinischen Symptomatik bringen. Erkennt der behandelnde Arzt, daß der Patient eine weitergehende Psychotherapie und eine Überweisung zum Psychotherapeuten benötigt, muß die Gesprächstherapie soweit vorangebracht werden, daß der Patient selbst die Einsicht in die Notwendigkeit einer psychotherapeutischen

Behandlung bei einem Spezialisten gewinnt. Gleichzeitig muß der Patient erkennen, daß diese Behandlung keinen Makel darstellt, sondern gleichberechtigt neben den Formen der medikamentösen und physikalischen Therapie steht.

Für den Arzt selbst stellt die Erkenntnis der Notwendigkeit einer Gesprächstherapie oft eine Konfliktsituation dar, die in der Praxis meist durch die Verordnung von Psychopharmaka oder physikalischer Therapie überspielt wird. Hilfreich ist hier, wenn der Arzt Teilnehmer einer Balint-Gruppe ist, in der diese Konfliktsituation besprochen und die eigenen Reaktionen gegenüber dem vielleicht sogar als unangenehm empfundenen Patienten analysiert werden. Gleichzeitig kann die Diskussion in einer Balint-Gruppe dem Arzt über Schwierigkeiten der Diagnostik bei den vielfältigen Interaktionen somatischer und psychischer Symptome seines Patienten hinweghelfen.

Für das autogene Training als klassische Form der Entspannungstherapie wird die aktive Mitarbeit des Patienten gefordert. Der Arzt selbst stellt dem Patienten nur das Angebot der Teilnahme an einem Kurs zur Verfügung. Die Teilnahme am autogenen Training ist nutzlos, wenn es nur passiv hingenommen wird und der Patient nicht aktiv trainiert. Daher müssen folgende Grundregeln gelten:

- Der Patient muß wissen, warum er übt, und daß sich das Übungsziel für ihn lohnt
- Der Patient muß freiwillig mitmachen
- Der Patient muß während der Dauer des Übungskurses täglich wenigstens 3mal 5 min selber üben. Später muß über Monate wenigstens noch einmal täglich geübt werden

Das autogene Training wird am besten in einem Kurs unter Leitung eines Arztes oder eines im autogenen Training Erfahrenen in kleinen Gruppen geübt. Dabei ist die Wahl der Körperhaltung (Liegen, Sitzen, Droschkenkutscherhaltung) eher von untergeordneter Bedeutung. Die Grundstufe des autogenen Trainings besteht aus folgenden Übungen mit formelhafter Vorsatzbildung:

- „Ich bin ganz ruhig" (Ruhetönung)
- „Ich bin ganz schwer und warm"
- „Mein Herz schlägt ruhig und kräftig"
- „Es atmet mich"
- „Sonnengeflecht strömend warm"
- „Stirn ein wenig kühl"
- „Arme fest – tief atmen – Augen auf" (Rücknahmeformel)

Diese Grundstufen werden schrittweise über 14 Tage in der Gruppe geübt und dann vom Patienten selbst weiter durchgeführt. Der im autogenen Training Erfahrene kann später auch andere formelhafte Vorsätze zwischenschalten, die auf bestimmte persönliche Bedürfnisse zugeschnitten sind, möglichst kurz sind und einen positiven Inhalt haben sollten. Außerdem sollten sie als eigenaktive Leistung formuliert werden und dem gewohnten eigenen Wortschatz entsprechen.

Unerwünschte Wirkungen, Therapieabbruch Eine richtig indizierte und korrekt durchgeführte Psychotherapie sollte eigentlich keine unerwünschten Wirkungen haben und sollte auch nicht abgebrochen werden müssen. Wichtigste unerwünschte Wirkung ist eigentlich ein Ausbleiben des vom Patienten und Therapeuten gleichermaßen erhofften Erfolgs. Durch Fehler bei der Psychotherapie kann es natürlich zu einer Verstärkung der somatischen und vor allem der psychischen Symptome kommen. In diesen Fällen ist dann die Therapie entsprechend zu modifizieren.

Beim autogenen Training gibt es ebenfalls kaum unerwünschte Wirkungen. Nur selten ist ein Abbruch des autogenen Trainings aus ärztlicher Sicht erforderlich. Ausbleibender Erfolg ist auch hier die wichtigste unerwünschte Wirkung, die jedoch durch geduldiges Üben und ggf. Unterbrechung einzelner Übungen überwunden werden kann. Eine unerwünschte Wirkung kann beim autogenen Training in einer falschen Vorsatzbildung oder einer zwanghaften, neurotischen Haltung des Patienten bestehen, die rechtzeitig erkannt und korrigiert werden muß.

Therapieerfolg und Beurteilung Bei psychosomatischen, weichteilrheumatischen Krankheiten liegt der Erfolg der Psychotherapie naturgemäß in einer Besserung oder gar in einem Verschwinden der somatischen Beschwerden. Bei sekundären, psychoreaktiven Veränderungen ist als Therapieerfolg zu werten, wenn eine Krankheitsbewältigung mit positiver Lebenseinstellung trotz aller Behinderungen und Einschränkungen erzielt werden kann.

Beim autogenen Training ist die allgemeine Entspannung durch die Übungen des autogenen Trainings der gewünschte Behandlungserfolg. Mit dieser allgemeinen Entspannung ist eine Detonisierung der Muskulatur verbunden, die ihrerseits zu einer Entlastung der Gelenke führt. So kann durch autogenes Training auch ohne spezielle Vorsatzbildung (z. B. „Ich empfinde keinen Schmerz") indirekt eine Schmerzlinderung erreicht werden.

5.4 Progressive Muskelentspannung/ Myofeedback

Definition und Wirkprinzip Als progressive Muskelentspannung wird ein therapeutisches Verfahren bezeichnet, bei dem der Patient lernt, seine Körperlichkeit in einer distanzierten Bewußtseinshaltung wahrzunehmen. Synonym zur progressiven Muskelentspannung (PM) ist auch der Begriff progressive Relaxation (PR) gebräuchlich. Die progressive Muskelentspannung versteht sich als ein selbständiges therapeutisches Entspannungsverfahren und als integrierte Entspannungstechnik in der systematischen psychischen Desensibilisierung. Diese Relaxationstechnik ist damit im weitesten Sinne der Psychotherapie zuzurechnen. Es handelt sich um eine Methode mit dem reinen Ziel der Entspannung. Ausgenutzt wird dabei der Effekt, daß körperliche Entspannungsgefühle neben dem somatischen Effekt auf den Bewegungsapparat auch eine psychische Detonisierung bewirken. Entspannungsgefühle können so stark werden, daß gleichzeitig dargebotene, mit Angstgefühlen verbundene Situationen dauerhaft unterdrückt bzw. gelöscht werden.

Obwohl primär zur Behandlung seelischer Störungen und Funktionsstörungen innerer Organe von Jacobson entwickelt, kann die progressive Muskelentspannung auch bei weichteilrheumatischen Krankheiten mit gutem Erfolg eingesetzt werden.

Indikation Die progressive Muskelentspannung ist indiziert bei psychisch ausgelösten weichteilrheumatischen Syndromen. Eine zusätzliche Indikation hat die progressive Muskelentspannung auch bei somatisch ausgelösten weichteilrheumatischen Veränderungen. In diesen Fällen wird sie als komplementäre Methode eingesetzt.

Kontraindikationen Für die progressive Muskelentspannung gibt es kaum Kontraindikationen, solange der Patient lern- und kommunikationsfähig ist, um die Übungen zu erlernen. **Wichtiger als die Kontraindikationen sind die falschen Indikationen bei Vorliegen eines behandlungsbedürftigen somatischen Befunds!**

Methoden Für die progressive Muskelentspannung gibt es detaillierte Übungsanleitungen für den Therapeuten, die an dieser Stelle nicht alle aufgeführt werden können.

Die Grundprinzipien der Behandlung sind: Der Patient kontrolliert zunächst die Spannung eines Muskels oder einer Muskelgruppe, um anschließend diese Muskel bewußt von Minute zu Minute immer mehr zu entspannen. Hierzu werden ihm vom Therapeuten entsprechende Anweisungen gegeben. Die Übungen müssen –

wie beim autogenen Training – vom Patienten selbst als Eigenübungen fortgeführt werden.

Der Patient lernt so schrittweise die wichtigsten Muskelgruppen seines Körpers zu entspannen, eine Gruppe nach der anderen. Zusammen mit jeder neuen Muskelgruppe, deren Entspannung er lernt, werden alle die Muskeln mitentspannt, die vorher bereits geübt worden sind.

Diese Entspannungsübungen sind täglich – mehrfach – durchzuführen. Dabei entwickelt sich eine Gewohnheit in der Ruhe und Entspannung, aus der heraus ein allgemeiner psychischer Zustand der Ruhe entsteht, der automatisch aufrechterhalten wird.

Beispiel für eine Übung im Rahmen der progressiven Muskelentspannung ist die Relaxation der Unterarmmuskulatur:

> „Schließen sie ihre rechte Hand zur Faust (3 s); achten Sie auf die Spannung in ihrem Unterarm und in der Hand. Nun lassen Sie Hand und Unterarm locker, ganz locker (3 s).
> Achten Sie darauf, wie sich die Muskeln ihrer Hand und ihres Unterarms allmählich immer mehr entspannen (8 s).
> Versuchen Sie nun auch ihre Finger ganz locker zu lassen (3 s).
> Nun schließen Sie Ihre rechte Hand erneut zur Faust. Halten Sie wieder die Spannung.
> Geben Sie jetzt nach und achten Sie auf den Übergang von der Spannung zur Entspannung (2 s). Beobachten Sie sehr genau die unterschiedlichen Empfindungen bei der Anspannung und der Entspannung (5 s).
> Nun wiederholen Sie diese Übung mit der linken Hand."

Mit dieser Methodik und Übungsanweisung ist die progressive Muskelentspannung nicht weit entfernt von den Methoden der postisometrischen Muskelrelaxation. Bei diesem krankengymnastischen Verfahren werden allerdings gezielt einzelne Muskeln und Muskelgruppen relaxiert, wobei der Therapeut am Patienten den Entspannungseffekt prüft. Bei der progressiven Muskelentspannung dagegen konzentriert sich der Patient auf die Empfindung der Relaxation. Der Therapeut gibt nur die entsprechenden Anweisungen, ohne selbst „Hand anzulegen".

Applikation und Dosierung Die progressive Muskelentspannung wird je nach beübter Muskelgruppe als Teil- oder Ganzbehandlung in entspannter Körperhaltung sitzend oder liegend durchgeführt. Damit sich der Patient auf die Übungen konzentrieren kann, sind äußere Einflüsse möglichst weitgehend auszuschalten. Die Dosierung richtet sich nach dem therapeutischen Ziel sowie nach der Kooperation und Lernfähigkeit des Patienten. Eigenübungen des Patienten sind täglich durchzuführen, während Übungen unter Anleitung eines Therapeuten in der Anfangsphase häufiger (täglich bis 3mal wöchentlich) anzusetzen sind.

Kontrolle und Überwachung Kontrolle und Überwachung liegen in der Hand des Therapeuten. Es ist darauf zu achten, daß der Patient die Übungen aus der richtigen Ausgangsstellung vornimmt, also andere Strukturen des Bewegungsapparats nicht geschädigt werden. Eine Kontrolle der Therapie erfolgt durch Beobachtung des Patienten bei den Übungen sowie das begleitende Gespräch.

Insbesondere die Eigenübungen des Patienten müssen sorgfältig auf richtige Durchführung kontrolliert und ggf. korrigiert werden. Mit einem nächsten Übungsschritt ist erst dann zu beginnen, wenn die vorangegangenen Übungen vom Patienten beherrscht werden.

Unerwünschte Wirkungen und Abbruch der Therapie Die progressive Muskelentspannung hat so gut wie keine unerwünschten Wirkungen. Ein Abbruch der Therapie ist nur erforderlich bei ausbleibendem Therapieerfolg. Einzig unerwünschte Wirkung kann eine zwanghafte Fixierung des Patienten auf einzelne Übungen sein. In diesen Fällen ist der Patient durch andere Übungen abzulenken oder die Therapie vorübergehend zu unterbrechen.

Therapieerfolg und Beurteilung Der Therapieerfolg der progressiven Muskelentspannung besteht in folgenden Veränderungen:

Physische Veränderungen:

- Senkung der Muskelspannung mit Erweiterung der Blutgefäße in den Extremitäten
- Verlangsamung und Gleichmäßigkeit der Atmung
- Senkung der Herzfrequenz
- Nachlassen des Schmerzes

Psychische Veränderungen:

- Zustand entspannter Wachheit
- Ausrichtung auf innere Reize
- Veränderung der eigenen Einstellung und Umstrukturierung des Körpergefühls
- Gefühle der Ruhe und Gelassenheit, der Erholung und geistigen Frische

Myofeedback

Definition und Wirkprinzip Unter Biofeedback wird ganz allgemein eine Rückmeldung von Körperfunktionen in Form externer akustischer oder optischer Signale verstanden. Dabei werden dem Patienten Funktionen seines Körpers mit

Hilfe elektronischer Geräte durch Signalumwandlung bewußt und dadurch beeinflußbar gemacht. Größtenteils handelt es sich dabei um vegetative Funktionen des Körpers, die dem Patienten normalerweise nicht über sein körpereigenes neurales System rückgemeldet und damit bewußt werden.

Folgende Biofeedbackverfahren sind gebräuchlich:

- EEG-Feedback
- Herzfrequenzfeedback
- Temperaturfeedback
- Galvanische Hautreaktion
- EMG-Feedback/Myofeedback

Die klinische Wertigkeit dieser Verfahren ist durchaus unterschiedlich. Für die Behandlung von Krankheiten des Bewegungssystems spielt nur das **Myofeedback** eine Rolle. Bei diesem Verfahren wird ein integriertes Oberflächenelektromyogramm (EMG) in optische oder akustische Signale umgewandelt. Hierüber erfährt der Patient den momentanen Spannungszustand eines Muskels oder einer Muskelgruppe. Der Patient kann dann lernen, die akustischen und/oder optischen Signale zur speziellen Entspannung oder Anspannung der jeweiligen Muskelgruppe einzusetzen.

Indikationen In der Rheumatologie kann das Myofeedback eingesetzt werden mit dem Ziel lokaler Entspannung einzelner Muskeln bzw. Entspannung ganzer Muskelgruppen.

Bei lokalen oder generalisierten weichteilrheumatischen Krankheiten/Syndromen dient das Verfahren folgenden Zielen:

- Krafttraining hypotoner Muskeln
- Verbesserung der Muskelkoordination
- Detonisierung hypertoner Muskeln

Voraussetzung zur Anwendung des Myofeedback sind:

- Verständnis für Prinzip und mögliche Anwendungsfehler
- Motivation zum Selbsttraining mit technischen Geräten

Kontraindikationen Da das Myofeedback nur einen ganz begrenzten Indikationsbereich hat, gibt es unter Beachtung der therapeutischen Ziele nur wenige relative Kontraindikationen:

- Mangelnde Kooperation des Patienten
- Aversion gegen technische Apparaturen
- Hör- oder Sehstörungen größeren Ausmaßes
- Komplexe Funktionsstörungen des Bewegungssystems

Methoden Für das Myofeedback werden verschiedene technische Geräte benutzt, deren Bauprinzip gleich ist: Von dem zu beübenden Muskel/Muskelgruppe wird über aufgeklebte Elektroden das Oberflächen-EMG abgeleitet, verstärkt, gleichgerichtet und integriert. Dieses integrierte Signal ist der Steuerimpuls für:

- Optische Anzeigen (Zeigerstellung, Digitalanzeige)
- Akustische Signale (Geräusche oder Töne verschiedener Frequenz und Lautstärke)

Mit diesem Prinzip ist es möglich, nicht nur einkanalige, sondern auch zweikanalige Geräte zu benutzen, bei denen EMG-Signale von Agonisten und Antagonisten gleichzeitig abgeleitet werden. Das Steuersignal ergibt sich dann aus der Differenz dieser beiden Eingangssignale.

Applikation und Dosierung Das Myofeedback richtet sich nach dem therapeutischen Ziel. Es ist immer individuell der Situation des Patienten anzupassen. Unerläßlich ist eine Übungsphase unter Anleitung, in der der Patient den richtigen Gebrauch des Gerätes lernt, ehe er die Übungen mit diesem Gerät dann alleine weiterführt.

Unerwünschte Wirkungen und Abbruch der Therapie Unerwünschte Wirkungen des Myofeedback sind bei Beachtung des therapeutischen Ziels nicht bekannt. Ein Abbruch der Therapie ist nur erforderlich, wenn der Patient nicht lernt, mit dem Gerät richtig umzugehen, oder wenn das therapeutische Ziel nicht erreicht wird.

Anwendungsfehler wie:

- Falsch plazierte Elektroden
- Schlechter Kontakt der Elektroden
- Falsche Einstellung des Geräts (Kanäle, Schwellen, Dämpfung, Signaldifferenz)

sollten sich vermeiden lassen. Sie haben keine unerwünschten Wirkungen, sondern höchstens ein Ausbleiben der erwünschten Wirkungen zur Folge. Der behandelnde Arzt sollte diese Fehlerquellen kennen, um den Patienten richtig beraten und behandeln zu können.

Therapieerfolg und Beurteilung Der Therapieerfolg der Myofeedbackbehandlung ist einfach zu beurteilen, nämlich dann, wenn das therapeutische Ziel einer Entspannung, eines Kraftzuwachses oder einer Koordinationsverbesserung der behandelten Muskeln erreicht wird.

Die Erwartungen von Patient und Arzt sollten jedoch nicht zu hoch angesetzt werden. Das Myofeedback kann nur funktionelle Störungen der Muskelaktivität beseitigen. Organische, strukturelle Veränderungen bleiben unbeeinflußt.

5.5 Akupunktur

Definition und Wirkprinzip Nach dem Verständnis der traditionellen chinesischen Medizin ist die Akupunktur eine Reizung definierter Punkte auf der Körperoberfläche, die jeweils mit bestimmten Organsystemen in Verbindung stehen. Durch das System der Meridiane sind dabei 361 Punkte der klassischen Körperakupunktur gemäß ihrer Zugehörigkeit zu den Organen und Organsystemen miteinander verbunden. Durch den Einstich von Akupunkturnadeln soll der im Krankheitsfall gestörte Fluß der Lebensenergie („Qi") in den Meridianen normalisiert werden.

Für den in europäischer Tradition ausgebildeten Mediziner und Wissenschaftler erscheint der theoretische Überbau der traditionellen chinesischen Medizin als Ballast, weitgehend unwissenschaftlich und kaum verständlich. Aus dem Blickwinkel neurophysiologischer Untersuchungen jedoch lassen sich zumindest zur Erklärung der Schmerzhemmung bei Akupunktur mehrere Wirkmechanismen annehmen, die im Rahmen der komplexen neuralen Funktionen und Regelkreise zusammenspielen.

Zwei grundlegend verschiedene Mechanismen der Akupunkturwirkung werden diskutiert und sind zumindest teilweise wissenschaftlich bereits belegt:

- Spinal-segmentale antinozizeptive Mechanismen mit Auslöschung von neuralen Impulsen im Sinne der Gate-control-Theorie
- Stimulation von antinozizeptiv wirksamen Neurotransmittern und Neurohormonen (Endorphine/Enkephaline)

Auch wenn die Mechanismen der Akupunktur noch keineswegs aufgeklärt sind und möglicherweise auch psychologische Prozesse im Sinne eines Plazeboeffekts mit situativer Freisetzung von Endorphinen nicht völlig auszuschließen sind, scheint die durch Akupunktur bewirkte Schmerzhemmung jedoch mehr als ein nur hyposuggestives Phänomen zu sein. **Allerdings greift die Akupunktur in keinem Fall kausal in das rheumatische Krankheitsgeschehen ein, sei es funktioneller oder entzündlicher Natur. Aufgrund des postulierten Wirkprinzips kann die Akupunktur bei rheumatischen Krankheiten immer nur eine adjuvante Therapie im Rahmen der Schmerzbekämpfung darstellen.**

Indikation Eine besondere Indikation zur Akupunktur ist bei ausschließlich weichteilrheumatischen Schmerzzuständen gegeben. Bei entzündlich-rheumatischen Krankheiten dagegen kann die Indikation immer nur relativ sein. Ein Einfluß auf die Grundkrankheit besteht sicher nicht!

Für die Akupunktur als alternatives Verfahren zur Stimulation und Aktivierung physiologischer Schmerzkontrollmechanismen bestehen bei der Schmerztherapie rheumatischer Krankheiten folgende Indikationen:

- Akute Schmerzzustände bei Weichteilrheumatismus
- Therapieresistente chronische Schmerzen des Bewegungssystems
- Chronische Schmerzen des Bewegungssystems (bei denen der Einsatz konventioneller analgetischer Therapieverfahren kontraindiziert ist)
- Zur Reduktion des Analgetikaverbrauchs bei chronischen Schmerzen am Bewegungssystem

Kontraindikation Der Einsatz der Akupunktur ist kontraindiziert:

- Bei Infektionen im Bereich der Akupunkturpunkte
- Bei hämorrhagischen Diathesen

Eine **relative** Kontraindikation besteht bei allen konversionsneurotischen Schmerzen, um die Somatisierungsgefahr zu vermeiden. Auch bei extrem schmerzempfindlichen, sensiblen und depressiven Patienten besteht eine relative Kontraindikation, weil es unter Akupunktur zu einer Verstärkung der Schmerzsymptomatik kommen kann.

Bei entzündlich-rheumatischen Krankheiten, Kollagenosen oder durch maligne Prozesse hervorgerufenen Schmerzzuständen des Bewegungsapparats darf die Akupunktur niemals allein ohne begleitende, möglichst ätiologisch angreifende medikamentöse, operative oder physikalische Therapie angewandt werden.

Methoden Neben der klassischen Körperakupunktur gibt es zahlreiche Varianten in Form der Ohr-, Skalp- und Gelenkkapselakupunktur.

Daneben können Varianten der Akupunkturstimulation eingesetzt werden, wobei verschiedene physikalische Phänomene genutzt werden:

- Elektroakupunktur
  Einleitung elektrischer Impulsströme über die eingestochenen Akupunkturnadeln oder über transkutan aufgelegte Elektroden
- Laserakupunktur
  Stimulation der Akupunkturpunkte durch Laserstrahlen

Eine Variante der klassischen Nadel-Akupunktur ist die **Akupressur,** bei der ein lokaler Druck als Reiz auf die Akupunkturpunkte als therapeutisches Prinzip eingesetzt wird.

Neben diesen Verfahren gibt es noch verschiedene Varianten der mechanischen oder chemischen Reizung von Akupunkturpunkten, auf die aber hier nicht näher eingegangen werden soll (z. B. Moxibustion).

Applikation und Dosierung Nach bequemer und entspannter Lagerung des Patienten werden die Akupunkturpunkte ausgewählt. Grundsätzlich gilt, daß der lokale Punkt in der Nachbarschaft einer Schmerzzone mit fernabliegenden Akupunkturpunkten kombiniert und stimuliert wird. Klassischerweise liegen diese Punkte auf den Meridianen, die durch die Schmerzzone verlaufen oder sie zumindest berühren. Primär werden Punkte auf der gleichen Körperseite der schmerzhaften Region behandelt. Es könnten aber auch kontralaterale Punkte gewählt werden. Desgleichen ist es möglich, spontan schmerzhafte Punkte (Ah-shi-Punkte) außerhalb der Meridiane zu nadeln. Es empfiehlt sich grundsätzlich, sich an die klassischen Akupunkturpunkte zu halten, weil diese aufgrund der langen Tradition in der chinesischen Medizin die beste Gewähr dafür bieten, daß eine maximale Schmerzhemmung erreicht wird.

Der Einstich der Akupunkturnadel erfolgt nach sorgfältiger Desinfektion. Benutzt werden sollten nur sterilisierte Stahlnadeln. Durch eine rasche Einstichtechnik wird der Einstichschmerz vermindert. Die Einstichtiefe richtet sich nach der Dicke der Bindegewebsschichten. Bei relativ dickem Weichteilmantel wird die Nadel senkrecht zur Hautoberfläche eingestochen. Bei dünnem Weichteilgewebe über knöchernen Strukturen oder Körperhöhlen muß tangential und sehr oberflächlich eingestochen werden.

Die eingestochene Akupunkturnadel wird mit hebenden, senkenden und rotierenden Bewegungen manipuliert, bis der Patient das Nadelungsgefühl (Deqi) empfindet. Es entspricht etwa einem dumpfen ausstrahlenden Schmerz mit Schwere oder Taubheitsgefühl.

Die Nadeln werden für 20–30 min eingestochen gelassen und in Abständen von 5–10 min wiederholt manipuliert. Je akuter und heftiger der Schmerzzustand ist, der mit der Akupunktur behandelt wird, um so intensiver sollte die Stimulation der Akupunkturpunkte gewählt werden.

Die Zeitabstände zwischen Einzelsitzungen werden bei akuten Schmerzen jeweils kürzer gewählt als bei chronischen. Die Therapieserie besteht bei chronischen Schmerzen aus etwa 10 Sitzungen, die in 3–4tätigem Abstand durchgeführt werden. Bei Entfernen der Akupunkturnadeln wird die Einstichstelle mit einem Tupfer komprimiert und etwa für eine Minute sanft massiert.

Die Akupunktur ist kein Verfahren, welches autodidaktisch erlernt werden kann. Unter Anleitung eines erfahrenen Akupunkteurs sind die Grundlagen und Techniken der Akupunktur zu erlernen, bevor diese Methode selbständig am Patienten eingesetzt wird.

Kontrolle und Überwachung Während der Akupunktur ist der Patient sehr sorgfältig auf lokale Reaktionen und auf vegetative Allgemeinreaktionen zu beobachten.

Unerwünschte Wirkungen und Abbruch der Therapie Zu den unerwünschten Wirkungen zählen selbstverständlich alle lokalen Infektionen an den Akupunkturpunkten sowie allgemeine vegetative Reaktionen und eine andauernde Schmerzverstärkung. In diesen Fällen ist die Akupunkturtherapie ggf. abzubrechen und durch andere analgetische Maßnahmen zu ersetzen.

Therapieerfolg und Beurteilung Der beste Therapieerfolg ist die weitgehende Schmerzlinderung oder gar Schmerzfreiheit des Patienten. Allerdings sollte man in der Beurteilung sehr vorsichtig sein. In vielen Fällen ist gerade bei rheumatischen Krankheiten auch mit der Akupunktur kein dauerhafter Therapieerfolg zu erzielen. Entsprechend dem Wirkprinzip der Stimulation körpereigener, also physiologischer Schmerzabwehrmechanismen kann es zu einer Gewöhnung oder einer Erschöpfung der Leistungsfähigkeit dieser Mechanismen kommen. Dann ist ein erneutes Auftreten des Schmerzes oder eine deutliche Schmerzverstärkung die Folge. Da die Akupunktur allenfalls bei reflektorisch ausgelösten weichteilrheumatischen Schmerzen einen teilweisen kausalen Angriffspunkt hat, ist nur in diesen Fällen mit einem möglicherweise länger anhaltenden Therapieerfolg zu rechnen. Ein langdauernder Therapieerfolg bei rheumatischen Krankheiten entzündlicher Genese ist dagegen nie zu erwarten. Hier kann aber bereits die Reduktion des Analgetikaverbrauchs ein Therapieerfolg sein.

5.6 Diät

Definition und Wirkprinzip Unter Diät ganz allgemein sind alle besonderen Kostformen zu verstehen, die aus therapeutischen Gründen von der normalerweise üblichen Kost abweichen. Diese Abweichung kann die Art, die Zusammensetzung, die Zubereitung und die Menge der zugeführten Nahrungsmittel betreffen. Eine Diät ist nur dann eine Form der Therapie, wenn Nahrungsmittel im pathogenetischen Ablauf der zu behandelnden Krankheit eine wichtige oder gar auslösende Rolle spielen oder wenn durch die Diät ein besonderes therapeutisches Ziel im Rahmen des Gesamtbehandlungsplans erreicht werden soll.

Eine spezielle „Rheumadiät" gibt es nicht!

Neben der Diät als besonderer Form der Therapie können die Ernährung des Rheumapatienten allgemein und seine speziellen Eßgewohnheiten aber durchaus Gegenstand des Behandlungsplans sein.

Um für den Patienten verwirrende und irreführende Ausdrucksweisen zu vermeiden, sollte man die beiden Begriffe

- **Diät** (notwendige therapeutische Maßnahme),
- **Ernährung** (therapiebegleitende Empfehlung zu Nahrung und Eßgewohnheiten)

strikt voneinander trennen. Nur so läßt sich erreichen, daß die vom Arzt ausgesprochenen Empfehlungen oder Vorschriften zu Diät und Ernährung vom Patienten richtig verstanden werden. Da für alle systemischen, entzündlich-rheumatischen Krankheiten die pathogenetischen Zusammenhänge noch völlig ungeklärt sind, gibt es auch keinen Hinweis darauf, daß Nahrungsmittel die auslösende Krankheitsursache sind oder in der Pathogenese eine wesentliche Rolle spielen. Andererseits sind hier der Spekulation und Scharlatanerie Tür und Tor geöffnet.

Darüber können auch Publikationen von Kasuistiken nicht hinwegtäuschen, die von angeblichen Erfolgen und deutlichen Besserungen chronischer Polyarthritiden durch spezielle Diät berichten.

Wissenschaftlich gesichert – wenngleich in den Mechanismen noch unklar – ist eine partielle Remission autoimmun modifizierter Krankheitsbilder (z. B. rheumatoide Arthritis) durch totales Fasten. Hierbei kommt es offensichtlich zu endokrinen Reaktionen (Streß?), die eine antiinflammatorische Wirkung besitzen. Nach Beendigung der Fastenperiode treten nach einem individuell unterschiedlichen Intervall die früheren Krankheitssymptome wieder auf.

Bis heute gibt es keine gesicherten Erkenntnisse, daß die Diät chronische Polyarthritiden heilen kann.

Andererseits besteht kein Zweifel daran, daß Patienten, die diszipliniert eine spezielle Kostform (Diät) einhalten und auch krankengymnastische Eigenübungen, Gelenkschutz und Medikamenteneinnahme mit gleicher Konsequenz durchhalten, in der Folge einen günstigeren Krankheitsverlauf aufweisen. Hier ist aber nicht die Diät, sondern die konsequente Haltung des Patienten Ursache des Therapieerfolgs. Aus diesem Grund sollte der Arzt auch nicht versuchen, seinem Patienten, der von der Wirksamkeit seiner „Rheumadiät" zutiefst überzeugt ist, von dieser Diät mit allen Mitteln wegzubringen. Vielmehr gilt es, die Grundhaltung des Patienten geschickt in den allgemeinen Therapieplan einzubauen.

Die Ernährung des Rheumapatienten und seine Eßgewohnheiten können dagegen in der Behandlung der verschiedenen rheumatischen Krankheiten durchaus eine Rolle spielen entsprechend der Diagnose und dem jeweiligen Zustand des Patienten. Die fälschlicherweise zumeist als „Diätberatung" bezeichnete Ernährungsberatung hat daher durchaus ihren Stellenwert im Rahmen der ganzheitlichen Behandlung von Rheumapatienten. **Besonderes Gewicht besitzt die Ernährungsberatung in Hinblick auf die Einnahme von Arzneimitteln, deren Resorption und Bioverfügbarkeit durch die Nahrung erheblich beeinflußt oder gestört werden kann.**

Indikation Die therapeutische Verordnung einer Diät ist nur indiziert bei:

- Gicht (Arthritis urica, Hyperurikämie)
- Übergewicht (bei Arthritis/Arthrose)
- Schwerer Funktionsstörung innerer Organe, bedingt durch den rheumatischen Krankheitsprozeß oder unerwünschte Wirkungen der notwendigen Therapie

Eine Anpassung der Ernährungs- und Eßgewohnheiten als allgemeine begleitende therapeutische Maßnahme ist angezeigt bei:

- Fieberhaften Zuständen
- Neigung zu Übergewicht
- Neigung zu Untergewicht
- Appetitlosigkeit
- Möglichen unerwünschten Allgemein- oder Stoffwechselwirkungen der antirheumatischen Therapie
- Wechselwirkungen zwischen antirheumatischer Therapie und Nahrungsmitteln
- Nachgewiesener einseitiger Ernährung

Kontraindikationen Für die Diät und die Ernährung gibt es keine absoluten Kontraindikationen. Relative Kontraindikationen können nur dann bestehen, wenn aufgrund der psychischen Situation des Patienten mit neurotischen Zwangsreaktionen gerechnet werden muß, die eine übersteigerte, einseitige Ernährung zur Folge hätten.

Methoden Für seine Ernährung ist der Patient primär selbst verantwortlich. Die Therapie mit einer Diät kann ihm daher ebenso wie die Hinweise zur Ernährung nur als Empfehlung gegeben werden, wobei verschiedene Verfahren und Möglichkeiten zur Verfügung stehen.

Die ärztlichen Anweisungen sollten immer an erster Stelle stehen, damit der Patient den jeweiligen Stellenwert der Diät und der Ernährung für den weiteren Krankheitsverlauf als Bestandteil des Therapieplans begreift. Dies kann nur im Rahmen des ärztlichen Gesprächs geschehen. Es sollte diese Aufgabe weder an Mitarbeiter des Arztes noch an Merkzettel delegiert werden. Bei Verordnung einer Diät oder Empfehlungen zur Ernährung muß der Arzt auch für die Diätassistentin die Behandlungsdiagnose, das therapeutische Ziel und die speziell verordnete Diät angeben.

In einfachen Fällen der Ernährungsberatung, z. B. Alkoholkarenz, kann dieses ärztliche Gespräch bereits eine ausreichende Information für den Patienten darstellen.

In den meisten Fällen wird aber eine gezielte **Diätberatung** oder **Ernährungsberatung** notwendig, die von einer Diätassistentin durchgeführt wird. Im Rahmen dieser Beratung erhält der Patient genaue Anweisungen und detaillierte, ausführliche Informationen über die Zusammensetzung der Nahrung bis hin zu Vorschlägen für Tages- und Wochenmenüpläne.

Zur Unterstützung dieser mündlichen Informationen ist es meist unumgänglich, dem Patienten auch **schriftliche Informationen** an die Hand zu geben. Dies kann in Form von Merkblättern und Broschüren oder Buchempfehlungen geschehen. Auf diese Hilfen sollte keinesfalls verzichtet werden, zumal sich kein Mensch in der kurzen Zeit eines Gesprächs alle Einzelheiten merken kann.

Spezielle Diätkochkurse sollten kritisch geprüft werden, bevor man einem Rheumapatienten die Teilnahme empfiehlt. Die Durchführung eines solchen Kurses stellt erhebliche Ansprüche an die Qualifikation des Leiters, die nicht in allen Fällen vorhanden sind. So soll es schon Kochkurse für Diabetiker gegeben haben, bei denen die Empfehlung ausgesprochen wurde, anstelle von Zucker mit Honig zu süßen.

Applikation und Durchführung Entsprechend der begrifflichen Trennung zwischen Diät als therapeutischer Maßnahme und allgemeinen Empfehlungen zur Ernährung lassen sich folgende generelle Hinweise geben:

Diät bei Arthritis urica/Hyperurikämie Bei erhöhtem Harnsäurespiegel oder manifester Arthritis urica ist eine Senkung des Harnsäurespiegels im Serum das wichtigste therapeutische Ziel. Hierzu ist es notwendig, daß eine purinfreie oder zumindest purinarme Kost eingehalten wird, um die aus exogen zugeführten Purinkörpern gebildete Harnsäure möglichst niedrig zu halten. Die Verwirklichung einer purinfreien Diät ist schwierig. Beim Patienten durchzusetzen ist meist nur ein Verzicht auf wenige, ganz besonders purinreiche Nahrungsmittel sowie eine Einschränkung der übrigen purinhaltigen Lebensmittel. Da Alkohol den Serumharnspiegel erhöht, muß die Diät bei Arthritis urica eine Alkoholkarenz einschließen. Patienten mit Hyperurikämie und Gicht sind meist übergewichtig. Die Diät muß daher gleichzeitig kalorienreduziert sein.

Wegen der mit einer Hyperurikämie stets verbundenen Gefahr einer Harnsäureablagerung in Niere und Harnwegen ist für eine ausreichende Diurese und Alkalisierung des Harns zu sorgen. Das bedeutet, daß die Diät mit einer Flüssigkeitszufuhr von mindestens 2 l/Tag eingestellt wird. Dies gilt ganz besonders, wenn gleichzeitig Urikosurika eingenommen werden (Tabellen 5.2, 5.3).

Diät bei Arthrose Die Diät bei einer Arthrose gewichtstragender Gelenke ist für die meist übergewichtigen Patienten eine Reduktionsdiät mit normaler, aber deutlich kalorienreduzierter Zusammensetzung bis hin zur Nulldiät. Gleichzeitig vorliegende Stoffwechselstörungen (Hyperurikämie, Diabetes mellitus) müssen bei der Aufstellung des Diätplans berücksichtigt werden.

Wird initial eine Nulldiät durchgeführt, ist eine strenge ärztliche Überwachung erforderlich. **Jede Nulldiät muß stets eine ausreichende Trinkmenge mineral- und vitaminreicher Flüssigkeiten beinhalten. Die Flüssigkeitszufuhr darf nicht unter 3 l/Tag liegen.**

Als rigoroseste Maßnahme der Gewichtsreduktion sollte die Nulldiät in der Regel nur 1–2 Wochen, nicht länger als 4–6 Wochen verordnet werden. Danach ist mit einer kalorienreduzierten Diät von 500 Kalorien/Tag fortzufahren.

Tabelle 5.2 Ziele der Ernährungsbehandlung bei Hyperurikämie/Gicht

- Senkung der Purinzufuhr unter 1 g/Tag,
  weil bei mehr als 4 g/Tag Purinzufuhr → Hyperurikämie
- Ergänzung der urikostatischen/urikosurischen Therapie,
  weil bei mehr als 6–8 g/Tag Purinzufuhr auch unter medikamentöser, harnsäuresenkender Therapie eine Hyperurikämie auftritt
- Keine Nulldiät,
  weil Purinverzicht bei absolutem Fasten Hyperurikämie auslöst durch Anstieg der Ketonkörper (Azetazetat, Betahydroxybutyrat), welche die Harnsäureausscheidung hemmen

Tabelle 5.3 Empfehlung zur purinarmen Diät bei Arthritis urica/Hyperurikämie

Nahrungsmittel	Erlaubt	Verboten/Zu vermeiden
Getränke	Fruchtsäfte, Tee, Kaffee, Kakao	
		Alkohol, besonders hochprozentige Alkoholika sowie größere Alkoholmengen
Milch, Milchprodukte Eier	Milch, Joghurt, Quark, Käse, Eier	
Brot, Mehlspeisen	Brot aller Sorten, Rührkuchen, Mürbegebäck	
Suppen		Fleisch-, Geflügel- und Brühwürfelsuppen, Suppen aus Hülsenfrüchten
Fette, Öle etc.	Pflanzliche Fette (Öle, Margarine), Butter	Majonäsen, Remouladen, Marinaden, Fleischextrakte
	Bei Übergewicht Einschränkung der Fettzufuhr!	
Fleisch, Wurst	Mageres Muskelfleisch, Magere Wurstwaren (außer Leberwurst!)	Sämtliche Innereien (Bries, Leber, Niere), fettreiche bzw. panierte Fleischgerichte, Zunge, Leberwurst, Blutwurst, Zungenwurst
	Kochen ist dem Grillen oder Braten vorzuziehen	
Fische	Purinarme Sorten wie Kabeljau oder Forelle	Purinreiche Sorten wie Hering, Sardelle, in Öl eingelegte Fische (Ölsardinen)
Beilagen	Reis, Eierteigwaren, Kartoffeln, Gries	
	Bei Übergewicht Beschränkung der Kohlehydratzufuhr!	
Gemüse, Obst		Hülsenfrüchte, Spinat, Blumenkohl, Spargel, Pilze
Gewürze	Mäßig Salz und alle milden Gewürze sowie Küchenkräuter	Scharfe Gewürze wie Pfeffer oder Senf

Bei einer **kalorienreduzierten Diät** ist ebenfalls auf eine ausreichende Flüssigkeitszufuhr zu achten. Die Diät muß kalorisch knapp sein, aber dennoch sättigend. Auf eine hohe Eiweißzufuhr unter besonderer Bevorzugung von Milcheiweiß und eine ausreichende Versorgung mit Vitaminen, Mineralstoffen, Spurenelementen ist zu achten.

Arthrosepatienten ohne Übergewicht und/oder begleitende Stoffwechselstörungen benötigen keine Diät!

Diät bei Diabetes mellitus Infolge der diabetogenen Wirkung von Kortikosteroiden kann als unerwünschte Wirkung der Therapie eine diabetische Stoffwechsellage bzw. ein manifester Diabetes mellitus auftreten. In diesen Fällen muß eine Diabetesdiät verordnet werden, die einen absoluten Verzicht auf glukosehaltige Nahrungsmittel beinhaltet. Die Kohlehydratzufuhr/Tag ist entsprechend den Regeln der Diabetesdiät zu begrenzen.

Ernährung bei chronischer Polyarthritis Wie bei vielen systemisch-entzündlichen Krankheiten überwiegt bei der chronischen Polyarthritis häufig eine katabole Stoffwechsellage. Daher muß die Ernährung dieser Patienten quantitativ und qualitativ ausreichend sein.

Um den Eiweißverlust durch die Katabolie auszugleichen, sollte genügend Eiweiß in der täglichen Nahrung enthalten sein, insbesondere Milchprodukte, Fleisch und Eier. Hierbei ist zu betonen, daß überschüssiges Eiweiß – entgegen der Meinung vieler Patienten – keineswegs schädlich, sondern u. U. unentbehrlich ist, um die Eiweißzufuhr sicherzustellen. Um den Gewichtsverlust auszugleichen, müssen ausreichend Kohlehydrate und Fette zugeführt werden. Hierbei sind besonders langsam resorbierbare Kohlehydratträger wie Brot, Teigwaren oder Kartoffeln angezeigt. Sofern keine diabetische Stoffwechsellage besteht, können auch schnell resorbierbare Kohlehydrate in größerer Menge zugeführt werden. Um genügend essentielle Vitamine, Mineralsalze und Spurenelemente zu sich zu nehmen, muß der Patient mit chronischer Polyarthritis durchaus reichlich Gemüse und Früchte essen.

Milchprodukte enthalten neben Eiweiß vor allem auch Kalzium, welches für den Knochenaufbau ausreichend zur Verfügung stehen sollte. Zwar kann die lokalisierte, gelenkbetonte Osteoporose durch eine Kalziumzufuhr nicht unmittelbar beeinflußt werden, jedoch kommt es durch den Funktionsverlust der Gelenke und die damit verbundene Bewegungseinschränkung zu einer geringeren mechanischen Belastung des Skelettsystems verbunden mit einer allgemeinen Tendenz zur Osteoporose. Diese würde durch einen nutritiven Kalziummangel noch zusätzlich verstärkt.

Ernährung bei fieberhaften Zuständen Im akuten Schub kann es bei verschiedenen rheumatischen Krankheiten zu fieberhaften Zuständen kommen. Dann muß die Ernährung umgestellt werden auf eine leichtverdauliche, hochkalorische und flüssigkeitsreiche Kost. Durch die reichliche Flüssigkeitszufuhr (2–3 l und mehr pro Tag) wird der drohenden Dehydratation vorgebeugt. Zu empfehlen sind vor allem Fruchtsäfte, Mineralwasser, gesüßter Tee und ähnliches. Die Anreicherung mit schnell abbaubaren Kohlehydraten stellt die für den auf Hochtouren laufenden Stoffwechsel notwendigen Energien zur Verfügung und beugt so einem drohenden Substanzverlust durch Katabolie vor. Nachdem während des akuten Fieberzustands vom Patienten meist nur flüssige Kost akzeptiert wird, sollte mit Abklingen des Fiebers auf eine eiweiß- und kohlehydratreiche feste Ernährung übergegangen werden.

Ernährung bei Appetitlosigkeit Bedingt durch die systemisch-rheumatische Krankheit selbst, aber auch durch die Einnahme von Medikamenten kann es zur Appetitlosigkeit des Rheumapatienten kommen. Hier müssen dann weniger die Zusammensetzung der Nahrung als vielmehr Art und Form der Verabreichung umgestellt werden. Es sind häufige kleine, über den Tag verteilte Mahlzeiten anzubieten. Die Mahlzeiten sollten appetitanregend zubereitet und serviert werden. Besonders bei Appetitlosigkeit sind die Wünsche des Rheumapatienten bezüglich bestimmter Nahrungsmittel zu berücksichtigen.

Ernährung und Arzneimitteleinnahme Nahrungsaufnahme und Arzneimitteleinnahme können sich beeinflussen (Tabellen 5.4, 5.5).

Tabelle 5.4 Mögliche Wechselwirkungen zwischen Nahrungsaufnahme und Arzneimitteln

Veränderte Resorption von Arzneistoffen durch **gleichzeitigen** Verzehr von	
	• Milch und Milchprodukten
	• Eiweiß
	• Tee/Kaffee
	• Cola-haltigen Limonaden
	• Fruchtsäften
aufgrund von	• Absorption/Bindung an Nahrungsmittel
	• Änderungen des pH-Wertes in Magen und Darm
	• pH-Änderung des Harns
	• Einflüssen auf die gastrointestinale Durchblutung
	• Änderungen der Magen-Darm-Motorik

Tabelle 5.5 Ernährungsempfehlungen bei oraler Arzneimitteltherapie

• Antibiotika	Möglichst mit viel Flüssigkeit (Wasser) auf **nüchternen** Magen
• Tetrazykline	**Nie** mit Antazida oder Milchprodukten
• Nichtsteroidale Antirheumatika	Möglichst mit Nahrung oder Milch **nach** dem Essen einnehmen
• Kortikosteroide	Frühmorgens (**6–8 Uhr**) vor dem Aufstehen mit einem Getränk (Wasser, Tee, Milch) und einem Zwieback/Stück Brot
• D-Penicillamin	**immer zwischen** den Mahlzeiten (mit Wasser) einnehmen

Kontrolle und Überwachung Die spezielle Diät bei Arthritis urica und Diabetes mellitus läßt sich sehr einfach anhand der Stoffwechselparameter Harnsäure und Blutzucker kontrollieren. Mangelnde Alkoholkarenz bzw. der Diätfehler eines übermäßigen Alkoholgenusses ist durch das Auftreten einer erneuten arthritischen Attacke im Anschluß an übermäßigen Alkoholgenuß abzulesen. Bei Reduktionsdiät dient das Körpergewicht der Kontrolle des Therapieerfolgs. Zur Selbstkontrolle und Überwachung empfiehlt es sich, den Patienten alle aufgenommenen Nahrungsmittel einschließlich der Getränke parallel zu den Ergebnissen der täglichen Gewichtskontrolle aufschreiben zu lassen. Zur Überwachung der Ernährung ist es sinnvoll, nicht nur den Patienten selbst, sondern auch seine Angehörigen über diese für den Patienten erforderliche Ernährungsrichtlinien aufzuklären und damit das Einhalten der Diät bzw. der Ernährungsempfehlung sicherzustellen.

Unerwünschte Wirkungen, Abbruch der Therapie Unerwünschte Wirkungen der Diät als therapeutische Maßnahme sind nachgerade selten. Eher ist ein Ausbleiben der erwünschten Wirkung wegen Diätfehlern die Regel. Zu unerwünschten Wirkungen kann es nur dann kommen, wenn Mangelzustände auftreten, die durch eine übersteigerte Fixierung und falsch verstandene Empfehlung zur Ernährung hervorgerufen werden. Der Abbruch der Diät oder eine Rücknahme der Ernährungsempfehlungen ist nur in Ausnahmefällen erforderlich, wenn beispielsweise der Patient in eine zwanghafte Fixierung auf bestimmte Ernährungsformen gerät und dadurch Mangelerscheinungen hervorgerufen werden.

Einen auf seine spezielle „Rheumadiät" fixierten Patienten sollte man zwar in dem gegebenen Fall über die medizinische Sinnlosigkeit seines Tuns aufklären, keinesfalls jedoch versuchen, ihn mit allen Mitteln von seiner Diät abzubringen. Dies gilt auch beim Auftreten von Mangelzuständen. Hier sollte die Diätvorstellung des Patienten dahingehend ergänzt werden, daß die nicht ausreichend zugeführten Stoffe in das Diätregime aufgenommen werden.

Therapieerfolg und Beurteilung Bei stoffwechselbedingten Krankheiten wird sich der Erfolg der diätetischen Therapie sehr rasch in einer Normalisierung der Stoffwechselparameter zeigen. Bei der Gewichtsreduktion ist das Erreichen des Normalgewichts der beste Beweis einer erfolgreichen Therapie.

Bei den Empfehlungen zur Ernährung kann der Therapieerfolg nur schwer gemessen werden. Bester Parameter ist hier die subjektive Zufriedenheit des Patienten sowie eine Stabilisierung des Krankheitszustands ohne ernährungsbedingte Verschlechterung des allgemeinen Zustands.

5.7 Orthesen

Definition und Wirkprinzip **Orthese** ist die Bezeichnung für alle orthopädietechnischen Heil- oder Hilfsmittel, mit denen eine oder mehrere gestörte Funktionen des Bewegungssystems verbessert oder ersetzt werden.

Im Gegensatz dazu bezeichnet **Prothese** alle orthopädietechnischen Hilfsmittel, mit denen Teile des Bewegungssystems ersetzt werden, um die mechanische Funktion des Bewegungssystems wiederherzustellen.

Epithesen sind orthopädietechnische Hilfsmittel, mit denen Teile des Bewegungssystems ersetzt werden, um die äußere Form wiederherzustellen, ohne daß dabei mechanische Funktionen wiederhergestellt werden.

Orthesen werden nach gezielter Verordnung des Arztes hergestellt von:

- Orthopädiemechanikern/Orthopädietechnikern
- Bandagisten
- Orthopädieschuhmachern
- (Ergotherapeuten)

Obwohl eine Orthese meist mehrere Aufgaben hat, lassen sich doch folgende Teilaufgaben und Wirkprinzipien unterscheiden:

- Stabilisation
- Immobilisation, ganz oder teilweise
- Entlastung
- Ausgleich von Asymmetrien
- Korrektur von Achsenfehlstellungen

Je nachdem welche Aufgaben die Orthese im Rahmen des rheumatologischen Behandlungsplans erfüllen soll, wird sie als **statische** oder **dynamische Orthese** ausgebildet. Für die funktionelle Behandlung entzündlich-rheumatischer Krankheiten mit Deformierungen und Funktionseinschränkungen der Gelenke durch den Zug der Muskulatur haben die dynamischen Orthesen einen besonderen Stellenwert für Prophylaxe und Therapie. **Allerdings ist keine Orthese in der Lage, Achsenfehlstellungen weiter zu korrigieren als dies auch manuell und ohne große Kraftanstrengung möglich wäre.**

Häufig müssen mehrere Orthesen miteinander kombiniert werden, um durch indirekte Korrektur der Statik und Dynamik einen optimalen Therapieerfolg zu erzielen. Entlastung, Immobilisation und Stabilisierung scheinen auf den ersten Blick einfache Funktionen der Orthese zu sein. Das Gegenteil ist jedoch der Fall. Gerade die Entlastung und die Immobilisation erfordern sehr viel Fachkenntnis und Fingerspitzengefühl. Geringe Winkelverschiebungen können bereits den angestrebten Effekt der Orthese in ihr Gegenteil verkehren oder zumindest die Orthese selbst unwirksam werden lassen. Zwar können bestimmte Teile von Orthesen industriell vorgefertigt sein, eine individuelle Anpassung an die anatomische Situation des Patienten und seine funktionelle Behinderung muß jedoch immer sehr differenziert erfolgen.

Die durch eine Orthese verursachte Einschränkung der normalen Beweglichkeit des orthetisch versorgten Gelenks oder seiner Nachbargelenke muß möglichst gering gehalten werden. Jedoch haben immer Stabilität und Entlastung den Vorrang vor der Beweglichkeit. Bei entlastenden Orthesen ist sorgsam darauf zu achten, daß nicht andere Glieder der Bewegungskette überlastet werden oder andere Teile des Bewegungssystems durch die Orthese selbst in Mitleidenschaft gezogen werden.

Neben diesem Wissen um die grundsätzlichen Wirkprinzipien der orthetischen Versorgung muß der verordnende Arzt über fundierte anatomische und biomechanische Kenntnisse verfügen, um mit der jeweils verordneten Orthese die für den gesamten Therapieplan erforderliche Wirkung zu erzielen.

Die Aufgaben der Stabilisation, Immobilisation und Entlastung sowie der Ausgleich von Asymmetrien werden durch statische Orthesen herbeigeführt. Bei der Korrektur von Achsenfehlstellung können zwar auch statische Orthesen benutzt werden, in vielen Fällen wird man hier jedoch auf dynamische Orthesen zurückgreifen, bei denen durch elastische Elemente nicht nur statische, sondern auch dynamische Kräfte zur Korrektur benutzt werden.

Eine für die Rheumatologie weniger bedeutsame Form sind elektrische oder pneumatische Orthesen, mit deren Hilfe verlorengegangene Muskelkraft des Patienten durch Fremdkraft ersetzt wird. Über komplizierte Steuermechanismen und Regelungen werden myoelektrische Ströme zur Steuerung der Orthese benutzt. Ein weiteres orthetisches Prinzip ist die elektrische Stimulation gelähmter

Muskelgruppen bei Ausfall der körpereigenen neuralen Steuerung. Diese Art der Orthesen wird hier nicht weiter besprochen, weil sie fast ausschließlich bei orthopädisch-neurologischen Krankheiten eingesetzt werden.

Indikationen Die Verordnung von Orthesen ist bei allen rheumatischen Krankheiten indiziert, zu deren Pathogenese mechanische Fehlstellungen und Achsenabweichungen des Bewegungssystems beitragen, sowie bei allen rheumatischen Krankheiten, bei denen im Verlauf des Krankheitsprozesses Fehlstellungen oder Fehlfunktionen des Bewegungssystems auftreten, die einen Ausgleich oder Gegenkräfte erfordern. **Diese globale Definition der Indikation darf aber keineswegs dazu verleiten, globale Verordnungen von Orthesen auszustellen.**

> Ausschlaggebend für den therapeutischen Erfolg einer orthetischen Versorgung ist die klare Indikation mit sorgfältiger, detaillierter Angabe der therapeutischen Ziele, der wirksamen physikalischen Kräfte und der vorgesehehen Materialien.

Eine globale Verordnung „Einlagen" oder „Zurichtung eines Konfektionsschuhs" kann nur zu Mißverständnissen zwischen verordnendem Arzt und ausführendem Orthopädietechniker führen, zum Nachteil des Patienten! In die Indikation ist grundsätzlich einzubeziehen, ob eine Orthese als **Heilmittel,** also als vorübergehende Maßnahme, oder als **Hilfsmittel,** also als Dauertherapie vorgesehen ist. Diese Unterscheidung ist nicht nur für die möglicherweise erforderliche Auswahl des Kostenträgers wichtig, sondern vor allem für die Auswahl der Materialien und die Intervalle der Kontrolle.

Die **Indikation zur orthetischen Heilmittelversorgung** ist immer dann gegeben, wenn reversible, also noch durch körpereigene Reaktionen ausgleichbare Störungen am Bewegungssystem vorliegen. Die Orthese überbrückt in diesem Fall die Zeit bis zur körpereigenen Stabilisierung oder Ausheilung des Krankheitsprozesses.

Eine **Indikation zur orthetischen Hilfsmittelversorgung** ist auch dann gegeben, wenn solche Störungen am Bewegungssystem vorliegen, bei denen keine Aussicht auf Wiederherstellung durch körpereigene Reparationsmechanismen besteht. Die Orthese gleicht dann auf Dauer die verlorengegangene Funktion aus oder korrigiert die Fehlstellungen dauerhaft.

Kontraindikationen Bei der Versorgung mit Orthesen unter sorgfältiger Indikation bestehen keine absoluten Kontraindikationen.

Relative Kontraindikationen können sich jedoch ergeben, wenn der Patient eigene aktive Mitarbeit ablehnt oder deutlich zu verstehen gibt, daß er die Orthese in der vorgesehenen Form nicht benutzen kann oder will.

Eine relative Kontraindikation zur Verordnung von Orthesen ist auch ein nicht im Gesamtbehandlungsplan des Patienten fest verankertes therapeutisches Ziel. Diese globale Aussage sei durch ein konkretes Beispiel untermauert: Es erscheint wenig sinnvoll, einem Patienten orthopädische Schuhe mit entsprechender Zurichtung zu verordnen, wenn wenige Monate später eine operative Vorfußkorrektur mit Resektion der Metatarsalköpfchen vorgesehen ist.

Methoden Vielgestaltig wie die Aufgaben der Orthese, die möglichen Werkstoffe und die individuelle anatomische Situation des Patienten sind auch die Methoden, die für eine orthetische Versorgung in der Rheumatologie zur Verfügung stehen. Entsprechend dem therapeutischen Ziel, kann man zunächst unterscheiden zwischen:

- Statischen Orthesen
- Statischen Orthesen mit dynamischer Komponente
- Dynamischen Orthesen

Unter **statischen Orthesen** versteht man alle Orthesen mit passiver Korrektur der Funktionsstörung ohne primär dynamische Komponente. Ein klassisches Beispiel hierfür sind Lagerungsschienen, mit denen periphere Abschnitte des Bewegungssystems in einer festen, vorgeschriebenen Stellung gehalten werden. Zu den statischen Orthesen können auch alle entlastenden und immobilisierenden Behelfe gezählt werden.

Unter **statischen Orthesen mit dynamischer Komponente** sind solche Orthesen zu verstehen, mit denen neben der statischen Funktion auch dynamische Kräfte am Bewegungssystem wirksam werden, sei es unmittelbar an dem orthetischen versorgten Körperteil oder an benachbarten Gelenken oder Gliedern der Bewegungskette. Beispiel hierfür ist der Ausgleich einer Beinlängendifferenz mit einer Sohlenerhöhung, durch die dynamische Kräfte im Bereich der Ileosakralgelenke und der Wirbelsäule wirksam werden. Abrollsohlen mit rotatorischer Komponente sind gleichfalls statische Orthesen mit dynamischer Komponente (Abb. 5.1).

Unter **dynamischen Orthesen** versteht man alle Orthesen, bei denen primär dynamische Kräfte wirksam werden. Klassisches Beispiel hierfür sind dynamische Finger- und Handschienen.

Zu den Methoden der Orthetik gehört auch die Auswahl der Materialien, die möglichst fest, dauerhaft, leicht bearbeitbar, hygienisch und pflegeleicht, nicht zu schwer und nicht zu teuer sein sollten. Das ideale Material ist sicher bis heute noch nicht gefunden. Dennoch stehen moderne, thermisch verformbare Kunststoffe gleichrangig neben klassischen Materialien wie Holz, Leder oder Kork.

Sofern an der Wirksamkeit der Orthese oder ihrer regelmäßigen Benutzung Zweifel bestehen, sollten zunächst Provisorien aus billigen Materialien wie Kork, Holz oder Gips oder preiswerten Thermoplaste hergestellt werden. Mit einem solchen Provisorium sind Wirkung und Gebrauch der Orthese zu testen, ehe die endgültige Versorgung erfolgt.

Die Auswahl der orthetischen Methode erfolgt durch den behandelnden und verordnenden Arzt im Rahmen des Therapieziels. Allerdings ist eine enge Zusammenarbeit mit dem Patienten einerseits und dem Orthopädietechniker andererseits erforderlich, um eine optimale orthetische Versorgung durchführen zu können (Tabelle 5.6).

In der nachfolgenden Tabelle und Abbildung sind die für die Rheumatologie häufigen Orthesen kurz dargestellt (Tabelle 5.7, Abb. 5.1).

Kontrolle und Überwachung Das Wirkprinzip der Orthesen bedingt eine sorgfältige und kontinuierliche Kontrolle durch den verordnenden Arzt. Bereits anläßlich der Verordnung einer Orthese sollte das Problem mit dem Orthopädietechniker in Anwesenheit des Patienten direkt besprochen werden, um den Patienten von Anfang an in das Gespräch einzubeziehen. Dadurch ist eine Kontrolle gegeben, ob die getroffene Verordnung nicht nur den anatomischen Gegebenheiten des Patienten, sondern auch seiner persönlichen Vorstellung entspricht. In diesem Stadium der Kontrolle sind noch alle Änderungen möglich.

Bei aufwendigen Orthesen, die in mehreren Schritten gefertigt werden, empfiehlt sich eine erste ärztliche Kontrolle bereits im Rohbaustadium, damit notwendige Änderungen frühzeitig erfolgen.

Spätestens bei Übergabe der Orthese an den Patienten muß der verordnende Arzt den richtigen Sitz und die korrekte Wirkung der verordneten Orthese kontrollieren. Dies kann keinesfalls dem anfertigenden Techniker überlassen werden, auch wenn dieser noch so große Erfahrung in der orthetischen Versorgung von Rheumapatienten besitzt. Je nach Komplexität der Orthese und dem gewünschten therapeutischen Ziel sind engmaschige Kontrollen vor allem in den ersten Tagen und Wochen erforderlich, um unerwünschte Wirkungen frühzeitig zu erfassen und durch Änderungen an der Orthese zu beseitigen. Außerdem kann auf diese Weise kontrolliert werden, ob der Patient den richtigen Umgang mit der Orthese erlernt hat.

Es gibt kaum eine Orthese, die auf Anhieb paßt. Keineswegs kann dies auf schlechte Ausführung oder mangelhafte Verordnung zurückgeführt werden; denn durch das Tragen der Orthese können sich einerseits Form und Funktion des Bewegungssystems, andererseits aber auch Teile der Orthese ändern. Entsprechende Korrekturen sind dann unumgänglich.

Tabelle 5.6 Behandlungsziele, Maße und Abnahme der Maße von Einlagen

Behandlungsziele bei Einlagen

- Stabilisierung des Fußbogens
- Korrektur von Fehlstellungen
- Belastungsausgleich, Entlastung

Material für Einlagen

- Kork-Leder, Gummi
- Metalle (Duralin, Stahl, Bronzeblech)
- Thermoplastische Kunststoffe

Abnahme der Maße

- Gips
- Plastischer Abdruck
- Maßblatt mit Trittspurkopie

Merke: Eine Einlage muß nicht nur zum Fuß, sie muß auch zum Schuh passen!

Tabelle 5.7 Orthesen

Hals	• Schanz-Halskrawatte	
	• Halskragen	
Obere Extremität	• Fingerorthesen	
	• Mittelhandschienen	
	• Handgelenkorthese	
	• Dynamische Handschiene	
Untere Extremität	• Zehenorthesen	
	• Fußorthesen Einlagen	Ganz Halb Ferse
	• Schuhzurichtung Abrollsohle Schmetterlingsteil Pufferabsatz	
	• Unterschenkelorthesen Spitzfußorthese	
	• Kniebandage	

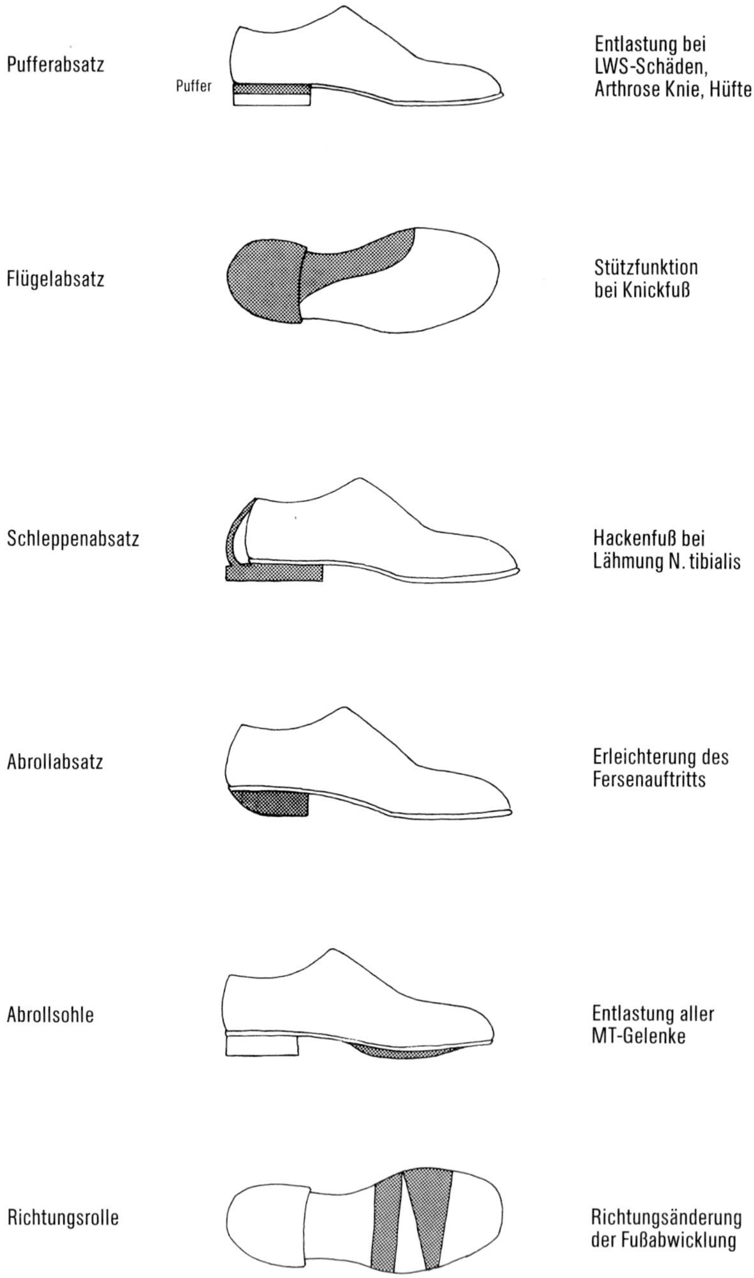

Abb. 5.1 Zurichtungen am Schuh

Winkelrolle	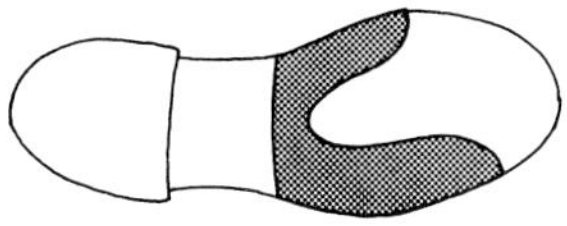	Entlastung der MT-Gelenke 1–3 mit Detorsionskorrektur
Schmetterlingsrolle	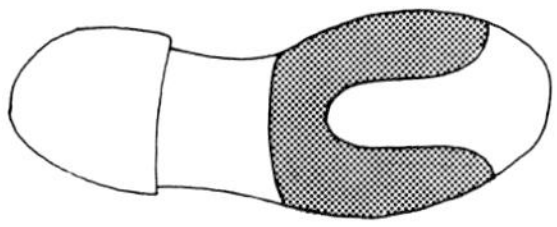	Entlastung der MT-Köpfchen 2 und 3 Dabei müssen MT I und V voll belastbar sein!!
Abrollabsatz und Abrollsohle (Abrollschuh)	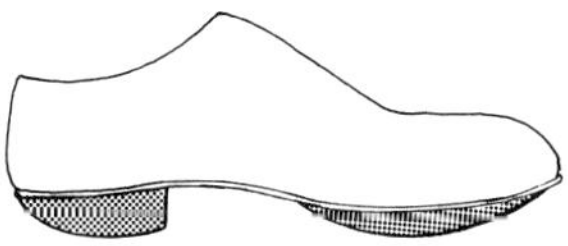	bei Versteifungen im oberen Sprunggelenk Achtung: unsicherer Stand
Absatzerhöhung	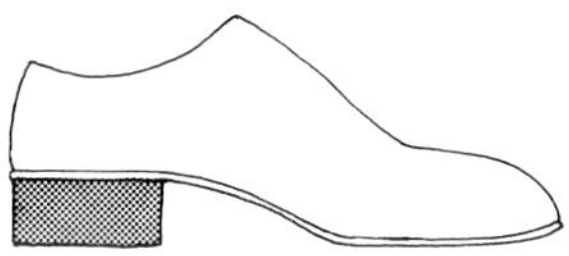	Ausgleich bei Beinverkürzung bis 1 cm
Sohlen- und Absatzerhöhung	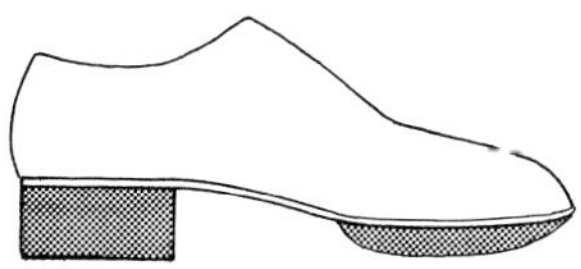	Ausgleich bei Beinverkürzung bis 3 cm und mehr
Negativabsatz (ggf. mit Vorfuß-erhöhung)	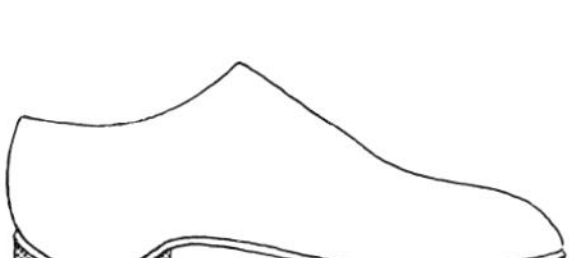	Entlastung des Femora-Patellargelenks bei Retropatellarschäden

Eine kontinuierliche Kontrolle durch den verordnenden Arzt und die behandelnden medizinischen Assistenzpersonen (Krankengymnasten, Ergotherapeuten) ist daher unabdingbar für den therapeutischen Erfolg einer orthetischen Versorgung.

Ganz besonders sorgfältig sind die Kontrolluntersuchungen vorzuprogrammieren, wenn eine Orthese schon von Anfang an so ausgelegt wurde, daß das therapeutische Ziel in mehreren Schritten erreicht werden soll. In diesem Fall ist kontinuierlich zu kontrollieren, ob der vorgesehene Grad der Korrektur durch die Orthese bereits erreicht wurde und der nächste Schritt eingeleitet werden kann.

Ein besonderes Problem der orthetischen Versorgung bei entzündlich-rheumatischen Krankheiten mit progredientem Krankheitsverlauf liegt darin, daß sich im Zuge des Krankheitsprozesses die anatomischen Verhältnisse schlagartig oder relativ kurzfristig ändern bzw. verschlechtern können. Dies hat möglicherweise zur Folge, daß eine früher verordnete Orthese mit korrektem Sitz und korrekter Funktion plötzlich nachteilige Auswirkungen auf das Bewegungssystem hat. Insoweit muß bei einem erneuten entzündlichen Schub oder deutlicher Progredienz des entzündlichen Krankheitsprozesses immer wieder eine erneute Beurteilung der orthetischen Versorgung erfolgen.

Unerwünschte Wirkungen – Therapieabbruch Trotz sorgfältiger Indikation und Auswahl der Orthese können sich unerwünschte Wirkungen einstellen, die nicht unbedingt immer in der Orthese selbst begründet sein müssen. Zu den unerwünschten Wirkungen durch die Orthese selbst zählen:

- Druckstellen durch die angreifenden Kräfte
- Einschränkung der Bewegungsfähigkeit
- Behinderung komplexer Funktionen
- Einschränkung der persönlichen Versorgung

Manche dieser unerwünschten Wirkungen von Orthesen müssen im Einzelfall in Kauf genommen werden. Es ist dann jeweils sorgfältig abzuwägen, in welchem Verhältnis die erwünschte Wirkung, also das therapeutische Ziel, zu den unerwünschten Wirkungen steht. Sicherlich sind Einschränkungen komplexer Funktionen oder eine Einschränkung der persönlichen Versorgung schwerwiegend. Das Beispiel dynamischer Handschienen zum Erhalt der Fingerstellung und -funktion zeigt jedoch deutlich, daß eine solche Schiene auch dann verordnet und vom Patienten getragen werden sollte, wenn hierdurch die Hilfe Dritter erforderlich wird oder bestimmte Arbeiten im Beruf oder bei der Versorgung des Haushalts behindert werden.

Auch unerwünschte Wirkungen in Form von Druckstellen, besonders bei vorgeschädigter Haut unter Langzeitkortisontherapie, sind bis zu einem gewissen Grad in Kauf zu nehmen, um die Funktion des Bewegungssystems zu erhalten und wiederherzustellen. Ein Therapieabbruch ist nur sehr selten erforderlich, nämlich dann, wenn offene Ulzerationen der Haut auftreten, die sich auch durch optimale Polsterung nicht immer vermeiden lassen.

Ein Abbruch der orthetischen Versorgung kann erforderlich werden, wenn sich die Gesamtsituation des Patienten durch einen erneuten Schub seiner rheumatischen Krankheit grundlegend ändert. Gleiches gilt, wenn durch operative Eingriffe die funktionelle Situation des Bewegungssystems so verändert wird, daß eine früher verordnete Orthese überflüssig oder in ihrer Wirkung nachteilig wird.

Therapieerfolg und Beurteilung Der therapeutische Erfolg der orthetischen Versorgung kann am funktionellen Status des Patienten abgelesen werden. Bei einer vorübergehenden orthetischen Versorgung im Sinne eines Heilmittels ist das Erreichen des gesetzten therapeutischen Ziels das Maß für den Therapieerfolg.

Bei einer dauernden Versorgung mit einer Orthese als Hilfsmittel ist der Therapieerfolg dann gegeben, wenn die gestörte Funktion weitgehend ausgeglichen werden kann mit einem Minimum an physischer und psychischer Beeinträchtigung des Patienten.

Ein besonderer Vorteil der orthetischen Versorgung liegt darin, daß sie jederzeit rückgängig gemacht werden kann und bei sorgfältiger Indikation und Kontrolle keine oder nur minimale unerwünschte Wirkungen und Risiken birgt. Dennoch bleibt die Orthese ein Fremdkörper, der vom Patienten akzeptiert werden muß. Daher ist die Beurteilung des Therapieerfolgs nicht nur und ausschließlich vom behandelnden Arzt und seiner Messung der Funktion und funktionellen Kapazität des Bewegungssystems abhängig, sondern auch vom Patienten und seiner persönlichen Beurteilung. Der kontinuierliche Gebrauch der Orthese ist dann der beste Beweis für den Therapieerfolg.

5.8 Hilfsmittel

Definition und Wirkprinzip Bis heute fehlt eine exakte Definition des Begriffs Hilfsmittel, die den bisher gebräuchlichen Definitionen der Rheumatologen, Orthopäden, Orthopädietechnikern und Beschäftigungstherapeuten einerseits und den sozialen Leistungsträgern andererseits gleichermaßen gerecht wird. Historisch werden alle Produkte der Orthopädietechnik unter den Begriff Heilmittel zusammengefaßt. Diese historische Definition sollte aber zugunsten einer funktionellen und am therapeutischen Ziel orientierten Definition verlassen werden.

> Hilfsmittel oder besser orthopädietechnische Hilfsmittel sind spezielle Werkzeuge für Behinderte, die ihnen eine weitgehende Unabhängigkeit von fremder Hilfe ermöglichen.

Alle anderen Bezeichnungen und Definitionen wie praktische Hilfe, andere Hilfsmittel, eigentliche Hilfsmittel oder Funktionshilfen sind unbefriedigende Bezeichnungen. Wir möchten uns daher den von Eichler (1975, 1981) gegebenen Definitionen und Aufstellungen anschließen.

Unabhängig von den Definitionen der jeweiligen Leistungsträger können die orthopädietechnischen Hilfsmittel im Sinne der obengenannten Definition noch unterschieden werden in:

- Medizinische Hilfsmittel
- Hilfsmittel zur Verbesserung der sozialen Situation
- Hilfsmittel für das Arbeitsleben

Bei den **medizinischen Hilfsmitteln** ist der Übergang von Orthesen zum eigentlichen orthopädietechnischen Hilfsmittel sehr fließend. Grundsätzlich sind unter medizinischen Hilfsmitteln alle diejenigen orthopädietechnischen Hilfsmittel zu verstehen, die erforderlich sind, um einer drohenden körperlichen Behinderung vorzubeugen, den Erfolg einer Heilbehandlung zu sichern oder eine körperliche Behinderung auszugleichen.

Hilfsmittel zur Verbesserung der sozialen Situation sind demgegenüber alle solchen orthopädietechnischen Hilfsmittel, die nicht Bestandteil der medizinischen Primärversorgung des Patienten sind. Hierunter fallen alle Hilfen zur Erleichterung der häuslichen Pflege, technische Hilfen zur Kommunikation mit der Umwelt, technische Adaptation der Wohnsituation einschließlich der Verbesserung der Mobilität.

Unter **Hilfsmitteln für das Arbeitsleben** werden alle die Hilfsmittel gerechnet, die es dem Patienten erlauben, eine berufliche Tätigkeit aufzunehmen oder weiterzuführen. Das beginnt mit Adaptationen des Fahrzeugs, um zur Arbeitsstelle zu gelangen, und endet mit individuellen Ausstattungen des Arbeitsplatzes.

Indikation Ohne besondere Probleme läßt sich die Indikation zur Verordnung medizinischer Hilfsmittel stellen, mit denen einer drohenden Behinderung vorgebeugt oder eine körperliche Behinderung ausgeglichen wird. Zum Teil haben diese Hilfsmittel dann auch orthetische Funktionen, dienen also dem dauerhaften Ausgleich verlorengegangener Körperfunktionen des Rheumapatienten.

Selbst wenn die Erfahrung lehrt, daß Patienten mit chronischer Polyarthritis und schweren Deformierungen der Gelenke noch erstaunlich leistungsfähig sind, muß im Sinne eines aktiven Gelenkschutzes stets daran gedacht werden, rechtzeitig im Verlauf des Krankheitsprozesses medizinische Hilfsmittel einzusetzen.

Hierzu zählt die Verordnung von Gehstützen zur Druckentlastung entzündlich veränderter Gelenke der unteren Extremität ebenso wie die Verordnung von Stielbürsten oder Stielkämmen bei Einschränkung der Beweglichkeit im Schultergelenk. Für die täglichen Verrichtungen bei der Körperpflege, beim Essen, beim An- und Auskleiden sowie bei der Fortbewegung sollten frühzeitig spezielle, auf den rheumatischen Krankheitsprozeß und seine besonderen Erfordernisse zugeschnittene Hilfsmitteln verordnet werden.

Die Verordnung von Hilfsmitteln zur Verbesserung der sozialen Situation ist zwar nicht mehr Bestandteil der medizinischen Versorgung, stellt aber gleichwohl eine wichtige Aufgabe des behandelnden Arztes dar. Bei der Verordnung von Hilfsmitteln für das Arbeitsleben kommt dem behandelnden Arzt eine beratende Aufgabe zu. In vielen Fällen wird die Indikation für diese Hilfsmittel auch vom behandelnden Arzt gestellt, wenn er im Rahmen der beruflichen Rehabilitation und der Anregung von Rehabilitationsmaßnahmen die Eingliederung oder Wiedereingliederung in das Berufsleben einleitet.

In jedem Fall ist die Indikation zur Verordnung von Hilfsmitteln mit dem Patienten ausführlich zu besprechen. Dies ist eine Aufgabe, die der behandelnde Arzt jeweils nur bedingt delegieren kann, z. B. an Pflegekräfte, Ergotherapeuten oder Sozialarbeiter. Nur durch die ärztliche Beratung und Aufsicht wird gewährleistet, daß die Hilfsmittelverordnung sich nahtlos in den Gesamtbehandlungsplan des Patienten einfügt und das verordnete Hilfsmittel vom Patienten voll akzeptiert und benutzt wird.

Kontraindikationen Für die Verordnung von Hilfsmitteln gibt es eigentlich keine Kontraindikation, wenn die Indikation richtig gestellt und die Verordnung mit dem Patienten ausführlich besprochen wurde. Relative Kontraindikationen bestehen nur dann, wenn abzusehen ist, daß aufgrund des Krankheitsverlaufs das Hilfsmittel bereits nach kurzer Zeit nicht mehr benutzt werden kann. Eine weitere relative Kontraindikation ist gegeben, wenn der verordnende Arzt bereits im Gespräch mit dem Patienten Zweifel daran hat, ob dieser das vorgesehene Hilfsmittel auch benutzen wird. Diese relative Kontraindikation gilt vor allem für teure und aufwendige Hilfsmittel wie elektrische Rollstühle oder verstellbare Kücheneinrichtungen.

Methoden Aus der Vielfalt orthopädisch-technischer Hilfsmittel sind nachfolgend die für die Behandlung von Patienten mit chronischer Polyarthritis, entzündlichen Krankheiten der peripheren Gelenke und der Wirbelsäule sowie Arthrosen zusammengestellt. Aus dieser Aufstellung ergibt sich ein erster Überblick über die verfügbaren speziellen Hilfsmittel für Rheumakranke.

Medizinische Hilfsmittel werden überwiegend von der Krankenkasse getragen, während die Hilfsmittel für die soziale oder berufliche Situation häufig andere Leistungsträger haben. Aufgrund der Sozialgesetzgebung ist es aber gleichgültig, ob der Arzt bei seiner Verordnung den richtigen, d. h. den jeweils zuständigen Leistungsträger ausgewählt hat.

Nach § 16 Abs. 2 SGB/AT sind alle Leistungsträger verpflichtet, die Anträge auf orthopädisch-technische Hilfsmittel an den jeweils zuständigen Leistungsträger weiterzuleiten, sofern sie selbst nicht zuständig sind. Einzige Ausnahme bildet hier der Bereich der Sozialhilfe, wo im Einzelfall der örtliche Sozialhilfeträger ermittelt werden muß.

In den örtlichen Arbeitsgemeinschaften der Deutschen Rheumaliga können sich die Patienten über jeweils neue Methoden der Hilfsmittelversorgung informieren. In vielen Fällen haben Krankenkassen, Deutsches Rotes Kreuz und andere Hilfsorganisationen auch Hilfsmittelverleihdepots, wo zunächst ein der Verordnung entsprechendes Hilfsmittel ausgeliehen und ausprobiert werden kann. Von dieser Möglichkeit sollte vermehrt Gebrauch gemacht werden, nicht nur um Kosten zu sparen, sondern auch um die Akzeptanz des Hilfsmittels durch den Patienten zu testen.

Kontrolle und Überwachung Die globale Kontrolle über Funktion und Gebrauch eines orthopädietechnischen Hilfsmittels obliegt dem behandelnden Arzt. Er muß entscheiden, ob das Hilfsmittel in der vorliegenden Form den vorgesehenen Zweck erfüllt, ohne an anderen Strukturen des Bewegungssystems Schäden zu verursachen. Hierin liegt eine besondere Problematik bei dem multiplen Gelenkbefall chronisch entzündlicher rheumatischer Krankheiten. Ganz im Gegensatz zu sonstigen orthopädischen Krankheiten oder Unfallfolgen kann es bei chronisch entzündlichen Krankheiten durch Wendungen im Krankheitsverlauf zum Befall vorher noch nicht betroffener Gelenke und Strukturen des Bewegungssystems kommen, der eine Anpassung bisher verwandter Hilfsmittel notwendig macht. In erster Linie ist zwar der Patient gefordert, Probleme beim Gebrauch eines Hilfsmittels mit dem Arzt zu besprechen. Vielfach scheuen sich jedoch die Patienten, mit solch banalen Problemen „dem Arzt die Zeit zu stehlen". Daher muß der behandelnde Arzt von sich aus das Gespräch auf früher verordnete Hilfsmittel bringen, um deren korrekte Anwendung zu kontrollieren. In dieser Aufgabe wird er unterstützt von den behandelnden Krankengymnasten und Ergotherapeuten, die ebenfalls mit dem Patienten über die bestehende oder vorgesehene Hilfsmittelversorgung sprechen sollen.

Unerwünschte Wirkungen und Therapieabbruch Unerwünschte Wirkungen durch orthopädisch-technische Hilfsmittel treten eigentlich nur dann auf, wenn Fehler bei der Indikation oder im Gebrauch des Hilfsmittels gemacht werden. Ein Therapieabbruch ist deswegen aber nur in Ausnahmefällen erforderlich. Meist genügt ein erneutes Gespräch und eine Demonstration im richtigen Umgang mit dem benutzten Hilfsmittel, um unerwünschte Wirkungen auszuschalten.

> Bei dem sprunghaften, schubweisen Verlauf der chronisch-entzündlichen Krankheiten des Bewegungssystems kann es jedoch notwendig werden, die Verordnung eines Hilfsmittels zurückzunehmen bzw. dessen Gebrauch kurzzeitig oder dauernd auszusetzen, wenn andere Glieder der Bewegungskette vom rheumatischen Krankheitsprozeß befallen und in Form und Funktion verändert werden.

Therapieerfolg und Beurteilung Wie bei den Orthesen ist auch bei den Hilfsmitteln der Therapieerfolg in einer möglichst weitgehenden Wiederherstellung der ausgefallenen Körperfunktionen zu sehen. Die Beurteilung darf sich dabei nicht nur nach der Meinung des Arztes richten; sie muß sich vielmehr am Patienten und seinem subjektiven Empfinden orientieren. **Ausschlaggebend ist allein die Beurteilung des Hilfsmittels durch den Patienten.**

Keinesfalls sollte sich der Arzt über die vom Patienten geäußerte Kritik an einem geforderten Hilfsmittel hinwegsetzen oder die subjektive Unzufriedenheit des Patienten mit Hinweis auf die Kosten des verordneten Hilfsmittels abtun oder herunterspielen. Sehr sorgfältig ist in solchen Fällen zu analysieren, welche Störungen der Patient beim Gebrauch des Hilfsmittels empfindet. Hier können oftmals kleinere Korrekturen oder individuelle Zurichtungen den vollen Therapieerfolg und die volle Zufriedenheit des Patienten bringen. In der Praxis werden hierbei sehr viele Fehler gemacht, wenn sich der Arzt oder medizinisches Assistenzpersonal nicht ausreichend mit der Situation des Patienten und den verordneten Hilfsmitteln auseinandersetzen. Sicherlich müssen der Patient und seine Angehörigen auch ihren Teil zur Sicherung des Therapieerfolgs beitragen. Dem Therapeuten kommt jedoch eine wichtige beratende Funktion zu, die nicht unbedingt in Einzelberatungen gegeben werden muß, sondern auch in Gruppengesprächen, beispielsweise anläßlich eines „Rheumatreffs" der Rheumaliga, erfolgen kann.

5.9 Rehabilitation im Beruf

Definition und Wirkprinzip Durch den Schmerz oder die schmerzhafte Funktionsbehinderung der Bewegungsorgane mit Beeinträchtigung der Beweglichkeit, der Kraft, der Geschicklichkeit und der Ausdauer wird die Fähigkeit des Rheumakranken, körperliche Arbeit zu verrichten, mehr oder minder deutlich eingeschränkt, wenn nicht sogar ganz aufgehoben. Diese Einschränkungen, die von der Art der rheumatischen Krankheit, ihrer Lokalisation, ihrem Stadium und Schweregrad, ihrer Aktivität und der Verlaufstendenz ebenso abhängig sind wie vom subjektiv empfundenen Leidensdruck und Behinderungsgrad, bedingen besondere Probleme bei der Rehabilitation des Rheumakranken im Beruf. Zusätzlichen Einfluß hat die Motivation des Rheumakranken gegenüber seinem Beruf oder seiner täglichen Arbeit.

Die Rehabilitation des Rheumakranken umfaßt daher alle Maßnahmen zur sozialen Wiedereingliederung allgemein und solche zur Wiederherstellung der Erwerbsfähigkeit insbesondere. Während die medizinischen Rehabilitationsleistungen die ärztliche Behandlung, Heil- und Hilfsmittel sowie physikalisch-therapeutische Maßnahmen beinhalten, zählen zu den berufsfördernden Rehabilitationsmaßnahmen alle Hilfen zur:

- Erhaltung oder Erwerb eines dem Krankheitsprozeß angepaßten Arbeitsplatzes
- Berufsfindung und Arbeitserprobung einschließlich Umschulung
- Einrichtung des Arbeitsplatzes oder der beruflichen Tätigkeit entsprechend der rheumatischen Behinderung

Für die ganzheitliche Therapie rheumatischer Krankheiten ist die soziale und berufliche Rehabilitation des Rheumakranken ein wesentlicher Bestandteil zur persönlichen Adaptation an den Krankheitsprozeß und den dadurch hervorgerufenen Behinderungsgrad.

Indikation Eine Indikation zur sozialen und beruflichen Rehabilitation ist grundsätzlich bei allen Patienten mit rheumatischen Krankheiten gegeben. Lediglich Art und Umfang rehabilitativer Maßnahmen haben je nach der Art der rheumatischen Krankheit und der durch sie hervorgerufenen Behinderung eine Differentialindikation.

Kontraindikation Für die soziale Rehabilitation gibt es keine Kontraindikation. Auch für die berufliche Rehabilitation bestehen relative Kontraindikationen nur bei solchen Patienten, die völlig resigniert haben und nicht mehr zu motivieren sind. Relative Kontraindikationen zur beruflichen Rehabilitation bestehen auch bei solchen Rheumapatienten, die ihre rheumatische Krankheit zum Vorwand für den Ausstieg aus dem Erwerbsleben benutzen.

Methoden In der Auswahl und der Koordination aller Maßnahmen zur sozialen und beruflichen Rehabilitation des Rheumakranken muß der behandelnde Arzt ein gewichtiges Wort mitsprechen, auch wenn er selbst die rehabilitativen Maßnahmen nicht durchführt. Die soziale und berufliche Rehabilitation geht mit der Therapie der rheumatischen Krankheit und ihrer medizinischen Rehabilitation Hand in Hand. Weil nur der behandelnde Arzt die funktionelle Kapazität seines Rheumapatienten beurteilen kann, muß er den Patienten beraten, führen und u. U. auch mit dem Betrieb, den Rentenversicherungen als Trägern der beruflichen Rehabilitation sowie mit staatlichen Stellen als Trägern der sozialen Rehabilitation Kontakt aufnehmen.

In den Tabellen 5.8–5.13 sind die wichtigsten Maßnahmen im Rahmen der Rehabilitation von Rheumakranken zusammengestellt.

Tabelle 5.8 Fragen an den Patienten zur Entscheidung über berufliche Rehabilitationsmaßnahmen

- Welchen Beruf haben Sie erlernt, welchen Beruf üben Sie derzeit aus?
- Wie beschreiben Sie Ihren Arbeitsplatz?
- Wie beschreiben Sie Ihren täglichen Arbeitsablauf?
- Fühlen Sie sich dieser Tätigkeit unter den gegebenen Umständen gewachsen?
- Welche Schwierigkeiten und Probleme sehen Sie durch Ihre Krankheit?
- Wie wirkt sich Ihre Tätigkeit auf die Krankheit aus?
- Welche Änderungen müßte Ihr Arbeitsplatz erfahren, damit Sie dort weiter arbeiten können?
- Was steht diesen Änderungen am Arbeitsplatz möglicherweise entgegen?
- Welche Alternativen zu Ihrer jetzigen Tätigkeit sehen Sie?
- Welche Tätigkeit würden Sie lieber ausüben?
- Welche Tätigkeit würden Sie sich selbst zutrauen?

Tabelle 5.9 Besondere Probleme der beruflichen Rehabilitation von Rheumapatienten

Krankheitsbedingte Probleme	Berufliche Anforderungen
• Morgendliche, oft stundenlang dauernde Startschwierigkeiten mit Morgensteife und Anlaufschmerzen in der Zeit zwischen Bettruhe und Arbeitsaufnahme	• Pünktlicher Arbeitsbeginn, meist am frühen Morgen • Unverzügliche Aufnahme der Tätigkeit am Arbeitsplatz
• Rasche Ermüdbarkeit der Muskulatur, vor allem auch bei statischer Haltearbeit	• Vorgegebenes, meist nicht selbst bestimmbares Arbeitsvolumen pro Zeiteinheit • Gestaltung und Lage des Arbeitsplatzes nach ausschließlich betrieblichen Erfordernissen • Gestaltung und Lage des Arbeitsplatzes nach Platzbedarf und Arbeitshaltung eines Gesunden
• Schnellere Erschöpfbarkeit der somatischen und psychischen Kraftreserven	• Vorgeschriebene Tages- und Wochenarbeitszeit • Seltene Pausen zu festgelegten Zeiten
• Tendenz rheumatischer Erkrankungen zu chronischer und schubweiser Progredienz • Nichtvorhersehbares Auftreten akuter Krankheitsschübe und Rezidive	• Zeitlich fixierter Urlaubsanspruch und häufig wenig flexible Wahlmöglichkeit des Urlaubs (Betriebsferien)
• Größere Labilität gegenüber Einflüssen von Witterung und Raumklima	• Gestaltung des Raumklimas am Arbeitsplatz in Abhängigkeit von betriebstechnischen Abläufen, oft schwer einstellbare Klimaanlagen, unausgewogene Temperaturschwankungen oder Temperaturkontrakte • Hohe Luftgeschwindigkeit (Zugluft) und/oder hohe Luftfeuchtigkeit (Schwüle)

Tabelle 5.10 Träger der Rehabilitationsmaßnahmen

Im § 2 des Rehabilitationsangleichungsgesetzes (RehaAnglG) ist festgelegt, daß nachfolgende Körperschaften, Anstalten und Behörden gesetzlich verpflichtet sind, Leistungen zur Rehabilitation zu erbringen:

- Gesetzliche Krankenversicherungen
- Gesetzliche Unfallversicherungen
- Gesetzliche Rentenversicherungen
- Bundesanstalt für Arbeit
- Behördliche Träger der Kriegsopferversorgung/Kriegsopferfürsorge

Alle Träger der Rehabilitationsmaßnahmen sind gesetzlich zur Zusammenarbeit miteinander verpflichtet (§ 5 RehaAnglG).
Sie haben - falls Sie selbst nicht zuständig sind - einen Antrag auf Rehabilitaionsmaßnahmen an den jeweils zuständigen Träger weiterzuleiten.
Sie haben dafür Sorge zu tragen, daß Rehabilitationsverfahren nahtlos und zügig verlaufen und daß die Leistungen zur Rehabilitation dem Umfang nach einheitlich erbracht werden.

Tabelle 5.11 Soziale und versicherungsrechtliche Stufen der Versorgung und Rehabilitation bei chronischen Krankheiten des Bewegungssystems

1. Ärztliche Versorgung

Ärzte für Allgemeinmedizin, bei entzündlichen Erkrankungen des Bewegungssystems Internisten (Rheumatologen), bei degenerativen Erkrankungen Orthopäden (Rheumatologen). Aufstellen eines Gesamtrehabilitationsplans

2. Wohnortnahe physikalische Therapie

Kostenträger:	• Gesetzliche Krankenversicherung (AOK, Ersatz-, Betriebs-, Innungskrankenkassen) • Rentenversicherung (LVA, BfA, Knappschaft, Seekasse) • Sozialhilfe
Durchführung:	• Niedergelassener Physiotherapeut (Krankengymnast, Masseur/Bademeister) • Niedergelassene Ärzte • Ambulatorien in Krankenhäusern • Arbeitsgruppen der Rheumaliga

3. Medizinische Rehabilitation

Kostenträger:	• Rentenversicherung (Invalidenversicherung) • Krankenversicherung (§ 184 a), auch bei Rentnern • Sozialhilfe
Durchführung:	• Spezialklinik (Krankenversicherung, Rentenversicherung) • Allgemeines Krankenhaus (Krankenversicherung), danach • Anschlußheilbehandlung (Rentenversicherung) • Badekuren (Krankenversicherung)
Häufigkeit:	• Heilverfahren und Kuren mehr als 2 Jahre Abstand bei gegebener Indikation auch häufiger

Fortsetzung der Tabelle siehe nächste Seite

Fortsetzung Tabelle 5.11 Soziale und versicherungsrechtliche Stufen der Versorgung und Rehabilitation bei chronischen Krankheiten des Bewegungssystems

4. Berufliche Rehabilitation

Kostenträger:	• Arbeitsamt bei weniger als 180 Monaten (15 Jahre) versicherungspflichtiger Tätigkeit • Rentenversicherung bei mehr als 180 Monaten versicherungspflichtiger Tätigkeit
Durchführung:	• Arbeitsplatzhilfe Innerbetriebliche Umsetzung Umschulung
Indikation:	• In frühen Stadien bei erkennbar eintretender bleibender Behinderung

5. Leben mit der Behinderung

Kostenträger für Hilfsmittel:

- Krankenversicherung (Reha-Berater)
- Rentenversicherung
- Arbeitsamt
- Sozialhilfe

Verteilung der Hilfsmittel:

- Orthopädische Fachgeschäfte
- Rheumaliga / Soziale Hilfsdienste
- Spezialkliniken
- gelegentlich: Krankenkasse

Beratung bei Wohnungsgestaltung:

- Rheumaliga

Benutzung öffentlicher Verkehrsmittel:

- Versorgungsamt (Antrag gemäß Schwerbehindertengesetz)

6. Auswirkung der Sozialgesetzgebung

Auskunft über Zuständigkeit des Kostenträgers:

- Rheumaliga
- Krankenversicherung (Reha-Berater)
- Gesundheitsamt
- Sozialhilfe

Tabelle 5.12 Leistungen und Leistungsträger im Rahmen der Rehabilitation

Leistung zur Rehabilitation

1. Medizinische Leistungen,
insbesondere
- ärztliche und zahnärztliche Behandlung
- Arznei- und Verbandmittel
- Heilmittel einschl. Krankengymnastik, Bewegungs-, Sprach- und Beschäftigungstherapie
- Körperersatzstücke, orthopädische und andere Hilfsmittel
- Belastungserprobung und Arbeitstherapie, auch in Krankenhäusern, Kur- und Spezialeinrichtungen

2. Berufsfördernde Leistungen,
insbesondere
- Hilfen zur Erhaltung oder Erlangung eines Arbeitsplatzes
- Berufsfindung, Arbeitserprobung und Berufsvorbereitung
- berufliche Anpassung, Ausbildung, Fortbildung und Umschulung
- sonstige Hilfen zur Förderung einer Erwerbs- oder Berufstätigkeit auf dem allgemeinen Arbeitsmarkt oder in einer Werkstatt für Behinderte

3. Leistungen zur allgemeinen sozialen Eingliederung,
insbesondere Hilfen
- zur Entwicklung der geistigen und körperlichen Fähigkeiten vor Beginn der Schulpflicht
- zur angemessenen Schulbildung einschl. der Vorbereitung hierzu
- für Behinderte, die nur praktisch bildbar sind, zur Ermöglichung einer Teilnahme am Leben in der Gemeinschaft
- zur Ausübung einer angemessenen Tätigkeit, soweit berufsfördernde Leistungen nicht möglich sind
- zur Ermöglichung und Erleichterung der Verständigung mit der Umwelt
- zur Erhaltung, Besserung und Wiederherstellung der körperlichen und geistigen Beweglichkeit sowie des seelischen Gleichgewichts
- zur Ermöglichung und Erleichterung der Besorgung des Haushalts
- zur Verbesserung der wohnungsgemäßen Unterbringung
- zur Freizeitgestaltung und zur sonstigen Teilnahme am gesellschaftlichen und kulturellen Leben

4. Ergänzende Leistungen,
insbesondere
- Übergangsgeld, Krankengeld, Verletztengeld, Versorgungskrankengeld
- sonstige Hilfen zum Lebensunterhalt
- Beiträge zur gesetzlichen Kranken-, Unfall- und Rentenversicherung sowie zur Bundesanstalt für Arbeit
- Übernahme der mit einer berufsfördernden Leistung zusammenhängenden Kosten
- Übernahme der Reisekosten
- Behindertensport in Gruppen unter ärztlicher Betreuung
- Haushaltshilfe

Fortsetzung Tabelle 5.12 Leistungen und Leistungsträger im Rahmen der Rehabilitation

Leistungsträger für die Rehabilitation

Träger der gesetzlichen Krankenversicherung (Medizinische Rehabilitation)

- Ortskrankenkassen
- Betriebskrankenkassen
- Innungskrankenkassen
- See-Krankenkasse (Seekasse)
- Ersatzkassen
- Bundesknappschaft
- Landwirtschaftliche Krankenkassen

Träger der Rentenversicherung (Medizinische und berufliche Rehabilitation)

- Landesversicherungsanstalt
- Bundesbahn-versicherungsanstalt
- Seekasse
- Bundesversicherungsanstalt für Angestellte
- Bundesknappschaft
- Landwirtschaftliche Alterskassen (nur medizinische Rehabilitation)

Bundesanstalt für Arbeit (Berufliche Rehabilitation)

- Landesarbeitsämter
- Arbeitsämter

Träger der gesetzlichen Unfallversicherung (Medizinische, schulisch/pädagogische, berufliche und soziale Rehabilitation)

- Gewerbliche Berufsgenossenschaft
- See-Berufsgenossenschaft
- Landwirtschaftliche Berufsgenossenschaft
- Gemeindeunfall-versicherungsverbände
- Ausführungsbehörden für Unfallversicherung des Bundes, der Länder und Gemeinden
- Feuerwehr-Unfall-Versicherungskassen

Träger der sozialen Entschädigung bei Gesundheitsschäden (Medizinische, schulisch/pädagogische, berufliche und soziale Rehabilitation)

- Landesversorgungsämter
- Versorgungsämter
- Hauptfürsorgestellen
- Fürsorgestellen

Träger der Sozialhilfe (Medizinische, schulisch/pädagogische, berufliche und soziale Rehabilitation)

- Überörtliche Träger der Sozialhilfe
- Örtliche Träger der Sozialhilfe

Tabelle 5.13 Anforderungen an den Arbeitsplatz

Patienten mit statisch-degenerativer Wirbelsäuleninsuffizienz:	
Keine WS-belastenden Bück-, Hebe-, Trage- oder Stehbeanspruchungen Keine Zwangshaltungen	Tätigkeit mit häufig wechselnder Körperhaltung
Keine einförmigen, stereotypen Bewegungsabläufe	Adaptation von Bedienungselementen von Werkzeugmaschinen Optimale Arbeitssitz- und Arbeitstischhöhe
Keine Nässe, Kälte oder Zuglufteinwirkungen	Optimale Raumklimatisation
Keine Arbeiten unter Zeitdruck, keine Überstunden	Wenn möglich, flexible Gestaltung von Arbeitszeiten
Patienten mit Spondylitis ankylosans (ohne Gelenkbeteiligung):	
Keine Einwirkungen von Kälte, Nässe und Zugluft oder Witterung	Optimale Raumklimatisation
Keine einförmige Körperhaltung (besonders keine kyphotische Beugehaltung)	Häufig wechselnde Haltung, Adaptation des Arbeitsplatzes
Keine Wechselschicht	
Kein schweres Heben oder Tragen	Evtl. mechanische Hilfen
Patienten mit Arthrose der Hüft- oder Kniegelenke:	
Keine Tätigkeiten in vorwiegend oder ausschließlich stehender Körperhaltung	Steh-, Stütz- und Entlastungsitz
Keine Kniebeugebelastungen	Adaptation der Arbeitsplatzhöhe
Kein Heben oder Tragen schwerer Lasten	Mechanische Hebehilfen
Keine Arbeiten in ausschließlich sitzender Körperhaltung	Spezialsitz nach Art des Arthrodesenstuhls
Keine Arbeiten auf Leitern und Gerüsten	
Keine Arbeiten auf Betonboden	Polstermatten
Keine Arbeiten auf holprigem Bodem mit Stolpergefahr (Bauplatz u. a.)	
Für Krückengänger	Kurze Anwege, keine Stufen, automatischer Türöffner

Fortsetzung der Tabelle siehe nächste Seite

Fortsetzung Tabelle 5.13 Anforderungen an den Arbeitsplatz

Patienten mit chronischer Polyarthritis:	
Keine Nässe, Kälte oder Zugluft oder Witterungseinwirkungen	Optimale Raumklimatisation
Keine mechanischen Einwirkungen auf die betroffenen Gelenke (Scherkräfte, Stauchungen, Druck)	Mechanische Hilfen oder adaptiertes Werkzeug, adaptierte Bedienungselemente, vorwiegend sitzende Arbeitshaltung
Keine strikte zeitliche Einbindung in den Arbeitstag	Gleitender Arbeitszeitbeginn nach Abklingen der Morgensteife
Kein Zeitdruck, kein Akkord	Flexible Gestaltung der Arbeitszeit und individuelle Einteilung des Arbeitsvolumens
Keine Wechselschicht	
Keine ununterbrochene Dauerbeanspruchung	Mehrere Kurzpausen
Polyarthritis – Rollstuhlfahrer:	Behindertengerecht adaptierter Arbeitsplatz Behindertentoilette Optimale Lage zu Parkplatz Aufzug und Toilette Stufenlose Anwege
Patienten mit Weichteilrheumatismus:	
Keine Kälte, Nässe und Zugluft oder Witterungseinwirkungen	Optimale Raumklimatisation, thermoisolierter Fußboden
Keine Haltungs- oder Bewegungsstereotypien	Abwechslungsreiche Arbeitshaltung, häufig kurze Pausen
Kein Zeitdruck, keine Dauerbeanspruchung	Pausen, flexible Gestaltung der Arbeitszeit
Keine Nachtschicht	
Keine Überstunden	
Kein übermäßiger Verantwortungsdruck	Klar umschriebenes Aufgabengebiet
Allgemeines:	
Eventuell betrieblicher Abhol- und Bringdienst (Bustransport für Schwerbehinderte von und zur Wohnung)	
Betriebliche Physiotherapieeinrichtungen (evtl. im Zusammenhang mit dem werksärztlichen Dienst)	

Wichtigste Maßnahme und Methode im Bereich der sozialen und beruflichen Rehabilitation ist das beratende Gespräch, welches auch die psychische Führung des Rheumakranken einschließt. Im Gespräch muß zunächst die Erkenntnis des Patienten erreicht werden, daß eine Invalidisierung weder das erstrebenswerte Ziel noch die zwangsläufige Folge der rheumatischen Krankheit ist.

Auch wenn der Arzt auf das berufliche Umfeld des Patienten keinen unmittelbaren Einfluß nehmen kann, muß er doch im Gespräch mit dem Patienten und durch die Koordination aller an der medizinischen Rehabilitation Beteiligten zu erreichen versuchen:

- Daß der Rheumapatient rationelle, gelenkschonende und seinem Behinderungsgrad sowie dem jeweiligen Krankheitsverlauf angepaßte Arbeitsweisen erlernt
- Daß der Rheumapatient seine Verhaltensweise und Lebensführung zu Hause und am Arbeitsplatz der Art und dem Ausmaß seiner rheumatischen Krankheit anpaßt
- Daß der Rheumapatient von allen ihm zur Verfügung stehenden Möglichkeiten zur sozialen und beruflichen Rehabilitation Gebrauch macht
- Daß der Rheumapatient Vertrauen in seine eigenen Fähigkeiten einschließlich der Arbeitsfähigkeit wiedergewinnt

Zu den Methoden der sozialen und beruflichen Rehabilitation zählt auch das ärztliche Gespräch mit Angehörigen, Arbeitgeber und Behörde, mit dem erreicht wird:

- Daß die Umwelt eine positive Einstellung zum Rheumapatienten und seiner Behinderung gewinnt
- Daß die persönlichen Hilfeleistungen dem Behinderungsgrad des Rheumapatienten entsprechen, ohne ihn in seiner eigenen Aktivität zu lähmen oder von seiner Umwelt abhängig zu machen
- Daß der Arbeitsplatz an die Funktionskapazität des Rheumapatienten angepaßt wird
- Daß, soweit erforderlich, eine berufliche Umschulung eingeleitet wird
- Daß eine wirtschaftliche Sicherstellung und finanzielle Unterstützung gewährleistet ist

Eingeleitet werden Rehabilitationsmaßnahmen durch ärztliche Verordnung, die auf einem besonderen Formular erfolgen sollte (Abb. 5.2).

a

AOK	LKK	BKK	IKK	VdAK	AEV	Knappschaft

Name des Versicherten | Vorname | geb. am

Ehegatte/Kind/Sonst. Angeh. | Vorname | geb. am

Arbeitgeber (Dienststelle)/Mitgl.-Nr./Freiw./Rentner

Wohnung des Patienten

An die zuständige Krankenkasse:

Mitteilung nach § 368 s RVO an die Krankenkasse

über Feststellung einer Behinderung / Anregung v. Rehabilitationsmaßnahmen

1. Diagnose und Art der Behinderung: ____

2. Ich halte bestimmte Rehabilitationsmaßnahmen für angezeigt: ja ☐ nein ☐
   Wenn ja,
   medizinischer Art: ____

   beruflicher Art: ____

   anderer Art: ____

3. Ich rege die Aufstellung eines Gesamtplans an ja ☐ nein ☐

4. Ich halte meine Mitwirkung an der Aufstellung des Gesamtplans für notwendig ja ☐ nein ☐
   Meine Mitwirkung wird vom Patienten verlangt ja ☐ nein ☐

Datum: ____

Kassenarztstempel

Unterschrift des Arztes

Muster 22 a (7. 1970)

b **Stempel der Krankenkasse**

Frau / Herrn
Dr. med.

Information für den Arzt

Wir danken Ihnen für Ihre umseitige Mitteilung.

Sie wird bei uns bearbeitet von

Frau/Herrn ____

Tel.-Nr. ____

Az.: ____

Folgendes wurde veranlaßt: ____

Wir werden Sie über die Einleitung bzw. den Fortgang des Rehabilitationsverfahrens weiterhin unterrichten.

Datum: ____ Unterschrift

Abb. 5.2 Formular zur Einleitung von Rehabilitationsmaßnahmen. **a** Vorderseite, **b** Rückseite

Ebenfalls zu den Maßnahmen und Methoden der sozialen und beruflichen Rehabilitation zählt, daß der Rheumapatient auf die Selbsthilfeorganisationen (z. B. die Deutsche Rheumaliga) hingewiesen wird. **Dabei darf dieser Hinweis allerdings keine Alibifunktion für die oben erwähnten ärztlichen Aufgaben im Rahmen der sozialen und beruflichen Rehabilitation haben!**

Therapieerfolg und Beurteilung Die Beurteilung des Erfolgs rehabilitativer Maßnahmen ist sehr einfach: Die Zufriedenheit des Patienten in seiner sozialen und beruflichen Situation ist das Kriterium für eine erfolgreiche Rehabilitation. Will man objektive Daten heranziehen, können Zeiten der Arbeitsunfähigkeit einen gewissen Anhalt geben. Daneben kann auch der Krankheitsverlauf selbst Hinweise auf eine erfolgreiche Rehabilitation zeigen, wenn es gelungen ist, durch rehabilitative Maßnahmen am Arbeitsplatz schmerzverstärkende und für den Krankheitsverlauf schädliche Einwirkungen auszuschalten.

6 Rheumatologische Akutsituationen

Rheumatische Krankheiten sind in der Regel nicht lebensbedrohlich. Dennoch gibt es auch in der Rheumatologie Situationen, die ein rasches diagnostisches und/ oder therapeutischese Handeln erfordern. Diese Akutsituationen können als scheinbare Erstmanifestation einer bis dahin nicht diagnostizierten rheumatischen Krankheit auftreten, sicher ein seltenes, dann aber differentialdiagnostisch um so problematischeres Ereignis. **Treten Akutsituationen im Verlauf einer bereits diagnostizierten rheumatischen Krankheit auf, dann kommt es darauf an, sie als Komplikation der Grundkrankheit zu erkennen, um die richtige therapeutische Entscheidung treffen zu können.** Besonders häufig sind aber Akutsituationen aufgrund unerwünschter Wirkungen der antirheumatischen Therapie (Tabelle 6.1).

Rheumatologische Akutsituationen können auftreten als:

- Scheinbare oder wirkliche Erstmanifestation einer noch nicht diagnostizierten rheumatischen Krankheit
- Komplikation einer bereits bekannten rheumatischen Krankheit
- Unerwünschte Wirkung einer antirheumatischen Therapie

Die nachfolgende tabellarische Zusammenstellung gibt einen Überblick über die rheumatologischen Akutsituationen und die erforderlichen Maßnahmen zur Diagnostik und Therapie. Dabei sind nicht alle differentialdiagnostischen und -therapeutischen Möglichkeiten aufgelistet. Vielmehr haben wir uns beschränkt auf die rheumatischen Ursachen der aufgezählten akuten Symptome.

Tabelle 6.1 Übersicht über die rheumatologischen Akutsituationen

1. Akutsituationen als **Erstmanifestation** einer rheumatischen Krankheit

- Arthritis eines Gelenks
- Akuter Schulterschmerz
- Akuter Wadenschmerz
- Akute neurologische Ausfälle
- Akute Krampfanfälle
- Akuter arterieller Verschluß
- Akuter Muskelschmerz
- Akuter Sehverlust
- Akute Augenentzündung
- Akute Urethritis/Balanitis

2. Akutsituationen **im Verlauf** des rheumatischen Krankheitsprozesses (zusätzlich zu den unter Erstmanifestation genannten Symptomen)

- Periphere Ulzerationen, Gangrän
- Akuter Schmerz der oberen HWS mit neurologischen Ausfällen
- Akuter, lokalisierter Wirbelsäulenschmerz
- Akute Sehnenruptur
- Akute Tachykardien und Herzrhythmusstörungen
- Pleuritis, interstitielle Pneumonie
- Akute Psychosen
- Akute Leukopenie
- Akute hämorrhagische Diathese / Gerinnungsstörung

3. Akutsituationen durch die **Therapie** rheumatischer Krankheiten

- Akute gastrointestinale Blutung / Akutes Abdomen
- Akute Hämolyse
- Akute Gerinnungsstörungen
- Akute Agranulozytose / Thrombopenie
- Akute kardiale Dekompensation
- Akute Stoffwechselentgleisung
- Akute Nebennierenrindeninsuffizienz
- Aktue Dermatosen
- Akute Vaskulitis
- Akuter Glaukomanfall
- Akute Sehnenruptur
- Akute Myasthenie
- Akute Psychose

6.1 Akutsituationen durch Erstmanifestationen einer rheumatischen Krankheit

Perakute Mono-Oligarthritis

Ursache

- Kristallarthropathie
- Septische Arthritis

Diagnostisches und therapeutisches Vorgehen

- Diagnostische Gelenkpunktion (Kristalle, Zellen, Bakterien)
- Lagerung und Ruhigstellung in Funktionsstellung
- Lokale Eisbehandlung
- Nichtsteroidale Antiphlogistika (z. B. Indometacin bis 150–200 mg/Tag)
- Bei Arthritis urica Kolchizin, Urikostatika, Urikosurika
- Bei septischer Arthritis antibiotische Therapie parenteral

Akuter Schulterschmerz

Ursache

- Periarthritis humeroscapularis (PHS) akuta
- Periarthritis humeroscapulais (PHS) pseudoparalytica

Diagnostisches und therapeutisches Vorgehen

- Röntgen, ggf. Arthrographie
- Ruhigstellung in Abduktion
- Lokale Eisabreibung
- Lokale Injektion von Lokalanästhetika
- Peroxinorm-Injektion/Infiltration
- Glukokortikoide - Injektion/Infiltration

Akuter Wadenschmerz

Ursache

- Rupturierte Baker-Zyste
  bei chronischer Polyarthritis (c.P.)
  Spondylitis ankylosans und anderen Systemerkrankungen
  Arthrosen (selten)

Diagnostisches und therapeutisches Vorgehen

- Im Zweifelsfall Sonographie und Arthrographie
- Ruhigstellung
- Eisbehandlung
- Antiphlogistika
- Evtl. Punktion des Kniegelenks und/oder der Zyste

Akuter Ausfall peripherer Nerven

Ursache

- Diskusprolaps
- „Engpaßsyndrome"

Diagnostisches und therapeutisches Vorgehen

- Röntgen, ggf. Myelographie/Computertomographie
- Elektroneurographie
- Thermographie
- Stufenlagerung bei Diskusprolaps LWS
- Medikamentöse Sedierung/Muskelrelaxation (z. B. Diazepam 10 mg)
- Systemische Verabreichung von nichtsteroidalen, kurzfristig auch kortisonhaltigen Antiphlogistika
- Lokale Steroidinjektionen } nur bei entzündlich bedingten Engpaßsyndromen
- Lokale Kryotherapie }
- Operative Sanierung

Akuter Arterienverschluß

Ursache

- Nekrotisierende Vaskulitis
  bei c.P. und Kollagenosen

Diagnostisches und therapeutisches Vorgehen

- Thermographie
- Arteriographie (Cave: zusätzlicher vasokonstriktorischer Reiz)
- Hochdosierte Analgetikagabe
- Auch bei noch nicht endgültig gesicherter Diagnose hochdosierte systemische Glukokortikoidtherapie
- Sorgfältige, druckfreie Tieflagerung

Akuter Muskelschmerz

Ursache

- Polymyalgia rheumatica

Diagnostisches und therapeutisches Vorgehen

- Anamnestischer Ausschluß einer traumatischen Genese
- BSG-Bestimmung
- Danach hochdosiert Glukokortikoide gleichermaßen aus diagnostischer und therapeutischer Indikation

Akuter Sehverlust

Ursache

- Arteriitis temporalis (Horton)

Diagnostisches und therapeutisches Vorgehen

- BSG-Bestimmung
- Bei bloßem Verdacht sofort hochdosierte systemische Glukokortikoidgabe!
- Augenärztliches Konsil
- Ggf. Biopsie der Temporalarterie

Akute Augenentzündung

Ursache

- Keratokonjunktivitis
- Episkleritis
- Uveitis

Diagnostisches und therapeutisches Vorgehen

- Sofortige augenärztliche Untersuchung
- Mydriatika und Glukokortikoide lokal (Tropfen)

Akute Urethritis/Balanitis

Ursache

- M.Reiter

Diagnostisches und therapeutisches Vorgehen

- Abstrich, breite bakteriologische Untersuchung
- Anamnestisch Ausschluß von Gonorrhöe oder anderen Geschlechtskrankheiten
- Nichtsteroidalc Antirheumatika

6.2 Akutsituationen durch Komplikationen einer bereits bekannten rheumatischen Krankheit (zusätzlich zu den unter „Erstmanifestationen" genannten Symptomen)

Ulcera crurum, Gangrän

Ursache

- Leukoklastische Vaskulitis
  bei chronischer Polyarthritis
  Kollagenosen

Diagnostisches und therapeutisches Vorgehen

- Histologische Sicherung (Ausschluß einer krankheitsunabhängigen venösen oder arteriellen Insuffizienz)
- Glukokortikoidtherapie beginnen (einschleichend!).
  Erhöhung der Kortikoiddosis erst nach histologischer Sicherung der Diagnose

Akuter Schmerz der oberen Halswirbelsäule mit neurologischen Ausfällen

Ursache

- Gefügestörung des atlantodentalen Gelenks durch entzündliche Destruktion bei chronischer Polyarthritis (Rheumatoide Arthritis)
  Spondylitis ankylosans (Sp.a.)

Diagnostisches und therapeutisches Vorgehen

- Röntgenaufnahmen der Halswirbelsäule mit **Schichtaufnahmen** a.-p. und seitlich, ggf. mit Funktionsaufnahmen (Cave: Extrembewegungen!)
- Ruhigstellung der Halswirbelsäule
- Zuziehung eines Neurochirurgen (Indikationsstellung zur operativen Behandlung: ventrale oder dorsale Verblockung)

Akuter, lokalisierter Wirbelsäulenschmerz

Ursache

- Funktionelle Störung (Blockierung)
- Diszitis
- Spondylitis
  bei chronischer Polyarthritis
  Seronegativen Spondarthritiden
- Osteoporotische Wirbelkörperspontanfraktur

Diagnostisches und therapeutisches Vorgehen

- Sorgfältige klinische Untersuchung und Funktionsprüfung
- Initial: Analgetika und ggf. Muskelrelaxation/Sedierung (z. B. Diazepam)
- Ausschluß einer infektiösen Genese (Tuberkulose!) durch Röntgenaufnahmen (ausschließlich konventionelle Schichtaufnahmen in 2 Ebenen)
- Evtl. Computertomographie
- Bei verbleibender diagnostischer Unsicherheit operative Freilegung und Gewebeprobeentnahme
- Bei fortgeschrittener Destruktion Immobilisation des Patienten und vorübergehende Korsettversorgung

Akute Sehnenruptur

Ursache

- Häufig bei der c.P. (besonders Strecksehnen der Hand)
- Andere chronisch entzündliche Systemerkrankungen

Diagnostisches und therapeutisches Vorgehen

- Ruhigstellung in Funktionsstellung
- (Hand-)chirurgisches Konsil: Indikation zur Tenosynovialektomie und Sehnenrekonstruktion

Akute Herzrhythmusstörung, Tachykardie

Ursache

- Herzbeteiligung möglich bei allen entzündlich-rheumatischen Krankheiten (Myokarditis, Perikarditis, Endokarditis)

Diagnostisches und therapeutisches Vorgehen

- Andere Ursachen ausschließen, z. B.
  Hyperthyreose
  Elektrolytstörung
  Digitalisintoxikation
  Koronare Herzkrankheit
- Steroidtherapie beginnen
- Laufende Steroiddosis erhöhen
- Bei vitaler Gefährdung Intensivbehandlung

Pleuritis, interstitielle Pneumonie

Ursache

- Viszeraler Befall
  bei Kollagenosen
  Chronischer Polyarthritis

Diagnostisches und therapeutisches Vorgehen

- Röntgenaufnahme des Thorax (2 Ebenen)
- Pleuraerguß punktieren (Labor, Bakteriologie, Zytologie)
- Steroidtherapie beginnen oder Dosis erhöhen, sofern bakterielle Genese ausgeschlossen ist
- Ggf. Antibiotikaprophylaxe

Akute Psychose

Ursache

- Lupus erythematodes disseminatus (LED)

Diagnostisches und therapeutisches Vorgehen

- Hochdosierte Steroidtherapie, sofern bisherige Medikation als Ursache unwahrscheinlich ist
- Psychiatrisches Konsil

Akute Leukopenie

Ursache

- Felty-Syndrom
- LED

Diagnostisches und therapeutisches Vorgehen

- Unter antibiotischem Schutz hochdosierte Glukokortikoidtherapie

Akute hämorrhagische Diathese/Gerinnungsstörung

Ursache

- LED
- Andere Kollagenosen

Diagnostisches und therapeutisches Vorgehen

- Hämatologische Parameter
- Kompletter Gerinnungsstatus
- Je nach Schweregrad: Intensivbehandlung
- Kortikosteroide hochdosiert
- Immunsuppressiva (z. B. Azathioprin 200 mg/Tag initial)
- Kreuzblut abnehmen
- Volumensubstitution
- Faktorenkonzentrat/Thrombozyten

6.3 Akutsituationen durch unerwünschte Wirkungen einer antirheumatischen Therapie

Akute Gastrointestinalblutung/Akutes Abdomen

Ursache

- Behandlung mit nichtsteroidalen Antiphlogistika
- Hochdosierte Glukokortikoidtherapie

Diagnostisches und therapeutisches Vorgehen

- Bestimmung hämatologischer Parameter, Gerinnung
- Kreuzblut zur Blutgruppenbestimmung
- Kreislaufüberwachung, ggf. Substitution (Plasmaexpander, Vollblut, Erythrozytenkonzentrat)
- Hämostyptika
- Säureblocker (H_2-Antagonisten, Antazida)
- Blutungsquelle möglichst lokalisieren (Gastroskopie)
- Evtl. koagulieren
- Verdächtiges Medikament absetzen! (Cave:Kortisonentzugssyndrom) Kein plötzlicher Steroidentzug nach Langzeitbehandlung!
- Bei Bedarf reine Analgetika
- Nicht zu lange mit der chirurgischen Intervention warten

Akute Hämolyse

Ursache

- Toxisch oder immunologisch durch zahlreiche Antirheumatika möglich (seltenes Ereignis!)

Diagnostisches und therapeutisches Vorgehen

- Hämatologische Parameter, Gerinnung
- Kreuzblut abnehmen, Austauschtransfusion vorbereiten
- Hochdosiert Glukokortikoide
- Nierenfunktion überwachen
- Rechtzeitig Austauschtransfusion bzw. Erythrozytentransfusion in Erwägung ziehen

Akute Gerinnungsstörung

Ursache

- Interaktion zwischen NSAID und Gerinnungshemmern
- Immunkoagulopathie

Diagnostisches und therapeutisches Vorgehen

- Intensivbehandlung!
- Hämatologische Parameter
- Kompletter Gerinnungsstatus
- Kreuzblut
- Volumensubstitution
- Hämostyptika } bei Überdosierung von Antikoagulanzien
- Konakion oral } bei Überdosierung von Antikoagulanzien
- Faktorenkonzentrat (PPSB, gereinigter Faktor VIII/IX je nach Titration)
- Frischblutkonserven (nach jeder 2. Konserve 10 ml Kalziumglukonat 10 %)
- Bei hämorrhagischem Schock
  - mehrfach gewaschene Erythrozyten
  - Kortikosteroide hochdosiert
  - Immunsuppressiva (z. B. Azathioprin 200 mg/Tag initial)
  - in verzweifelten Fällen einer Immunkoagulopathie Plasmaphorese erwägen

Akute kardiale Dekompensation

Ursache

- Na-Rentention bei Therapie mit
  ACTH
  Glukokortikoiden
  NSAID

Diagnostisches und therapeutisches Vorgehen

- Furosemid i.v. (40–80 mg)
- Digitalis bzw. Strophanthin i.v.
- Intensivüberwachung
- Bei kardiogenem Schock: Intensivtherapie

Akute Stoffwechselentgleisung

Ursache

- Coma diabeticum unter Kortikosteroid- oder ACTH-Therapie

Diagnostisches und therapeutisches Vorgehen

- Blutzucker, Elektrolyte, Säure-Basen-Status
- Intensivbehandlung mit Altinsulin-Perfusor 4-8 E/h oder Actrapid i.v. 20–48 E
- Volumensubstitution
- Elektrolytbilanzierung!
- Überwachung des Säure-Basen-Haushalts
- Kortikosteroidtherapie nicht abrupt beenden!

Akute Agranulozytose, Thrombopenie

Ursache

- Bei Therapie mit nahezu allen antirheumatischen Medikamenten möglich (außer Kortikosteroiden)

Diagnostisches und therapeutisches Vorgehen

- Kontrolle des kompletten Blutbilds
- Überwachung der Gerinnung
- Sofortige Medikamentenpause
- Glukokortikoide hochdosiert
- Infektprophylaxe
- Stationäre Behandlung
- Ggf. gezielte Substitution fehlender Zellfraktionen

Akute Nebennierenrindeninsuffizienz

Ursache

- Abrupter Abbruch einer Langzeitbehandlung mit Glukokortikoiden

Diagnostisches und therapeutisches Vorgehen

- Blutentnahme (Elektrolyte, Plasmakortisol)
- Orale oder parenterale Flüssigkeitszufuhr (z. B. NaCl 0,9 % Infusion)
- Intensivüberwachung und -therapie
- Hydrocortison 100 mg i.v. alle 4 h. oder kontinuierliche Infusion
- Flüssigkeits- und Kalorienzufuhr
- Infektprophylaxe
- Bei Herzinsuffizienz Diuretika, Digitalisierung
- Bei therapieresistenter Hypotonie Dopamininfusion

Akute Dermatosen

Ursache

- Meist allergischer Genese
  möglich bei jeder antirheumatischen Therapie

Diagnostisches und therapeutisches Vorgehen

- Verdächtiges Präparat absetzen
- Hochdosiert Glukokortikoide, sofern Zustand bedrohlich
- Lokalbehandlung mit steroidhaltigen Externa
- Dermatologisches Konsil

Akute Psychose

Ursache

- Unter Therapie mit ACTH, Kortikosteroiden
- Abrupter Steroidentzug

Diagnostisches und therapeutisches Vorgehen

- Sofortige Therapieüberprüfung!
- Bei Steroidentzugssyndrom Hydrocortison i.v. (100 mg)
- Antipsychotika nach psychiatrischer Konsiliaruntersuchung

Akute Sehnenruptur

Ursache

- Lokale Kortikosteroidinjektion(en)

Diagnostisches und therapeutisches Vorgehen

- Ruhigstellung in Funktionsstellung
- Chirurgisches/handchirurgisches Konsil: Tenosynovialektomie und Sehnennaht

Akute Vaskulitis

Ursache

- Rascher Abbau einer Langzeittherapie mit Kortikosteroiden
- Therapie mit Glukokortikoiden

Diagnostisches und therapeutisches Vorgehen

- Sofortige Therapieüberprüfung

Akute Myasthenie

Ursache

- D-Penicillamin

Diagnostisches und therapeutisches Vorgehen

- D-Penicillamin sofort absetzen
- Evtl. Gabe von Physiostigmin
- Neurologisches Konsil

Akuter Glaukomanfall

Ursache

- Langzeitkortikosteroidtherapie

Diagnostisches und therapeutisches Vorgehen

- Messung des Augendrucks (notfalls Schätzung durch Palpation)
- Pilocarpinlösung 2 % lokal alle 10 min
- Azetazolamid (Diamox 750 mg i.v./oral)
- Augenärztliches Konsil

Literatur

Belart W, Brune K, Miehlke K, Moll W, Schilling F (1980) Tabulae Rheumatologicae. Therapie/Rehabilitation. Aesopus, Basel München

Böhm B, Lück B (Hrsg) (1979) Krankengymnastische Übungspläne. Thieme, Stuttgart

Cotta H, Heipertz W, Hüter-Becker A, Rompe G (Hrsg) (1982) Krankengymnastik. Thieme, Stuttgart New York

Dihlmann W (Hrsg) (1983) Therapie der entzündlich-rheumatischen Krankheiten. mediamed, Ravensburg

Frisch H (1983) Programmierte Untersuchung des Bewegungsapparates. Springer, Berlin Heidelberg New York Tokyo

Gillmann H (1975) Physikalische Therapie. Thieme, Stuttgart

Günther R, Jantsch H (1982) Physikalische Medizin. Springer, Berlin Heidelberg New York

Häckel H (1976) Rheumaforum 5. Einführung in die operative Behandlung der chronischen Polyarthritis. Braun, Karlsruhe

Henke G (1983) Elektrotherapie in der Praxis. Kirchheim, Mainz

Hohmann D, Kügelgen B, Liebig K, Schirmer M (1983) Neuroorthopädie 1/2. Springer, Berlin Heidelberg New York Tokyo

Huskisson EC (ed) (1983) Anti-rheumatic drugs. Praeger, New York

Jacobs JC (1982) Pediatric rheumatology for the practitioner. Springer, New York Heidelberg Berlin

Janzen R (Hrsg) (1981) Schmerzanalyse als Wegweiser zur Diagnose. Thieme, Stuttgart New York

Kleinmann D (1980) Sportmedizin für die Praxis. Hippokrates, Stuttgart

Lewitt K, Sachse J, Janda V (1984) Manuelle Medizin. Urban & Schwarzenberg, Munchen Wien Baltimore

Mathies H (Hrsg) (1983) Rheumatologie, A, B, C. Springer, Berlin Heidelberg New York Tokyo, (Handbuch der inneren Medizin, Band VI)

Mathies H (1984) Leitfaden fur Diagnose und Therapie rheumatischer Erkrankungen. EULAR, Basel

Möllmann H, Polster J, Knoche H (1977) Technik der intraartikulären Injektion. Schwarzeck, München

Mohing W, Richter R (1979) Operative Behandlung der chronischen Polyarthritis. Sandoz, Nürnberg

Münzenberg J (1981) Orthopädie in der Praxis. edition medizin, Weinheim

Niethard FU (1980) Der Kreuzschmerz. Banaschewski, München-Gräfelfing

Otte P, Wagenhäuser FJ (Hrsg) (1981) Fortschritte der Rheumatologie. Steinkopff, Darmstadt

Rabl CRH, Nyga W (Hrsg) (1982) Orthopädie des Fußes. Enke, Stuttgart

Scharll M, Bühler-Lohse R, Rompe G (1978) Orthopädische Krankengymnastik. Thieme, Stuttgart

Schmidt HJ (1983) Verordnung von Krankengymnastik, Massagen und Anwendungen. Kirchheim, Mainz

Schmidt KL, Ebner W, Kopf L (1979) Rheumaforum. 7. Physikalische und Ergotherapie rheumatischer Erkrankungen. Braun, Karlsruhe

Spiegel TM (ed) (1983) Practical rheumatology. Wiley & Sons, New York
transparenztelegramm (1982/1983) A.T.I. Arzneimittelinformation, Berlin
Wagenhäuser FJ (Hrsg) (1977) Polyarthritiden. Huber, Bern Stuttgart Wien
Witt AN, Rettig H, Schlegel KF, Hackenbroch M, Hupfauer W (Hrsg) (1981) Orthopädie in Praxis und Klinik. Thieme, Stuttgart New York
Wolff HD (1983) Neurophysiologische Aspekte der manuellen Medizin. Springer, Berlin Heidelberg New York Tokyo

Sachregister